画像診断別冊 **KEY BOOK** シリーズ

これだけは知っておきたい
心臓・血管疾患の
A Key to Cardiovascular Imaging
画像診断

編著
宇都宮大輔
（熊本大学大学院生命科学研究部 画像動態応用医学共同研究講座）

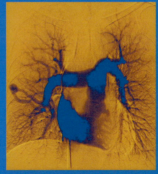 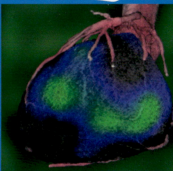

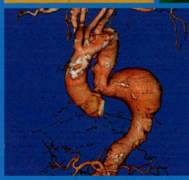 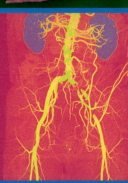

秀潤社

編者

宇都宮 大輔　熊本大学大学院生命科学研究部 画像動態応用医学共同研究講座

執筆者

宇都宮 大輔	熊本大学大学院生命科学研究部 画像動態応用医学共同研究講座	長尾 充展	九州大学大学院医学研究院 分子イメージング・診断学講座
船間 芳憲	熊本大学大学院生命科学研究部 医用理工学	黒部 勇輔	三重大学医学部 放射線医学教室
尾田 済太郎	熊本大学大学院生命科学研究部 画像診断解析学	中村 哲士	三重大学医学部附属病院 中央放射線部
真鍋 徳子	北海道大学病院 放射線診断科	米澤 政人	福岡市立こども病院 放射線科
白石 慎哉	熊本大学大学院生命科学研究部 放射線診断学	山崎 誘三	九州大学大学院医学研究院 臨床放射線科学分野
立神 史稔	広島大学病院 放射線診断科	大田 英揮	東北大学病院 放射線診断科
中里 良	聖路加国際病院 心血管センター 循環器内科	田中 良一	岩手医科大学 放射線医学講座
福山 直紀	愛媛大学大学院医学系研究科 放射線医学	吉岡 邦浩	岩手医科大学 放射線医学講座
城戸 輝仁	愛媛大学大学院医学系研究科 放射線医学	河野 淳	神戸大学医学部附属病院 放射線部
小久江 良太	三重大学医学部 放射線医学教室	神崎 歩	国立循環器病研究センター 放射線部
石田 正樹	三重大学医学部附属病院 放射線診断科	末吉 英純	長崎大学大学院医歯薬学総合研究科 放射線診断治療学
北川 覚也	三重大学医学部附属病院 中央放射線部		
小川 遼	愛媛大学大学院医学系研究科 放射線医学	植田 琢也	誠馨会千葉メディカルセンター 放射線科
城戸 倫之	愛媛大学大学院医学系研究科 放射線医学	林田 英里	済生会熊本病院 放射線科
木藤 雅文	熊本大学大学院生命科学研究部 放射線診断学	上谷 浩之	熊本赤十字病院 放射線科
片平 和博	熊本中央病院 放射線科	坂本 一郎	長崎大学大学院医歯薬学総合研究科 放射線診断治療学
中浦 猛	熊本大学大学院生命科学研究部 画像診断解析学		
幸 秀明	熊本大学大学院生命科学研究部 放射線診断学	寺田 大晃	広島大学病院 放射線診断科
山田 祥岳	慶應義塾大学医学部 放射線科学教室(診断)	杉浦 弘明	慶應義塾大学医学部 放射線科学教室(診断)
山田 稔	慶應義塾大学医学部 リサーチパーク	坂田 友紀	倉敷中央病院 放射線診断科
陣崎 雅弘	慶應義塾大学医学部 放射線科学教室(診断)	小山 貴	倉敷中央病院 放射線診断科
太田 靖利	鳥取大学医学部 病態解析医学講座 画像診断治療学分野	田村 吉高	熊本大学大学院生命科学研究部 放射線診断学
		町田 治彦	東京女子医科大学東医療センター 放射線科
吉田 守克	天草地域医療センター 放射線科	石川 拓也	東京女子医科大学東医療センター 放射線科
田所 導子	高知大学医学部 放射線医学教室	平田 健一郎	熊本大学大学院 生命科学研究部 放射線診断学
東川 貴俊	三重大学医学部 放射線医学教室	米永 和真	人吉医療センター 画像診断センター
藤井 真也	埼玉県立循環器・呼吸器病センター 循環器内科	井上 聖二郎	熊本大学大学院生命科学研究部 放射線診断学
中島 崇智	埼玉県立循環器・呼吸器病センター 循環器内科	津田 雅視	仙台市立病院 放射線科

(執筆順)

序

　循環器領域の画像診断は他の領域とやや異なった趣がある．私が研修医だった頃にはまだマルチディテクタCT（MDCT）はなく，私の身近では心臓のMRIもほとんど行われていなかった．心臓核医学以外には一般の放射線科医が循環器画像診断に関わる機会は少なかったように思う．それだけに4列のMDCTを用いて冠動脈が描出されたときの感動は忘れがたい．ただし，当時は酸素吸入下に40秒近い息止めが必要であり，また冠動脈CTA（CT angiography）の成功率は非常に低かった．臨床のニーズに呼応するように機器および撮像・再構成テクニックは進歩していき，今では循環器画像診断は臨床に欠かすことができないツールのひとつとなっている．放射線科医と循環器科医そして放射線技師が手を取り合って，ひとつの診断分野として確立していき，実際の臨床もまたそれぞれのチームワークで行われている点は，循環器画像診断の面白いところである．その一方，これから心臓・血管領域の画像診断に取り組みたいが，どこから手をつけたらよいのか戸惑っている人も多いのではないだろうか．実際，心臓の画像診断を勉強するのに適した本について尋ねられることが，最近増えてきたように思う．そこで，熊本大学大学院生命科学研究部放射線診断学分野 山下康行教授に本書の執筆案をお伝えしたところ，学研メディカル秀潤社 画像診断編集室の原田顕子さんをご紹介いただいた．構想から約1年間という短期間に本書が完成したのは，言うまでもなくお二人のおかげである．

　本書は，心臓・血管の画像診断を第1章 心臓，第2章 大血管，第3章 末梢動脈・内臓動脈として編集した．教育的な内容を中心として，いつも近くに置きながら読影してもらえるような臨床に根ざした書を目指した．その一方で，FFR-CT, dual-energy CTやMRIにおけるT1 mapping, 4D flowなど，最新の画像診断法についても取り上げている．執筆を引き受けていただいた先生方には，本書の意図を踏まえて忙しい日々のなか素晴らしい原稿を仕上げていただいた．私自身，査読を進めていくなかで大いに勉強させていただき，感謝の一言に尽きる．この領域では日本心臓血管放射線研究会があり，半年に一度，循環器画像診断に取り組む医師および放射線技師が集まり，教育的内容から先進的な画像診断に至るまでを発表し，議論する．私にとって臨床および研究の軸となる最も重要な研究会で，本書の執筆者も多くはその日本心臓血管放射線研究会会員の先生方である．本書を手に取られた方には執筆者の「熱意」を肌で感じていただき，本書を通じて循環器画像診断に興味を抱く方が，その発展に寄与してくれるようになることを願ってやまない．

　最後に，本書をまとめるにあたり献身的に励まし支えてくれた妻そして2人の子供達に深く感謝の意を表したい．

2016年3月

宇都宮 大輔

CONTENTS

画像診断別冊 KEY BOOK シリーズ
これだけは知っておきたい
心臓・血管疾患の画像診断
A Key to Cardiovascular Imaging

序 3
構成と凡例 10

1章　心臓

【心臓の画像診断】
心臓 CT の基礎 14
　1. 冠動脈 CT の撮影 .... (宇都宮) 14
　2. 低管電圧 CT の臨床応用 .... (船間) 16
　3. 心臓 CT における造影剤注入法 .... (尾田) 18
　4. 冠動脈 CT の 3 次元画像再構成 .... (宇都宮) 21
　　▶ カーブド MPR における注意点／23
心臓 MRI の基礎 .... (真鍋) 24
　　▶ (1) 薬剤負荷について／27　(2) 3T と 1.5T どちらがいいの？／29
心筋血流シンチグラフィ .... (白石) 30

【冠動脈疾患】
冠動脈の解剖 .... (宇都宮) 40
心臓の解剖 .... (尾田) 44
　　▶ 心膜洞 (pericardial recess)／45　CTによる心膜下脂肪体積測定／47
冠動脈石灰化スコア .... (立神) 48
CT による冠動脈プラーク，冠動脈狭窄の評価，レポート .... (宇都宮，尾田) 50
　　▶ 冠動脈 CTA の読影手順／54
多枝病変　multivessel disease .... (尾田) 58
慢性完全閉塞病変　chronic total coronary occlusion: CTO .... (尾田) 60
冠動脈プラーク—ナプキンリング・サイン　coronary artery plaque — napkin-ring sign .... (宇都宮) 64
　　▶ ナプキンリング・サインの病理／64　Attenuated plaque (IVUS) の CT 所見／65
FFR-CT の冠動脈狭窄評価における有用性　evaluation of coronary artery stenosis by fractional flow
　　reserve derived from coronary CT: FFR-CT .... (中里) 66
　　▶ 冠血流予備量比 (fractional flow reserve：FFR)／67
ベントール手術後の冠動脈基部狭窄　coronary ostial stenosis after Bentall operation .... (宇都宮) 68
CTP　冠動脈高度石灰化症例における perfusion CT の有用性
　　CT perfusion for the evaluation of heavily calcified coronary lesions .... (福山，城戸輝) 70
冠動脈ステント内再狭窄　coronary in-stent restenosis .... (宇都宮) 72
冠動脈バイパス術後
　　postoperative state of coronary artery bypass graft (CABG) surgery .... (宇都宮) 74

Redo-sternatomy（心臓再手術時の胸骨再切開） ……………………………（尾田）76
急性心筋梗塞—心臓 MRI　acute myocardial infarction: AMI-cardiac MRI
　　　　　　　　　　　　　　　　　　　　　　　　　　　　　　　　（小久江，石田，北川）78
陳旧性心筋梗塞—心臓 MRI
　　old myocardial infarction: OMI-cardiac MRI ……………………（小川，城戸倫）80
陳旧性心筋梗塞—心臓 CT
　　old myocardial infarction: OMI-cardiac CT ………………………（福山，城戸輝）82
陳旧性心筋梗塞—心臓核医学　old myocardial infarction: OMI-nuclear cardiology ……………（白石）84
　　▼ 心電図同期SPECT解析／85
狭心症（心筋虚血）—心臓 MRI　angina pectoris—cardiac MRI …………………（小川，城戸倫）86
　　▼ 薬剤負荷心筋検査とカフェイン制限／87
狭心症（心筋虚血）—心臓核医学　angina(myocardial ischemia)—nuclear cardiology …………（白石）88
　　▼ 冠攣縮性狭心症と核医学検査／89
心不全　heart failure ………………………………………………………………………（木藤）90
冠動脈瘤　coronary artery aneurysm ……………………………………………………（木藤）92
川崎病の冠動脈瘤　Kawasaki disease with coronary artery aneurysm ……………（宇都宮，片平）94
心筋架橋　myocardial bridging ……………………………………………………………（中浦）96
冠動脈高位起始　high take-off of coronary artery ………………………………………（幸）98
冠動脈奇形（1）右冠動脈起始異常— malignant coronary artery
　　anomalous origin of right coronary artery from left coronary sinus ……………（宇都宮）100
冠動脈奇形（2）左冠動脈起始異常
　　anomalous origin of left coronary artery from right coronary sinus ……………（宇都宮）102
　　▼ 単冠動脈の走行パターン／103
冠動脈奇形（3）冠動脈肺動脈瘻　coronary-to-pulmonary artery fistula ……………（宇都宮）104
冠動脈奇形（4）Bland-White-Garland 症候群　anomalous origin of the left coronary artery
　　from the pulmonary artery: ALCAPA ………………………………（山田祥，山田稔，陣崎）106
左上大静脈遺残, Unroofed coronary sinus　persistent left superior vena cava: PLSVC …（木藤，幸）108

【心筋症】
心筋症の分類について ………………………………………………………………………（真鍋）110
肥大型心筋症　hypertrophic cardiomyopathy: HCM ……………………………………（真鍋）112
閉塞性肥大型心筋症　hypertrophic obstructive cardiomyopathy: HOCM ……………（真鍋）114
心尖部肥大型心筋症　apical hypertrophic cardiomyopathy ……………………………（真鍋）116
肥大型心筋症に伴う心室瘤　ventricular aneurysm in hypertrophic cardiomyopathy …（真鍋）118
拡張型心筋症　dilated cardiomyopathy: DCM …………………………………（小川，城戸倫）120
心アミロイドーシス　cardiac amyloidosis ………………………………………（小川，城戸倫）122
心ファブリー病　cardiac Fabry disease …………………………………………………（幸，尾田）124
心臓サルコイドーシス　cardiac sarcoidosis: CS ………………………………………（太田，吉田）126
　　▼ （1）造影CTによる心筋遅延造影／126
　　▼ （2）心臓サルコイドーシス診断のためのFDG-PET検査前処置／127
膠原病関連の心筋障害　collagen disease-related myocardial damage ……………………（尾田）128
たこつぼ心筋症　Takotsubo cardiomyopathy ……………………………………………（尾田）130
不整脈原性右室心筋症　arrhythmogenic right ventricular cardiomyopathy: ARVC ……（田所）132
　　▼ Revised Task Force Criteria／132

1　心臓
2　大血管
3　末梢動脈・内臓動脈

ミトコンドリア心筋症　mitochondrial cardiomyopathy ……………………………………（幸，尾田）134

【その他の心筋疾患】

急性心筋炎　acute myocarditis ………………………………………………（東川，石田，北川）136
好酸球性心筋炎　eosinophilic myocarditis ………………………………………（藤井，中島）138
　▶ 好酸球性心筋症の予後／139
感染性心内膜炎　infective endocarditis ……………………………………………………（長尾）140
　▶ 感染性心内膜炎診断における4D-CTとFDG-PETの役割／140
左室緻密化障害　left ventricular noncompaction: LVNC ……………………（黒部，石田，北川）142
心筋疾患におけるT1 mappingの有用性
　　T1 mapping for evaluating myocardial disease ……………………………（中村，石田，北川）144
　▶ T1 mappingについての注意点／144
左室収縮同期不全　dyssynchrony ……………………………………………………………（長尾）146
　▶ タギングMRIおよびシネMRIを用いたストレイン計測／149
右室二腔症　Double-chambered right ventricle: DCRV ………………………………（米澤，山崎）150
Myocardial crypt（cleft）………………………………………………………………………（尾田）152
　▶ myocardial crypt，心室憩室，真性心室瘤，仮性心室瘤／152

【弁膜疾患】

大動脈弁狭窄症，大動脈二尖弁　aortic valve stenosis, bicuspid aortic valve ……………（大田）154
大動脈弁狭窄症とTAVI/TAVR　aortic valve stenosis and TAVI/TAVR ……………（宇都宮）156
　▶ TAVI/TAVR前のCTレポートにて記載すべき必須項目／157
大動脈弁置換術後の大動脈基部仮性動脈瘤
　　pseudoaneurysm in the aortic root after aortic valve replacement ………………（宇都宮）158
僧帽弁閉鎖不全　mitral valve regurgitation ……………………………………………（宇都宮）160
急性心膜炎　acute pericarditis ………………………………………………………………（尾田）162
　▶ IgG4関連心膜炎／162

【心膜疾患】

収縮性心膜炎　constrictive pericarditis ……………………………………………………（尾田）164
心タンポナーデ　cardiac tamponade …………………………………………………………（尾田）166
心膜嚢胞，心膜憩室　pericardial cyst and pericardial diverticulum …………………………（幸）168

【腫瘍・腫瘤病変】

左房粘液腫　left atrial myxoma ………………………………………………………………（田所）170
　▶ Carney complex／171
右房粘液腫　right atrial myxoma ……………………………………………………………（尾田）172
　▶ 心臓粘液腫に伴う脳動脈瘤／173
心臓悪性リンパ腫　primary cardiac lymphoma ………………………………………（宇都宮）174
　▶ 造影CTにおける右房の偽病変／175
転移性心臓腫瘍　metastatic cardiac tumor …………………………………………………（尾田）176
Papillary fibroelastoma（乳頭状弾性線維腫）………………………………………………（尾田）178
Lipomatous hypertrophy of atrial septum : LHAS ……………………………（田中，吉岡）180
心臓脂肪腫　cardiac lipoma …………………………………………………………………（宇都宮）182
心膜血管腫　pericardial hemangioma ………………………………………………………（河野）184

【先天性心疾患・その他】

二次孔型心房中隔欠損　ostium secundum atrial septal defect ……………（大田）186
静脈洞型心房中隔欠損，部分肺静脈還流異常
　　　sinus venosus atrial septal defect, partial anomalous pulmonary
　　　venous return ………………………………………………………………（大田）188
　　▶ 部分肺静脈還流異常の頻度／189
心室中隔欠損，Eisenmenger syndrome
　　　ventricular septal defect, Eisenmenger syndrome ………………………（大田）190
卵円孔開存　patent foramen ovale: PFO ……………………………………（宇都宮）192
心房中隔瘤　atrial septal aneurysm…………………………………………（宇都宮）194
ファロー四徴症　tetralogy of Fallot: TOF ……………………………………（神崎）196
フォンタン循環　Fontan circulation …………………………………………（長尾）198
　　▶ MRIによる4次元フロー（4D Flow）／200
Prominent crista terminalis………………………………………………………（尾田）202
Cor triatriatum sinistrum（三心房心）…………………………………………（真鍋）204
Moderator band：調節帯 ……………………………………………（米澤，山崎）206

【心房細動】

左心耳内血栓と血流うっ滞　thrombus and circulatory stasis in the left atrial appendage …（宇都宮）208
心房細動患者における肺静脈カテーテルアブレーション
　　　pulmonary vein ablation in atrial fibrillation ………………………………（宇都宮）210

2章　大血管

【大動脈・大血管】

大動脈瘤………………………………………………………………………（宇都宮）214
　　▶ ラプラス（Laplace）の法則：大動脈瘤の径と壁張力／215
胸部大動脈瘤　thoracic aortic aneurysm: TAA ………………………………（宇都宮）216
バルサルバ洞動脈瘤　sinus of Valsalva aneurysm……………………………（宇都宮）218
胸腹部大動脈瘤とアダムキュービッツ動脈
　　　thoracoabdominal aortic aneurysm (TAAA) and Adamkiewicz artery ……（宇都宮）220
腹部大動脈瘤　abdominal aortic aneurysm: AAA ……………………………（宇都宮）222
炎症性大動脈瘤　inflammatory aortic aneurysm ………………………………（幸）226
感染性大動脈瘤　infected (mycotic) aortic aneurysm …………………………（幸）228
大動脈瘤切迫破裂　impending rupture of the aortic aneurysm ………………（宇都宮）230
胸部大動脈瘤破裂：frank rupture　frank rupture of the thoracic aortic aneurysm …………（宇都宮）232
腹部大動脈瘤破裂：frank rupture　frank rupture of the abdominal aortic aneurysm ………（宇都宮）234
腹部大動脈瘤破裂：chronic contained rupture
　　　chronic contained rupture of the abdominal aortic aneurysm ……………（宇都宮）236
悪性腫瘍の大動脈浸潤：大動脈食道瘻
　　　malignant tumor with invasion of the aorta: aorto-esophageal fistula (AEF)……………（宇都宮）238
大動脈瘤に対するステントグラフト内挿術前のCT評価と内挿術後の典型的な経過 ………（末吉）240
ステントグラフト内挿術後：typeⅠエンドリーク
　　　after endovascular aortic aneurysm repair(EVAR): type Ⅰ endoleak ……………………（末吉）244
　　▶ ステントグラフトの位置ずれ（migration）について／245

1　心臓
2　大血管
3　末梢動脈・内臓動脈

ステントグラフト内挿術後：type Ⅱエンドリーク
after endovascular aortic aneurysm repair(EVAR): type Ⅱ endoleak ……………………………（末吉）246
- NOTE typeⅡエンドリークの治療について／247

ステントグラフト内挿術後：type Ⅲ，Ⅳエンドリーク
after endovascular aortic aneurysm repair(EVAR): type Ⅲ，Ⅳ endoleak ………………………（末吉）248
- NOTE typeⅤエンドリークについて／248

ステントグラフト内挿術後：その他の合併症
after endovascular aortic aneurysm repair(EVAR): miscellaneous complications ……………（末吉）250

大動脈解離 ………………………………………………………………………………………………（植田）252
- NOTE ulcer-like projection（ULP）／penetrating-atherosclerotic ulcer（PAU）／253
- NOTE 遠位弓部／258　解離性大動脈瘤／259

偽腔開存型解離　aortic dissection; classical dissection …………………………………………（植田）260
大偽腔閉鎖型大動脈解離・ULP型　aortic dissection; non-communicating type/ULP type …（植田）262
Intramural blood pools：IBPs ………………………………………………………………………（植田）266
限局性内膜損傷　limited intimal tear: LIT …………………………………………………………（植田）268
マルファン症候群（大動脈弁輪拡張症，解離について）
Marfan syndrome—annulo-aortic ectasia: AAE, aortic dissection ………………………………（林田）270
マルファン症候群（腰仙部硬膜嚢拡張症について）
Marfan syndrome—lumbosacral dural ectasia ……………………………………………………（林田）272
右側大動脈弓（1）Kommerell憩室　right aortic arch with Kommerell diverticulum …………（宇都宮）274
- NOTE 大動脈弓の形成／275

右側大動脈弓（2）　right aortic arch ……………………………………………………………（宇都宮）276
重複大動脈弓　double aortic arch …………………………………………………………………（上谷）278
大動脈縮窄症　coarctation of the aorta ……………………………………………………………（木藤）280
動脈管開存　patent ductus arteriosus ………………………………………………………………（大田）282
大動脈肉腫　aortic sarcoma …………………………………………………………………………（宇都宮）284
三尖弁閉鎖，完全大血管転位　tricuspid atresia: TA, complete transposition of great arteries:
complete TGA …………………………………………………………………………………………（神崎）286
修正大血管転位　congenitally corrected transposition of the great arteries ……………………（大田）290

【血管炎】
大型血管炎 ………………………………………………………………………………………………（坂本）292
高安動脈炎：急性期　Takayasu's arteritis …………………………………………………………（坂本）296
高安動脈炎：慢性期　Takayasu's arteritis …………………………………………………………（坂本）298
- NOTE 高安動脈炎の合併症／298　慢性期における再燃の評価／299

高安動脈炎：肺動脈病変　Takayasu's arteritis ……………………………………………………（坂本）300
- NOTE Dual energy CT／300

高安動脈炎：冠動脈病変　Takayasu's arteritis ……………………………………………………（坂本）302
- NOTE 川崎病における冠動脈病変／303

巨細胞性動脈炎　giant cell arteritis: GCA ……………………………………………………（立神，寺田）304

【肺循環】
肺血栓塞栓症と深部静脈血栓症
pulmonary (thrombo)embolism and deep vein thrombosis …………………（山田祥，山田稔，杉浦，陣崎）306
Massive/submassive pulmonary embolism ………………………………（山田祥，山田稔，杉浦，陣崎）308

肺動静脈奇形　pulmonary arteriovenous malformation: PAVM ……………………（吉田）310
　　　遺伝性出血性毛細血管拡張症（HHT）／ 311
肺高血圧症　pulmonary hypertension ………………………………………………（尾田）312
Pulmonary veno occlusive disease: PVOD—肺静脈閉塞症 ………（坂田，小山）314
部分肺静脈還流異常症
　　　partial anomalous pulmonary venous return: PAPVR …………………（木藤）316
シミター症候群：部分肺静脈還流異常症
　　　Scimitar syndrome—partial anomalous pulmonary venous return: PAPVR ……………（坂田，小山）318
気管支動脈蔓状血管腫　racemose hemangioma of the bronchial artery ……………（田村）320
肺動脈肉腫　pulmonary artery sarcoma ……………………………………………（尾田）322

3章　末梢動脈・内臓動脈

【末梢動脈】

Peripheral artery disease: PAD ……………………………………………………（宇都宮）326
　　　One straight line flowと下腿コンパートメント／ 329
閉塞性動脈硬化症—腸骨領域　arteriosclerosis obliterans: ASO ……………（上谷）330
　　　2D/3D fusion／血管内治療／ 331
閉塞性動脈硬化症　arteriosclerosis obliterans: ASO …………………（町田，石川）336
　　　dual-energy CTによる石灰化サブトラクション／ 346
大動脈腸骨動脈病変に対するバイパス術後　postoperative state for aortoiliac artery lesions …（平田）348
大腿動脈病変に対するバイパス術後：グラフト閉塞と感染
　　　postoperative state for femoral artery lesions: occlusion and infection in the graft …………（平田）350
孤発性腸骨動脈瘤　solitary iliac aneurysms ………………………………………（米永）352
異物による動脈損傷について　penetrating arterial injury by a foreign body ………（林田）354
バージャー病　Buerger's disease ……………………………………………………（尾田）356
膝窩動脈捕捉症候群　popliteal artery entrapment syndrome ……………………（尾田）358
膝窩動脈外膜囊腫　cystic adventitial degeneration of popliteal artery ……………（尾田）360
血管型エーラス・ダンロス症候群　Ehlers-Danlos syndrome: EDS, vascular type ……………（幸）362
遺残坐骨動脈　persistent sciatic artery ……………………………………………（宇都宮）364

【内臓動脈・その他】

神経線維腫症1型血管症—動脈破裂
　　　neurofibromatosis (NF) type 1 vasculopathy — arterial rupture ………………（宇都宮）366
腎動脈狭窄と腎血管性高血圧症，線維筋性異形成
　　　renal artery stenosis and renovascular hypertension, fibromuscular dysplasia …………（吉田，幸）368
脾動脈瘤　splenic artery aneurysm …………………………………………………（井上）370
　　　金属コイルによる動脈瘤塞栓術／ 371
正中弓状靱帯と内臓動脈瘤　median arcuate ligament and visceral artery aneurysms …………（井上）372
Segmental arterial mediolysis: SAM ………………………………………（大田，津田）374

索引 ……………………………………………………………………………………………376

本書の構成と凡例

- 各章内にあるさまざまな総論では，知っておくべき基礎知識を解説しました．
- 初学者にも読みやすいように1疾患ごとに見開きで解説しました．
  - → 重要な疾患は見開きにこだわらず，4ページ・6ページで解説しました．

症例解説ページの構成

読影のポイントとなるKEY FILMには KEY を付けました．

CT，MRI，核医学，血管造影など，必要に応じてさまざまな撮像法の写真を掲載しました．

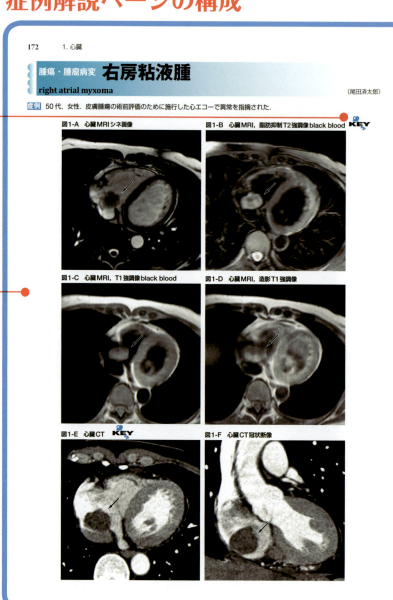

- 診断のポイントとなる画像には"KEY FILM"のマークを，読影上または鑑別診断上，重要な事柄が書かれているところには"ポイント"のマークをつけました．
- 各章には代表的な疾患と参考症例も含め多数の症例を提示しています．また，シェーマやNOTEを適宜入れてありますので，知識の整理に役立ちます．

右房粘液腫　173

画像の読影

MRIのシネ画像で右房内に径4cmほどの腫瘤を認める（図1-A；→）．脂肪抑制T2強調像で腫瘍は高信号を呈しており，内部に一部，低信号を混在している（図1-B；→）．T1強調像では心筋と等信号を呈している（図1-C；→）．造影T1強調像で不整な造影効果を認める（図1-D；→）．心臓CTで，腫瘍は下大静脈近傍の心房中隔底部に付着していた（図1-E, F；→）．右房粘液腫の診断にて，摘出手術が施行された．

左ページの症例写真の読影と診断を記載してあります．
 が目印です．

右房粘液腫の一般的知識と画像所見

心臓粘液腫の多く（約80％）は左房内に生じ，右房内の発生は15～20％とされている．発症年齢や性差に関して，特徴的な報告はない．右房粘液腫の臨床症状はさまざまであり，無症状のこともあれば，三尖弁への進展による三尖弁狭窄および閉鎖不全と，それによる右心不全症状，心拍出量低下による労作時息切れ，易疲労感などを呈することがある．

下大静脈を狭窄・閉塞することによって，バッド・キアリ（Budd-Chiari）症候群を来すこともある．腫瘍表面の破砕によって肺塞栓を来しうる．また，左房粘液腫と同様，腫瘍から産生されるIL（interleukin）-6による，発熱，炎症反応亢進などの全身症状を認めうる．右房粘液腫は，卵円窩や心房中隔底部（下大静脈の近傍）に発生することが多い．過去の報告では，発見時の平均最大径は5.1±1.8cmである．治療は，外科的切除が第一選択である．

右房粘液腫の診断は左房粘液腫と同様，心エコーが最も有用であり，特に形態評価や付着部位の評価に有用である．経胸壁エコーに比べ，経食道エコーの方が付着部位の検出率は高い．形態的に分葉状で浮動性のものは，塞栓症を生じやすいとされる．CTでは粘液を反映して低吸収を呈しやすく，石灰化を伴うこともある．MRIではT1強調像で心筋と等信号，T2強調像で高信号を呈することが多い．心臓粘液腫は，特に脂肪抑制法を併用したT2強調像で強い高信号を呈するので，診断に有用である．造影後には不均一な造影効果を認める．

当該疾患に関する一般的知識と画像所見について解説してあります．

鑑別診断のポイント

その他の心臓腫瘍や右心房内血栓，疣贅が鑑別対象となる．特に，右房は肉腫や悪性リンパ腫など心臓悪性腫瘍の好発部位でもあるので，注意が必要である．腫瘍の形態や内部性状から鑑別可能なことが多い．

鑑別診断のポイントを丁寧に解説してあります．
 が目印です．

NOTE ●心臓粘液腫に伴う脳動脈瘤

心臓粘液腫には脳動脈瘤を合併しやすく，原因は左房粘液腫の腫瘍栓とされる．心臓粘液腫の約30％に塞栓症を合併するとされ，そのうちの約20％が脳動脈塞栓である．この脳動脈腫瘍栓は虚血・梗塞だけでなく，脳動脈瘤を引き起こす．

脳動脈瘤の発生機序としては，脳動脈腫瘍栓が血管内皮と接着→腫瘍栓が動脈壁内へ浸潤→弾性板の破壊→動脈壁の脆弱化→動脈瘤化，と考えられている．粘液腫から産生されるIL-6が，腫瘍栓と血管内皮との接着に重要な役割を果たしている．脳動脈瘤は多発し，紡錘形のことが多く，両側中大脳動脈の末梢側に生じやすいと報告されている．動脈瘤破裂による脳出血を来しうる．

知っておくと役立つ知識は囲み記事 NOTE で簡潔に解説．

参考文献

1) Pliakos C, Alexiadou E, Metallidis S, et al: Right atrium myxoma coexisting with antiphospholipid syndrome: a case report. Cardiovasc Ultrasound 7: 47, 2009.
2) Canale LS, Colafranceschi AS, Leal Botelho ES, et al: Surgical treatment of right atrial myxoma complicated with pulmonary embolism. Interact Cardiovasc Thorac Surg 9: 535-536, 2009.
3) Atipo-Galloye R, Sayeh R, Mitsomoy M, Loubna C: A rare giant right atrial myxoma arising from crista terminalis. The Egypt Heart Journal 65: 329-332, 2013.
4) Xu Q, Zhang X, Wu P, et al: Multiple intracranial aneurysms followed left atrial myxoma: case report and literature review. J Thorac Dis 5: E227-231, 2013.

特に参考にすべき文献を挙げました．

1章 心臓

心臓の画像診断

心臓CTの基礎

Multidetector-row CT（MDCT）が広く普及し，心臓CTは冠動脈病変の非侵襲的診断法において中心的な役割を担うモダリティとなっている．心臓CTの撮影について概説する．

1. 冠動脈CTの撮影

（宇都宮大輔）

心電図同期

心臓を撮影する際に問題となるのは心拍動である．動いている心臓をそのまま撮影してもCTの時間分解能では動きによるアーチファクトのため，心臓の構造，特に冠動脈は正確に画像化することはできない．

心周期の拡張中期に心臓が緩やかに動く時間があり，冠動脈CTではこの短い時間を利用する．例えば心拍数が60回/分程度で安定している場合には1心拍が1秒間となり，拡張中期は0.2秒程度と考えられる（図1）．この短い時間を正確に捉えるために，心臓CTでは心電図同期によるスキャンもしくは再構成が必須である．ただし，心拍数が75〜80回/分以上と速い場合には拡張期よりも収縮期（R-R間隔の40％前後）での撮影が適していることが多い．

一般に心拍数は低い方が良好な画質が得られるため，ベータ（β）遮断薬を用いての心拍コントロールは重要である．ベータ遮断薬の使用については，検査1時間前に内服，5分前に静脈注射，もしくは両者を併用する方法があり，60回/分を目安に使用する．

心電図同期CTには，心電図のR波から特定した冠動脈の静止時相のみにスキャンを行うプロスペクティブ（prospective）心電図周期スキャンと，R-R波のデータをすべて取得し，そのデータから心臓静止位相の画像を抽出するレトロスペクティブ（retrospective）心電図同期再構成の2種類の手法がある．

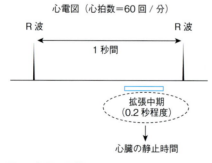

図1 心電図同期

フル再構成とハーフ再構成

　心臓CT画像を再構成するには，短い時間のデータを用いた方が心拍動の影響の少ない良好な画像が得られる．そのため，冠動脈CTでは1回転分のデータを用いるフル再構成ではなく，半回転（＋コーン角）分のデータから再構成するハーフ再構成が用いられる（図2）．したがって，CTの時間分解能は概ね「管球の回転速度×2/3」と考えるとわかりやすい．例えば回転速度が0.35秒のCTでは0.23秒の時間分解能，回転速度が0.27秒であれば時間分解能は0.18秒となる．心拍数が60〜65拍/分であれば，心周期のうちスキャンに適している時間（拡張中期）は0.2〜0.25秒程度であり，CTの時間分解能がこれより小さければ動きのアーチファクトの少ない良好な心臓CT画像が得られることになる（図3）．

　患者の心拍数が高く，ハーフ再構成では十分な時間分解能が得られない場合には半回転（＋コーン角）分のデータを複数の心拍に分割して収集するセグメント再構成（マルチセクタ再構成）を用いて時間分解能を向上させる．

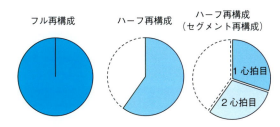

図2　心臓CTの画像再構成

(1) 心拍コントロール良好（低心拍数）⇒ 良好な心臓CT画像
　　心臓の静止時間が長く，CTの時間分解能で良好な心臓の静止画像を撮像できる．

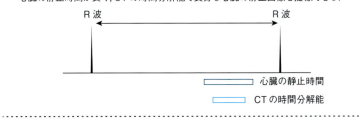

(2) 心拍コントロール不良（高心拍数）⇒ モーションアーチファクトの強い画像
　　心臓の静止時間が短く，CTの時間分解能では心臓の静止時間内にスキャンしきれない．

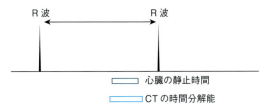

図3　CTの時間分解能と心拍数が画質に与える影響

ヘリカル・スキャン(helical scan)とアキシャル・スキャン(axial scan)

心臓CTでは，スキャン中に寝台が移動するヘリカル・スキャンと寝台移動のないアキシャル・スキャンがある．ヘリカル・スキャンでは，一般に収縮期〜拡張期まですべての心電図時相のデータを取得するためX線被ばく量が大きい．64列CTでは体軸方向のディテクタ幅が約3〜4cm程度であり，通常はヘリカル・スキャンが選択される．

心拍数が低く，息止めの状態も良好な患者においては複数ステップのアキシャル・スキャンで心臓全体をカバーすることもある(ステップ・アンド・シュート・スキャン：step and shoot scan)．この手法により拡張中期のみの被ばくで冠動脈CTが撮影可能であり，X線被ばくは50〜80％低減が期待できる．256〜320列CTのように体軸方向のスキャン範囲が心臓全体をカバーできる場合にはステップ・アンド・シュート・スキャンを行う必要がなく，1ビート・スキャンが行われる．

その他には，2管球CTでは非常に高速なヘリカル・スキャンにより拡張期のみの冠動脈CTを撮影することが可能であり，広範囲を低被ばくでスキャンすることができる．CT機器の進歩に伴ってヘリカル・スキャンとアキシャル・スキャンの一般論だけではX線被ばくとの関係を説明できなくなってきているが，冠動脈CTにおいては拡張中期の短い時間に心臓全体のスキャンを行い，X線被ばくを低減するという方針は共通していると言える．

2. 低管電圧CTの臨床応用

(船間芳憲)

低管電圧CTとは，通常管電圧120kVpに比べて低い管電圧(80kVpまたは100kVp)を設定し，CTスキャンを行うことである．低管電圧を使用することでヨードの増強効果は，水などと比べて相対的に増加する．ヨードの原子番号($Z = 53$)は，水の実効原子番号($Z = 7.42$)と比較すると非常に高く，CT画像を形成する上で光電効果が支配的となる．そのために，管電圧を低く設定することで光電効果の寄与する割合が増加し，CT値へ影響する．結果的に低管電圧を使用した場合，ヨードコントラストの高い画像を得ることが可能となる．心臓CTでの低管電圧の役割は，被ばく線量低減ならびに造影剤量低減に大別される．

被ばく線量低減

図4に造影剤ヨードに関するコントラストノイズ比(CNR)を，低管電圧と通常管電圧で示す[3]．同一のX線量で比較すると，通常管電圧に比べて低管電圧ではCNRが増加する．また，同レベルのCNRを比較すると，X線量は低管電圧の方が低く抑えることが可能となる．実際の臨床では，画質(特にノイズ)を考慮しながらX線量の低減率を決定しているのが現状である．なお，低管電圧を使用した場合，管電流値が相対的に増加するために，高体重などの被験者では管電流制限による画質劣化となる場合があり，注意が必要である．

最近では低管電圧使用に伴う画像ノイズの増加を抑えるために逐次近似画像再構成法が併用され，管電流の制限も緩和され画質を担保できるようになっている．図5は低管電圧を使用した従来の再構成であるフィルタ補正逆投影法(filtered back projection：FBP)と逐次近似画像再構成法(iterative reconstruction：IR)の画像である．画像再構成に逐次近似再構成法を使用することで，画質改善(特にノイズ低減)が顕著となっている．

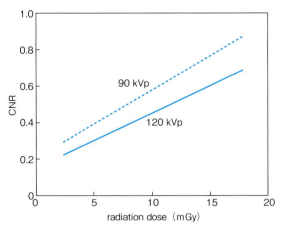

図4 造影剤（ヨード）でのX線量とコントラストノイズ比（CNR）の関係

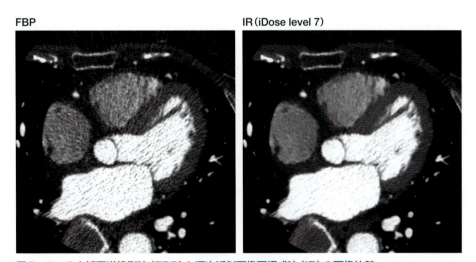

図5 フィルタ補正逆投影法（FBP）と逐次近似画像再構成法（IR）の画像比較

造影剤量低減

　図6にヨード濃度とCT値との関係を示す[4]．同一のヨード濃度で比較した場合，通常管電圧に比べて低管電圧ではCT値の増強が見られる．また，同レベルのCT値を得る目的で通常管電圧と低管電圧のヨード濃度を比較すると，低管電圧を使用することでヨード濃度の低減，つまり造影剤量の低減が可能となる．ただし，使用する装置に応じて実効管電圧が異なるために，同一の80kVpまたは100kVpを使用しても120kVpに対するCT値の増強効果は異なり，結果的に造影剤量低減の程度が異なることに注意されたい．

　臨床では低管電圧に切り替えて造影剤量低減のプロトコールを作成する際，注入時間を固定し注入レートを低減する，いわゆる注入時間一定法が一般的に用いられる．

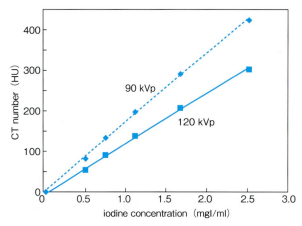

図6　ヨード濃度とCT値との関係

低管電圧選択

　　低管電圧への切り替えの指標として，体重やbody mass index（BMI）などの数値が一般的に用いられる．これらの体格指標は，低管電圧の80kVpや100kVpなどの使用によっても変わってくる．体重やBMIの指標は間接的な体格推定であり，心臓CTでは肺野濃度や女性は乳房の影響まで把握することは難しい．これらの影響により，体重やBMIの指標で推定した場合に画質の精度を欠く場合がある．そのために，心臓CTのスキャン範囲をスカウトビューの濃度から直接的に測定し，得られた値から管電圧を切り替える手法や，スカウトビューの濃度とBMIを組み合わせて最適な管電圧を選択する手法などの報告も見られる[5]．

3. 心臓CTにおける造影剤注入法

（尾田済太郎）

心臓CT造影法の基礎知識

　　心臓CTにおける冠動脈の造影効果については，350HU程度が至適とされている．低い造影効果では偽陰性率，偽陽性率が増加し，特に250HU以下で顕著である．一方，500HU程度の高い造影効果においては，partial volume effectの影響で冠動脈狭窄の検出能と狭窄の過小評価を来す恐れがある．さらに石灰化プラークと冠動脈内腔との区別が難しくなり，狭窄を過小評価する可能性がある．冠動脈の造影効果はプラークの性状（プラーク濃度）にも大きく影響するので注意が必要である．

ボーラストラッキング（bolus tracking）法とテストインジェクション（test injection）法

　　心臓CTの造影を行う際，ボーラストラッキング法とテストインジェクション法のいずれかを使用して撮影開始のタイミングを決定する必要がある．ボーラストラッキング法は，造影剤注入開始後より上行大動脈の断面を連続的に撮影し，造影剤の到達をリアルタイムに確認（通常，上行大動脈に関心領域（ROI）を置き，そのCT値が閾値に到達してからスキャン開始）してから，撮影を開始する手法である．一方，テストインジェクション法は少量の造影剤（10～20m*l*程度）によるテスト造影で上行大動脈の時間─濃度曲線を実測し，その造影

剤到達時間やピーク時間に基づいて，本撮影の撮影タイミングを設定する手法である．

　ボーラストラッキング法では造影剤注入が1回のみであるため簡便であり，造影剤使用量の増加もない．一方で，ROIの閾値到達から撮影開始までに遅延時間が生じるため，造影効果に個人差を生じやすい．また，ボーラストラッキング法での造影効果は心機能の影響を受けやすい．さらに，上大静脈を通過する造影剤の影響や呼吸によるROIの位置ずれによって，不適切なトリガーを生じるリスクもある．

　テストインジェクション法ではテスト造影を行うことで，心拍出量などの要因も含めた個々の至適タイミングが捉えやすいメリットがある．その一方で，造影剤を2回注入する必要があるため，手技が煩雑で時間がかかる上，造影剤使用量が増えるデメリットもある．心機能低下や心拡大のある患者においてはテストインジェクション法による造影の方が安定した造影効果を得やすいと考える．

冠動脈評価の造影法（表1）

　CT装置の種類や撮像モード，撮影時間などによって至適な造影法は異なるため，画一した至適造影法は存在しない．また，冠動脈の造影効果は体格や心機能などの患者因子にも大きく影響を受けるため個々において造影法を調整する必要がある．古典的には高濃度（350〜370mgI/ml）で一定量（60〜100ml程度）の造影剤を高速注入（4.0〜5.0ml/sec）する手法が広く使用されている．しかし，患者因子の影響を最小限にするため，体重に基づいた造影剤量を一定の注入時間で投与するのが好ましい．造影剤量は300〜400 mgI/kg程度，注入時間は10〜15秒程度で投与するのが妥当と思われる．10秒以下の注入時間では至適造影効果の持続時間が短くなり，冠動脈全体で十分な造影効果を得ることが難しくなる．一方，20秒より長い注入では右心系に造影剤が残存し，画質劣化の原因となりうる．心拡大を有する症例や心拍出量が低下した症例においては通常よりも多い造影剤量と長い注入時間（15〜20秒程）が必要になるので注意が必要である．

　心臓CTでは造影剤投与に続いて生理食塩水による後押しが必要である．生理食塩水後押しの効果は，①上肢の静脈に停滞する造影剤を心臓へ送ることによる造影剤の有効利用，②上大静脈〜右心系に停滞する造影剤に起因するbeam-hardening artifactを低減できることである．40ml程度の生理食塩水を造影剤と同等の注入速度で後押しするのが一般的である．

表1　冠動脈評価の造影法

造影剤量	300〜400 mgI/kg
注入時間	10〜15秒
タイミングの決定	ボーラストラッキング法 or テストインジェクション法
生理食塩水後押し	40ml程度

＊CT装置や撮影条件により造影法の調節が必要
＊心拡大や心拍出量低下の症例では造影剤の増量と注入時間の延長が必要

冠動脈バイパス術後の造影法

冠動脈バイパス術後の評価を目的とした心臓CTでは，内胸動脈を含めた広範囲の心電図同期撮影が必要になる．撮影時間が長くなるため造影剤投与時間を延長する必要がある．目安として，400～450mgI/kg程度の造影剤を17～20秒程度の注入時間で投与するのが妥当と思われる．もちろん，撮影時間や心機能を考慮して造影法を調整する必要がある．

右心評価の造影法

心臓腫瘍や心奇形などではCTで右心の形態評価を行うことがある．通常の心臓CT造影法では生理食塩水の後押しを行うため，右心の造影剤は洗い流されてしまい右心評価には適さない．右心評価を行う際は希釈した造影剤による後押し（2相注入）が有効である．2倍程度の造影剤希釈が一般的である．

トリプルルールアウト(triple rule out：TRO)の造影法

近年では救急診療において，CTを使用して大動脈疾患と肺塞栓と冠動脈疾患を同時に評価する，いわゆるトリプルルールアウトCTが可能となっている．トリプルルールアウトCTの撮影法，造影法について施設によりさまざまであり，確立した手法はない．

最も一般的には，造影剤を2相注入（原液の造影剤投与に続いて希釈造影剤を投与）し，胸部広範囲の心電図同期撮影を行う手法がとられる．2相注入では，350～400mgI/kg程の造影剤量を15秒程度で注入し，続いて，2倍に希釈した造影剤を同じ注入速度で15秒程度，注入する．

他にも「心臓CT」と「肺動脈・大動脈CT」を2回に分けて撮影する方法など，トリプルルールアウトCTの手法はさまざまである．

造影剤を減量するために(表2)

近年の報告によると，心臓カテーテル検査などの経動脈造影と異なり，経静脈的に造影剤を投与する造影CTにおいては，造影剤腎症のリスクはそれほど問題にならないことがわかってきている．しかし，慢性腎障害を有する患者においては造影CTによる造影剤腎症のリスクを無視することはできない．冠動脈疾患を有する患者においては慢性腎障害の有する頻度も高く，さらに，心臓CT検査後に心臓カテーテル検査を施行されるケースも少なくない．このような観点から心臓CTで使用する造影剤量は必要最小限にとどめるべきであろう．

造影剤の減量が必要な場合，80kVpや100kVpなどの低管電圧撮影が非常に有用である．低管電圧撮影では造影剤の増強効果を高める効果があり，120kVpと比べ，80kVpでは約

表2 低管電圧撮影

80kVp撮影	造影効果は120kVpの約1.6倍 約40%の造影剤減量が可能
100kVp撮影	造影効果は120kVpの約1.2倍 約20%の造影剤減量が可能

1.6倍，100kVpで約1.2倍の増強効果が得られる．つまり，80kVpで約40％，100kVpで約20％の造影剤減量が可能となる．「腎機能障害患者における造影剤の減量」，「ルート確保が困難な症例における造影剤注入速度低減」といった心臓CTでしばしば遭遇する状況において，低電圧撮影は非常に効果的である．

一方，低管電圧撮影では線量不足に起因する画像ノイズの増加を生じるため，高管電流（mA）や逐次近似画像再構成法が必要になる点に注意したい．

4. 冠動脈CTの3次元画像再構成

(宇都宮大輔)

動脈CTにおいては元画像とともに3次元画像による評価が必須となる（表3，図7）．冠動脈CTおいては主に体軸断画像（元画像），多断面再構成画像（multiplanar reconstruction：MPR），最大値投影法画像（maximum intensity projection：MIP）を用いて画像読影を行う．

MPR画像には任意の平面で再構成する通常のMPRと血管の走行に沿って曲面で再構成する曲面（カーブド：curved）MPRがある．

MIP画像には3～7mm程度の厚みを持ったスラブ（slab）を観察するスラブMIP画像と冠動脈造影と同様に冠動脈の全体像を観察するアンギオグラフィック・ビュー（angiographic view）がある．MPR画像，スラブMIP画像は検査終了後にワークステーション上ですぐに確認できるため，緊急の検査においても冠動脈病変を迅速に判定することができる．

また，心臓の全体像および冠動脈の分布・走行を把握するにはアンギオグラフィック・ビューやボリュームレンダリング（volume rendering：VR）画像が有用である．

表3　冠動脈CTAにおける画像表示法

体軸水平断像（元画像）		・心筋をはじめ心臓の全体像の把握 ・冠動脈狭窄とプラーク評価
多断面再構成（MPR）	MPR カーブドMPR	・冠動脈狭窄とプラーク評価
最大値投影法（MIP）	スラブMIP アンギオグラフィック・ビュー	・狭窄の評価 ・全体像の把握や冠動脈の分布・走行の評価
ボリューム・レンダリング画像（VR）		

水平軸位断像（元画像）

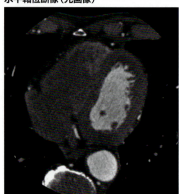

ボリューム・レンダリング画像

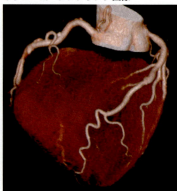

MPR画像

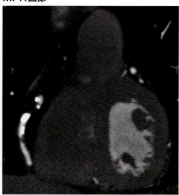

カーブドMPR画像

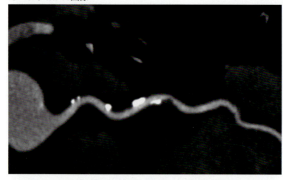

スラブMIP画像

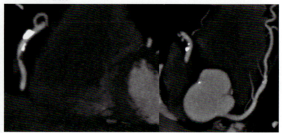

アンギオグラフィック・ビュー

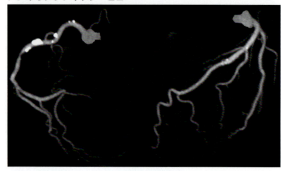

図7　冠動脈CTの3次元再構成画像

NOTE ●カーブドMPRにおける注意点

カーブドMPRでは冠動脈のセンターラインを設定し，これをもとに冠動脈をトレースし，観察する．この冠動脈のセンターラインが開存している血管内腔ではなく，プラークをトレースしてしまうと完全閉塞しているように描出され，狭窄を過大評価することになる（図8-A；→）．開存している血管内腔の中心をトレースすると狭窄度を適切に評価できる（図8-B；→）．

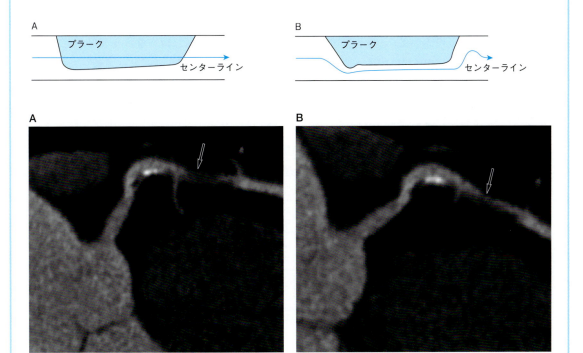

図8 カーブドMPRにおける注意点

参考文献

1) Leschka S, Scheffel H, Desbiolles L, et al: Image quality and reconstruction intervals of dual-source CT coronary angiography: recommendations for ECG-pulsing windowing. Invest Radiol 42: 543-549, 2007.
2) Leschka S, Wildermuth S, Bohm T, et al: Noninvasive coronary angiography with 64-section CT: effect of average heart rate and heart rate variability on image quality. Radiology 241: 378-385, 2006.
3) Funama Y, Awai K, Nakayama Y, et al: Radiation dose reduction without degradation of low-contrast detectability at abdominal multisection CT with a low-tube voltage technique: phantom study. Radiology 237: 905-910, 2005.
4) Nakayama Y, Awai K, Funama Y, et al: Abdominal CT with low tube voltage: preliminary observations about radiation dose, contrast enhancement, image quality, and noise. Radiology 237: 945-951, 2005.
5) Abbara S, Arbab-Zadeh A, Callister TQ, et al: SCCT guidelines for performance of coronary computed tomographic angiography: a report of the Society of Cardiovascular Computed Tomography Guidelines Committee. J Cardiovasc Comput Tomogr 3: 190-204, 2009.
6) Cademartiri F, Maffei E, Palumbo AA, et al: Influence of intra-coronary enhancement on diagnostic accuracy with 64-slice CT coronary angiography. Eur Radiol 18: 576-583, 2008.
7) Fei X, Du X, Yang Q, et al: 64-MDCT coronary angiography: phantom study of effects of vascular attenuation on detection of coronary stenosis. AJR Am J Roentgenol 191: 43-49, 2008.
8) Becker CR, Hong C, Knez A, et al: Optimal contrast application for cardiac 4-detector-row computed tomography. Invest Radiol 38: 690-694, 2003.
9) Cademartiri F, Mollet NR, Runza G, et al: Influence of intracoronary attenuation on coronary plaque measurements using multislice computed tomography: observations in an ex vivo model of coronary computed tomography angiography. Eur Radiol 15: 1426-1431, 2005.
10) Halpern EJ, Levin DC, Zhang S, Takakuwa KM: Comparison of image quality and arterial enhancement with a dedicated coronary CTA protocol versus a triple rule-out coronary CTA protocol. Acad Radiol 16: 1039-1048, 2009.
11) McDonald JS, McDonald RJ, Comin J, et al: Frequency of acute kidney injury following intravenous contrast medium administration: a systematic review and meta-analysis. Radiology 267: 119-128, 2013.
12) Itatani R, Oda S, Utsunomiya D, et al: Reduction in radiation and contrast medium dose via optimization of low-kilovoltage CT protocols using a hybrid iterative reconstruction algorithm at 256-slice body CT: phantom study and clinical correlation. Clin Radiol 68: e128-135, 2013.

心臓の画像診断

心臓MRIの基礎

(真鍋徳子)

基本シーケンス

　　　心臓MRIの利点として，検査の低侵襲性や高いコントラスト分解能，空間分解能が挙げられる．再現性が高く，検査による被曝がないため，繰り返し検査を行うことが可能である．近年では，MRI禁忌であったペースメーカー留置患者もMRI対応ペースメーカーが普及しつつあり，MRIの適応が広がっている．MRIは目的に合わせてさまざまなシーケンスを組み合わせたプロトコールで撮影するのが重要である．

　　　当院での標準心臓MRIプロトコールを図1に示す．

　　　虚血性心疾患評価のためにはシネ画像に加えて，造影剤を用いた負荷perfusionと遅延造影が必要であり，非虚血性心疾患では遅延造影による心筋障害の分布・程度を評価することが診断のキモとなる．

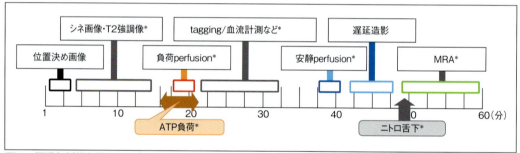

図1　標準包括的心臓MRIプロトコール
虚血性心筋症の診断には，薬剤負荷および安静時perfusionが必要である．非虚血性心筋症の場合は，負荷検査は省き，シネ画像と遅延造影像が基本となる．
＊印で示すシーケンスはオプションとして選択可能であり，必要な場合に適宜追加して撮影する．

　　　各種撮影法の特徴と適応を示す．

1. シネ画像

　　　心機能評価の基本となるのはシネ画像で，血液と心筋のコントラストが良好なsteady state系列のシーケンス（図2）を用いて一心周期全体の時相情報を収集するretrospective gatingが一般的である．

　　　超音波検査同様，左室の短軸，長軸，四腔断像の複数の断面で左室全体を死角なく評価する．左室内腔の拡張の有無や，左室の肥厚や菲薄化といった形態の評価，機能評価としては心周期内の心筋壁厚変化を見ることで壁運動評価を行う．

　　　局所壁運動は，壁運動正常，軽度から高度低下，壁運動なし，奇異性運動といった分類による主観的評価と，解析ソフトによる定量評価がある．内膜面をトレースすることで左室容量解析評価を行い，左室駆出率や心筋重量を算出できる．

A　シネMRI左室短軸像（拡張末期）　　　B　シネMRI左室短軸像（収縮末期）

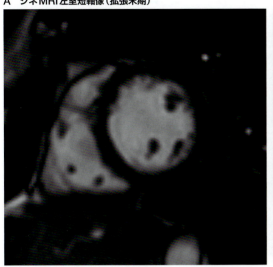
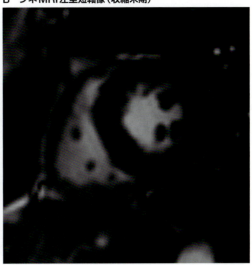

図2　50代，男性．正常左心機能例（左室駆出率60%）
A，B：乳頭筋が見えている左室中部レベルの短軸断面．左室心筋は収縮期に均一な収縮を示し，壁厚が拡張期に比べて厚くなっている．

2. Perfusion画像

　心筋血評価のためには，薬剤負荷下にMRI造影剤を急速静注して得られる負荷dynamic perfusion MRIが必要である．アデノシン三リン酸（ATP）を持続静注し，微小循環の拡張を促すことで，運動時と同じような負荷状態を作り出す．高い時間分解能が求められるのでターボフィールドエコー系のシーケンスが使われる．左室短軸シネ画像に合わせて，左室の複数の短軸断面を設定し，造影剤が左室を通過する初回循環を狙った撮像を行う．

　MRIはコントラスト分解能がよく，虚血による造影低下域と正常心筋との造影差がビジュアル評価でもわかりやすい．近年では，心筋虚血の評価においてコンパートメントモデルなどを用いて心筋血流量の定量を加えることで，より詳細な虚血評価が可能となっている[1]．

3. 遅延造影画像

　心筋梗塞後，壊死，線維化による間質腔の増加に伴い，造影剤投与後10〜15分後の平衡相において，細胞外液移行型のガドリニウム造影剤の間質分布容積が正常心筋よりも大きくなる（T1緩和時間が短くなる）．その際にinversion recovery法を用いて正常心筋を無信号になるようなinversion time（TI）（null point）を設定することで，病変とのコントラストを明瞭に描出する．

　虚血性心疾患のみならず，非虚血性心疾患の評価にも有用である．正常心筋の信号がきちんと落ちているかが大前提で，心筋の信号が十分に落ちていない場合（たいていTIの設定が短すぎることが多い）に再撮像する際には，時間経過とともにどんどんnull pointがずれていくので，TI設定を50msほど長めに設定するのがコツである．

　心筋梗塞において心筋線維化が生じ，遅延造影MRIで異常増強像として描出されることは広く知られているが，心筋梗塞以外にも微小循環虚血や炎症などに伴い心筋の線維化が生じることが知られている．

代表的な3種類の心筋線維化を来しうる疾患について下記に列挙する[2]．
1) replacement fibrosis：心筋梗塞，心サルコイドーシス，心筋炎
2) infiltrative fibrosis：心アミロイドーシス，ファブリー病
3) reactive fibrosis：高血圧性心筋症，糖尿病，加齢，弁膜症

オプションとして，症例に応じて下記の撮像を追加する．

4. T2強調像

左室内腔の血流信号を抑制するプレパレーションパルスをかけ，左室内腔血液信号を低信号にするスピンエコー系のblack blood法を用いる．心筋の浮腫や炎症性変化を捉えることができるとされ，急性〜亜急性期心筋梗塞や心サルコイドーシスの活動性病変部は高信号を呈する．造影剤投与後に撮影すると，心筋の増強効果などでT2値が変化してしまうため，造影前に撮影する必要がある．

5. Tagging・ストレイン画像

心臓にタグを印加し，その伸び縮みを観察することで心筋の局所壁運動をより客観的に定量化することができる．タグの代わりに異なる2種類の周波数を用いて画像化するストレイン法もある[3]．

6. 血流計測用位相コントラストシネ画像

シネMRIに血流計測用傾斜磁場を付加した撮影法．対象とする血管に直行する断面を設定し，撮像断面に垂直方向の一心周期あたりの血流速度変化を計測することができる（図3）．肺動脈および上行大動脈に断面を設定すれば，肺体血流比（Qp/Qs）を算出することも可能．

マグニチュード画像 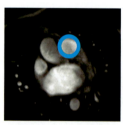 位相差画像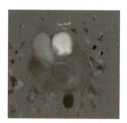

図3 肺動脈における血流測定
50代，女性，検診で心雑音を指摘され，心房中隔欠損が発見された．
術前の左右短絡率評価のため心臓MRIが施行された．対象とする血管（肺動脈）壁に沿ってregion of interest（ROI：青丸）を設定し，ROIの面積と平均速度の積から血流量を算出する．グラフは，肺動脈における計測（青線）と上行大動脈における計測（黒線）．肺体血流比Qp/Qsは術前2.45と増加しており，心房中隔欠損孔閉鎖術後の再検では1.04に改善したのが確認された．

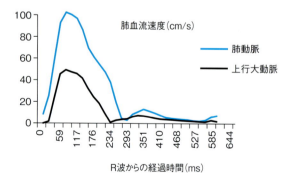

7. Coronary MRA

呼吸同期および心電図同期下にbalanced (steady state) シーケンスを用いると，血管内腔が高信号に描出されたデータ収集を行うことができる．CT同様に，水平断像で心臓全体を繰り返し撮像し，冠動脈に沿った画像再構成で評価する．

心臓MRIの基本的読影法

1) 事前に可能であればワークステーションなどを用いて左室の容量解析を行っておく．左室内腔容積，左室駆出率，左室心筋重量などの定量結果を得る．

2) シネ画像で左室心筋厚や左室内腔の拡張や変形を評価し，局所壁運動異常を確認する．心筋全体の壁運動低下か，局所のみの異常か，心筋の菲薄化を伴っているのか，瘤化しているか（図4-A, B），後述の遅延造影での異常と併せて判断する．

3) 遅延造影像で心筋梗塞やその他心筋障害の有無を評価する．心筋梗塞の場合，心内膜下からの進展，冠動脈支配領域に一致した所見が特徴的である（図4-C）．冠動脈疾患では，その灌流領域にviability（心筋生存能）があるかどうかの判定が，治療方針の決定や治療効果評価，さらに予後を推定する上で重要になる．心筋梗塞の壁内の広がりをtransmural extentと呼び，壁厚の50％未満に梗塞が留まっている心内膜下梗塞であればviabilityありと診断している．急性〜亜急性期心筋梗塞では，梗塞域に一致して，心筋の浮腫を反映したT2強調像での高信号域が認められる（図4-D）．

心筋梗塞とは異なる分布であれば，心筋梗塞以外の病態を考えることが重要で，非虚血性心疾患は造影パターン分類により，ある程度鑑別が可能である．

心筋梗塞の壁運動低下部に一致して左室内腔に血栓を形成する場合があり，CT同様に左室内腔の造影欠損像として描出される（図4-E）．読影の際に，見落とさないよう注意が必要である．

4) 虚血性心疾患の場合は，負荷および安静時perfusion画像を比較し，梗塞域とは別の虚血領域を探す．虚血は負荷時の血流低下域として描出され（図5-A），内膜側から生じ，外膜側に進展していく．虚血の所見は安静時に再現性が見られないのが特徴で（図5-B），負荷時および安静時の両者で見られる所見はアーチファクトである．MRIは心筋血流SPECTに比べて空間分解能が高いため，核医学が苦手とする心内膜下虚血や多枝病変の場合の虚血の評価に有用である[4]．

NOTE

● **(1) 薬剤負荷について**

心筋内の微小血管系を拡張させる代表的な薬剤として，アデノシン，ジピリダモール，ドブタミン，ニコランジルが挙げられる．ニコランジルのみワンショット，それ以外は持続静注が必要である．当院では負荷薬として，半減期が短く安価なアデノシン三リン酸（ATP）を使用している．ただし，気管支喘息患者では禁忌であり，収縮期血圧を低下させる作用もあるため低血圧患者も対象外としている．検査前の注意として検査24時間前からカフェインを止める必要があり，緑茶やコーヒーなどカフェインを含む食品や飲料の制限に注意する必要がある．止めていなかった場合，負荷薬に対する反応が悪く負荷時の十分な心拍上昇を得られない点を留意すべきである．

A　シネMRI二腔断像（拡張末期）　　　　B　シネMRI二腔断像（収縮末期）

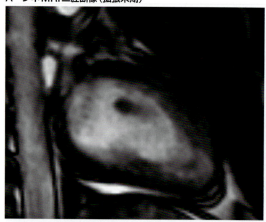
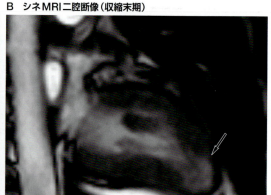

C　遅延造影MRI左室短軸像（心尖部レベル）　　D　MRI，T2強調左室短軸像（心尖部レベル）

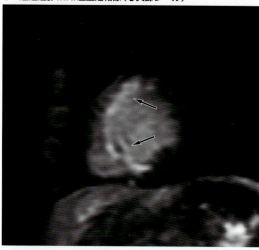

E　遅延造影MRI二腔断像

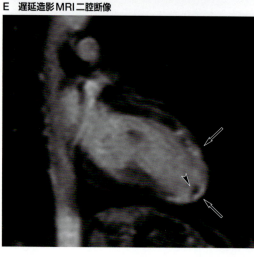

図4　40代，男性，前壁の急性心筋梗塞発症から3週後

A，B：シネ画像では前壁の壁運動低下．心尖部は高度菲薄化しほとんど動きがなく，瘤化している状態（→）．

C：左室前壁から中隔に貫壁性の異常増強像あり（→），左冠動脈前下行枝域の梗塞に合致する所見．

D：Cの遅延造影域に一致して，前壁から中隔にかけて高信号あり（→），心筋浮腫を反映した所見．

E：心中部から心尖部前壁に梗塞を示す貫壁性の異常増強像を認め（→），心尖部の内腔には造影欠損像あり（▶），血栓の所見．

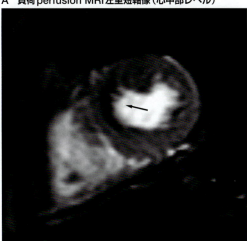 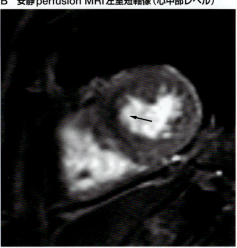

図5 70代，男性．労作性狭心症．右冠動脈と左冠動脈回旋枝は治療後
A：心室中隔心内膜下に造影低下域を認める（→）．
B：負荷時に認めた心室中隔心内膜下の造影低下域は，安静時には再現性なく（→），左冠動脈前下行枝域の虚血の所見．

> **NOTE**
> ● (2) 3Tと1.5Tどちらがいいの？
> 　心臓MRIの基本であるシネ画像は，1.5Tの方がアーチファクトの少ない高コントラストな画像を得ることができる．虚血評価のための負荷perfusion検査は3Tがベターである．理由は，1.5Tでは空間分解能が低いため，生じる心内膜下のtruncation artifact（dark rim artifactとも呼ばれる）がしばしば問題となるためである．1.5T MRIをperfusionに使用している施設では，時間分解能をある程度犠牲にして空間分解能を上げる（1.6mm）ことで，診断能の向上が可能である[5]．

参考文献

1) Tomiyama Y, Manabe O, Oyama-Manabe N, et al: Quantification of myocardial blood flow with dynamic perfusion 3.0 Tesla MRI: Validation with ^{15}O-water PET. J Magn Reson Imaging 42: 754-762, 2015.
2) Mewton N, Liu CY, Croisille P, et al: Assessment of myocardial fibrosis with cardiovascular magnetic resonance. J Am Coll Cardiol 57: 891-903, 2011.
3) Oyama-Manabe N, Ishimori N, Sugimori H, et al: Identification and further differentiation of subendocardial and transmural myocardial infarction by fast strain-encoded (SENC) magnetic resonance imaging at 3.0 Tesla. Eur Radiol 21: 2362-2368, 2011.
4) Kamiya K, Sakakibara M, Asakawa N, et al: Cardiac magnetic resonance performs better in the detection of functionally significant coronary artery stenosis compared to single-photon emission computed tomography and dobutamine stress echocardiography. Circ J 78: 2468-2476, 2014.
5) Motwani M, Maredia N, Fairbairn TA, et al: High-resolution versus standard-resolution cardiovascular MR myocardial perfusion imaging for the detection of coronary artery disease. Circ Cardiovasc Imaging 5: 306-313, 2012.

心臓の画像診断

心筋血流シンチグラフィ

（白石慎哉）

心筋血流SPECT

1. 心筋血流SPECTの目的と得られる情報

　安静時のみならず，負荷時（運動負荷，薬剤負荷）の心筋血流シンチグラフィの解析により多くの情報が得られ，冠動脈疾患の存在診断，局在診断および重症度判定，血行再建術の適応決定，心事故についての予後予測，心機能解析，同期障害解析，肺うっ血や右心系負荷，治療効果判定などの臨床的な目的に利用されている[1)2)]（表1）.

表1　心筋血流SPECTの目的と得られる情報

心筋血流SPECTで得られる情報	臨床的な目的
安静時心筋血流SPECT	
・残存心筋量の評価	心筋梗塞の範囲/程度の評価,
	心筋症の障害心筋の範囲/程度の評価,
	viability判定による血行再建術の適応決定
・右心負荷，肺うっ血の有無	うっ血性心不全の評価
負荷時心筋血流SPECT	
・障害心筋と誘発性虚血を併せた範囲/程度	心事故リスクの層別化
安静時/負荷時心筋血流SPECTの比較	
・誘発性心筋虚血の範囲/程度	血行再建術の適応決定/治療効果判定
心電図同期SPECT	
・心筋壁の体積	左心不全の評価
・心筋の局所壁運動	心不全の治療効果判定
・心内腔の容量（拡張期，収縮期）	心事故リスクの層別化
・時間容量曲線による左室拡張能の評価	post ischemic stunningの評価
・ejection fraction	hibernating myocardiumの評価
・TID (transient ischemic dilatation)	balanced ischemiaの予測
・同期障害解析	心臓再同期療法についての評価

2. 心筋血流製剤の特徴

　心筋血流SPECTにて使用されている^{201}Tl-Cl（塩化タリウム），^{99m}Tc-標識心筋血流製剤の^{99m}Tc-MIBI (hexakis-2-isobutylisonitrile) と^{99m}Tc-tertofosminの特徴を，表2に示す.

表2　心筋血流製剤の特徴

	^{201}Tl-Cl	^{99m}Tc-MIBI/ ^{99m}Tc-tetrofosmin
核種の半減期	73時間	6時間
光子のエネルギー	70〜80keV	140keV
性質	水溶性	脂溶性
集積機序	能動輸送	受動拡散，膜電位
初回循環抽出率	85〜90%	Tlより低値
投与後撮影開始時間	5〜15分	30〜60分以降
再分布現象	あり	わずか
肝胆道系の集積	低い	高度（投与直後）
負荷検査の投与回数	1回	2回
緊急検査の対応	不可能	可能

3. 負荷検査

負荷検査は，運動負荷とアデノシン，ATP，ジピリダモールなどによる薬剤負荷が行われている．アデノシンのみが保険収載されている．運動負荷は，生理的な状態に近い負荷により心筋の酸素需要を増加させるため，症状の確認や心電図による虚血の判定も可能であるという利点がある．薬剤負荷は，運動負荷よりも一般に冠血管拡張作用が高い．心筋の酸素需要を増加させることなく，血管の拡張作用によって冠血流量を増加させるため，虚血は生じないが間接的に予備能が低下している領域を検出することができる．運動負荷と薬剤負荷の違い（表3-1），アデノシン負荷の主な適応（表3-2）をまとめた．

表3-1　運動負荷と薬剤負荷の比較

	運動負荷	アデノシン負荷
冠血流増加	2〜3倍	3〜5倍
虚血誘発の頻度	高い	稀
効果発現	3〜5分	1〜2分
中止後の効果持続	2〜5分	0.5〜1分
房室ブロックの発生	なし	あり（一過性）

表3-2　アデノシン負荷の主な適応

十分な運動負荷が困難な場合	心不全，神経筋疾患，呼吸器疾患，整形外科疾患，末梢動脈硬化症，運動意欲の低下
運動負荷がリスクを伴う場合	大動脈瘤などの大動脈疾患，高度の大動脈便狭窄症，急性冠動脈症候群
運動の心拍増加が見込めない場合	β遮断薬投与例
運動負荷で偽陽性が生じやすい場合	左脚ブロック，WPW（Wolff-Parkinson-White）症候群，心室ペーシング

4. 安静時─負荷時心筋血流SPECTによる心筋虚血と梗塞の評価

心筋血流SPECTによる心筋虚血と梗塞の評価において，^{201}Tl-Clでは最大負荷時の心筋血流像と安静時（後期像あるいは再静注像）を比較する．^{99m}Tc標識製剤では，安静時像を^{201}Tl-Clの後期像と対応させて比較する．負荷時と安静時の集積分布パターンにより，誘発性虚血，梗塞，梗塞と虚血の混在，再灌流後の変化などの診断を行う（図1）．

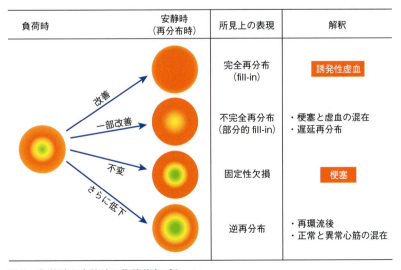

図1　負荷時と安静時の集積分布パターン

5. 心筋血流の定量解析（スコア化）

a) 各セグメントごとに正常を0点，完全欠損を4点として以下のようにスコアを付ける[3]（表4-1）．

　視覚的な判定をもとにスコア化されることが多い．目安としては心筋内の最大カウントの約50％を，中等度低下と見なすのが実際的である．ただし，この％値は絶対的なものではないので，乳頭筋のような高カウント部位や減弱を考慮して判定する．

b) 合計欠損スコアとしては以下のものを記載する（表4-2）．

表4-1　血流欠損スコアの付け方

0点	正常心筋血流	最大カウントの70％以上
1点	軽度の血流低下	最大カウントの60％
2点	中等度の血流低下	最大カウントの50％
3点	高度の血流低下	最大カウントの40％
4点	血流欠損	最大カウントの30％

表4-2　Summed score

Summed Stress Score (SSS)	負荷時の欠損スコア	負荷時の虚血や血流低下を反映
Summed Rest Score (SRS)	安静時の欠損スコア	心筋梗塞や線維化の量に相当
Summed Difference Score (SDS)	SSSとSRSの差	負荷により誘発される虚血に相当

c) 17セグメントモデルおよび心筋表面の対応パーセント

　17セグメントモデル（図2）により，セグメントごとに得られたスコア（0〜4点）の合計を最大カウントで除して，心筋全体の何％に欠損や誘発性虚血が存在するかを計算する．この場合，17セグメントモデルでは最大が17×4＝68点になるので，スコアの合計を68で除して％で表記する．

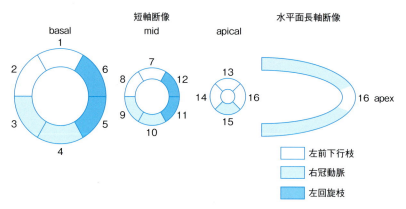

図2　17セグメントモデル

d）リスクや予後，血行再建術適応に影響する心筋スコア（表5-1，5-2）

表5-1　SSSを用いた心事故のリスク評価

SSS	17セグメントモデル	％defect
正常	0～3	＜5％
軽症	4～7	5～10％
中等症	8～11	10～17％
重症	≧12	＞17％

表5-2　SDSを用いた誘発性虚血の評価

SDS	17セグメントモデル	％％myocardium ischemic
正常―軽度虚血	0～3	＜5％
中等度虚血	4～6	5～10％
高度虚血	≧7	＞10％

6. 左室機能解析

　心電図同期SPECTでは，心電図のR-R間隔を8あるいは16分割して，各時相において心筋血流SPECT画像を収集する．時相ごとに得られた左室心筋壁や内腔の容積，壁の集積の程度などを時系列的に並べることにより，時間容積曲線とその微分曲線（図3）が描出され，拡張末期容積，収縮末期容積，1回拍出量，駆出分画，最大拡張速度（peak filling rate：PFR，単位/sec），拡張期1/3平均充満速度（1/3：MFR 1/3mean filling rate，単位/sec），

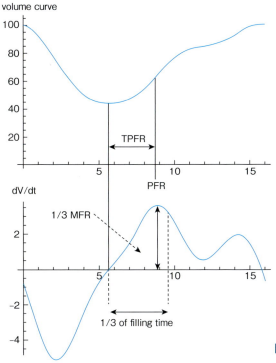

図3　時間容積曲線とその微分曲線

収縮末期からPFRまでの時間（time to peak filling rate：TPFR，単位msec）などが計算できる（表6-1, 6-2）．

表6-1 心電図同期SPECTによる左心機能の正常値

	男性	女性
EF（ejection fruction）（％）	64±7（50〜78）	69±7（54〜84）
EDV（end-diastolic volume）（ml）	80±16（49〜112）	64±13（39〜90）
ESV（end-systolic volume）（ml）	29±9（12〜47）	20±7（7〜34）
EDVI（end-diastolic volume index）（ml/m^2）	47±9（30〜64）	42±7（29〜55）
ESVI（end-systolic volume index）（ml/m^2）	17±5（8〜27）	13±4（5〜22）

表6-2 心電図同期SPECTによる拡張パラメータの正常値［文献4）より転載］

	60歳未満	60歳以上
peak filling rate（/sec）	2.79±0.53（1.73〜3.85）	2.58±0.60（1.38〜3.78）
1/3 mean FR（/sec）	1.68±0.30（1.08〜2.28）	1.51±0.47（0.57〜2.45）
TPFR（msec）	159±26（108〜210）	176±48（80〜273）
TPFR/RR	0.17±0.02（0.13〜0.22）	0.18±0.04（0.11〜0.26）

参考文献

1) Matsuo S, Nakajima K, Horie M, et al: Prognostic value of normal stress myocardial perfusion imaging in Japanese population. Circ J 72: 611-617, 2008.
2) Matsuo S, Nakae I, Tsutamoto T, et al: A novel clinical indicator using Tc-99m sestamibi for evaluating cardiac mitochondrial function in patients with cardiomyopathies. J Nucl Cardiol 14: 215-220, 2007.
3) Imaging guidelines for nuclear cardiology procedures, part 2. American Society of Nuclear Cardiology. J Nucl Cardiol 6: G47-84, 1999.
4) Nakajima K: Normal values for nuclear cardiology: Japanese databases for myocardial perfusion, fatty acid and sympathetic imaging and left ventricular function. Ann Nucl Med 24: 125-135, 2010.

心筋脂肪酸代謝イメージング

1. ¹²³I-BMIPPによる心筋虚血評価の原理（図4）

　正常心筋のエネルギー基質として主に脂肪酸，ブドウ糖，乳酸が挙げられる．空腹時においては，好気的条件下で豊富なエネルギー（ATP）を産生することができる脂肪酸のβ酸化が，エネルギー源の60〜80％に利用されている．血中の遊離脂肪酸（FFA）は，長鎖脂肪酸の特異的輸送蛋白であるCD36を介して心筋細胞内に入り，ATPと反応してFFA-CoAとなる．カルニチンに結合し，ミトコンドリア内に輸送され，β酸化によりアセチルCoAとなる．アセチルCoAはTCA回路（クエン酸回路）に入り，最終的にCO_2にまで酸化されるが，この際に高エネルギーのリン酸化合物であるATPが産生される．

　¹²³I-15-（p-ヨードフェニル）-3（R, S）-メチルペンタデカン酸（BMIPP）は，直鎖脂肪酸であるペンタデカン酸のβ位の炭素にメチル基を導入した側鎖型脂肪酸で，ヨウ素の標識はフェニル基を介して標識しているため，体内安定性が高い製剤である．¹²³I-BMIPPもFFAと同様にCD36を介して心筋細胞内に入り，ATPと反応して¹²³I-BMIPP-CoAとなりミトコンドリア内に輸送されるが，側鎖型脂肪酸である¹²³I-BMIPPは直接β酸化を受けない．そのため，¹²³I-BMIPPは細胞質のトリグリセリドプールに分布し，安定して心筋細胞内に留まる．

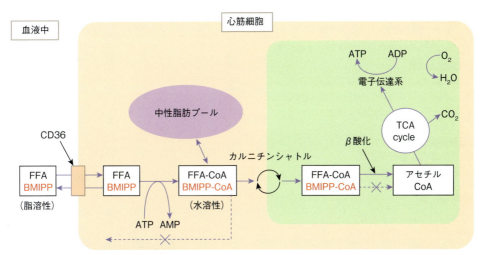

図4 ¹²³I-BMIPPによる心筋虚血評価の原理

2. 覚えておくべき¹²³I-BMIPP心筋集積低下の特徴と臨床的意義

a）CD36 type I 欠損症

　CD36 type I 欠損症では¹²³I-BMIPPは細胞の中に入ることができないため，無集積となる（図5）[5]．

b）心筋虚血状態

　心筋は虚血状態に陥ると酸素不足となり，ミトコンドリア内での脂肪酸のβ酸化は傷害され，ATP産生は激減する．ATP産生が低下した状態では，血流に比例して¹²³I-BMIPPが細胞内に入ってもアシル化が抑制されているため，数分で細胞外へと出てしまう．そのため，

虚血領域への^{123}I-BMIPPの集積は薬剤投与後20～30分後の至適検査時間にてすでに低下している[6]．

c）慢性虚血性心疾患における血流，脂肪酸代謝，ブドウ糖代謝の関係（血流代謝ミスマッチ）

わずかな虚血の場合は，脂肪酸代謝，ブドウ糖代謝は保たれているが，虚血が徐々に進行すると，血流の低下以上に脂肪酸代謝は低下する傾向にあり，この際，速やかにブドウ糖代謝は亢進してくる（血流代謝ミスマッチ）．ミスマッチを呈する場合，冬眠心筋（hibernating myocardium）と呼ばれる心機能低下を伴っていることが多い．さらに心筋障害が高度になると，血流，脂肪酸代謝，ブドウ糖代謝はいずれも低下してくる．

d）再灌流による血流回復と脂肪酸代謝低下の回復時期違い（虚血メモリー）

虚血期は血流も脂肪酸代謝も低下しているが，虚血が解除されても脂肪酸代謝は低下状態はしばらく続き，ミスマッチ状態となる（虚血メモリー）．この時，心機能低下現象，いわゆる気絶心筋（stunned myocardium）と言われる状態も伴っていることが多い．このメモリー機能によるミスマッチにより，さまざまな病態を把握することができる．急性冠症候群後の検査にて，脂肪酸代謝領域低下域はイベントにより虚血にさらされた領域を示す．ミスマッチ領域は再灌流により，サルベージされた領域を示す．冠攣縮性狭心症の診断，繰り返す慢性虚血や微小循環不全（糖尿病や慢性腎臓病など）での虚血評価による予後予測，肥大型心筋症における虚血領域，虚血性心筋症と拡張型心筋症の鑑別など，血流シンチグラフィでは判断が困難な病態を解明することができる（表7）．

表7　^{123}I-BMIPPシンチグラフィの役割

急性冠動脈症候群
・急性胸痛における虚血の関与の鑑別
・急性心筋梗塞再灌流後の急性期虚血領域の評価
・不安定狭心症における虚血の評価
・リスク層別化・予後評価・治療効果
慢性冠動脈疾患
・繰り返す虚血の存在の評価
・微小循環不全による虚血の評価
・リスク層別化・予後評価・治療効果
冠攣縮性狭心症
・冠攣縮性狭心症の存在診断
・Ca拮抗薬による治療効果判定
心筋症・心不全
・拡張型心筋症と虚血性心筋症との鑑別
・肥大型心筋症の重症度評価・予後評価
その他のミスマッチが存在する疾患
・たこつぼ心筋症
・高血圧性心肥大
・大動脈弁疾患
・ファブリー病
・ミトコンドリア心筋症
・アドリアマイシン心筋症

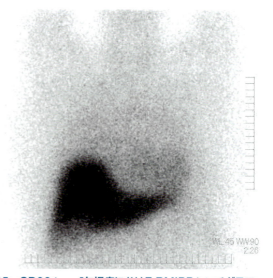

図5　CD36 typeⅠ欠損症におけるBMIPPシンチグラフィ

参考文献

5) Hwang EH, Taki J, Yasue S, et al: Absent myocardial iodine-123-BMIPP uptake and platelet/monocyte CD36 deficiency. J Nucl Med 39: 1681-1684, 1998.
6) Matsunari I, Saga T, Taki J, et al: Kinetics of iodine-123-BMIPP in patients with prior myocardial infarction: assessment with dynamic rest and stress images compared with stress thallium-201 SPECT. J Nucl Med 35: 1279-1285, 1994.

心交感神経機能イメージング

1. ^{123}I-MIBGによる心筋集積の原理(図6)

^{123}I-metaiodobenzylguanidine (MIBG) は，交感神経の伝達物質であるノルエピネフリン (norepinephrine: NE) と類似した物質であり，NEと同様の挙動を示す．NEは神経末端でチロシンからドーパ，ドーパミンを経て生成され，顆粒小胞内にNEとして貯留される．NEは中枢からの刺激により顆粒小胞から放出され，一部はカテコラミン受容体 (α, β) に結合するが，約8割はNE輸送蛋白 (NE transporter: NET) により神経末端へ再度取り込まれる (uptake-1)．^{123}I-MIBGは血中よりuptake-1を介して神経末端に取り込まれ，一部は顆粒小胞に貯蔵される．NEと同様に中枢からの刺激に応じて放出され，大部分は再取り込みされる．一部は血中に流出されるが，α, β受容体と結合しない．^{123}I-MIBGはNEと異なり，モノアミン酸化酵素 (MAO) やカテコール-O-メチル転移酵素 (COMT) による代謝を受けないため，取り込まれた後は比較的安定している．交感神経活動が亢進すると^{123}I-MIBGは放出が亢進し，結果として心筋からの洗い出し率 (washout rate: WR) が上昇する．

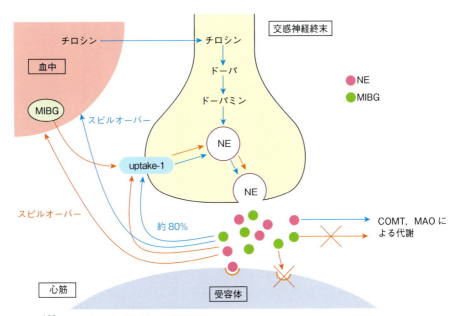

図6 ^{123}I-MIBGの交感神経への集積機序

2. ¹²³I-MIBGの解析法

　¹²³I-MIBG投与10〜15分後（早期像）と3〜4時間後（後期像）にプラナー正面像を撮像し，心・縦隔比（heart/mediastinum ratio：H/M比）と洗い出し率（washout rate：WR）を算出する（図6）．また，H/M比や洗い出し率の反映している内容について，表8にまとめた．

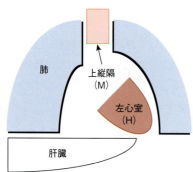

心/縦隔比（H/M比）＝〔心筋カウント（H）〕÷〔上縦隔カウント（M）〕

$$心筋洗い出し率（washout\ rate）＝\frac{〔（初期像H－初期像M）－（後期像H－後期像M）〕}{（初期像H－初期像M）}$$

図7　心・縦隔比と洗い出し率の算出

表8　H/M比とwashout rate

早期像H/M：	心臓交感神経の分布と密度，NEのuptake-1の機能を反映
後期像H/M：	心臓交感神経のNE保持能を反映
washout rate：	心臓交感神経活性状態を反映

＊H/M比正常値はコリメータによって異なるが，おおよそ2.0〜4.0の範囲である．H/M比が1.6あるいは1.7以下では，致死的イベントの頻度が高いとされる．washout rateの正常値はバックグラウンド補正を加えた場合，13%（範囲：0〜34%）とされる．

3. ¹²³I-MIBGの臨床的意義

a) 慢性心不全

　慢性心不全では，運動負荷に対する心拍数と心収縮力の反応が低下しており，その代償機転として交感神経機能が活性化している．心不全では血中のNE濃度が上昇するが，原因として，①神経線維末端からNEの放出の増加，②神経末端での再摂取機能が低下しシナプス間隙のNE濃度が上昇し，血中に流れ出す（スピルオーバー），が挙げられる．NEが産生される単位時間あたりの量（ターンオーバー）は亢進しているものの，総じて交感神経のNE貯蔵量は減少する．これらの理由により，慢性心不全では，①¹²³I-MIBGは早期像にて単位体積当たりの取り込みが低下し（早期像H/M比の低下），②放出の増加とスピルオーバーの亢進により，¹²³I-MIBGは急速に減少し（洗い出しの亢進），後期像での集積はさらに減少する（後期像H/M比の低下）．¹²³I-MIBGの後期像にてH/M比が低値の症例は予後不良であり，その予後予測は，LVEF（left ventricular ejection fraction）やBNP（brain natriuretic peptide）と組み合わせることで予後の層別化をすることができると言われている[7]．また，βブロッカー使用による¹²³I-MIBG指標の改善例は予後が良いと言われている[8)9]．

b）虚血性心疾患

虚血性心疾患においては，急性期虚血におけるメモリーイメージングとしての価値がある．交感神経終末は心筋細胞よりも，虚血による障害が生じやすく，虚血の解除後にも交感神経障害は一定期間遷延する．よって，不安定狭心症や冠攣縮性狭心症において，血流シンチグラフィとの集積ミスマッチや虚血領域の洗い出し亢進により評価されるが，画質がpoorで，特に下壁の生理的集積低下や肝集積によるアーチファクトによる低下が見られるため，局所評価を行うには限界がある．

c）レビー小体病

パーキンソン病やレビー小体型認知症など，いわゆるレビー小体病では，uptake-1の障害により，比較的早い時期から^{123}I-MIBGの心筋集積がびまん性に低下することが知られている．そのため，パーキンソニズムを呈する疾患での他疾患とレビー小体病との診断や，アルツハイマー型認知症とレビー小体型認知症と診断に大きな役割を果たす．

^{123}I-MIBGの心筋集積低下の機序と低下する疾患を，表9にまとめた．

表9 ^{123}I-MIBGの心筋集積低下の機序と低下する疾患

機序
・びまん性の器質的交感神経障害
・uptake-1の障害
・uptake-1におけるカテコラミンや薬剤との拮抗
・スピルオーバーの亢進
疾患
・慢性心不全
・心筋症（肥大型心筋症，たこつぼ心筋症）
・虚血性心疾患
・不整脈/左室同期不全
・レビー小体病（レビー小体型認知症，パーキンソン病，純粋自律神経不全症）
・シャイ・ドレーガー（Shy-Drager）症候群
・オリーブ橋小脳萎縮症
・糖尿病性自律神経障害
・アミロイドーシス［原発性，続発性，透析性，FAP（familial adenomatous polyposis）など］
・移植心
・褐色細胞腫（高カテコラミン血症）
薬物
・Uptake-1阻害薬：三環系抗うつ薬（イミプラミン，デシプラミン），ラベタロール
・細胞質からNE顆粒への能動輸送の阻害薬：ノルエピネフリン，セロトニン，グアチネジン
・NEを枯渇させる薬剤：レセルピン，ラベタロール，グアネチジン，アンフェタミン

参考文献

7) Jacobson AF, Senior R, Cerqueira MD, et al: Myocardial iodine-123 meta-iodobenzylguanidine imaging and cardiac events in heart failure. Results of the prospective ADMIRE-HF(AdreView Myocardial Imaging for Risk Evaluation in Heart Failure) study. J Am Coll Cardiol 55: 2212-2221, 2010.
8) Fujimoto S, Inoue A, Hisatake S, et al: Usefulness of ^{123}I-metaiodobenzylguanidine myocardial scintigraphy for predicting the effectiveness of beta-blockers in patients with dilated cardiomyopathy from the standpoint of long-term prognosis. Eur J Nucl Med Mol Imaging 31: 1356-1361, 2004.
9) Kasama S, Toyama T, Sumino H, et al: Prognostic value of serial cardiac ^{123}I-MIBG imaging in patients with stabilized chronic heart failure and reduced left ventricular ejection fraction. J Nucl Med 49: 907-914, 2008.

冠動脈疾患

冠動脈の解剖

(宇都宮大輔)

冠動脈の解剖

　左冠動脈は左バルサルバ洞, 右冠動脈は右バルサルバ洞から分岐し, 大動脈弁が閉鎖する拡張期にバルサルバ洞内の血液が冠動脈に灌流する. 左冠動脈(left coronary artery: LCA)は, 左心耳と肺動脈幹の間を走行する左冠動脈主幹部(left main trunk: LMT)に始まり, 前室間溝を通り心尖部に向かう左前下行枝(left anterior descending: LAD)と, LMTからほぼ直角に分岐し, 左房室間溝に沿って走行する左回旋枝(left circumflex: LCX)に分かれる. LADは主に前壁と中隔に, LCXは後壁から側壁に分布する. 右冠動脈(right coronary artery: RCA)は右房室間溝を走行して左室下壁〜後壁に分布する.

　冠動脈の各セグメントは, American Heart Association(AHA)の分類に準じて番号で呼ばれることが多い. 近年では, Society of Cardiovascular Computed Tomography(SCCT)のセグメント分類も用いられるようになってきた. SCCTによるセグメント分類はAHA分類を基本的に踏襲しており, セグメント番号#1〜#13に関しては, おおむね共通と考えてよい(表1). しかし, SCCT分類のセグメント番号#14〜#18に関してはAHA分類と異なっており, 番号のみでの表記は混乱の原因ともなりえる. レポートにおいては, 共通の番号以

表1　AHAの分類[1]とSCCT分類の比較[2]

AHA分類[1]		SCCT分類[2]	
#1	右冠動脈(RCA)の起始部から右室枝まで	#1	AHA分類に同じ
#2	右冠動脈(RCA)の右室枝分岐部から鋭縁枝まで	#2	AHA分類に同じ
#3	右冠動脈(RCA)の鋭縁枝から後下行枝(PD)まで	#3	AHA分類に同じ
#4	房室結節枝(#4AV)	#4	右冠動脈(RCA)後下行枝(PD)[AHA分類の#4PDに相当]
	後下行枝(#4PD)		
#5	左冠動脈主幹部(LMT)	#5	AHA分類に同じ
#6	左前下行枝(LAD)近位部[左冠動脈主幹部(LMT)から第一中隔枝まで]	#6	AHA分類に同じ
#7	左前下行枝(LAD)中間部	#7	AHA分類に同じ
#8	左前下行枝(LAD)遠位部	#8	AHA分類に同じ
#9	第一対角枝(DB1)	#9	AHA分類に同じ
#10	第二対角枝(DB2)	#10	AHA分類に同じ
#11	左回旋枝(LCX)の起始部から鈍角枝(OM)まで	#11	AHA分類に同じ
#12	鈍角枝(OM)	#12	第一鈍角枝(OM1)
#13	左回旋枝(LCX)中間部[鈍角枝(OM)から後側壁枝(PL)まで]	#13	左回旋枝(LCX)の第一鈍角枝(OM1)から第二鈍角枝(OM2)まで
#14	後側壁枝(PL)	#14	第二鈍角枝(OM2)
#15	左回旋枝(LCX)から出る後下行枝(PD)	#15	AHA分類に同じ
		#16	右冠動脈(RCA)から出る後側壁枝(PL)
		#17	Ramus branch
		#18	左回旋枝(LCX)から出る後側壁枝(PL)

【解剖名】
RCA：右冠動脈(right coronary artery)
LMT：左冠動脈主幹部(left main trunk)
LAD：左前下行枝(left anterior descending)
LCX：左回旋枝(left circumflex)
DB：対角枝(diagonal branch)
OM：鈍角枝(obtuse marginal)
PD：後下行枝(posterior descending)
PL：後側壁枝(posterolateral)

外はなるべく血管名とセグメント番号を併記することが望ましい.

　Ramus branch (SCCT分類のセグメント#17) はLADとLCXの間から出る分枝で,高位の側壁を中心に栄養する血管で,LCXの分枝血管のひとつに分類される[2]. 本邦においては,Ramus branchを含めLADもしくはLCXの高位から分枝する血管を総称して高位側壁枝 (high lateral branch：HL) として表現することが多い. そのため, HLに相当するAHA分類, SCCT分類のセグメント番号は存在しないが, 臨床的にはRamus branchとほぼ同義と考えてよいであろう. また, AHA, SCCTセグメント分類とも対角枝は2本となっているが, 臨床的には1本の大きな対角枝が2本の対角枝領域全体を広く栄養する場合や, 対角枝が3本認められることも多く経験する.

　冠動脈循環には, RCAとLCX支配領域に応じて3つの代表的なパターンがある (図1, 表2). バランス型 (60～70%) が最も多く, 次に右優位型 (約20%) が多い. 左優位型が最も少ない (約15%). SCCT分類では, 各パターンに対応するように血管のセグメント番号が定義されている (図2). また, 広く用いられているAHA分類を図3に示す.

表2　冠動脈循環のパターン

バランス型 (60～70%)	右優位型 (約20%)	左優位型 (約15%)
後下行枝 (PD) は右冠動脈 (RCA) から分枝し, 後側壁枝 (PL) は左回旋枝 (LCX) から分枝する	後下行枝 (PD) と後側壁枝 (PL) どちらも右冠動脈 (RCA) から分枝する	後下行枝 (PD) と後側壁枝 (PL) どちらも左回旋枝 (LCX) から分枝する

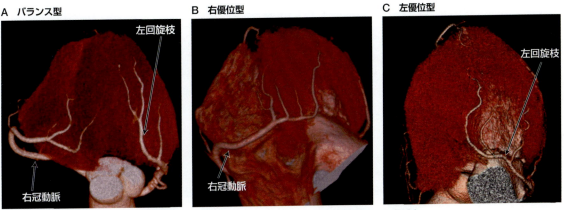

図1　冠動脈の走行パターン (冠動脈CTAボリューム・レンダリングを心臓下面より観察)

A　バランス型

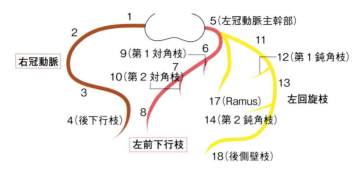

B　右優位型

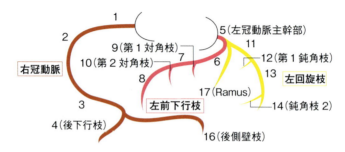

C　左優位型

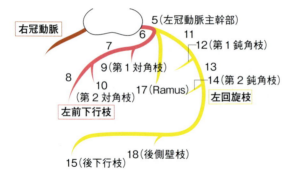

図2　冠動脈の解剖とSCCTセグメント分類

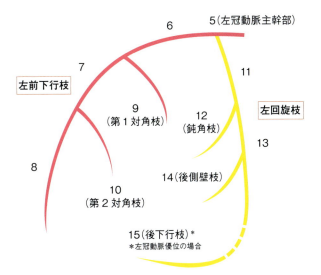

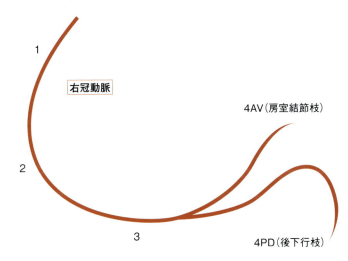

図3 冠動脈の解剖とAHAセグメント分類［文献1）より改変して転載］

-----参考文献-----
1) Austen WG, Edwards JE, Frye RL, et al: A reporting system on patients evaluated for coronary artery disease. Report of the Ad Hoc Committee for Grading of Coronary Artery Disease, Council on Cardiovascular Surgery, American Heart Association. Circulation 51: 5-40, 1975.
2) Leipsic J, Abbara S, Achenbach S, et al: SCCT guidelines for the interpretation and reporting of coronary CT angiography: a report of the Society of Cardiovascular Computed Tomography Guidelines Committee. J Cardiovasc Comput Tomogr 8: 342-358, 2014.

冠動脈疾患

心臓の解剖

(尾田済太郎)

心臓周囲の解剖

1. 心膜(pericardium, 図1)

心膜は，心臓の表面側を覆う漿膜性心膜と，その外側を覆う強固な線維性心膜(心嚢)から構成される．さらに，漿膜性心膜は内側部分の臓側心膜(心外膜)と，外側部分の壁側心膜とに分けられる．漿膜性心膜は大血管基部で反転しており，心膜腔を形成する．心膜腔には心臓が摩擦なく，潤滑に拍動できるように少量(15〜50ml)の心膜液が貯留している．漿膜性心膜の外側を覆う線維性心膜は大血管基部に強く結合し，前方では胸骨心膜靱帯に，下面は横隔膜腱中心に，側方は胸膜縦隔部に固着している．

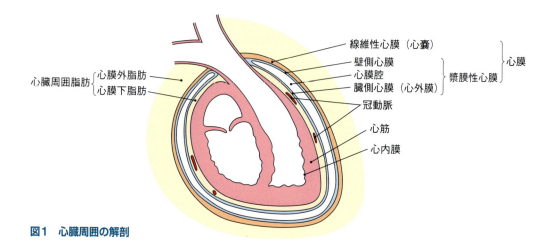

図1 心臓周囲の解剖

2. 心臓周囲脂肪(pericardial fat)

心臓周囲には脂肪組織が存在する．心臓周囲脂肪織(pericardial fat)はさらに，心膜より内側で心筋との間に存在する心膜下脂肪(epicardial fat)と，心膜より外側で縦隔脂肪と連続する心膜外脂肪(paracardial fat)に分けられる(表)．冠動脈・冠静脈・冠静脈洞は主に心膜下脂肪層に存在する．心膜下脂肪と心膜外脂肪とは発生学的な由来が異なり，臨床的意義も異なる．特に臨床的意義が大きいのは心膜下脂肪であり，発生学的に内臓脂肪と同一で，動脈硬化の進行に関与するadipocytokineを分泌する．心膜下脂肪の過剰な蓄積は冠動脈疾患のリスク因子とされており，最近では心房細動や左室拡張能障害との関連も指摘されている．

表 心臓周囲脂肪(pericardial fat)

心膜外脂肪(paracardial fat)	心膜よりも外側で縦隔脂肪と連続する
心膜下脂肪(epicardial fat)	心筋と心膜との間に存在する脂肪
	冠動脈硬化に関与するadipocytokineを分泌

心臓周囲の画像解剖（図2）

　CTでは通常，心膜（漿膜性心膜，線維性心膜，生理的心膜水）は1層の薄い線状構造として描出される．正常心膜の厚みは1mm程度であり，2mm以上の肥厚は病的なことが多い．心膜と心筋との間には心膜下脂肪があり，この心膜下脂肪層内を冠動脈が走向する．心膜に炎症や腫瘍，線維化などを生じた場合，心膜は肥厚し，同定が容易となる．言い換えれば，心膜が容易に同定できる時は病的な状態と言える．心膜液の増量は心膜腔の拡大として描出される．つまり，心膜下脂肪と心膜外脂肪の間に液体の貯留腔として観察される．

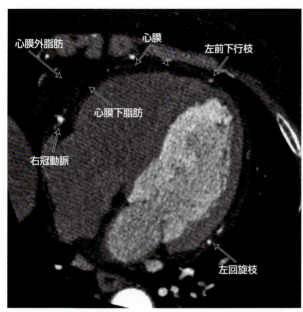

図2　心臓周囲の画像解剖

> **NOTE**
>
> ### ●心膜洞（pericardial recess，図3）
>
> 　心膜（漿膜性心膜）は，大血管基部で反転することにより心膜腔を形成する．この心膜反転部に，部分的な心膜腔の突出や陥凹が生じ，そこに生理的な心膜液が貯留することがある．この心膜液貯留腔を心膜洞（pericardial recess，図3；→）と呼び，CTでは腫大した縦隔リンパ節と間違えられることがある．心膜洞は大血管の間隙に入り込むような形態で，腫大リンパ節のように丸くなく，内部のCT値は水濃度を呈する．上行大動脈の背側に接し，三日月状の形態を呈する上心膜洞（superior pericardial recess）が最も有名である．上行大動脈に沿ってかなり高位まで見られることがあり（high-riding superior pericardial recess），注意を要する．
>
> 造影CT
>
>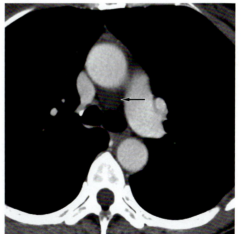
>
> **図3　上心膜洞**

胸部単純X線写真における心陰影(図4, 5)

- 心胸郭比（cardiothoracic ratio：CTR）：心臓の横径と胸郭の横径の比．一般に成人では50％以下，小児では55％以下が正常とみなされる．
- 右第1弓：上大静脈により形成される．すぐ内側を上行大動脈が走行しており，動脈硬化や大動脈瘤で右方への突出を認める場合がある．
- 右第2弓：右房により形成される．右房拡大や右室の著明な拡大などで突出する．
- 左第1弓：大動脈弓により形成される．動脈硬化による大動脈の走行変化や大動脈瘤などで突出・拡大する．
- 左第2弓：左主肺動脈により形成される．左右シャント疾患や肺高血圧などで拡大する．
- 左第3弓：左房の一部（左心耳）で形成されるとされているが，病的な拡大時を除き，弓としては認めない．
- 左第4弓：左室により形成される．左室拡大などで突出する．また，左室肥大では挙上することもある．

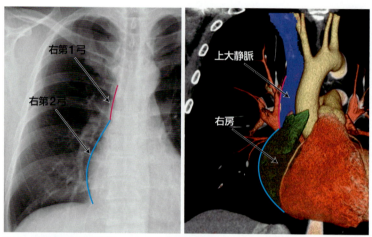

図4　胸部単純X線写真における心陰影（右側）

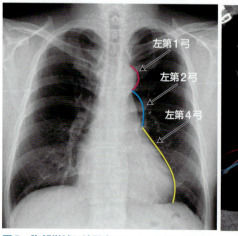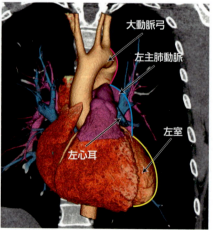

図5　胸部単純X線写真における心陰影（左側）

NOTE

● CTによる心膜下脂肪体積測定（図6）

心膜下脂肪（epicardial fat）の過剰な蓄積は，心筋梗塞や心房細動などのさまざまな循環器疾患のリスク因子と指摘されている．近年では，心臓CT（カルシウムスコア撮影）で心膜下脂肪の体積を測定する，新しいリスク評価法が確立している．ワークステーションを使用したセミオートでの測定が一般的であるが，今後，フルオートのソフトウェア開発に期待される．

心膜下脂肪の体積が100〜125cm^{3}を超えると，冠動脈疾患や重大な心血管イベントのリスクが高くなると報告されている．

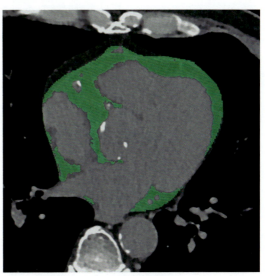

図6　CTによる心膜下脂肪体積測定

参考文献

1) Anatomy & Physiology, OpenStax College p.784-804, 2013.（https://openstaxcollege.org/files/textbook_version/hi_res_pdf/13/AnatomyAndPhysiology-OP.pdf）
2) O' Leary SM, Williams PL, Williams MP, et al: Imaging the pericardium: appearances on ECG-gated 64-detector row cardiac computed tomography. Br J Radiol 83: 194-205, 2010.
3) Marwan M, Achenbach S: Quantification of epicardial fat by computed tomography: why, when and how? J Cardiovasc Comput Tomogr 7: 3-10, 2013.

冠動脈疾患

冠動脈石灰化スコア

(立神史稔)

冠動脈石灰化スコアの概要

1. 冠動脈石灰化

　　冠動脈石灰化の原因のほとんどは動脈硬化症によるものである．冠動脈石灰化は動脈硬化のプロセスで形成される病的変化であり，粥腫の破裂や血腫の修復機転に際して生じるとされる．したがって，冠動脈石灰化を評価することにより，動脈硬化の存在とその程度を知ることができる．また石灰化の有無や量は，将来的な心疾患の発症と強い相関があることも知られている．

2. 石灰化スコア

　　冠動脈石灰化の程度は年齢，性別，人種で異なることが知られており，定量的に評価する必要がある．石灰化の定量評価には石灰化スコアが用いられ，非造影CTから計算される．石灰化スコアは，Agatstonスコア，volumeスコア，massスコアなどが知られているが，Agatstonスコアが最も広く使用されている．volumeスコアとmassスコアは，それぞれ石灰化の容積（mm^3）と重量（mg）を算出する手法であるが，この2つは十分な臨床データが蓄積されておらず，一般的に使用されるには至っていない．

3. 石灰化スコアの算出方法

　　Agatstonスコアの算出には石灰化の面積と最大CT値が用いられる．Agatstonスコアは，電子ビームCTを用いてデータベースが確立されているため，現在でもスライス厚3mm（もしくは2.5mm）が使用されている．また各スライスにおいてCT値が130HU以上で，$1mm^2$以上の面積を有する部位を有意な石灰化と定義している．石灰化部位の最大CT値によって，1～4点と重み付けをして石灰化の面積に乗じ，すべての冠動脈の総和をもって石灰化スコアとする[1]．Agatstonスコアは撮影時の心拍に影響するため再現性が良くない（interscan variability：11～20%）という欠点もあるが，多くの臨床データの蓄積があり，臨床で最も使用されているスコアリングである．

4. 石灰化スコアの意義

　　2007年に報告されたClinical Expert Consensus Document[2]では，多くの臨床データをもとに石灰化スコアの臨床的意義について記載されている．ここでは，石灰化スコアが400以上の症例は，年間の心臓死や心筋梗塞を発症する率が2.4%であり，石灰化スコアが399以下の症例（0.4～1.3%）より多いと報告している．このように，石灰化スコアは予後を規定する指標としても使用され，一般的には石灰化スコアが400を超えると高リスクと考えられる．

冠動脈CT angiography(CTA)と石灰化スコア

1. 高度石灰化症例

　　冠動脈CTAを評価するにあたり，強い石灰化が存在すると血管内腔の評価が困難となり，診断能は低下する（図1-A，B）．実際，石灰化により狭窄度診断が困難な場合は，カテーテルによる冠動脈造影や心筋シンチグラフィが必要と記載せざるを得ない．したがって非造影CTの

後，引き続き冠動脈CTAを行うか否かの判断は，石灰化スコアの値によって決定する．AC-CURACY研究[3]では，石灰化スコアが400を超えると冠動脈CTAの特異度が有意に低下すると報告されている．またAppropriate Use Criteria for Cardiac CT[4]では，石灰化スコアが400以下では冠動脈CTAの撮影は"appropriate（適切）"であるが，401以上では"uncertain（不確定）"とされている．

このように，冠動脈CTAを行うか否かの判断基準としては，石灰化スコア＞400が1つの目安と考えられる．引き続き冠動脈CTAを撮影するとしても，この値を超える場合は十分な診断能が担保できないことを理解した上で行う必要がある．

2. 石灰化スコア＝0症例

石灰化スコア＝0の症例は，心血管イベントのリスクが1年につき0.1％程度と報告されており[5]，一般的には冠動脈疾患の合併がないと判定される．稀に石灰化スコア＝0であっても，冠動脈CTAを施行すると非石灰化プラークが存在し，有意狭窄を呈する症例を経験するが，スクリーニングのための冠動脈CTAは，正当性が低いと考えられる．ただし，症状を有する石灰化スコア＝0の患者においては17％に非石灰化プラークがあり，1.8％に有意狭窄があると報告されており，症状の有無やその程度には留意が必要である[6]．

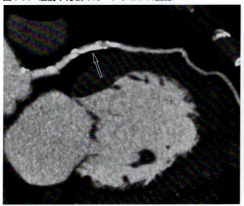
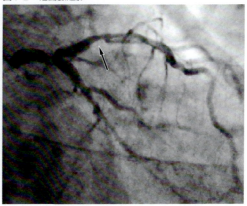

図1-A 左前下行枝のカーブドMPR画像　　**図1-B 冠動脈造影**

図1　70代，男性．高度石灰化
A：左前下行枝の近位部（＃6）にて強い石灰化を認め，血管内腔の評価が困難である（→）．
B：冠動脈造影．石灰化部位には75％程度の狭窄を認める（→）．

参考文献

1) Agatston AS, Janowitz WR, Hildner FJ, et al: Quantification of coronary artery calcium using ultrafast computed tomography. J Am Coll Cardiol 15: 827-832, 1990.
2) Greenland P, Bonow RO, Brundage BH, et al: ACCF/AHA 2007 clinical expert consensus document on coronary artery calcium scoring by computed tomography in global cardiovascular risk assessment and in evaluation of patients with chest pain: a report of the American College of Cardiology Foundation Clinical Expert Consensus Task Force. Circulation 115: 402-426, 2007.
3) Budoff MJ, Dowe D, Jollis JG, et al: Diagnostic performance of 64-multidetector row coronary computed tomographic angiography for evaluation of coronary artery stenosis in individuals without known coronary artery disease: results from the prospective multicenter ACCURACY (Assessment by Coronary Computed Tomographic Angiography of Individuals Undergoing Invasive Coronary Angiography) trial. J Am Coll Cardiol 52: 1724-1732, 2008.
4) Taylor AJ, Cerqueira M, Hodgson JM, et al: ACCF/SCCT/ACR/AHA/ASE/ASNC/NASCI/SCAI/SCMR 2010 appropriate use criteria for cardiac computed tomography. J Am Coll Cardiol 56: 1864-1894, 2010.
5) Budoff MJ, Achenbach S, Blumenthal RS, et al: Assessment of coronary artery disease by cardiac computed tomography: a scientific statement from the American Heart Association Committee on Cardiovascular Imaging and Intervention, Council on Cardiovascular Radiology and Intervention, and Committee on Cardiac Imaging, Council on Clinical Cardiology. Circulation 114: 1761-1791, 2006.
6) Alqarqaz M, Zaidan M, Al-Mallah MH: Prevalence and predictors of atherosclerosis in symptomatic patients with zero calcium score. Acad Radiol 18: 1437-1441, 2011.

冠動脈疾患

CTによる冠動脈プラーク，冠動脈狭窄の評価，レポート

(宇都宮大輔，尾田済太郎)

　冠動脈に動脈硬化によるプラーク（粥腫）が形成され，動脈硬化狭窄が進んでくると心筋の酸素需給バランスが崩れ，心筋虚血が生じる．一過性の心筋虚血に伴って胸部絞扼感や圧迫感などの虚血性違和感が生じ，心電図上のST-T変化や左室壁運動低下などの虚血所見が出現する状態が狭心症である．冠動脈CTA（CT angiography）では内腔狭窄とともにプラークそのものを見ることができる利点があり，冠動脈疾患の非侵襲的検査法として重要な役割を果たしている[1)～3)]．また，危険なプラークにしばしば見られる点状の小さな石灰化や動脈硬化の進行と関与している心臓周囲脂肪組織の評価にもCTは有用である[4)5)]．

狭心症の分類と画像診断

1. 安定狭心症

　症状発現から1か月以上経過し，症状発現の状況や強さ，持続時間などがほぼ一定の範囲におさまる状態をいう．安定狭心症では動脈硬化性の血管内腔狭窄が見られるが，プラークの性状は線維成分を主体とし，安定していることが多い[3)]．負荷心筋血流SPECT（シンチグラフィ）を用いたデータから，虚血領域が10％を超える場合には侵襲的な冠血行再建術が予後を改善することが示されており，患者のリスク評価と冠動脈疾患の重症度により経皮的冠動脈インターベンション（percutaneous coronary intervention：PCI）もしくは冠動脈バイパス術による治療が考慮される．

2. 不安定狭心症

　不安定狭心症は冠動脈に生じたプラーク内の成分（脂肪，出血など）が血管内腔に向かって破綻し，それに続く血栓形成や冠攣縮により冠血流が著しく阻害され，冠血流の遮断と再灌流が短時間に繰り返される病態である．そのため，発作の回数や強さは一定しない．プラークの性状は脆弱で，CTやMRIはプラーク性状の評価において有用と考えられる[1)6)7)]．

　心電図上でST上昇を伴わず，心筋逸脱酵素が上昇する状態を非ST上昇型心筋梗塞（non-ST elevation myocardial infarction：NSTEMI）という．不安定狭心症とNSTEMIは基礎となる病態は同様であり，相違点は心筋逸脱酵素上昇の有無である．不安定狭心症とNSTEMIはともにST上昇型心筋梗塞（STEMI）へ進行する可能性が高く，包括して急性冠症候群（acute coronary syndrome：ACS）と呼ぶ．

　冠動脈における動脈硬化は若年からすでに始まっている．しかし，実際に心筋虚血の症状が出現するのはその数十年後である．これは冠動脈に動脈硬化性のプラークができ始めても血管が外方に向かって拡大することで内腔を保ち，血流を維持する形状変化を来すためである（ポジティブ・リモデリング，図1）．さらに動脈硬化が進行すると次第に冠動脈内腔は狭窄してくる．ACSを発症するような脆弱/不安定プラークではリモデリングによる代償で冠動脈内腔には有意な狭窄を呈さないことがあり，診断のゴールド・スタンダードとされる冠動脈造影ではその判定が難しい症例がある．冠動脈CTでは内腔の狭窄度評価だけでなく，

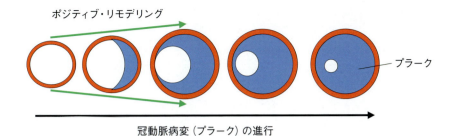

図1 冠動脈病変の進行とポジティブ・リモデリング

非侵襲的にプラークや冠動脈リモデリングの評価もできるためACSにつながりやすいプラークの診断においても重要な役割を担っている．

3. 冠攣縮性狭心症

冠攣縮性狭心症は比較的日本人に多いタイプの狭心症であり，冠動脈が一過性に異常収縮した状態によりもたらされる．特に深夜から早朝の安静時に心筋虚血性の症状を訴えることが多い．冠攣縮性狭心症に対する冠動脈CTAの役割は，器質的な狭窄による狭心症の除外目的で行われることが多い．

冠動脈CTAの診断レポート

冠動脈狭窄については狭窄のセグメントとプラークの性状および狭窄度をレポートする必要がある．日常臨床の中で冠動脈CTAの適応となる対象は安定狭心症のことが多いと思われるが，プラークの脆弱性，不安定性を示唆する画像所見が見られた場合にはこれについてコメントするべきである．

1. 冠動脈セグメント

冠動脈のセグメントはAmerican Heart Association (AHA) の分類と近年提唱されたSociety of Cardiovascular Computed Tomography (SCCT) の分類がある[8]．AHA分類が臨床では広く普及しており，AHA分類とSCCT分類が共通するセグメントに関してはセグメント番号のみで表現してもよいと思われる．ただし，番号の一致しないセグメントもあり，なるべく番号と血管名を併記する方が臨床上の混乱を避ける上で適切と考えられる．

2. 冠動脈プラークの性状と狭窄

冠動脈狭窄の評価は血管径で評価する方法と短軸の面積で評価する方法が提唱されているが，ゴールド・スタンダードとされる冠動脈造影に併せて血管径で評価することが一般的である．SCCTガイドラインではプラークの性状を4つのカテゴリ（表1，図2），狭窄度を6段階（表2）で表現する[8]．冠動脈内腔の狭窄度は視覚評価が中心となるが，視覚評価には読影者の個人差が出やすいという欠点もある．狭窄の近位部ないし遠位部のプラークの見ら

表1 冠動脈プラークのCT分類

非石灰化プラーク	混合型プラーク		石灰化プラーク
	非石灰化優位プラーク（軽度の石灰化を伴う混合型プラーク）	石灰化優位プラーク（高度の石灰化を伴う混合型プラーク）	

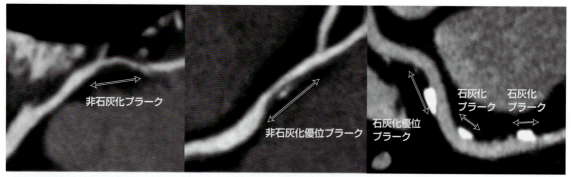

図2　冠動脈プラークのタイプ

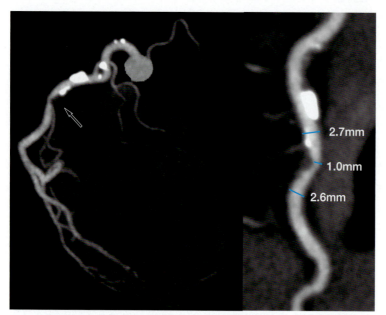

図3　冠動脈狭窄度の評価［右冠動脈（#2）の中等度狭窄（50〜70%狭窄）］
右冠動脈中間部には狭窄を認める．近位側および遠位側のリファレンス部の径がそれぞれ2.7mm，2.6mmであり，病変部は径1.0mmと計測された．狭窄度は近位部をリファレンスとすると(2.7−1.0)/2.7＝0.63，遠位部をリファレンスとする(2.6−1.0)/2.6＝0.62となり，50〜70%狭窄と診断される．

表2　CTによる冠動脈狭窄度の評価

5. 閉塞	閉塞
4. 高度狭窄	70〜99%
3. 中等度狭窄	50〜70%
2. 軽度狭窄	25〜50%
1. 軽微狭窄	<25%
0. 正常	プラークなし

れない部分をリファレンスとして内腔の径を測定する方法は，ある程度客観的に狭窄度を評価する上で有用である（図3）．この場合，冠動脈の短軸像やMPR，スラブMIP画像を用いて評価する．また，プラークの長さが2cmを超えるような病変についても心筋虚血を来しやすいため注意が必要である[3]．

3. 脆弱/不安定プラークの特徴

　ACSの原因はプラークの破綻による冠動脈内腔の血栓形成である．プラークの破綻は通常，脂質/壊死性コアまで到達するプラークの破裂である．ACSにつながる脆弱/不安定プラークにはいくつかの病理学的特徴があり，①脂質/壊死性コアが大きい，②線維性被膜が65μm未満と薄い（thin cap fibroatheroma：TCFA），③炎症細胞浸潤が強く，血管新生に

表3 脆弱/不安定プラークのCT所見

低吸収プラーク	30～35HU以下の領域を含む
ポジティブ・リモデリング	リモデリング・インデックス*＞1.05～1.2
点状石灰化	3mm以下の小さな石灰化
冠動脈狭窄	＞50％狭窄
ナプキンリング・サイン	プラーク内の低吸収域と辺縁部の増強効果

＊リモデリング・インデックス＝(病変部短軸の血管面積)/(近位正常部短軸の血管面積)
　ただし，リモデリング・インデックスは面積の比で計算する報告と径の比で計算する報告がある．

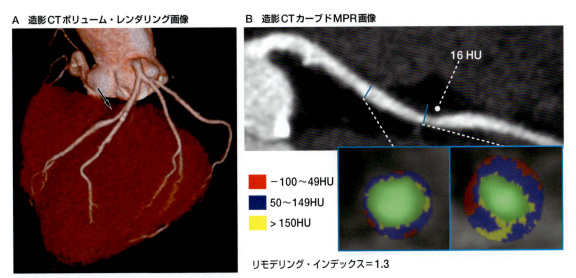

図4
A：左前下行枝の中間部に平滑な軽度狭窄病変が見られる（→）．
B：前下行枝中間部に非石灰化プラークによる25～50％狭窄が認められる．プラーク部ではポジティブ・リモデリング（リモデリング・インデックス＝1.3）が認められ，プラークのCT値は低い（16HU）．冠動脈狭窄の程度は軽度であるが，2つの脆弱/不安定プラークの特徴を有している病変である．

富む，とされる．プラークの線維性被膜自体はCTの分解能では捉えることはできないが，プラークのボリュームやCT値からプラークの性状を推察することができるため脆弱/不安定プラークの診断においてCTの役割は大きいと考えられる．

　脆弱/不安定プラークのCT上の特徴（表3，図4）としては，①プラーク内に低吸収の領域を含む，②ポジティブ・リモデリングを呈する，③点状石灰化を有する，④冠動脈狭窄を有する，が報告されている[5)～7)]．これらの特徴を多く持っている病変ほどACS発症のリスクが高く，予後不良とされる．脂質/壊死性コアとプラーク辺縁の血管新生によって形成されるナプキンリング・サインも脆弱/不安定プラークの画像所見として重要である．また，MRIでは脆弱/不安定プラークはblack blood法を用いたT1強調像において高信号を呈すると報告されており，重要な画像所見と言える．

　ただし，ACSの一部ではプラーク表層のびらんによる血栓形成が引き金となっていることがあり，この場合のプラークは脂質の沈着や炎症細胞浸潤に乏しく，上記のような脆弱/不安定プラークの画像的特徴に乏しいことは知っておくべきである．

冠動脈CTAの限界

冠動脈CTAにおいて高度石灰化病変は内腔の観察が困難である．また，冠動脈CTAでは狭窄が心筋虚血を誘発するような病変かどうかの判定が困難であるという問題点がある．機能的狭窄については負荷心筋血流SPECTやパーフュージョンMRIを用いて判定することになるが，近年はFFR-CTや心筋血流パーフュージョンCTなどの新しい技術も開発されており，CTによる機能的狭窄の評価も可能となってきている．心筋血流パーフュージョンは

> **NOTE** ●冠動脈CTAの読影手順
>
> 冠動脈CTAの読影においては下記のような手順での読影が推奨される．
> ① 3次元ボリューム・レンダリング画像もしくはアンギオグラフィック・ビューから冠動脈の起始，走行と狭窄病変の概観を捉える（図5，6）．注意点として，ボリューム・レンダリング画像とアンギオグラフィック・ビューは狭窄度の評価には用いない．
> ② CT水平断画像（元画像）を見て，冠動脈の増強効果が途絶えている部分（狭窄，閉塞）がないかを観察する．特に右冠動脈の近位部〜中間部は元画像が血管のほぼ短軸像に相当するため狭窄部の評価がしやすい（図7）．
> ③ スラブMIP画像，カーブドMPR画像から各冠動脈セグメントのプラークと狭窄病変を検出する．スラブMIP画像においてはスライス厚を大きくしすぎると狭窄部を見落としてしまうため3〜5mmのスラブ厚が適切である．

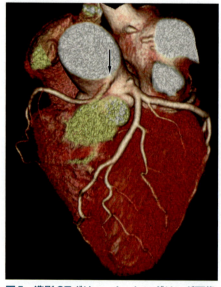

図5　造影CTボリューム・レンダリング画像
冠動脈の走行の起始，走行の概観が捉えやすい．右冠動脈は正常よりも左側高位より分枝する起始異常である（→）．

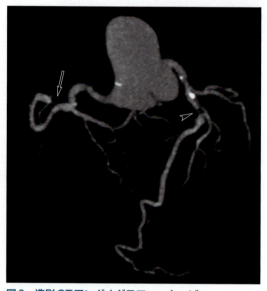

図6　造影CTアンギオグラフィック・ビュー
右冠動脈（→）と左前下行枝（▶）に強い狭窄病変が見られる．

冠動脈の高度石灰化病変における心筋虚血の評価において特に有用であり，冠動脈CTAと相補的に有意狭窄病変を検出できる．また，320列MDCTのように心臓全体を1回転でスキャンできる機器では造影冠動脈CTAから非造影冠動脈CTAを差分（サブトラクション）することで冠動脈石灰化を除去する手法も開発され，高度石灰化病変のCT診断において有用である．

④ 冠動脈狭窄として検出した病変部がアーチファクトか，真の狭窄か，複数の心電図時相の画像から判定する（図8）．
⑤ アーチファクトのない適切な心電図時相の画像において冠動脈プラークの性状を判定する．狭窄部の内腔に中心を置き，前後のリファレンス部との比較から狭窄度を評価する．狭窄度の評価においては複数の角度からの観察が必要である．
⑥ 心筋や心膜，弁の異常，シャント疾患がないかを観察する．
⑦ スキャン範囲内の肺野など心臓以外の領域に異常所見がないかを観察する．

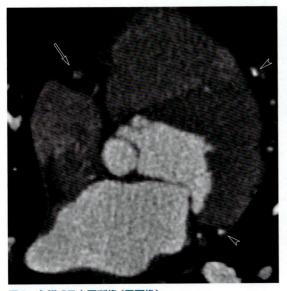

図7 心臓CT水平断像（元画像）
右冠動脈は増強効果に乏しく，狭窄が疑われる（→）．左冠動脈は良好な増強効果を認める（▶）．

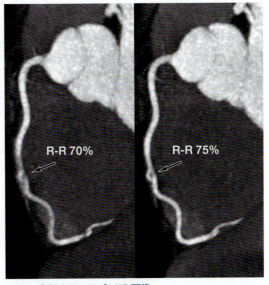

図8 造影CTスラブMIP画像
R-R間隔70％の画像では右冠動脈中間部（→）の描出が不明瞭であるが，R-R 75％の画像では明瞭であり，狭窄病変が存在しないことがわかる．

症例

症例1 70代,男性.冠動脈高度狭窄(＞70％).

A 造影CTボリューム・レンダリング画像

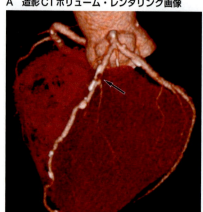

B 造影CTアンギオグラフィック・ビュー

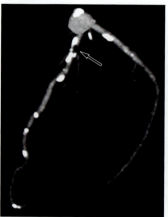

C 造影CT(心臓CT元画像)

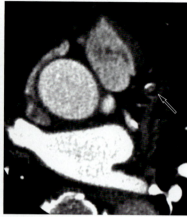

D 造影CTカーブドMPR画像

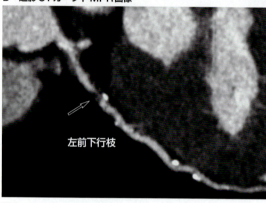

E 冠動脈造影

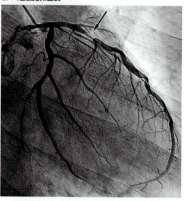

図9

【症例1】 ボリューム・レンダリング画像およびアンギオグラフィック・ビューでは冠動脈石灰化プラークが散在性に認められ,左前下行枝の近位部には高度狭窄が疑われる(図9-A,B;→).冠動脈CTAの元画像において左前下行枝に混合型プラークによる狭窄病変が認められる(図9-C;→).カーブドMPR画像にて＞90％狭窄が疑われ(図9-D;→),冠動脈造影(CAG)においても確認された(図9-E;→).

参考文献

1) Nakazato R, Otake H, Konishi A, et al: Atherosclerotic plaque characterization by CT angiography for identification of high-risk coronary artery lesions: a comparison to optical coherence tomography. Eur Heart J Cardiovasc Imaging 16: 373-379, 2015.
2) Maurovich-Horvat P, Schlett CL, Alkadhi H, et al: Differentiation of early from advanced coronary atherosclerotic lesions: systematic comparison of CT, intravascular US, and optical frequency domain imaging with histopathologic examination in ex vivo human hearts. Radiology 265: 393-401, 2012.
3) Utsunomiya D, Fukunaga T, Oda S, et al: Multidetector computed tomography evaluation of coronary plaque morphology in patients with stable angina. Heart Vessels 26: 392-398, 2011.
4) Konishi M, Sugiyama S, Sugamura K, et al: Total coronary artery plaque burden measured by cardiac computed tomography is associated with metabolic syndrome. J Atheroscler Thromb 18: 939-945, 2011.
5) Ehara S, Kobayashi Y, Yoshiyama M, et al: Spotty calcification typifies the culprit plaque in patients with acute myocardial infarction: an intravascular ultrasound study. Circulation 110: 3424-3429, 2004.
6) Motoyama S, Sarai M, Harigaya H, et al: Computed tomographic angiography characteristics of atherosclerotic plaques subsequently resulting in acute coronary syndrome. J Am Coll Cardiol 54: 49-57, 2009.
7) Yamamoto H, Kitagawa T, Ohashi N, et al: Noncalcified atherosclerotic lesions with vulnerable characteristics detected by coronary CT angiography and future coronary events. J Cardiovasc Comput Tomogr 7: 192-199, 2013.
8) Leipsic J, Abbara S, Achenbach S, et al: SCCT guidelines for the interpretation and reporting of coronary CT angiography: a report of the Society of Cardiovascular Computed Tomography Guidelines Committee. J Cardiovasc Comput Tomogr 8: 342-358, 2014.

症例2 70代，男性．冠動脈中等度狭窄（50～70％）．

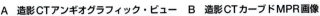

A　造影CTアンギオグラフィック・ビュー　　B　造影CTカーブドMPR画像　　C　造影CTプラーク解析

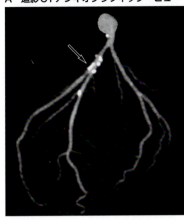
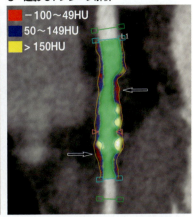

図10

　【症例2】　アンギオグラフィック・ビューにおいて左前下行枝の近位部に複数の結節状～粗大な石灰化を伴ったプラークを認める（図10-A；→）．カーブドMPR画像にて混合型プラークによる50～70％が疑われた（図10-B；→）．プラーク内には低吸収な領域（CT値15HU程度）があり，狭窄性変化も目立つことから不安定プラークの可能性も示唆される（図10-B；▶，図10-C；→）．

症例3 50代，男性．冠動脈軽度狭窄（25～50％）．　　　**症例4** 60代，男性．冠動脈軽微狭窄（＜25％）．

造影CTカーブドMPR画像　　　　　　　　　　　　　造影CTカーブドMPR画像

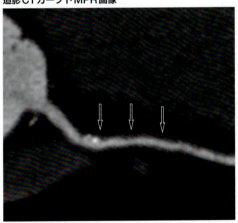
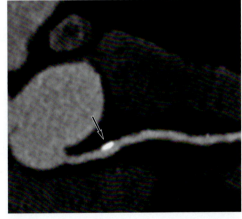

図11　　　　　　　　　　　　　　　　　　　　　　　図12

　【症例3】　カーブドMPR画像にて左前下行枝の近位部に混合型プラークを認め，25～50％の狭窄が疑われる．狭窄度は軽度であるが，プラークは比較的長い範囲で存在しており，心筋虚血のリスクに注意が必要である（図11；→）．

　【症例4】　カーブドMPR画像にて右冠動脈の近位部に石灰化プラークを認め，25％以下の軽微な狭窄が疑われる（図12；→）．一般的に石灰化プラークではブルーミングアーチファクトにより，狭窄度を過大評価しやすい傾向にあることも認識しておく必要がある．

冠動脈疾患 多枝病変
multivessel disease

(尾田済太郎)

症例1 60代,女性.糖尿病,高脂血症,高血圧にて通院中.労作時の胸痛あり.

図1-A 冠動脈CTアンギオグラフィック・ビュー

図1-B ^{201}TlCl負荷心筋血流シンチグラフィ

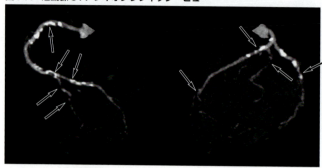
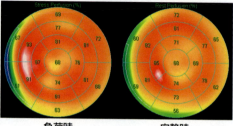

右冠動脈　　左冠動脈　　　　　負荷時　　安静時

症例2 40代,男性.胸痛を主訴に受診.冠動脈CTで多枝病変を指摘される.

図2 冠動脈CT/心筋血流シンチグラフィ融合画像

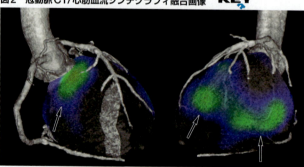

症例3 60代,男性.左右冠動脈に多枝病変を指摘され,心筋梗塞の既往もある.労作時の胸痛があり受診.

図3 負荷perfusion MRI

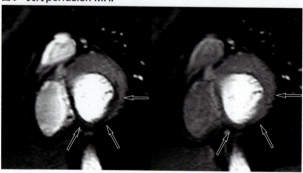

負荷時　　安静時

参考文献
1) Park SJ, Ahn JM, Kim YH, et al: Trial of everolimus-eluting stents or bypass surgery for coronary disease. N Engl J Med 372: 1204-1212, 2015.
2) Gaemperli O, Schepis T, Valenta I, et al: Cardiac image fusion from stand-alone SPECT and CT: clinical experience. J Nucl Med 48: 696-703, 2007.
3) Kamiya K, Sakakibara M, Asakawa N, et al: Cardiac magnetic resonance performs better in the detection of functionally significant coronary artery stenosis compared to single-photon emission computed tomography and dobutamine stress echocardiography. Circ J 78: 2468-2476, 2014.

画像の読影

【症例1】 冠動脈CTで左右冠動脈に多発する狭窄を認め，強い石灰化を伴っている（図1-A；→）．^{201}TlCl負荷心筋血流シンチグラフィではSDS＝3と所見に乏しい（図1-B）．後に血管造影が行われ，高度な3枝病変を指摘された．心筋血流シンチグラフィの所見はbalanced ischemiaと考えられた．

【症例2】 冠動脈CTで左右冠動脈に多枝病変を指摘されている症例であるが，冠動脈CT/心筋血流シンチグラフィ融合画像では左前下行枝の第1中隔枝と対角枝，左回旋枝の鈍縁枝領域に虚血所見を認め（図2；→），責任血管と考えられた．

【症例3】 負荷perfusion MRIで下壁の菲薄化を認め（図3；→），既往の陳旧性心筋梗塞と考えられる．負荷時に下壁の残存心筋と側壁の内膜下に血流の低下を認めるが，安静時には認められず，虚血を疑う所見である．

多枝病変の一般的知識と画像所見

多枝病変とは，冠動脈狭窄が2枝あるいは3枝に認められる状態であり，特に糖尿病との関連が強いとされている．多枝病変の頻度は報告によって違いはあるが，64列装置で冠動脈CTが行われた，症状を有する50歳以上の患者の約40％が1枝病変，約20％が2枝病変，約5％が3枝病変だったとする報告がある．多枝病変では高度な石灰化やびまん性病変，慢性閉塞を伴うことが多い．多枝病変に対する治療は，冠動脈バイパス術（coronary artery bypass grafting：CABG）が標準的とされるが，近年では薬剤溶出ステントなどの開発により，経皮的冠動脈形成術（percutaneous coronary intervention：PCI）の治療成績も向上している．しかし，直近の報告[1]においても，多枝病変に対する治療成績はPCIよりもCABGの方が優っていると示されている．

冠動脈CTでは多枝病変の分布や長さを3次元的に評価することが可能であり，石灰化の程度やプラークの性状も併せて評価できる．前述のごとく多枝病変はびまん性病変のことが多く，石灰化や慢性閉塞を伴いやすい．冠動脈CTでのアンギオグラフィック・ビューが多枝病変の全体像の把握に有用である．多枝病変は複雑な所見を呈するため，責任血管の同定が難しい場合が多い．近年では，冠動脈CTと心筋シンチグラフィとの融合（フュージョン）画像が，多枝病変における責任血管の同定に役立つと報告されている．

多枝病変における心筋シンチグラフィでは，balanced ischemiaと呼ばれる状況に注意が必要である．左右冠動脈の各病変による虚血が同程度に生じる場合，相対的なカウント分布で判断するシンチグラフィ画像では異常を認識できないことがある．これをbalanced ischemiaと呼んでいる．また，心筋シンチグラフィでは内膜下虚血の診断も難しいことが多い．

近年では，心臓MRIでの心筋負荷pefusion検査が可能となっており，空間分解能とコントラスト分解能の高さから，内膜下虚血や3枝病変の診断はシンチグラフィよりも優れているとされる．さらに心臓MRIでは，遅延造影の所見から心筋梗塞領域や心筋バイアビリティの評価も併せて行うことができる．

鑑別診断のポイント

多枝病変は高度な石灰化を伴うことが多く，冠動脈CTで評価が困難なことが多い．また，心筋血流シンチグラフィではbalanced ischemiaの問題もあるため，マルチモダリティの所見を総合して治療戦略を立てる必要がある．

1. 心臓

冠動脈疾患 慢性完全閉塞病変
chronic total coronary occlusion: CTO

（尾田済太郎）

症例1 60代，男性．労作時の胸痛を主訴に受診．

図1-A 心臓CTボリューム・レンダリング画像

図1-B 冠動脈CT右冠動脈アンギオグラフィック・ビュー

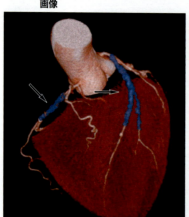
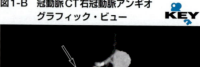
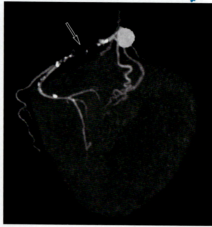

図1-C 冠動脈CT左冠動脈アンギオグラフィック・ビュー

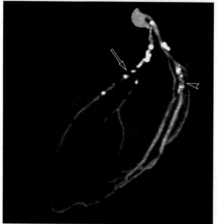

図1-F 冠動脈CT右冠動脈カーブドMPR画像（ストレート表示）

図1-D 冠動脈CT右冠動脈カーブドMPR画像

図1-E 冠動脈CT左前下行枝カーブドMPR画像

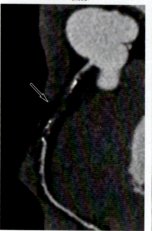
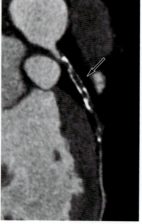
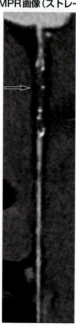

画像の読影

【症例1】 冠動脈CTで，右冠動脈近位部と左前下行枝近位部に閉塞を認める（図1-A〜C；→）．3D画像で閉塞部の3次元的な走行が把握できる（図1-A〜C）．右冠動脈では閉塞部より近位からの分枝が側副血行路になっていると考えられた．左前下行枝では，閉塞部より分岐する対角枝近位部にも閉塞が及んでおり，左回旋枝が側副血行路と考えられた．カーブドMPRでは，いずれの閉塞部は長く，強い石灰化を伴っている（図1-D〜F；→）．回旋枝中間部には高度な狭窄が疑われる（図1-C；▶）．

【症例2】 冠動脈CTで右冠動脈近位部は28mmの長さで閉塞している．閉塞部には淡く不整な造影効果も見られる（図2-A；→）．この淡い造影効果は閉塞部の微小血管新生や再疎通を見ているとされ，経皮的冠動脈形成術（percutaneous coronary intervention：PCI）時にガイドワイヤーのパスウェイとなり，PCI成功の予測因子とされている．閉塞部に石灰化は指摘できない．心臓MRIで後下壁に内膜下梗塞と思われる遅延造影を認める（図2-B；→）．壁厚50％以上（5mm厚程度）の残存心筋（遅延造影のない領域）を認め，バイアビリティがあると判断される．その後，PCIが施行され，良好に経過している．

症例2 60代，男性．労作時の胸痛と心電図異常の精密検査を目的に受診．

図2-A　冠動脈CT右冠動脈カーブドMRP画像

図2-B　心臓MRI遅延造影像

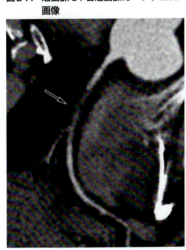
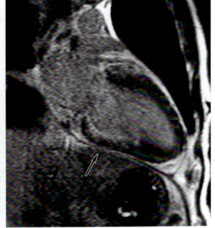

慢性完全閉塞病変の一般的知識と画像所見

　慢性完全閉塞病変（CTO）は，冠動脈の完全閉塞が3か月以上続いた状態と定義される．血管造影でのCTOの頻度は冠動脈狭窄を有する患者の約20％に認められ，冠動脈CTでの報告では，冠動脈狭窄患者の約6％に認められるとされる．発生部位は右冠動脈が最も多く，次いで左前下行枝，左回旋枝の順に多い．年齢は高齢者に多い傾向がある．CTOは時間をかけて緩徐に冠動脈が閉塞するため，側副血行路が発達し，重篤な心筋梗塞や高度な心機能障害には至っていない場合が多い．症状は狭心痛を呈することが多いが，無症状のこともしばしばある．

　CTOの治療は，可能であれば経皮的冠動脈形成術（PCI）が望まれる．CTOにPCIを行う効果としては，症状の改善，心機能の改善，重篤な心イベントの減少，死亡率の低下がある．しかし，CTOのPCIは非CTOと比べて難易度が高く，手技による合併症（冠動脈解離，穿孔，側副路閉塞など）のリスクも高い．CTOにおけるPCIの成功率は55〜80％とされ，非CTO（成功率は90％以上）に比べて低い．閉塞部におけるガイドワイヤーの通過不良がPCI失敗の主な原因である．

　CTOにおいては，冠動脈CTを用いたPCIの適応評価や術前計画が非常に有用とされ，PCIの成功率を有意に向上させると報告されている．CTOでの冠動脈CTの特徴を表1に示す．また，PCIで難渋が予測される因子を表2に示す．CTOにおけるPCIの適応については，血

表1　CTOにおける冠動脈CTの特徴

- CTO病変の全貌を良好に描出できる
- CTOより遠位部の冠動脈を描出できる（血管造影では描出できないことが多い）
- CTOの長さや径を正確に評価できる（ストレート表示のカーブドMPRが有用）
- 3D画像を用いてCTOの3次元的な走行を評価できる
- アンギオグラフィックビューでPCI時の最適角度を把握できる
- 石灰化の程度と分布を評価できる
- CTOより近位の冠動脈の蛇行を評価できる
- CTO部より分岐する側枝の情報が得られる
- 心臓CTの空間分解能ではCTOと99％狭窄との判別はできない
- 側副路血行路は心臓CTでは描出できないことが多い

表2　CTOに対するPCIで難渋が予測される因子

- 閉塞部に高度な石灰化が見られる（特に閉塞基部の石灰化）
- 閉塞部が長い（特に15mm以上）
- 閉塞部より近位の冠動脈の蛇行が強い
- 閉塞部より末梢の冠動脈が描出不良
- 途絶状閉塞を認める（先細り状閉塞はPCI成功率が高い）
- 閉塞部に造影効果を認めない（線状の造影効果がある場合はPCI成功率が高い）
- 閉塞部位に側枝を認める
- 閉塞期間が長い

行再建により心機能の改善が見込まれることが前提であり，心筋バイアビリティが保たれている必要がある．心筋バイアビリティの評価には心筋血流SPECTや心臓MRIの遅延造影などが用いられるが，特に心臓MRIの遅延造影が有用とされる．PCI前に心臓MRIでCTO領域の非梗塞心筋（遅延造影がない領域）の厚みを評価することは重要である．一般に非梗塞心筋厚が壁厚の50％以上もしくは4mm以上あれば，バイアビリティありと判定する．

CTOでは，非CTOと比べてPCI後のステント内再狭窄が生じやすく，非CTOでは再狭窄を生じにくい．薬剤溶出ステントにおいても約20％で再狭窄を生じるとされる．

鑑別診断のポイント

冠動脈高度狭窄が鑑別対象となるが，前述のように心臓CTの空間分解能ではCTOと99％狭窄との判別は困難である．CTOではPCIの難易度を判定するためにも，カーブドMPRや3D画像作成が必要になる．

参考文献

1) Opolski MP, Ó Hartaigh B, Berman DS, et al: Current trends in patients with chronic total occlusions undergoing coronary CT angiography. Heart 101: 1212-1218, 2015.
2) Soon KH, Selvanayagam JB, Cox N et al: Percutaneous revascularization of chronic total occlusions: review of the role of invasive and non-invasive imaging modalities. Int J Cardiol 116: 1-6, 2007.
3) Hoe J: CT coronary angiography of chronic total occlusions of the coronary arteries: how to recognize and evaluate and usefulness for planning percutaneous coronary interventions. Int J Cardiovasc Imaging 25: 43-54, 2009.
4) Rolf A, Werner GS, Schuhbäck A, et al: Preprocedural coronary CT angiography significantly improves success rates of PCI for chronic total occlusion. Int J Cardiovasc Imaging 29: 1819-1827, 2013.

冠動脈疾患 冠動脈プラーク ― ナプキンリング・サイン
coronary artery plaque ― napkin-ring sign

（宇都宮大輔）

症例 70代，男性．発作性心房細動と胸部違和感を認めた．

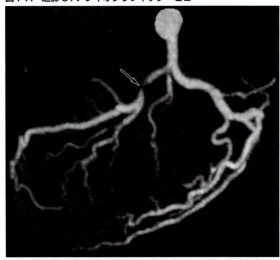

図1-A 造影CTアンギオグラフィック・ビュー

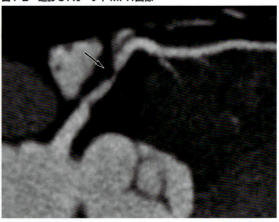

図1-B 造影CTカーブドMPR画像

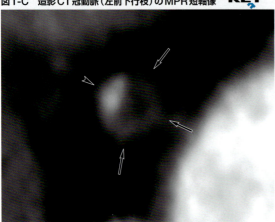

図1-C 造影CT冠動脈（左前下行枝）のMPR短軸像

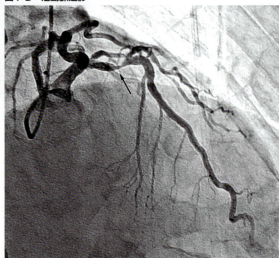

図1-D 冠動脈造影

●ナプキンリング・サインの病理

　ナプキンリング・サインは脂肪を多く含む冠動脈プラーク（lipid-rich plaque）における壊死性コア（低吸収域）とプラーク辺縁部の線維化，血管増生（リング状増強効果）によって形成される所見である（図2）[2]．したがって，壊死性コアを持たず，線維成分を主体とするプラークではプラーク全体が増強されるためナプキンリング・サインは呈さない．

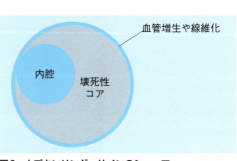

図2 ナプキンリング・サインのシェーマ

画像の読影

　冠動脈CTAにおいて左前下行枝の近位部（#6）に高度狭窄（＞90％）を認める（図1-A, B；→）．左前下行枝近位部の狭窄は冠動脈造影でも確認された（図1-D；→）．左前下行枝の短軸画像では厚い非石灰化プラークによる内腔狭窄があり（図1-C；▸），プラークの辺縁に沿ってリング状の増強効果が認められ，ナプキンリング・サイン（napkin-ring sign）を呈している（図1-C；→）．

ナプキンリング・サインの一般的知識と画像所見

　冠動脈狭窄部において血管の短軸像を再構成すると，低吸収プラークの辺縁部が増強されてリング状に見えることがある．このリング状増強効果が食卓で使用するナプキンリングの形状に似ていることから"ナプキンリング・サイン"と呼ばれる．これは破綻しやすいプラーク（thin-cap fibroatheroma：TCFA）やすでに破綻したプラークにおいて高頻度に観察される所見である[1]．

　ナプキンリング・サインが見られた患者では将来の急性冠症候群発症率が高いことも報告されている．したがって，ナプキンリング・サインは脆弱/不安定プラークを強く示唆するものであり，重要な画像所見である．冠動脈CTAの元画像（水平軸位断像）やカーブドMPRを注意深く読影し，プラーク辺縁部のわずかな染まりを見つけることがナプキンリング・サインの診断につながる．特にリモデリングを伴うようなプラークでは冠動脈を短軸像でも観察することが肝要である．

NOTE ●Attenuated plaque（IVUS）のCT所見

　血管内超音波（intravascular ultrasound：IVUS）において明らかな石灰化がないにもかかわらず，超音波の減衰を生じるプラークがあり，"attenuated plaque"と呼ばれる．プラークの脆弱性と関連があるとされ，percutaneous coronary intervention（PCI）後に高率にslow flowを生じる．attenuation plaqueは冠動脈CTAにて400HU程度の高吸収成分と30HU以下の低吸収成分が混在する特徴がある．その高吸収成分は石灰化プラークよりも有意にCT値が低いと報告されている（389±148 HU vs 921±216 HU）[3]．この高吸収成分はナプキンリング・サインの辺縁の増強効果とは異なることに注意が必要である．

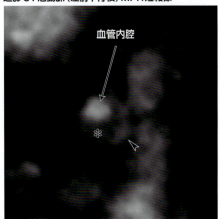

造影CT冠動脈（左前下行枝）MPR短軸像

図3　60代　男性．狭心症．
左前下行枝の近位部にattenuated plaqueがあり，冠動脈CTAでは低吸収成分（＊）と石灰化プラークよりも濃度の低い高吸収成分（▸）を有している．

参考文献

1) Maurovich-Horvat P, Hoffmann U, Vorpahl M, et al: The napkin-ring sign: CT signature of high-risk coronary plaques? J Am Coll Cardiol Img 3: 440-444, 2010.
2) Seifarth H, Schlett CL, Nakano M, et al: Histopathological correlates of the napkin-ring sign plaque in coronary CT angiography. Atherosclerosis 224: 90-96, 2012.
3) Jinzaki M, Okabe T, Endo A, et al: Detection of attenuated plaque in stable angina with 64-multidetector computed tomography: a comparison with intravascular ultrasound. Circ J 76: 1182-1189, 2012.

冠動脈疾患
FFR-CTの冠動脈狭窄評価における有用性
evaluation of coronary artery stenosis by fractional flow reserve derived from coronary CT: FFR-CT

(中里 良)

症例 70代，男性．労作時の非典型的胸痛で狭心症が疑われた．冠動脈疾患危険因子は喫煙のみ．

図1-A　冠動脈CT（左前下行枝）

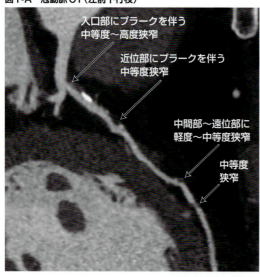

入口部にプラークを伴う中等度〜高度狭窄
近位部にプラークを伴う中等度狭窄
中間部〜遠位部に軽度〜中等度狭窄
中等度狭窄

図1-B　冠動脈CT（左回旋枝―鈍縁枝）

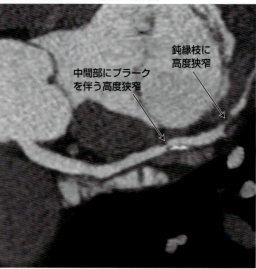

中間部にプラークを伴う高度狭窄
鈍縁枝に高度狭窄

図2　FFR-CT

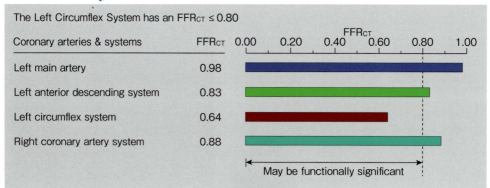

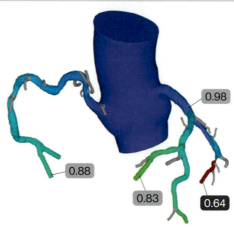

画像の読影

冠動脈CTAでは，左前下行枝（図1-A）に，入口部にプラークを伴う中等度〜高度狭窄，近位部にプラークを伴う中等度狭窄，中間部〜遠位部に軽度〜中等度狭窄と中等度狭窄を認める．左回旋枝（図1-B）には，中間部にプラークを伴う高度狭窄，その末梢の鈍縁枝に高度狭窄が疑われた．FFR-CTによる解析では（図2），左前下行枝のFFR-CTは一番低い部位で0.83と虚血を認めず，左回旋枝の鈍縁枝でFFR-CT 0.64と虚血を認めた．これに基づき左回旋枝に経皮的冠動脈インターベンション（percutaneous coronary intervention：PCI）が施行され，その後胸痛は認めていない．

FFR-CTの一般的知識と画像所見

近年新たな進歩により，数値流体力学を利用した，CTAに基づく冠動脈枝の再構成化が実現できた．この進歩により，血管ごとでの血圧低下の算出が可能となった．そのため，境界条件下で計算され，最大充血がシミュレートされた上での推算経狭窄圧比はFFRに相当する．これらにより算出されたCTAによるFFR（FFR-CT）は有用で，血行再建術が適応となる冠動脈狭窄を非侵襲的に検出することが可能である[1]．

最新のNXT試験は，FFR-CTと侵襲的FFRとを前向きに国際的な多施設で比較した3つ目の多施設共同試験であり，主目的はFFR-CTと侵襲的FFRの一致性を評価することであった[2]．FFR-CTの算出には市販のシステム（HeartFlow®，HeartFlow Inc.，米国）が用いられ，254症例484の血管が調査された．その結果，FFR-CTによる血管毎の診断能は，旧基準である血管径狭窄度＞50％（CT画像に運用）によるものよりも有意に高かった（86％［95％CI 83〜89％］vs. 65％［95％CI 61〜69％］，$P<0.001$）．

FFR-CTは，侵襲的FFRと同様で中等度の狭窄病変（30〜69％）を有する症例で非常に有用である．DeFACTO試験からのサブ解析では，侵襲的FFRをゴールドスタンダードとした際に，FFR-CTは高い診断精度を有することが報告された[3]．特に，高い感度と陰性適中率により，FFR-CTは中等度狭窄病変において虚血を効果的に除外することができることが示された．

> **NOTE**
> ●冠血流予備量比（fractional flow reserve：FFR）
> 血圧由来の冠動脈狭窄に関連する侵襲的な指標であり，このFFRに基づく血行再建術による患者の転帰および費用対効果は，侵襲的血管造影に比べて優れていることが無作為化臨床試験で明らかにされている[4]．

参考文献

1) Taylor CA, Fonte TA, Min JK: Computational fluid dynamics applied to cardiac computed tomography for noninvasive quantification of fractional flow reserve: scientific basis. J Am Coll Cardiol 61: 2233-2241, 2013.
2) Nørgaard BL, Leipsic J, Gaur S, et al: Diagnostic performance of noninvasive fractional flow reserve derived from coronary computed tomography angiography in suspected coronary artery disease: the NXT trial (Analysis of Coronary Blood Flow Using CT Angiography: Next Steps). J Am Coll Cardiol 63: 1145-1155, 2014.
3) Nakazato R, Park HB, Berman DS, et al: noninvasive fractional flow reserve derived from computed tomography angiography for coronary lesions of intermediate stenosis severity: results from the DeFACTO study. Circ Cardiovasc Imaging 6: 881-889, 2013.
4) Tonino PA, De Bruyne B, Pijls NH, et al: Fractional flow reserve versus angiography for guiding percutaneous coronary intervention. N Engl J Med 360: 213-224, 2009.

冠動脈疾患 ベントール手術後の冠動脈基部狭窄
coronary ostial stenosis after Bentall operation

（宇都宮大輔）

症例 70代，男性．胸部大動脈瘤および大動脈弁閉鎖不全に対してベントール手術＋弓部大動脈置換術後（5年前）．腹部大動脈瘤手術前に心筋血流シンチグラフィにて下壁に誘発虚血が見られた．

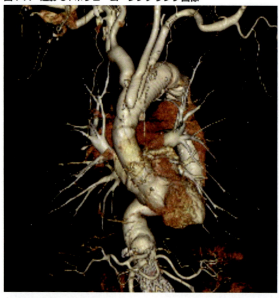

図1-A　造影CTボリューム・レンダリング画像

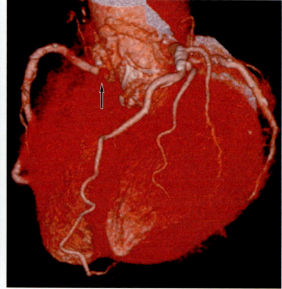

図1-B　造影CTボリューム・レンダリング画像

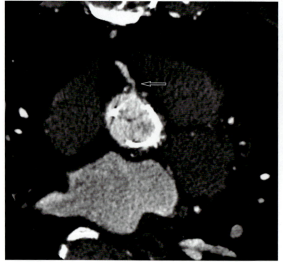

図1-C　造影CT

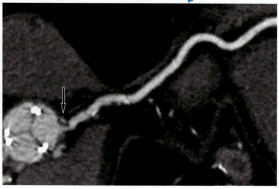

図1-D　造影CTカーブドMPR画像

画像の読影

上行大動脈および弓部は人工血管に置換されている（図1-A）。人工血管に吻合された右冠動脈の基部（人工血管吻合部）には限局性の高度狭窄が認められる（図1-B〜D；→）。大動脈弁も置換術後である。

ベントール手術の一般的知識と画像所見

大動脈弁輪拡張症（annulo-aortic ectasia：AAE）はバルサルバ洞を含めて大動脈弁輪が拡大し，大動脈弁閉鎖不全を発症する病態である。バルサルバ洞の拡大は上行大動脈に連続していくが，次第に拡大は軽度となっていき，いわゆる「洋梨状」の形態となる。AAEを有する患者では大動脈弁閉鎖不全による心不全，大動脈瘤の破裂や大動脈解離が大きな問題となる。これに対しては①大動脈弁閉鎖不全の修復，②冠動脈の再建，③上行大動脈置換を総合的に行う大動脈基部置換術が必要となる。

ベントール手術は大動脈基部置換術の標準術式であり，大動脈弁を人工弁で取り替えて，さらに上行大動脈は人工血管で取り替えるものである。冠動脈の再建は，冠動脈入口部をボタン状にくり抜いて人工血管側壁に直接縫合する手法が一般的である。冠動脈基部の狭窄はベントール手術の稀な合併症（1〜3％）として知られている。手術用糊に対する免疫反応，炎症反応により血管外からの圧迫が起こることが狭窄の原因とする説もある[1]。

ベントール手術が最も広く施行されているが，大動脈弁を置換するため術後はワーファリンの服用が必要となる。大動脈弁閉鎖不全の原因は主に弁輪拡大，バルサルバ洞，上行大動脈の拡大によるものと考え，自己の大動脈弁を温存するディビッド手術やヤクー手術が行われることもある。

鑑別診断のポイント

冠動脈基部狭窄の診断は冠動脈造影では困難なことがある。冠動脈CTAは任意の角度から再建された冠動脈基部を観察できるため，その評価に有用である。ベントール術後の冠動脈基部狭窄は，モーション・アーチファクトや術後変化としての軟部陰影との鑑別が必要となる。検査前に心拍数をコントロールし，心電図同期CTにより大動脈基部の状態を注意深く観察するべきである。

参考文献

1) Shenoda M, Barack BM, Toggart E, et al: Use of coronary computed tomography angiography to detect coronary ostial stenosis after Bentall procedure. J Cardiovasc Comput Tomogr 3: 340-343, 2009.

冠動脈疾患
CTP 冠動脈高度石灰化症例における perfusion CT の有用性
CT perfusion for the evaluation of heavily calcified coronary lesions

（福山直紀，城戸輝仁）

症例 70代，男性．胃癌術前のスクリーニング目的で施行された胸腹部の CT で冠動脈に多数の石灰化を指摘されたため，虚血の有無を評価するために冠動脈 CT と ATP 負荷 perfusion CT を施行された．（カルシウムスコアは 1089）

図1-A　冠動脈 CT アンギオグラフィック・ビュー

図1-B　冠動脈 CT，curved rendering（左から右冠動脈，左前下行枝，左回旋枝）

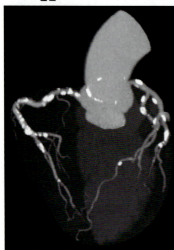
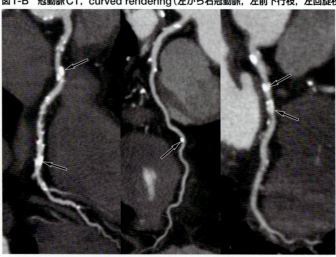

図1-C　ATP 負荷 perfusion CT（左から心基部，中部，尖部）

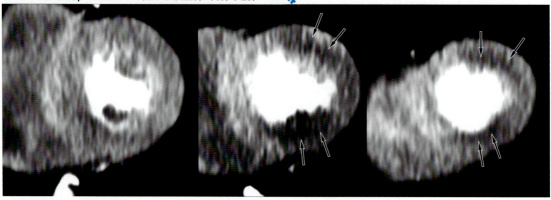

図1-D　冠動脈造影（右冠動脈）

図1-E　冠動脈造影（左回旋枝）

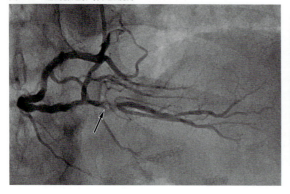
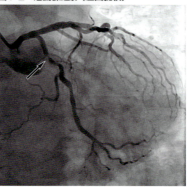

画像の読影

冠動脈CT（図1-A, B）では，冠動脈の主要3枝に多数の石灰化プラークが散在している．3枝とも石灰化プラークにより内腔の詳細な評価が困難であった（図1-B；→）．ATP負荷CT perfusion（図1-C）では心中部から尖部の前壁～側壁や後下壁に低灌流域を認め（→），左回旋枝領域と右冠動脈領域の虚血を疑った．冠状動脈血管造影（coronary angiography：CAG）では右冠動脈後下行枝（#4PD）と左回旋枝近位部（#11）に高度狭窄を認めたが（図1-D, E；→），左前下行枝に有意狭窄は認められなかった．冠血流予備量比（fractional flow reserve：FFR）は右冠動脈で0.48，左回旋枝で0.79であったため経皮的冠動脈インターベンション（percutaneous coronary intervention：PCI）を施行された．

CTPに関する一般的知識と画像所見

薬物負荷併用CT perfusion（CTP）は負荷心筋SPECTや負荷perfusion MRIと同様に，薬物負荷時における左室心筋の虚血の有無を評価する検査である．MDCTなど機器の発達とともに，その有用性に関する報告が多くされるようになってきており[1]，定量に関する報告もある．冠動脈CTAでは狭窄の有無などの形態学的な評価は可能であるが，その狭窄が心筋虚血を来すか否かの機能的評価はできない．しかし冠動脈CTAと連続してCTPを撮像する包括的な画像検査を行うことで，冠動脈狭窄の有無と心筋虚血の有無を同一検査内で同時に評価できる．冠動脈CTAにCTPを加えることで，冠動脈CTA単独よりも診断能が有意に高かったという多施設共同研究の報告もあり[1]，新たな負荷灌流画像法として期待される．また提示した症例のような高度石灰化症例や，ステント留置後で冠動脈CTAのみでは血管内腔が十分に評価できない場合においてもCTPは有用である．

低灌流域は周囲の正常心筋よりも造影効果の乏しい領域として描出される．虚血の程度が軽度であれば内膜下優位の低灌流域が描出されるが，虚血が高度の場合には貫壁性の虚血を来すこともある．冠動脈CTAの所見と対比させて，低灌流域が狭窄病変の支配域に一致しているかどうかを確認することも重要である．

鑑別診断のポイント

薬物負荷併用CTPで低灌流域として描出されるのは冠動脈の狭窄による虚血のみではなく，糖尿病や肥大型心筋症などの各種心筋症のほか，大動脈弁狭窄症などさまざまな原因による微小循環障害などがあるため，基礎疾患の確認が重要である．これらの場合には，冠動脈の支配領域によらない灌流低下を来すことも鑑別の一助になる．また，陳旧性心筋梗塞など何らかの原因による脂肪変性部位でも低吸収域として描出されるが，このような場合には非造影CTで脂肪変性の有無を評価することで虚血と区別することができる．

なお，冠動脈バイパス術（coronary artery bypass grafting：CABG）後の症例などでは血行が保たれているにも関わらず解剖学的な血流遅延によって血流が遅れて描出されることがあるので，読影する際には注意が必要である．

参考文献

1) Rochitte CE, George RT, Chen MY, et al: Computed tomography angiography and perfusion to assess coronary artery stenosis causing perfusion defects by single photon emission computed tomography: the CORE320 study. Eur Heart J 35: 1120-1130, 2014.

冠動脈疾患　冠動脈ステント内再狭窄
coronary in-stent restenosis

（宇都宮大輔）

症例1 60代，男性．左前下行枝の狭窄に対してステント留置後（径3.5mm，薬剤溶出性ステント）．

図1-A　造影CTカーブドMPR画像

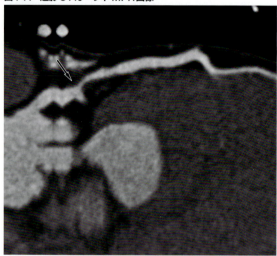

図1-B　造影CTカーブドMPR画像

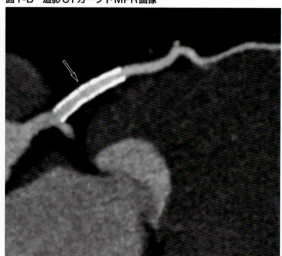

症例2 60代，男性．右冠動脈の狭窄に対してステント留置後（径3.5mm，ベアメタル・ステント）．

図2-A　造影CTカーブドMPR画像

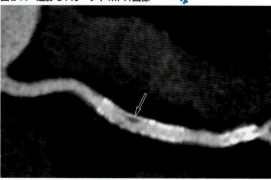

図2-B　造影CT水平軸位断像

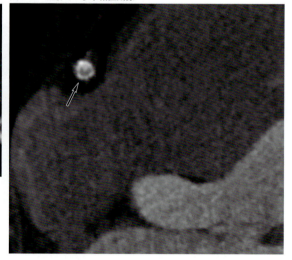

画像の読影

【症例1】 左前下行枝近位部に非石灰化プラークによる有意狭窄が認められ（図1-A；→），同部にステントが留置された（図1-B；→）．ステントの内腔には明らかな再狭窄や血栓を疑うような低吸収域は指摘できない．

【症例2】 右冠動脈の近位部から中間部にステントが留置されている．ステント内には偏心性の低吸収域が見られ，ステント内再狭窄の所見である（図2；→）

冠動脈ステント内再狭窄の一般的知識と画像所見

経皮的冠動脈インターベンション（percutaneous coronary intervention：PCI）は狭心症や心筋梗塞における再灌流療法の中心的役割を果たしている．PCIではステントが多く用いられるようになったが，ステント周囲に新しい内膜が形成され，この新生内膜の肥厚がステント再狭窄を起こすという弱点がある．新生内膜の増殖を防ぐ薬剤が塗布された薬剤溶出性ステントが利用されるようになり，再狭窄のリスクは低減したものの，薬剤溶出性ステントはその長期露出に伴う血栓付着という問題を抱えている．

鑑別診断のポイント

心臓CTはPCI後のステント再狭窄や血栓を非侵襲的に行えるメリットがある[1)2)]．一方，ステントのブルーミングやビームハードニング・アーチファクトによる低吸収域はステント内再狭窄との鑑別が難しい場合があり，CTでは冠動脈造影に比べてステント内腔の径を過小評価しやすい点には注意が必要である．そのため，CTでは径の大きなステント（左冠動脈主幹部に留置されたステントもしくは3mm以上の径を有するステント）が評価に適しているとされる[3)]．64列のMDCTでは，ステント再狭窄の検出について感度85％，特異度90％程度と報告されている[1)]．QCA（quantitative coronary angiography）との比較では，CTはステント内腔の径を過小評価することが報告されており，注意が必要である[2)]．

参考文献

1) Mahnken AH: CT imaging of coronary stents: past, present, and future. ISRN Cardiol 139823, 2012.
2) Schepis T, Koepfli P, Leschka S, et al: Coronary artery stent geometry and in-stent contrast attenuation with 64-slice computed tomography. Eur Radiol 17: 1464-1473, 2007.
3) Taylor AJ, Cerqueira M, Hodgson JM, et al: ACCF/SCCT/ACR/AHA/ASE/ASNC/NASCI/SCAI/SCMR 2010 appropriate use criteria for cardiac computed tomography. a report of the American College of Cardiology Foundation appropriate use criteria task force, the society of cardiovascular computed tomography, the American College of Radiology, the American Heart Association, the American Society of Echocardiography, the American Society of Nuclear Cardiology, the North american society for cardiovascular imaging, the society for cardiovascular angiography and interventions, and the society for cardiovascular magnetic resonance. J Cardiovasc Comput Tomogr 4: 407, 2010.

冠動脈疾患 冠動脈バイパス術後

postoperative state of coronary artery bypass graft (CABG) surgery

（宇都宮大輔）

症例1 70代，男性．左前下行枝および左回旋枝の高度狭窄に対して冠動脈バイパスグラフト術（CABG）が施行された．

図1-A 造影CTボリューム・レンダリング画像

図1-C 造影CTボリューム・レンダリング画像（1年後）

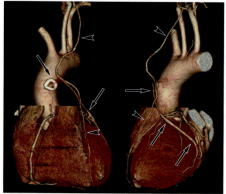
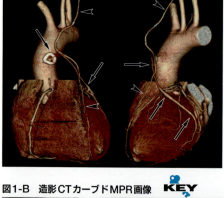
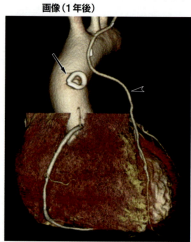

図1-B 造影CTカーブドMPR画像

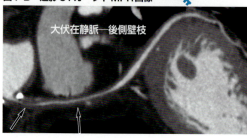

症例2 70代，女性．冠動脈三枝病変に対してCABGが施行された．

図2-A 造影CTボリューム・レンダリング画像

図2-B 造影CTカーブドMPR画像

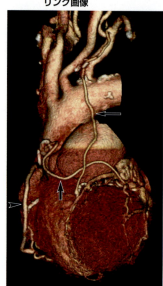
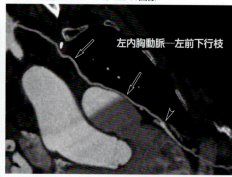

図2-C 造影CTカーブドMPR画像

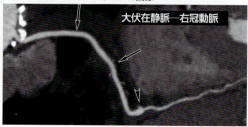

画像の読影

【症例1】 左内胸動脈グラフトは左前下行枝に吻合されており，全長にわたって良好に描出されている（図1-A；▶）．一方，大伏在静脈グラフトを用いて大動脈と左回旋枝の後側壁枝が吻合されているが，その近位部は不明瞭である（図1-A；→）．カーブドMPR画像では大伏在静脈グラフトの近位部は高度狭窄している（図1-B；→）．1年後には大伏在静脈グラフトは閉塞している（図1-C；→）．左内胸動脈グラフトは良好な開存が維持されている（図1-C；▶）

【症例2】 左内胸動脈グラフトは左前下行枝に（図2-A；→），右内胸動脈のfree graftが高位側壁枝に（図2-A；▶），大伏在静脈グラフトは右冠動脈に吻合されている（図2-A；▶）．カーブドMPRにおいて動脈グラフト（図2-B；→），静脈グラフト（図2-C；→）とも狭窄は認められず，グラフトは良好な開存状態を維持している．吻合部の状態も良好である（図2-C；▶）．

冠動脈バイパス術(CABG)の一般的知識と画像所見

狭心症に対する外科治療は直接的な冠血行再建であるcoronary artery bypass graft (CABG)が標準術式である．CABGにおいて多くの場合，動脈グラフトと静脈グラフトの両方が用いられる．CABGに用いる動脈グラフトは内胸動脈，右胃大網動脈，橈骨動脈があり，特に内胸動脈はCABGから10年後の開存率で85％以上と安定した高い長期開存が得られるため最も重要である[1]．静脈グラフトでは大伏在静脈が一般に用いられる．ただし，静脈グラフトは動脈グラフトに比べて狭窄や閉塞率が高く，CABGから10年後の開存率は約60％とされる．これは静脈グラフトに新生内膜の肥厚を基盤とした動脈硬化が進行するためと考えられている．吻合した固有冠動脈の径も術後の開存率に有意な影響を与え，径2mm以下の冠動脈に吻合された場合，術後のグラフト開存率が低下する．

心電図同期を用いた造影CTはCABG後のグラフト開存の非侵襲的評価には非常に適しており，グラフトの起始部から吻合部までを明瞭に描出できる[2,3]．ボリューム・レンダリング画像は術式や術後の全体像とともにグラフトの狭窄を評価するのに有用である．グラフト狭窄の程度や狭窄の範囲を観察するためにはMPR画像，カーブドMPR画像を用いて内腔狭窄の原因となっている動脈硬化性病変を把握するべきである．固有冠動脈については高度の石灰化により，内腔の評価は難しいことが多い．

参考文献

1) Goldman S, Zadina K, Moritz T, et al: Long-term patency of saphenous vein and left internal mammary artery grafts after coronary artery bypass surgery: results from a Department of Veterans Affairs Cooperative Study. J Am Coll Cardiol 44: 2149-2156, 2004.
2) Uva MS, Matias F, Mesquita A, et al: Sixteen-slice multidetector computed tomography for graft patency evaluation after coronary artery bypass surgery. J Card Surg 23: 17-22, 2008.
3) Bassri H, Salari F, Noohi F, et al: Evaluation of early coronary graft patency after coronary artery bypass graft surgery using multislice computed tomography angiography. BMC Cardiovasc Disord 9: 53, 2009.

76　　1. 心臓

冠動脈疾患 Redo-sternatomy（心臓再手術時の胸骨再切開）

（尾田済太郎）

症例1 60代，男性．胸骨再切開（redo-sternatomy）による心臓再手術の術前評価を目的に心臓CTが施行される．

図1-A　造影CT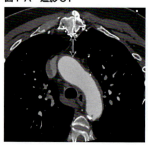
図1-B　造影CT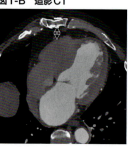
図1-C　造影CT矢状断像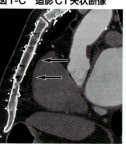
図1-D　造影CT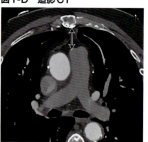

症例2 50代，男性．冠動脈バイパス術後．再手術の必要となったため，術前評価を目的に心臓CTが施行される．

図2-A　造影CT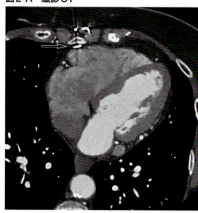
図2-B　造影CT矢状断像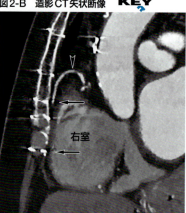

症例3 60代，男性．冠動脈バイパス術後．再手術の術前評価を目的に心臓CTが施行される．

症例4 60代，男性．冠動脈バイパス術後．再手術を予定している．

図3-A　造影CT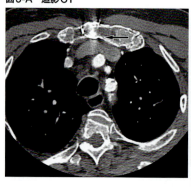
図3-B　造影CT矢状断像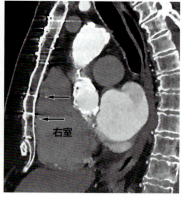
図4　造影CT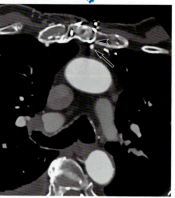

画像の読影

【症例1】 造影CT（図1-A～C；↔, →）で，右室・上行大動脈と胸骨後面との距離は1cm以上ある．肺動脈など，その他の大血管と胸骨後面は接していない（図1-D；↔）．胸骨後面への癒着のリスクは低いと考えられた．

【症例2】 造影CT（図2；→）で，右室およびバイパスグラフト（図2-B；▶）と胸骨後面との距離が1cm未満であり，胸骨後面への癒着のリスクが高いと考えられた．

【症例3】 造影CT（図3；→）で，右室と胸骨後面との距離が1cm未満であり，無名静脈は胸骨後面と接している．胸骨後面への癒着のリスクが高いと考えられた．

【症例4】 造影CTで胸骨正中部に固定のワイヤ（図4；▶）があり，その背側に近接してバイパスグラフトが認められる（→）．再手術に際してはグラフトを損傷しないように注意が必要と考えられた．

Redo-sternatomy（胸骨再切開）の一般的知識と画像所見

再CABG（coronary artery bypass graft surgery）や再弁置換などの心臓再手術は，初回手術と比べて難易度と危険度が高く，周術期の死亡率も高い．再CABGでの周術期死亡率は3.0～7.3％と報告されている．再手術による胸骨再切開では，初回手術により生じた胸骨後面の癒着を剥離する必要があり，その際，心臓・大血管損傷，機能グラフト損傷を生じないように慎重な手術操作が必要となる．

Redo-sternatomyの術前評価を目的とした心臓CTは非常に有用であり，術中心臓損傷の低下，手術時間の短縮，周術期合併症の低下，術後ICU管理期間の短縮，予後の改善に寄与するとされ，現行の心臓CTガイドラインでは"適切な適応（appropriate indication）"とされる．

Redo-sternatomy術前評価のCTでは広範囲（無名静脈～心下面レベル）の心電図同期撮影を行うため，撮影時間の延長や造影法，X線被ばくなどに配慮が必要である．管電流変調を使用したハイピッチでの高速心電図同期ヘリカル撮影を推奨する（画質劣化を避けるため，高管電流と逐次近似再構成の併用が望まれる）．また，本検査では上大静脈や右心，肺動脈幹と胸骨後面との構造を評価するため，造影剤投与の際は，生理食塩水後押しではなく，希釈造影剤での後押しが必須である．

胸骨後面との癒着を示唆する所見は以下の通りである．①右室・上行大動脈と胸骨後面との距離が1cm未満，②バイパスグラフトと胸骨後面との距離が1cm未満，③その他の心大血管（肺動脈幹，無名静脈，上大静脈など）と胸骨後面が接している場合．さらに，retrospective心電図同期撮影から作成したシネ画像を使用することで，胸骨後面の癒着を認識しやすくなる．特に，右室の癒着は周術期の出血と強く関連しているとされている．

Redo-sternatomyによる損傷は，右室，静脈グラフト，上行大動脈，内胸動脈グラフト，無名静脈の順に多いと報告されている．これらの損傷を避けるため，術前CTで癒着が疑われた症例については術式の変更が考慮される．また，最近では胸骨再切開を回避した術式の工夫がなされている．

参考文献

1) Maluenda G, Goldstein MA, Lemesle G, et al: Perioperative outcomes in reoperative cardiac surgery guided by cardiac multidetector computed tomographic angiography. Am Heart J 159: 301-306, 2010.
2) Goldstein MA, Roy SK, Hebsur S, et al: Relationship between routine multi-detector cardiac computed tomographic angiography prior to reoperative cardiac surgery, length of stay, and hospital charges. Int J Cardiovasc Imaging 29: 709-717, 2013.
3) Oda S, Weissman G, Vembar M, Weigold WG: Cardiac CT for planning redo cardiac surgery: effect of knowledge-based iterative model reconstruction on image quality. Eur Radiol 25: 58-64, 2015.

冠動脈疾患 急性心筋梗塞 — 心臓MRI
acute myocardial infarction: AMI — cardiac MRI　　　　（小久江良太，石田正樹，北川覚也）

症例1 60代，女性．急性心筋梗塞に対してPCI後5日目に心臓MRI施行．peak CPK 512U/*l*.

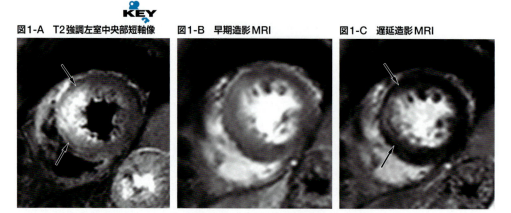

図1-A　T2強調左室中央部短軸像
図1-B　早期造影MRI
図1-C　遅延造影MRI

症例2 60代，男性．急性心筋梗塞に対してPCI後14日目に心臓MRI施行．peak CPK 4849U/*l*.

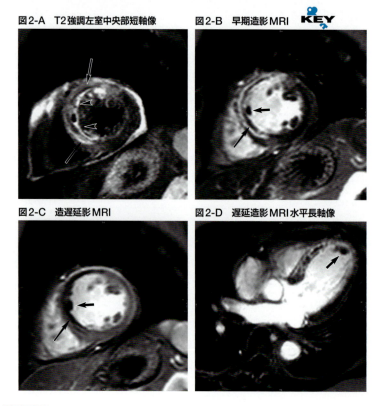

図2-A　T2強調左室中央部短軸像
図2-B　早期造影MRI
図2-C　造遅延影MRI
図2-D　遅延造影MRI水平長軸像

参考文献
1) Kramer CM, Barkhausen J, Flamm SD, et al: Standardized cardiovascular magnetic resonance (CMR) protocols 2013 update. J Cardiovasc Magn Reson 15: 91, 2013.
2) Kitagawa K, Sakuma H, Hirano T, et al: Acute myocardial infarction: myocardial viability assessment in patients early thereafter comparison of contrast-enhanced MR imaging with resting (201)Tl SPECT: single photon emission computed tomography. Radiology 226: 138-144, 2003.
3) Mewton N, Rapacchi S, Augeul L, et al: Determination of the myocardial area at risk with pre- versus post-reperfusion imaging techniques in the pig model. Basic Res Cardiol 106: 1247-1257, 2011.

画像の読影

　【症例1】　T2強調像（左室中央部短軸像）では，前壁中隔に心筋浮腫を認める（図1-A；→）．対応する心筋断面の遅延造影MRIでは，心筋への斑な遅延造影を認める（図1-C；→）．正常心筋と梗塞心筋の混在と考えられ，治療効果は良好で，バイアビリティは保たれている．早期造影MRI（図1-B）では微小循環閉塞（microvascular obstruction：MO）は認めない．

　【症例2】　T2強調像（左室中央部短軸像）では，前壁中隔に心筋浮腫を認める（図2-A；→）．対応する心筋断面の遅延造影MRIでは，貫壁梗塞であり，バイアビリティは消失している（図2-C）．図2-B，CではMOを認める（→）．前壁中隔（図2-B，C；➤）と心尖部（図2-D；➤）に左室内血栓を認める．図2-Aの血栓周囲の左室内高信号（▻）はslow flow artifactである．

急性心筋梗塞の一般的知識と画像所見

　ST上昇型の急性心筋梗塞では，早期に経皮的冠動脈インターベンション（percutanous coronary intervention：PCI）による再灌流療法が行われる．一方，非ST上昇型の急性心筋梗塞では，保存的治療が行われる．急性心筋梗塞患者においては，治療効果判定と心筋バイアビリティ評価のために，1週間以内に心臓MRIが行われることがある．

　急性心筋梗塞における心臓MRIは，シネMRI，T2強調像（またはT1マッピング，T2マッピング），早期造影MRI，遅延造影MRIが施行される[1]．シネMRIでは心機能と局所壁運動，T2強調像では心筋浮腫の部位と範囲，早期造影MRIではMOの有無，遅延造影MRIでは梗塞の部位と範囲を評価する．

　T2強調像では心筋浮腫が高信号領域として描出され，これを治療が行われなければ梗塞に陥ったであろう領域（area at risk）とみなせば，T2強調像で描出されるarea at riskと遅延造影MRIで描出される梗塞範囲の差分が治療効果の指標となる．再灌流療法により治療対象の冠動脈末梢領域の壁運動回復が期待できる場合，その心筋領域に"バイアビリティがある"という．遅延造影MRIで梗塞心筋が壁厚の何％まで広がっているか（壁内深達度）を評価し，50％を超えるとバイアビリティは乏しいと判断する[2]．ただし，正常心筋と梗塞心筋が入り混じる灰色心筋があると，梗塞領域は過大評価されやすく，注意が必要である．

　心筋レベルでの再灌流障害を示唆し，予後不良のサインであるMOは，遅延造影MRI上，梗塞中心部の造影不良域として描出される．早期造影MRIでも，造影欠損として描出され，遅延造影MRIよりも範囲が正確に評価できる．また，左室内血栓は早期造影MRI，遅延造影MRIで左室内の低信号として描出される．

鑑別診断のポイント

　陳旧性心筋梗塞と急性心筋梗塞の鑑別では，T2強調像で心筋浮腫による高信号の有無を確認する．

【T2強調像読影の注意点】
- T2強調像では，壁運動低下領域に接した左室内血液がslow flowにより高信号を示すことがあるので，心筋浮腫との鑑別に注意する．
- 動物実験によるとT2強調像での浮腫領域は真のarea at riskを15％程度過大評価している[3]．

冠動脈疾患　陳旧性心筋梗塞 — 心臓MRI
old myocardial infarction: OMI — cardiac MRI

（小川 遼，城戸倫之）

症例1 70代，男性．心筋梗塞後の経過観察のため心臓MRIを施行した．

図1-A　遅延造影MRI左室短軸像

図1-B　遅延造影MRI左室垂直長軸像

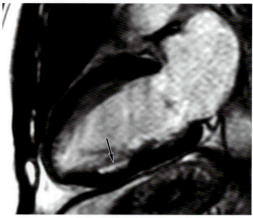

症例2 70代，男性．心筋梗塞の既往あり，心不全増悪し，精査のため心臓MRIを施行した．

図2-A　遅延造影MRI左室短軸像

図2-B　遅延造影MRI左室垂直長軸像

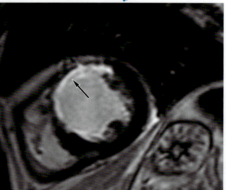
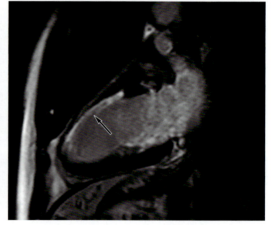

参考文献

1) Kim RJ, Fieno DS, Parrish TB, et al: Relationship of MRI delayed contrast enhancement to irreversible injury, infarct age, and contractile function. Circulation 100: 1992-2002, 1999.
2) Kim RJ, Wu E, Rafael A, et al: The use of contrast-enhanced magnetic resonance imaging to identify reversible myocardial dysfunction. N Engl J Med 343: 1445-1453, 2000.

画像の読影

【症例1】 左室心筋の下壁の内膜下に遅延造影を認める（図1；→）．右冠動脈領域の内膜下梗塞の所見である．遅延造影の広がりは壁厚の50％未満で，心筋バイアビリティは期待できる．

【症例2】 左室心筋の前壁から中隔にかけて，内膜下主体に遅延造影が広がっている（図2；→）．左前下行枝領域の心筋梗塞の所見である．同一検査内で撮像されたシネMRI（非掲載）では，同部に壁運動の低下（akinesis）と壁の菲薄化が認められた．外膜側にわずかに残存する正常心筋が見られるが，遅延造影はほぼ貫壁性であり，心筋バイアビリティは乏しいと考える．

陳旧性心筋梗塞の一般的知識と画像所見

心筋梗塞とは，冠動脈閉塞により心筋への血流が途絶え，心筋が壊死に陥った状態であり，一般に1か月以上経過したものを陳旧性とする．

心筋梗塞において，MRIで描出される遅延造影域は病理学的梗塞巣を反映するとされている[1]．遅延造影MRIはその高い空間分解能から，心筋シンチグラフィでは同定困難とされる内膜下梗塞も明瞭に描出することが可能である．一般に心筋梗塞は，栄養する冠動脈の閉塞/高度狭窄に伴い，心筋の内膜下から始まり経過とともに外膜側へと進展する．そのため，心筋梗塞の診断においては遅延造影の分布が，①内膜下優位であること，②冠動脈の支配領域に一致していることが重要である．

また，遅延造影の広がりが壁厚の何％程度か（transmural extent）を評価することで，血行再建術による壁運動の改善（心筋バイアビリティ）を予測することができる．transmural extentが広いほど心筋バイアビリティは低下し，50％未満であればバイアビリティは期待できるが，75％を超えると血行再建を行っても壁運動の改善はほとんど期待できないと報告されている[2]．transmural extentの評価の際には，部分容積効果の影響も考慮して，短軸像だけではなく，壁厚に対して垂直な長軸断面などと併せて，遅延造影の広がりを評価することが大切である．

鑑別診断のポイント

冠動脈支配領域に一致した内膜下優位の遅延造影は，心筋梗塞に典型的であり診断は容易である．急性期梗塞が混在する場合，遅延造影MRIのみでは両者の鑑別は困難である．急性期梗塞では梗塞部や周囲の心筋に浮腫を伴っていることが多く，T2強調像で高信号を呈することがあり，鑑別の一助となる．

内膜側に遅延造影が見られず，心筋の中層や外膜側優位，血流支配に一致しない分布の遅延造影などを見た場合は，非虚血性心筋症の可能性を疑う必要がある．ただし，アミロイドーシスやサルコイドーシスなど非虚血性心筋症でも，内膜下優位の遅延造影を認める場合があり，遅延造影の分布や基礎疾患，冠動脈狭窄，心筋肥厚の有無などと併せて読影することが重要である．

冠動脈疾患　陳旧性心筋梗塞 ― 心臓CT
old myocardial infarction: OMI ― cardiac CT

（福山直紀，城戸輝仁）

症例1 70代，女性．過去に左回旋枝の急性心筋梗塞に対して経皮的冠動脈インターベンション（percutaneous coronary intervention：PCI）を施行されている．経過観察目的で心臓CTと心臓MRIを施行された．

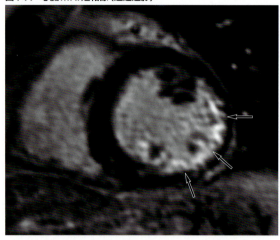

図1-A　心臓MRI短軸像（遅延造影）

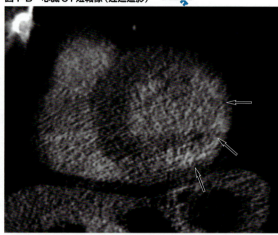

図1-B　心臓CT短軸像（遅延造影）

症例2 60代，男性．冠動脈バイパス術（coronary artery bypass grafting：CABG）後の経過観察目的で心臓CTを施行された．

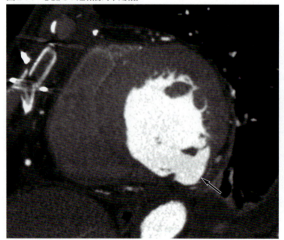

図2-A　心臓CT短軸像（早期相）

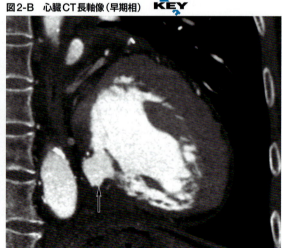

図2-B　心臓CT長軸像（早期相）

画像の読影

【症例1】 心臓MRIの遅延造影では，側壁の広い範囲に肥厚の75％程度の広がりを有する造影効果を認める（図1-A；→）．左回旋枝の支配領域に一致した，内膜優位の遅延造影効果であり，陳旧性心筋梗塞の所見である．心臓CTでも遅延造影でMRIと同じ領域に造影効果を認め（図1-B；→），MRIと同じく陳旧性心筋梗塞を描出している．

【症例2】 心臓CTでは右冠動脈領域の後壁に内腔が突出した部位を認める（図2；→）．突出部分の開口部は広く，同部では心筋が菲薄化した状態となっていることから真性心室瘤を伴った陳旧性心筋梗塞と診断した．

陳旧性心筋梗塞の一般的知識と画像所見

陳旧性心筋梗塞（OMI）は急性冠症候群後の経時的変化のほか，無症候性の心筋梗塞後やPCI，CABGといった治療に関連したものがある．OMIの描出に最も優れているのは遅延造影MRIであるが，心臓CTでも遅延造影による描出の報告は以前からある[1]．近年ではさまざまな撮像方法の工夫により，その診断能や描出能を遅延造影MRIに近づけるような試みがなされている．

CTによるOMIの描出は，一般的には造影剤の注入後5〜10分後に撮像することで周囲の正常な左室心筋よりも濃い造影効果を有する領域として描出される．また，OMIは脂肪変性や左室心筋の菲薄化を来すことがあるため，非造影CTで脂肪の有無を評価することや，心臓CTで左室壁の菲薄化の有無を見ることも重要である．

心室瘤は心室壁が菲薄化して瘤状に突出した膨隆部を指し，真性心室瘤と仮性心室瘤に大別される．真性心室瘤は瘤壁に筋層を認め，膨隆部は奇異性壁運動を呈する．一方，仮性心室瘤の瘤壁は心膜組織によって構成されており，筋層成分が欠如している．このため，仮性心室瘤では心破裂の危険があり，外科的治療が必要となるので[2]，仮性心室瘤が疑われる場合には超音波やMRIなども併用して慎重に判断する必要がある．

心室瘤はCTやMRI，超音波で形態的に突出する部分や，収縮期に奇異性の動きをすることなどで診断されるが，心室瘤はほとんどが心筋梗塞に合併して起こるため，心筋梗塞の既往の有無を把握することも重要である．真性と仮性を鑑別する方法として，真性心室瘤では開口径が広く瘤内径と同程度であるが，仮性心室瘤では開口径が小さいといった点があり，診断の一助となる．

鑑別診断のポイント

OMIによる遅延造影や脂肪沈着といった所見は，肥大型心筋症やアミロイドーシスなどの種々の心筋症でも生じうる．OMIではそれらの所見が内膜下優位に生じ，冠動脈の支配領域に一致するという点が他の疾患と鑑別する際に重要となる．

また，心室瘤などの局所的な壁運動の低下があると内腔に血栓形成が起こりやすいため，血栓の有無を評価することも重要である．早期相のみでは血栓かどうか判別が難しい場合もあるため，早期相の撮影後にはその場で画像を確認し，血栓の存在が疑われる場合には後期相を追加で撮影することが望ましい．

参考文献

1) Koyama Y, Matsuoka H, Mochizuki T, et al: Assessment of reperfused acute myocardial infarction with two-phase contrast-enhanced helical CT: prediction of left ventricular function and wall thickness. Radiology 235: 804-811, 2005.
2) Frances C, Romero A, Grady D: Left ventricular pseudoaneurysm. J Am Coll Cardiol 32: 557-561, 1998.

冠動脈疾患
陳旧性心筋梗塞 — 心臓核医学
old myocardial infarction: OMI – nuclear cardiology

（白石慎哉）

症例1 70代，男性．主訴：夜間安静時の胸部違和感．危険因子：高血圧，糖尿病，脂質代謝異常あり．喫煙歴，家族歴なし．
既往歴：28年前に心筋梗塞．9か月前に左冠動脈前下行枝#7に冠動脈ステント治療を施行．
現病歴：ステント治療後，労作性胸痛症状はない．夜間安静時の胸部違和感あり，心筋虚血の評価目的にて運動負荷心筋血流シンチグラフィ施行．

図1　負荷心筋血流SPECT

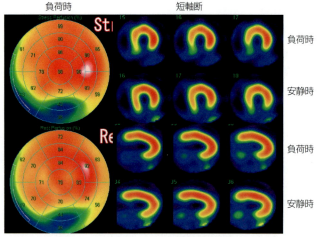

運動負荷時の現象
6分間の運動負荷．最大出力75W．
血圧　安静時；181/94mmHg，
　　　負荷時；243/67mmHg．
脈拍　安静時；68回/min，
　　　負荷時；121回/min．
負荷時症状　特になし．
心電図変化　V3, 4, 5に1mm未満のup slope ST低下あり．

症例2 80代，男性．主訴：息切れ．危険因子：高血圧，脂質代謝異常，慢性腎臓病，喫煙歴あり．糖尿病，家族歴なし．
既往歴：18年前に心筋梗塞．以後，冠動脈インターベンション治療を複数回施行．
現病歴：慢性腎臓病，慢性心不全の治療目的にて入院．心筋虚血の評価目的にて薬剤負荷心筋血流シンチグラフィ施行．

図2　負荷心筋血流SPECT　KEY

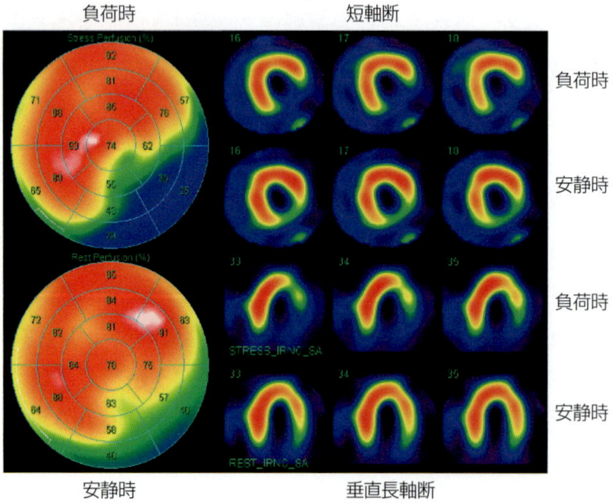

薬剤負荷時の現象
アデノシンによる6分間の負荷．
血圧　安静時；139/54 mmHg，
　　　薬剤負荷時；139/54 mmHg．
脈拍　安静時；55回/min，
　　　薬剤負荷時；59回/min．
負荷時症状　特になし．
心電図変化　特になし．

負荷時/安静時の心筋血流SPECT読影

【症例1】 負荷心筋血流SPECT（図1）にて，下後壁に固定性血流欠損像が見られた．血流スコアはSSS = 12，SRS = 12，SDS = 0，% myocardium ischemic = 0%であり，陳旧性心筋梗塞が示唆されたが，明らかな誘発性虚血を示唆する所見は指摘されず，薬物治療にて経過観察となった．

【症例2】 負荷心筋血流SPECT（図2）にて，下後壁から側壁にかけて不完全再分布像が見られた．血流スコアはSSS = 21，SRS = 12，SDS = 9，% myocardium ischemic = 13.2%であり，陳旧性心筋梗塞および重度の誘発性虚血が示唆されたため，冠動脈造影が施行された．右冠動脈#2～3のびまん性狭窄，#3の完全閉塞，左冠動脈前下行枝#7に75%，回旋枝#11，#13，鈍角枝，後側壁枝に99%の狭窄が描出され，3枝に薬剤溶出性ステント挿入が施行された．治療後，1時間の散歩にて息切れや胸痛は見られない．

心筋梗塞の一般的知識

心筋梗塞は，心筋細胞に酸素や栄養を供給している冠動脈に閉塞や狭窄などが起きて血流量が下がり，心筋が壊死してしまった状態であり，通常は急性に起こる．発症から3日以内を急性心筋梗塞，30日以内を亜急性心筋梗塞，30日以上を陳旧性心筋梗塞とする．冠動脈血流量の減少は，何らかの原因による冠動脈の高度狭窄や閉塞による．この要因には，動脈硬化，プラークの破裂，spasmなどの関与が一般的である．他にも梅毒性動脈炎，解離性大動脈瘤の冠動脈への進展，川崎病による血栓形成などもある．梗塞部は壁運動が低下し，梗塞の範囲が広範になると左心不全を伴っていることが多い．

心筋血流シンチグラフィの意義

負荷心筋血流シンチグラフィは，心筋梗塞の範囲や程度，誘発性虚血の合併の有無，予後予測などに有用である．SSSにより心事故の発生リスクを層別化される．症例1のように，安静時，負荷時ともに同じ範囲の固定性集積低下～欠損パターンは，誘発性虚血を伴わない心筋梗塞と診断され，基本的に薬物治療が中心となる．これに対して，症例2のように不完全再分布パターンの症例では，安静時集積低下域は心筋梗塞の範囲を示し，再分布領域は誘発性虚血を反映し，薬物治療に加えて血行再建術の適応となる．

【略語】
SSS：Summed Stress Score
SRS：Summed Rest Score
SDS：Summed Difference Score

【用語解説】
% myocardium ischemic：心筋全体の何%に誘発性虚血が存在するかを表す指標．17セグメント表示の場合，全セグメントが血流欠損であった場合の4×17 = 68を分母とし，今回SDS = 14を分子として%表示させたもの．(9÷68)×100 = 13.2%

> **NOTE** ●心電図同期SPECT解析
>
> 心筋梗塞には不整脈，心不全の合併が多いが，心電図同期SPECT解析により，LVEDV（left ventricular end-diastolic volume），LVESV（left ventricular end-systolic volume），LVEF（left ventricular ejection fraction），時間容量曲線，wall motion map，wall thickening mapなどの情報が得られ，左心機能の評価が可能である．また，左室壁運動同期性の解析ソフトも開発されており，壁運動同調性の解析により，心不全に伴う心臓再同期療法の効果予測にも有用とされている．

参考文献

1) Nishimura T, Nakajima K, Kusuoka H, et al: Prognostic study of risk stratification among Japanese patients with ischemic heart disease using gated myocardial perfusion SPECT: J-ACCESS study. Eur J Nucl Med Mol Imaging 35: 319-328, 2008.
2) Yamamoto A, Takahashi N, Ishikawa M, et al: Relationship between left ventricular function and wall motion synchrony in heart failure assessed by ECG-gated myocardial perfusion SPECT. Ann Nucl Med 22: 751-759, 2008.

冠動脈疾患 狭心症（心筋虚血）— 心臓MRI
angina pectoris — cardiac MRI

（小川 遼，城戸倫之）

症例 60代，男性．労作時胸痛の精査のため心臓MRI検査を施行した．

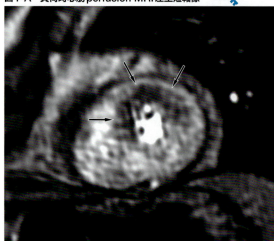

図1-A　負荷時心筋perfusion MRI左室短軸像

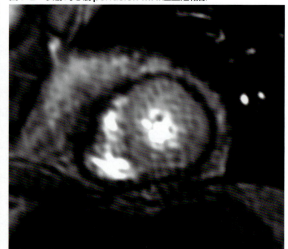

図1-B　安静時心筋perfusion MRI左室短軸像

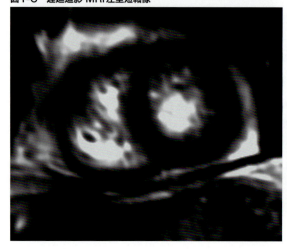

図1-C　遅延造影MRI左室短軸像

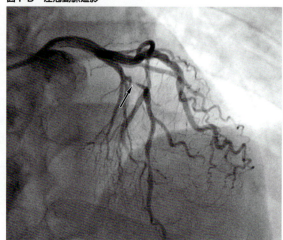

図1-D　左冠動脈造影

表　心臓MRIによる心筋虚血，梗塞，アーチファクトの評価

負荷時perfusion MRI 低信号域	安静時perfusion MRI 低信号域	遅延造影MRI 高信号域	
（−）	（−）	（−）	正常
（＋）	（−）	（−）	虚血
（＋）	（＋ or −）	（＋）	梗塞
（＋）	（＋）	（−）	アーチファクト（or 安静時虚血）

画像の読影

　負荷時perfusion MRIでは，前壁から中隔にかけて造影不良域を認める（図1-A；→）．安静時perfusion MRI（図1-B）や遅延造影MRI（図1-C）では，明らかな異常を認めない．左冠動脈前下行枝領域の心筋虚血を疑わせる所見である．冠動脈造影にて左冠動脈前下行枝#7に高度狭窄を認めた（図1-D；→）．
　その後，左冠動脈前下行枝#7にステントが留置され症状は改善した．

狭心症（心筋虚血）の一般的知識と画像所見

　狭心症とは，狭窄などにより冠動脈の血流が低下し，心筋が酸素不足（虚血）状態になることで生じる胸痛や圧迫感などの症状である．
　心筋perfusion MRIでは，造影剤を静注しながらダイナミック撮像を行うことで，造影剤が心筋に分布するfirst passを観察することができる．アデノシンなどの血管拡張剤による薬剤負荷を行うと，非狭窄領域の心筋血流は3〜5倍に増加するのに対して，狭窄領域では負荷をかけてもあまり増加しない．これは狭窄領域では細動脈がすでに代償性に拡張した状態にあるためであり，負荷時perfusion MRIではこの心筋血流量の差を，一過性の相対的な造影不良域（虚血領域）として描出できる．一般にperfusion MRIは，内膜下虚血や多枝病変の診断において負荷心筋SPECTより高い診断能を有すると報告されている[1]．
　一方，perfusion MRIでは，内膜下の低信号アーチファクトを生じる場合があり，心内膜下虚血との鑑別が問題となる．高い空間解像度を保つことでこのアーチファクトは軽減させることができるため，高分解撮像を行うことが偽陽性を減らすうえで重要である．

鑑別診断のポイント

　心筋虚血の診断では，負荷時perfusionでの造影不良域が内膜下優位であること，安静時には不明瞭化すること，冠動脈の支配領域に一致することなどが重要である．負荷時perfusion MRIで低信号域を認めた場合，心筋虚血の他に梗塞，アーチファクトとの鑑別が問題となるが，安静perfusion MRI，遅延造影MRIと併せて読影することでこれらの診断は容易となる（表）．
　バイパスグラフト術後の症例では，グラフトの灌流域に一致した造影不良域を認めることがあるが，これは造影剤の心筋への到達遅延を見たものであり，心筋虚血と間違わないよう注意が必要である．また，肥大型心筋症や高血圧性心，糖尿病などでは冠動脈に有意狭窄がなくとも，負荷perfusion MRIで心内膜下に全周性の低信号を認めることがあるが，これは心筋内の微小循環障害を反映していると考えられている．

> **NOTE** ●薬剤負荷心筋検査とカフェイン制限
> コーヒーや緑茶などに含まれるカフェインはアデノシン受容体に拮抗作用を持つため，負荷検査を行う際には検査12〜24時間前からカフェイン制限を行うことが望ましい．

参考文献

1) Schwitter J, Wacker CM, van Rossum AC, et al: MR-IMPACT: comparison of perfusion-cardiac magnetic resonance with single-photon emission computed tomography for the detection of coronary artery disease in a multicentre, multivendor, randomized trial. Eur Heart J 29: 480-489, 2008.

冠動脈疾患
狭心症（心筋虚血）— 心臓核医学
angina(myocardial ischemia)—nuclear cardiology

（白石慎哉）

症例 50代，男性．主訴：労作性胸部痛．危険因子：高血圧，糖尿病，脂質代謝異常，喫煙歴，家族歴あり．
既往歴：19年前に狭心症にて，冠動脈ステント治療を施行されている．
現病歴：テニスの際の胸部痛を自覚され受診．トレッドミルテストにてⅡ，Ⅲ，aVF，V5-6に1.0～2.0mmのST低下所見を認めた．労作性狭心症疑われ，薬剤負荷心筋血流SPECTが施行された．

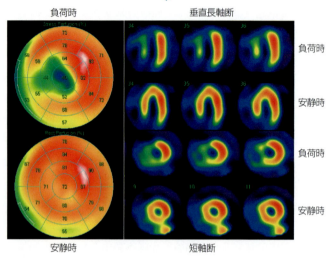

図1-A 負荷心筋血流SPECT

薬剤負荷時の現象
アデノシンによる6分間の負荷．
血圧 安静時；122/64 mmHg，
　　　薬剤負荷時；113/66 mmHg．
脈拍 安静時；65 回/min，
　　　薬剤負荷時；76 回/min．
負荷時症状　特になし．
心電図変化　なし．

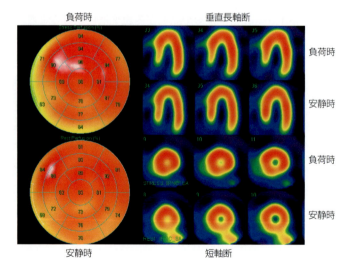

図2 負荷心筋血流SPECT

参考文献

1) Nishimura T, Nakajima K, Kusuoka H, et al: Prognostic study of risk stratification among Japanese patients with ischemic heart disease using gated myocardial perfusion SPECT: J-ACCESS study. Eur J Nucl Med Mol Imaging 35: 319-328, 2008.
2) Hachamovitch R, Hayes SW, Friedman JD, et al: Comparison of the short-term survival benefit associated with revascularization compared with medical therapy in patients with no prior coronary artery disease undergoing stress myocardial perfusion single photon emission computed tomography. Circulatin 107: 2900-2907, 2003.

負荷時/安静時の心筋血流SPECT読影

　負荷心筋血流SPECT（図1-A）にて，心尖部から中隔にかけて集積低下所見を呈し，安静時には再分布所見が見られた．血流スコアはSSS＝14，SRS＝0，SDS＝14，％myocardium ischemic＝20.6％であり，重度の誘発性虚血が示唆されたため，冠動脈造影が施行された．右冠動脈#2，#3に50％，左冠動脈前下行枝#7に99％，#6ステント内に50％，#9に90％の狭窄が見られ，#7，9病変に薬剤溶出性ステント挿入が施行された．治療後，テニスなどの運動でも胸部症状は見られなくなった．7か月後の薬剤負荷心筋血流シンチグラフィ（図1-B）にて，明らかな誘発性虚血を示唆する再分布像は見られず，治療効果良好であることが示唆された．

狭心症における核医学検査の意義

　狭心症とは，冠動脈の狭窄（動脈硬化，攣縮，微小循環不全など）による一過性虚血が生じ，胸痛・胸部圧迫感などの症状が出現する虚血性心疾患のひとつである．

負荷心筋血流シンチグラフィの意義

1）リスクの層別化

　日本人を対象とした他施設共同の3年間の予後を検討したJ-ACCESS研究が行われている．SSSのスコアを20セグメント表示で，正常（0〜3），軽度（4〜8），中等度（9〜13），重症群（≧14）と層別化し，それぞれ心臓事故発生率は2.31％，2.76％，5.48％，9.21％といずれもスコア上昇とともにリスクも増加している[1]．

2）血行再建術の適応決定

　％myocardium ischemic＞10％の場合，血行再建術により，有意に心事故発生率が改善すると言われている[2]．注意点としては，冠動脈左主幹病変や重症多枝病変，その他の原因における微小循環障害に伴うbalanced ischemiaの場合，心筋血流SPECTによる虚血の欠損スコアは過小評価することがある．balanced ischemiaの場合，運動負荷後に虚血による気絶心筋（stunned myocardium）のため運動異常が生じる．この検出には心電図同期SPECTが有用である．そのため，％myocardium ischemic＜10％の場合においても，運動負荷後の20％以上の心室容積の増加するような一過性虚血性拡大（transient ischemic dilatation：TID），負荷後の駆出分画（ejection fruction：EF）低下，びまん性の不均一集積パターンなどのびまん性虚血に伴う所見を見逃さないようにする必要がある．

3）治療効果判定

　治療法にかかわらず，虚血の程度が全体の5％以上改善した群では，そうでない群と比較して予後の改善が得られると言われている[3]．治療後において，残存虚血が0％，1〜4.9％，5〜9.9％，＞10％ではその後の心筋梗塞あるいは死亡は0％，15.6％，22.3％，39.3％と上昇すると報告されているので，治療後の心筋血流SPECTによる経過観察も重要である．

【略語】
SSS：Summed Stress Score
SRS：Summed Rest Score
SDS：Summed Difference Score

【用語解説】
％myocardium ischemic：心筋全体の何％に誘発性虚血が存在するかを表す指標．17セグメント表示の場合，全セグメントが血流欠損であった場合の4×17＝68を分母とし，今回SDS＝14を分子として％表示させたもの．（14÷68）×100＝20.6％

> **NOTE** ●冠攣縮性狭心症と核医学検査
> 　冠攣縮性狭心症では，負荷心筋血流SPECTで虚血が誘発されない場合が多い．^{123}I-BMIPPによる脂肪酸代謝SEPCTではspasmによる繰り返す虚血がある場合，脂肪酸代謝障害が生じ，虚血領域を検出することができる．また，虚血の重症度に比例して，集積低下が見られる．

冠動脈疾患 心不全
heart failure

(木藤雅文)

症例1 70代，女性．慢性心不全にて近医にて経過観察されていた．呼吸苦，胸痛を主訴に来院し，SpO₂の低下を認めた．冠動脈狭窄に対して，PCI施行歴がある．

図1-A　胸部単純X線像（臥位）

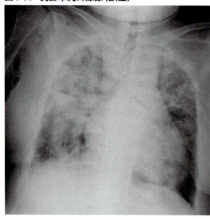

図1-B　胸部非造影CT（肺野条件）

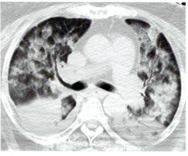

図1-D　胸部非造影CT（縦隔条件）

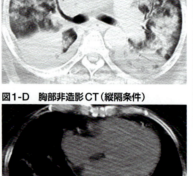

図1-C　胸部非造影HRCT（肺野条件）

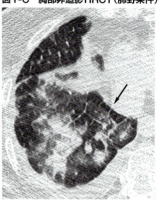

症例2 70代，女性．前胸部痛と息苦しさの訴えがあり来院した．心電図にて急性心筋梗塞が疑われ，緊急冠動脈造影が施行された．既往歴に高血圧と脂質異常症がある．

図2-A　胸部単純X線像（臥位）

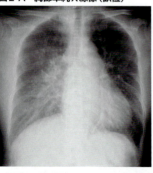

図2-B　胸部非造影CT（肺野条件）

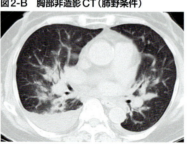

図2-C　胸部非造影HRCT（肺野条件）

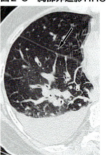

図2-D　胸部非造影CT（縦隔条件）

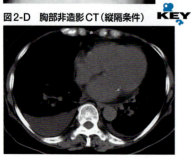

図2-E　冠動脈造影（左冠動脈）

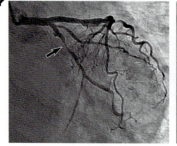

図2-F　冠動脈造影（左冠動脈，ステント留置後）

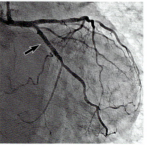

画像の読影

【症例1】 胸部単純X線写真（図1-A）にて両肺野に左右対称の浸潤影，心拡大を認め，胸膜に直交する短い線状影（Kerley線）も複数認められる．胸部非造影CT（図1-B～D）では両肺に広範な浸潤影を認め，小葉間隔壁の肥厚を認める（図1-C；→）．両側に胸水を少量認める．慢性心不全の急性増悪が疑われた．

【症例2】 胸部単純X線写真（図2-A）にて両肺野にすりガラス影・浸潤影，軽度心拡大を認める．胸部非造影CT（図2-B～D）では両肺門を中心としたすりガラス影・浸潤影を認め，気管支血管束の肥厚，小葉間隔壁の肥厚（図2-C；→）を認める．右側優位に胸水を認める．冠動脈造影では左冠動脈回旋枝（#13）に99％狭窄が疑われ（図2-E；→），経皮的冠動脈形成術（percutaneous coronary intervention：PCI）が施行された（図2-F；→）．心筋梗塞による急性心不全と考えられた．

心不全の一般的知識と画像所見

1）慢性心不全

慢性心不全は慢性の心筋障害により心臓の血液拍出が不十分となり，末梢主要臓器の酸素需要量に釣り合う血液量を維持できなくなった病態生理学的状態であり，肺・体静脈系または両系にうっ血を来した状態を示す．労作時呼吸困難，息切れ，尿量減少，四肢の浮腫，肝腫大などの症状を呈する．

慢性心不全では交感神経系やレニン・アンジオテンシン・アルドステロン（RAA）系に代表される神経内分泌系因子が著しく亢進し，その病態を悪化させていると報告されている．この機能評価指標として，ノルエピネフリンの類似物質を使用したMIBGシンチグラフィが用いられる．後期像の心縦隔比（H/M比）およびwashout比は，心不全症例において強力な心事故予測因子であり，後期像H/M比が1.68以下で予後が増悪すると報告されている．心不全は病態生理学的に右心不全と左心不全，また左室収縮性が低下している収縮不全と，収縮性は保持され左室コンプライアンスの低下した拡張不全に分けられる．収縮機能指標である左室駆出率の算出や心不全の病態精査には心エコーが最も広く用いられるが，機能・形態診断および病態精査に遅延造影を含むMRIやCTが用いられることも多い．

2）急性心不全

急性心不全は，新規発症や慢性心不全の急性増悪により起こる．大きく6つの病態（急性非代償性心不全，急性右心不全，高血圧性急性心不全，心原性ショック，高拍出性心不全，急性心原性肺水腫）に分類できる．症状・病歴，聴診，パルスオキシメーター，12誘導心電図，血液検査，胸部単純X線写真，心エコーなどで診断する．心不全による肺静脈圧上昇により間質（気管血管周囲や小葉間隔壁）に液体成分が漏出し（間質性肺水腫），さらに進行し肺胞内にも液体が漏出することですりガラス影・浸潤影が認められる（肺胞性肺水腫）．胸部単純X線写真では心陰影拡大，bronchial cuffing sign，Kerley線，butterfly shadow（蝶形像），肋骨横隔膜角の鈍化などの所見が認められる．CTでは小葉間隔壁の肥厚，気管支血管束の肥厚，血管径の拡大が詳細に評価可能である．また，心不全における胸水は，通常，右側優位であることも重要な所見である．

参考文献

1) Paterson I, Mielniczuk LM, O'Meara E, et al: Imaging heart failure: current and future applications. Can J Cardiol 29: 317-328, 2013.
2) Garbi M, McDonagh T, Cosyns B, et al: Appropriateness criteria for cardiovascular imaging use in heart failure: report of literature review. Eur Heart J Cardiovasc Imaging 16: 147-153, 2015.

冠動脈疾患 冠動脈瘤
coronary artery aneurysm

（木藤雅文）

症例 60代，女性．前医で撮像された胸部CT検査にて冠動脈の石灰化を指摘され当院紹介となった．特に自覚症状はない．脂質異常症と高血圧の既往がある．川崎病の既往はない．

図1-A　胸部非造影CT（心電図非同期，前医）

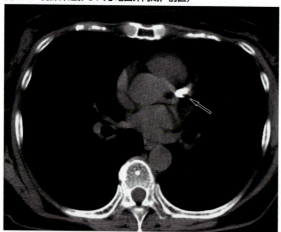

図1-B　心臓CT軸位断像

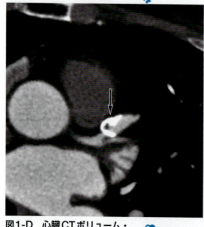

図1-C　心臓CT，CPR画像

図1-D　心臓CTボリューム・レンダリング画像

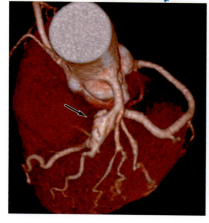

図1-E　心臓CT，MIP画像

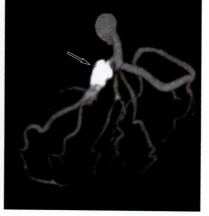

画像の読影

非造影CT（心電図非同期）では左冠動脈前下行枝の近位部に粗大な石灰化を認める（図1-A；→）．心臓CTでは左冠動脈前下行枝（#6）に径9mm程の冠動脈瘤（図1B～E；→）を認める．粗大な石灰化を伴っており，瘤近位端に軽度の狭窄が疑われた．既往歴と合わせて動脈硬化による冠動脈瘤と考えられた．

冠動脈瘤の一般的知識と画像所見

冠動脈瘤は1761年にMorgagniによって初めて報告されている．冠動脈の一部が局限して嚢状もしくは紡錘状に近傍よりも1.5倍以上に拡大したもので，直径の大きさは小さいものから数cmに及ぶ巨大なものまであり，多発性のこともある．直径2～4cmを上回るサイズのものは巨大冠動脈瘤と言われる．aneurysm（瘤）が冠動脈の局限的な拡張を示すのに対して，ectasiaは比較的長く冠動脈の拡張が認められるものをいう．男女比は4：1で，右冠動脈に最も多く見られ，その次に左冠動脈前下行枝に多いとされる．冠動脈造影や剖検の1～3％程度に認められる．

冠動脈瘤の原因としては，多くは後天的なものであり，50％程度が動脈硬化である．また川崎病，全身性エリテマトーデスをはじめとする膠原病，マルファン症候群，ベーチェット病，外傷性，mycotic emboli，コカイン使用，薬剤溶出ステント治療後などがある．一方，先天的なものは17％程度との報告があり，中膜の弾性線維の先天的な欠乏が示唆されている．冠動脈瘤に近接する動脈には狭窄，拡張が生じていることもある．通常は無症状なことが多いが，胸痛で見つかった冠動脈瘤破裂の症例報告がある．また，瘤内に形成された血栓により遠位塞栓を来すことがあり，急性冠症候群や心不全の原因となることもある．

胸部単純X線写真では心陰影の一部膨隆，石灰化が認められることがある．超音波検査にて冠動脈近位部の動脈瘤の指摘が可能な場合があるが，高度石灰化がある場合はサイズ評価が困難となる．血管造影は解離や血栓などが存在する場合には正確な評価が困難となりうる．冠動脈CTAは冠動脈瘤の形態の描出に優れ，解離の有無，血栓，MRIでは指摘が難しい石灰化の評価も可能である．鑑別疾患としては冠動脈瘻，仮性動脈瘤，pericardial cystが考えられる．巨大冠動脈瘤は心臓腫瘍，胸腺腫，上行大動脈瘤などとの鑑別も必要である．

1) Roy SK, Kadakia J, Shittu A, Budoff MJ: Coronary artery aneurysms as seen on multidetector computed tomography angiography. Catheter Cardiovasc Interv 78: 1127-1132, 2011.
2) Pahlavan PS, Niroomand F: Coronary artery aneurysm: a review. Clin Cardiol 29: 439-443, 2006.

冠動脈疾患　川崎病の冠動脈瘤
Kawasaki disease with coronary artery aneurysm

（宇都宮大輔，片平和博）

症例1 5歳，男児．川崎病の既往があり，冠動脈瘤のフォローのため冠動脈MRAが施行された．

図1-A 非造影MRAカーブドMPR画像　　**図1-B** 非造影MRA，MPR画像

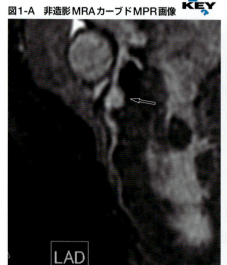
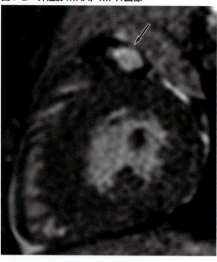

症例2 20代，女性．冠動脈瘤のフォローのため冠動脈CTAが施行された．

図2-A 造影CTカーブドMPR画像　　**図2-B** 造影CTカーブドMPR画像

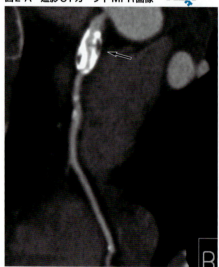
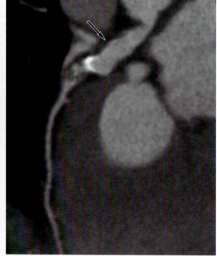

表　川崎病における冠動脈瘤の分類

小動脈瘤または拡大	内径4mm以下の局所的拡大 年長児（5歳以上）で周辺冠動脈内径の1.5倍未満
中等動脈瘤	4mm＜内径＜8mm 年長児（5歳以上）で周辺冠動脈内径の1.5〜4倍
巨大動脈瘤	内径≧8mm 年長児（5歳以上）で周辺冠動脈内径の4倍を超える

画像の読影

【症例1】 冠動脈MRAにて左前下行枝の近位部に囊状動脈瘤が認められる(図1；→).

【症例2】 冠動脈CTA(CT angiography)にて左前下行枝の近位部に不整な形状の動脈瘤が認められ,瘤壁には強い石灰化が認められる(図2；→).

川崎病の一般的知識と画像所見

冠動脈瘤は,剖検例の1.5%程度に認められると報告されている比較的稀な疾患である.冠動脈瘤患者の多くは無症状であり,冠動脈造影や心臓超音波検査,CT検査によって偶然発見されることも多い.冠動脈瘤の原因には動脈硬化,川崎病,自己免疫疾患,外傷などがある.

川崎病は1967年に本邦より報告された疾患であり,通常3歳未満の小児期に発症する原因不明の系統的血管炎である.中小動脈が侵され,冠動脈の病変(冠動脈瘤や冠動脈狭窄)が特に重要な心血管後遺症である[1].基本的には予後良好な疾患であり,致命率は0.004%と報告されている[2].静注用免疫グロブリンによる早期の治療が重要であり,その治療反応性が冠動脈病変合併に強く関連している.川崎病における急性期冠動脈瘤はそのサイズによって分類されている(表)[2].心臓血管後遺症に対しては抗血小板薬を始めとする薬物治療が行われる.なお,冠動脈以外の血管病変としては腎動脈や腹腔動脈に動脈瘤を形成することがある.

川崎病の最も重要な画像所見は冠動脈瘤である.紡錘状瘤,囊状瘤どちらの形態をとることもある.川崎病冠動脈炎の発症から30病日以降にも冠動脈瘤が確認された場合,冠動脈後遺症と定義される.現在は多くの川崎病既往成人患者が心血管後遺症(冠動脈瘤,冠動脈狭窄)を抱えて生活しており,冠動脈CTAやMRAによる非侵襲的な経過観察が重要である.MRIによる冠動脈評価は放射線被ばくがなく,造影剤の使用もないことから頻回のフォロー検査にも対応することができ,臨床的に有用である.近年ではCTにおける技術進歩に伴って放射線被ばくが低減されており,心臓CTによりフォローされることも多い.

鑑別診断のポイント

鑑別診断には全身性エリテマトーデス(systemic lupus erythematosus：SLE)などの自己免疫疾患に伴う冠動脈瘤や冠動脈奇形(冠動脈肺動脈瘻)が挙がる.

(本原稿は「宇都宮大輔,片平和博：冠動脈瘤.画像診断 35: 916-917, 2015」[3]を元に作成された.)

参考文献

1) Nakamura Y, Yashiro M, Uehara R, et al: Epidemiologic features of Kawasaki disease in Japan: results of the 2009-2010 nationwide survey. J Epidemiol 22: 216-221, 2012.
2) 日本循環器学会,日本胸部外科学会,日本小児科学会,日本小児循環器学会,日本心臓病学会：川崎病心臓血管後遺症の診断と治療に関するガイドライン(2013年改訂版)http://www.j-circ.or.jp/guideline/pdf/JCS2013_ogawas_h.pdf.
3) 宇都宮大輔,片平和博：冠動脈瘤.画像診断 35: 916-917, 2015.

冠動脈疾患 心筋架橋
myocardial bridging

（中浦　猛）

症例1　70代，男性．胸痛で来院．精査（造影CT，血管造影）となった．

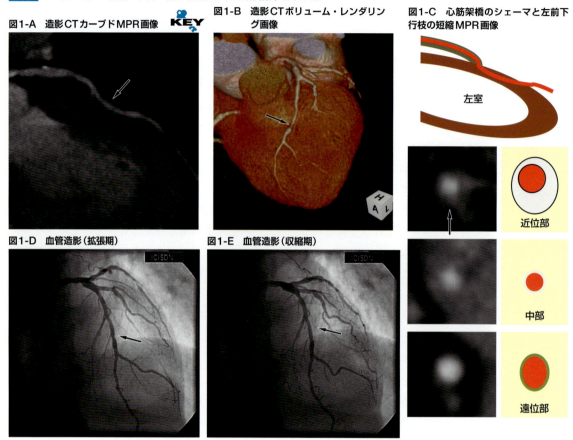

図1-A　造影CTカーブドMPR画像
図1-B　造影CTボリューム・レンダリング画像
図1-C　心筋架橋のシェーマと左前下行枝の短縮MPR画像
図1-D　血管造影（拡張期）
図1-E　血管造影（収縮期）

近位部
中部
遠位部

症例2　superficial type myocardial bridging症例．

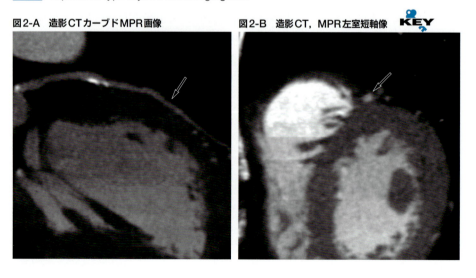

図2-A　造影CTカーブドMPR画像
図2-B　造影CT，MPR左室短軸像

画像の読影

【症例1】　左前下行枝(left anterior descending coronary artery：LAD)の近位部と遠位部は脂肪内を走行しているものの，中部が心筋内を走行しており，心筋架橋(myocardial bridging)の所見である(図1-A, B；→)．近位部には動脈壁の肥厚を認めるものの(図1-C；→)，myocardial bridgingの部位と遠位部では動脈壁の肥厚を認めない．この症例は前下行枝の中部が心筋内の深部を走行するdeep type myocardial bridgingである．血管造影上は拡張期と前下行枝中部の血管径の変化はなく，myocardial bridgingの診断は困難である(図1-D, E；→)．

【症例2】　前下行枝の中部が心筋表面を走行するsuperficial type myocardial bridgingの症例(図2；→)．

心筋架橋の一般的知識と画像所見

冠動脈は通常は心筋周囲の脂肪内を走行するが，myocardial bridgingは冠動脈の一部が心筋内を走行しているものである．報告者によるばらつきは大きいものの剖検では成人の1/3程度に認められ，日本人の剖検例では45％に認められたという報告[1]もある．また，心臓移植後や肥大型心筋症の症例では特に高頻度に認められる．前下行枝に最も多く見られるが，稀に対角枝や鈍角枝に認められる場合もある．

心筋の表面を冠動脈が走行するsuperficial type，深部を走行するdeep typeに分類され，75％程度はsuperficial typeに分類される．superficial typeの病的意義は比較的低いと推測されているものの，deep type myocardial bridgingの近位側ではずり応力(shear stress)の低下から動脈硬化を起こしやすくなる可能性も報告されている[2]．その一方，心臓周囲脂肪は動脈硬化の進行と関連があるとされ，心筋内を走行するbridging局所では動脈硬化の進行は通常見られない．

血管造影ではmyocardial bridgingを直接描出することはできないものの，冠動脈の心筋内を走行している部分が収縮期に狭窄する所見である"milking effect"(または"step down–step up phenomenon")が認められる場合はmyocardial bridgingを疑う．しかし，milking effectはかなり深いmyocardial bridgingでしか認められず，近位部の狭窄で評価困難となる場合もあり，血管造影上の頻度は0.5～2.5％程度で剖検例に対して非常に低い[2]．

心臓CTは心筋内を走行する冠動脈を直接描出できる上に合併する動脈硬化病変も同時に評価できる点でmyocardial bridgingの評価に非常に有用である．頻度は報告者によって若干異なるものの，ほぼ剖検例に近い頻度が報告されている．心臓CTによってmyocardial bridgingの病的意義が解明されることが期待されており，myocardial bridging症例で前下行枝近位部の動脈硬化の頻度が高いことが報告されている[3]が，独立した危険因子であるかどうかは見解が分かれており，現時点では確定的な結論は出ていない．

鑑別診断のポイント

非常に頻度が高い所見であり，単独であればそれほど重要な所見ではない．しかし，近位部に広範に動脈硬化を認める場合があるため，近位部の動脈壁を詳細に評価する必要がある．

参考文献

1) Ishii T, Asuwa N, Masuda S, Ishikawa Y: The effects of a myocardial bridge on coronary atherosclerosis and ischaemia. J Pathol 185: 4-9, 1998.
2) Mohlenkamp S, Hort W, Ge J, Erbel R: Update on myocardial bridging. Circulation 106: 2616-2622, 2002.
3) Nakaura T, Nagayoshi Y, Awai K, et al: Myocardial bridging is associated with coronary atherosclerosis in the segment proximal to the site of bridging. J Cardiol 63: 134-139, 2014.

冠動脈疾患　冠動脈高位起始
high take-off of coronary artery

（幸　秀明）

症例1 40代，男性．狭心症の疑いがあり，冠動脈狭窄の評価目的で冠動脈CTAが施行された．

図1-A　造影CT水平断像

図1-B　造影CTスラブMIP画像

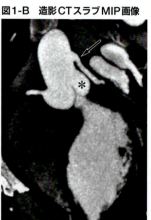

図1-C　造影CTボリューム・レンダリング画像

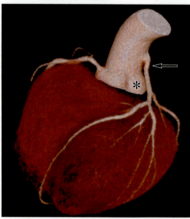

図1-D　造影CTカーブドMPR（左前下行枝）

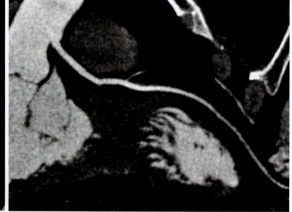

症例2 20代，女性．心房中隔欠損症に対する術前精査のため心臓CTが施行された．

図2-A　造影CTスラブMIP画像

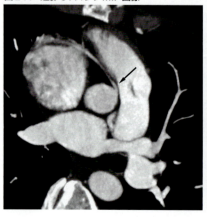

図2-B　造影CTボリューム・レンダリング画像

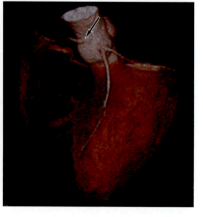

画像の読影

【症例1】 造影CTにて左冠動脈は上行大動脈から分枝している（図1-A；→）．3次元画像では左冠動脈（図1-B, C；→）は左バルサルバ洞（図1-B, C；＊）より上方から分岐していることがわかり，その起始部はバルサルバ洞と上行大動脈の接合部（sinotubular junction：STJ）より12mm上方であった．カーブドMPRでは左冠動脈に明らかな狭窄は認められない（図1-D）．

【症例2】 右冠動脈はSTJより2mm上方の上行大動脈より分枝しており，正常よりも左側から分枝している（図2；→）．右冠動脈が左バルサルバ洞側の高位から出る起始異常である．

冠動脈高位起始（high take-off）の一般的知識と画像所見

　冠動脈高位起始は冠動脈起始異常症のひとつに分類されており，STJよりも上方から冠動脈が分岐するものである．一般にSTJより5〜10mmほど上方より分岐するものをいうことが多い．冠動脈造影や造影CTで偶然発見されることが多く，頻度は血管造影を用いた報告では，右冠動脈が0.15％，左冠動脈が0.013％，心臓CTを用いた報告では，右冠動脈が0.33％，左冠動脈が0.05％，両側性が0.05％とされている．冠動脈高位起始単独で冠血流の低下を来すことはないとされており，通常は特に治療の必要はない．ただし，高位起始以外の危険な冠動脈奇形と合併している場合や冠動脈起始部の屈曲が強い場合では，心筋虚血，心事故の原因となる可能性がある．

　冠動脈CTAやMRIは3次元的に冠動脈の走行や起始異常を評価する上で有効である．冠動脈高位起始の診断においては合併する冠動脈奇形の評価が重要である．また，冠動脈造影が必要な場合には，冠動脈CTAにより予め高位起始の存在がわかっていなければ，カニュレーションが難しくなると考えられる．

参考文献

1) Yamanaka O, Hobbs RE: Coronary artery anomalies in 126,595 patients undergoing coronary angiography. Cathet Cardiovasc Diagn 21: 28-40, 1990.
2) Erol C, Seker M: Coronary artery anomalies: the prevalence of origination, course, and termination anomalies of coronary arteries detected by 64-detector computed tomography coronary angiography. J Comput Assist Tomogr 35: 618-624, 2011.
3) Rosenthal RL, Carrothers IA, Schussler JM: Benign or malignant anomaly? Very high takeoff of the left main coronary artery above the left coronary sinus. Tex Heart Inst J 39: 538-541, 2012.

冠動脈疾患　冠動脈奇形（1）
右冠動脈起始異常 -malignant coronary artery
anomalous origin of right coronary artery from left coronary sinus

（宇都宮大輔）

症例 60代，男性．安静時の胸部症状があり，冠動脈狭窄の除外のため冠動脈CTが施行された．

図1-A　造影CTボリューム・レンダリング画像

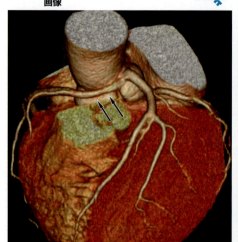

図1-B　造影CTスラブMIP画像

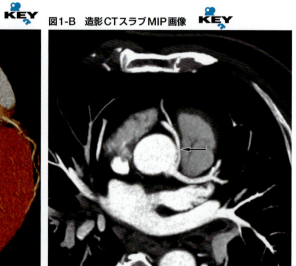

図1-C　造影CTカーブドMPR画像

肺動脈
大動脈

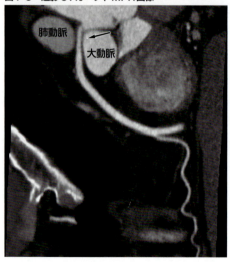

参考症例 60代，男性．悪性腫瘍の転移検索のために造影CTが施行された．

図2　造影CT

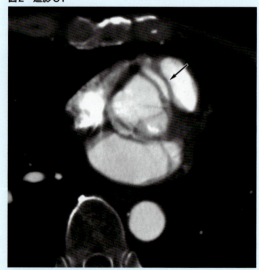

心電図同期でない造影CTにおいては上行大動脈起始部の拍動によるアーチファクトが右冠動脈起始異常（右冠動脈左バルサルバ洞起始）のように見えることがあり，注意を要する（図2：→）．

画像の読影

右冠動脈は左バルサルバ洞から分枝し，大動脈の前面を走行している（図1-A；→）．起始異常の右冠動脈は上行大動脈と肺動脈の間を走行しており，起始部は屈曲に伴う狭窄性変化も認められる（図1-B, C；→）．

右冠動脈起始異常の一般的知識と画像所見

冠動脈の起始異常は稀な病態で，0.3～1％の頻度で見られると報告されている[1]．通常は無症状であり，冠動脈造影や冠動脈CTAにより偶然発見されることが多い．基本的には予後の良い疾患であるが，心筋虚血との関連も報告されている．その原因として①異常走行する冠動脈が大血管（大動脈と肺動脈）に挟まれることによる圧迫（pinching），②冠動脈の異常起始部の強い屈曲（kinking），③冠動脈起始部の大動脈壁内走行による入口部狭窄，などが考えられている．右冠動脈起始異常の方が左冠動脈起始異常に比べて冠動脈の大動脈壁内走行，冠動脈入口部狭窄，冠動脈の大血管間（大動脈と肺動脈）の走行が高頻度に見られ，心事故のリスクが高いとされている．そのため"malignant anomalous right coronary artery"と呼ばれることもある冠動脈奇形である[2]．

冠動脈の入口部狭窄の強い場合や動脈硬化の合併例では冠動脈バイパス術が考慮される．冠動脈CTやMRIでは3次元的に冠動脈の走行，起始異常を描出できる．異常起始の冠動脈近位部は強い屈曲を呈することがあり，その屈曲角や大動脈壁内走行の距離を正確に計測が可能である．冠動脈の走行と動脈硬化を非侵襲的に評価できるCTやMRIによる画像診断は，手術計画の一環としても重要である．

鑑別診断のポイント

大動脈基部のモーション・アーチファクトが右冠動脈起始異常と類似した所見をとることがある（参考症例）．心電図非同期の胸部CT 355例の検討で，21例（6％）に右冠動脈起始異常に類似した画像所見が見られたが，1例も冠動脈奇形はいなかったと報告されている[3]．右冠動脈起始異常の診断には心電図同期CTによる確認が必要である．

参考文献

1) Namgung J, Kim JA: The prevalence of coronary anomalies in a single center of Korea: origination, course, and termination anomalies of aberrant coronary arteries detected by ECG-gated cardiac MDCT. BMC Cardiovasc Disord 14: 48, 2014.
2) Satija B, Sanyal K, Katyayni K: Malignant anomalous right coronary artery detected by multidetector row computed tomography coronary angiography. J Cardiovasc Dis Res 3: 40-42, 2012.
3) Katoh M, Wildberger JE, Gunther RW, et al: Malignant right coronary artery anomaly simulated by motion artifacts on MDCT. AJR 185: 1007-1010, 2005.

冠動脈疾患　冠動脈奇形(2)　左冠動脈起始異常
anomalous origin of left coronary artery from right coronary sinus

（宇都宮大輔）

症例1 50代，女性．生来健康．安静時に多く起こる胸痛症状[2]．

図1-A　造影CTボリューム・レンダリング画像（前方より観察）

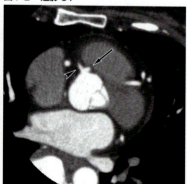

図1-B　造影CT

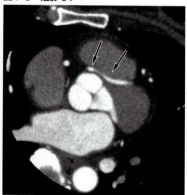

図1-C　造影CT

症例2 60代，女性．胸部不快感．冠動脈疾患スクリーニング．

図2-A　造影CTボリューム・レンダリング画像（上方より観察）

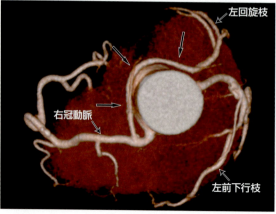

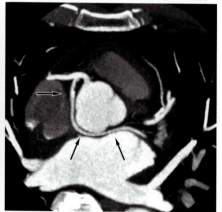

図2-B　造影CTスラブMIP画像（上方より観察）

参考文献

1) Krupinski M, Urbanczyk-Zawadzka M, Laskowicz B, et al: Anomalous origin of the coronary artery from the wrong coronary sinus evaluated with computed tomography: "high-risk" anatomy and its clinical relevance. Eur Radiol 24: 2353-2359, 2014.
2) Utsunomiya D, Nakao K, Yamashita Y: Single coronary artery with spasm. Radiat Med 26: 309-312, 2008.
3) Angelini P, Velasco JA, Flamm S: Coronary anomalies: incidence, pathophysiology, and clinical relevance. Circulation 105: 2449-2454, 2002.

画像の読影

【症例1】 左冠動脈は右バルサルバ洞から分枝し，上行大動脈と右室流出路の間を走行している（図1-A～C；→）．左冠動脈（図1-B；→）は右冠動脈（図1-B；▶）と同じ部位から分岐している．

【症例2】 左回旋枝は右冠動脈の近位部から分枝し，上行大動脈の背側を走行している（図2；→）．

冠動脈起始異常の一般的知識と画像所見

　冠動脈奇形は元来稀な病態であるが，心臓CTの普及に伴い非侵襲的に冠動脈の評価が可能になってきたことで発見される機会が増えてきている．冠動脈奇形を有する患者では，動脈硬化性変化のほとんど見られない場合でも，心筋梗塞をはじめ重篤な心事故を発生しうることが知られており，冠動脈奇形を早期に発見することは臨床的に重要である．

　冠動脈奇形における心筋虚血には，冠動脈に対する圧迫や冠動脈走行の屈曲および大動脈壁内走行による狭窄が主な原因と考えられている[1]．その他，冠動脈奇形の患者ではびまん性の強い冠動脈攣縮（スパズム）を起こすことがあり，これが若年者の突然死の原因となっている可能性も示唆されている[2,3]．症例1（単冠動脈）に関してもアセチルコリン負荷により冠動脈攣縮が誘発され，びまん性の90～99％狭窄が観察された[2]．

　冠動脈奇形に対する治療は通常経過観察であるが，冠動脈攣縮を伴う場合には薬物治療の対象となる．また，冠動脈の入口部狭窄の強い場合や動脈硬化の合併例では，冠動脈バイパス術が考慮される．冠動脈CTやMRIでは3次元的に冠動脈の起始，走行と周囲組織との関係を描出でき，冠動脈奇形の評価に有用である．

> **NOTE** ●単冠動脈の走行パターン
> 単冠動脈においては冠動脈の起始および走行に応じて複数のパターンがある（図3）． 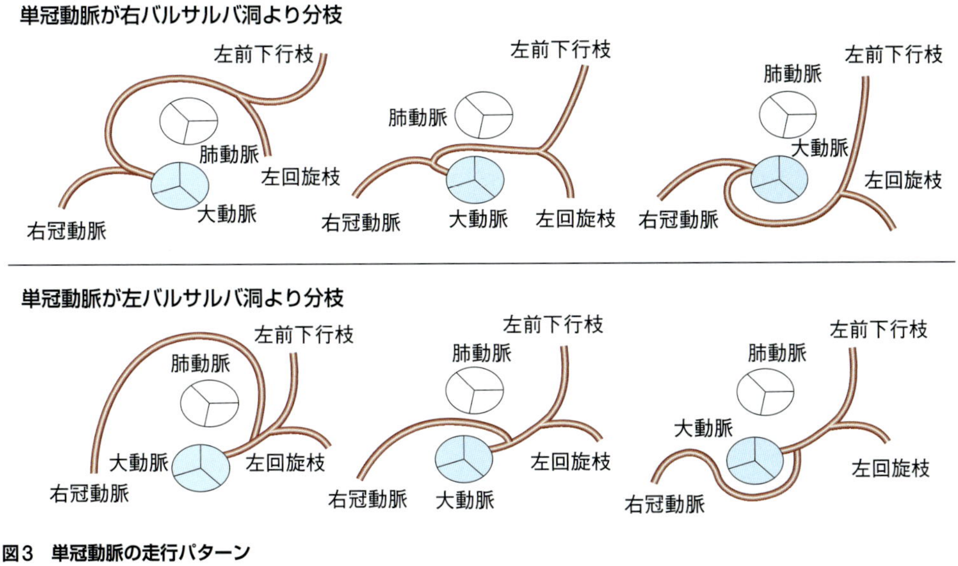
>
> **単冠動脈が右バルサルバ洞より分枝**
>
> **単冠動脈が左バルサルバ洞より分枝**
>
> 図3　単冠動脈の走行パターン

冠動脈疾患　冠動脈奇形（3）冠動脈肺動脈瘻

coronary-to-pulmonary artery fistula

（宇都宮大輔）

症例 80代，男性．急性の胸痛および失神．

図1-A　非造影CT

図1-B　造影CTボリューム・レンダリング画像

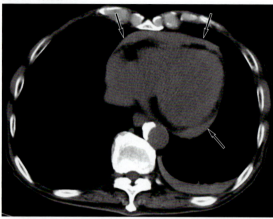
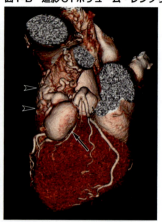

図1-C　造影CTボリューム・レンダリング画像

図1-D　造影CT水平軸位断像

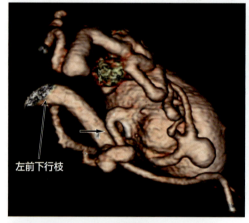

左前下行枝

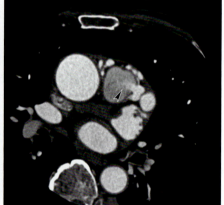

図1-E　造影CT，MPR冠状断像

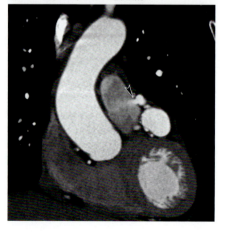

画像の読影

　胸部非造影CTにおいて血性と思われる淡い高吸収の心囊水貯留が認められる（図1-A；→）．心臓CT（ボリューム・レンダリング画像）にて左前下行枝の上方に大きな動脈瘤の形成が見られ（図1-B；→），左前下行枝から動脈瘤に向かって拡張・屈曲した異常血管が流入している（図1-C；→）．血性心囊水は動脈瘤の破裂によるものと考えられる．また，この動脈瘤と連続する蛇行した異常血管が肺動脈や大動脈の周囲に広がっている（図1-B；▶）．この異常血管から肺動脈本幹への瘻孔が造影剤のジェットとして確認できる（図1-D, E；▶）．

冠動脈肺動脈瘻の一般的知識と画像所見

　冠動脈瘻とは先天性の冠動脈奇形の一種で，冠動脈が心腔もしくは大血管腔との間に交通を持っている病態である．冠動脈肺動脈瘻では冠動脈と肺動脈の間に瘻孔があり，冠動脈から肺動脈に向かってシャントを形成する．これは胎生期に冠動脈が形成される過程で肺動脈から起始した副冠動脈が正常冠動脈と結合するために発生すると考えられている．冠動脈肺動脈瘻は同時に複数の冠動脈や大動脈と交通していることがある．この短絡が小さい場合には心雑音以外に特に症状はないが，短絡が大きい場合には盗血現象により心筋虚血を招くおそれがある．

　冠動脈肺動脈瘻ではシャント率は高くないことが多く，無症状に経過し，本症例のごとく成人になって診断に至る場合が多い．経過とともに異常血管の拡張・蛇行が進行し，動脈瘤の形成およびその破裂により急性の胸部症状，心不全に至ることがある．

　冠動脈肺動脈瘻では拡張・蛇行した異常血管が心臓，大血管の周囲に複雑に絡みつくように認められるため，その走行や交通孔は，心臓CTで3次元的に評価するのが最適である[1]．希釈造影剤を用いた二相性造影剤注入や生理食塩水によるフラッシュを行うことで肺動脈の濃度を低くすると，冠動脈から肺動脈側へのシャント部位をジェットとして観察できる．異常血管に動脈瘤を合併することが多く，動脈瘤への流入血管，流出血管の同定も治療方針の決定に重要である．

　治療方針としては，冠動脈肺動脈瘻の交通が小さい場合には保存的に経過観察する．シャント率が高い場合や破裂のリスクを伴う動脈瘤の形成や感染性心内膜炎の既往のある場合には，外科的治療の適応となる．

鑑別診断のポイント

　冠動脈瘤やバルサルバ洞動脈瘤が鑑別疾患として挙がる．また，拡張蛇行した異常血管が見られることから気管支動脈蔓状血管腫も鑑別に挙がる．複雑に走行する血管構造であるが，冠動脈および肺動脈との交通部を探すことで診断可能である．

参考文献

1) Utsunomiya D, Nishiharu T, Urata J, et al: Coronary arterial malformation depicted at multi-slice CT angiography. Int J Cardiovasc Imaging 22: 547-551, 2006.

冠動脈疾患　冠動脈奇形（4）
Bland-White-Garland症候群
anomalous origin of the left coronary artery from the pulmonary artery: ALCAPA

（山田祥岳，山田　稔，陣崎雅弘）

症例 5歳，男児．聴診で心雑音あり，心エコー検査で僧房弁閉鎖不全症と冠動脈走行異常が疑われ，心電図同期冠動脈CTが施行された．

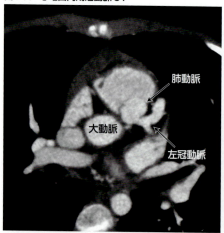

図1-A　心電図同期冠動脈CT

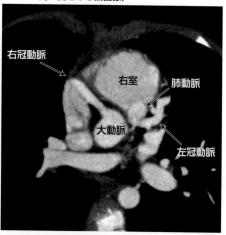

図1-B　心電図同期冠動脈CT斜横断像（右冠動脈起始部と左冠動脈起始部が同一面となる断面像）

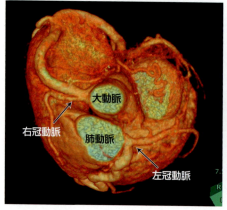

図1-C　心電図同期冠動脈CTボリューム・レンダリング画像（頭側からの観察）

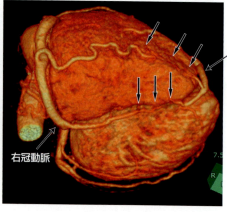

図1-D　心電図同期冠動脈CTボリューム・レンダリング画像（尾側からの観察）

参考文献

1) Hauser M: Congenital anomalies of the coronary arteries. Heart 91: 1240-1245, 2005.
2) Ando K, Nakajima Y, Yamagishi T, et al: Development of proximal coronary arteries in quail embryonic heart: multiple capillaries penetrating the aortic sinus fuse to form main coronary trunk. Circ Res 94: 346-352, 2004.
3) Dodge-Khatami A, Mavroudis C, Backer CL: Anomalous origin of the left coronary artery from the pulmonary artery: collective review of surgical therapy. Ann Thorac Surg 74: 946-955, 2002.

画像の読影

心電図同期冠動脈CT横断像(図1-A),斜横断像(図1-B),ボリューム・レンダリング画像(図1-C)にて,右冠動脈は通常通り大動脈基部の右冠尖から起始しているが,左冠動脈は肺動脈基部(肺動脈弁直上)から起始している.術前心電図同期冠動脈CTボリューム・レンダリング画像(図1-D)にて,右冠動脈から左冠動脈への側副血行路[右冠動脈後下行枝(#4PD)経由,鋭角枝あるいは右室枝経由]が発達している(→).

Bland-White-Garland 症候群の一般的知識と画像所見

Bland-White-Garland症候群/anomalous origin of the left coronary artery from the pulmonary artery(ALCAPA:以下,BWG症候群)は,左冠動脈が肺動脈から起始する疾患であり,発生頻度は3万人に1人で,先天性心疾患の0.3%程度を占めるとされる稀な疾患である[1].

動脈幹周囲に複数発生すると考えられている冠動脈原基は,通常,動脈幹分割時に大動脈側につながり開口するが[2],冠動脈原基の位置と動脈幹分割部位との関係で,肺動脈側に開口した場合にBWG症候群が生じると考えられている.

臨床症状と予後は,左右冠動脈間を結ぶ側副血行路の発達程度により異なる.側副血行路の発達が悪い乳児型では無治療の場合,生後1年以内に約90%が心筋虚血や不整脈で死亡すると報告されている[1].一方,側副血行路がよく発達した成人型は,稀であるが,高齢まで無症状で経過する場合もある.幼児期以後に安定した状態で外科的治療がなされた場合には良好な予後が得られている.

治療に関しては,心室性不整脈や突然死の危険性があるため,一般に無症状であっても本疾患と診断されれば原則的に外科的治療が必要とされている(図2)[3].

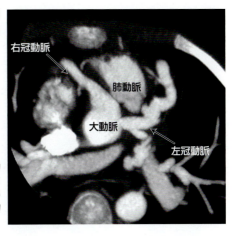

図2 術後心電図同期冠動脈CT斜横断像(右冠動脈起始部と左冠動脈起始部が同一面となる断面像,図1と同一患者)

BWG症候群に対し,左冠動脈―大動脈吻合術が施行され,左冠動脈は左冠尖に吻合されている(図2).本症例は術後経過良好であり,10代までの経過観察で,無症状で,運動制限も不要な生活を送っている.

鑑別診断のポイント

乳児期早期に心不全を呈し,僧房弁閉鎖不全症を伴う場合には,BWG症候群はまず考えるべき疾患のひとつである.幼児期以降でも原因不明の僧房弁閉鎖不全症を認める時には,BWG症候群を考慮する必要がある.本症が疑われた場合,心電図同期冠動脈CTで確定診断が可能である.

冠動脈疾患

左上大静脈遺残, Unroofed coronary sinus
persistent left superior vena cava: PLSVC

（木藤雅文, 幸 秀明）

症例1 60代, 女性. C型肝硬変のため肝移植予定である. 術前精査目的で施行された胸部CTにて, 大動脈弓部および肺動脈の左側を走行する異常血管を指摘された.

図1-A 造影CT　　図1-B 造影CT

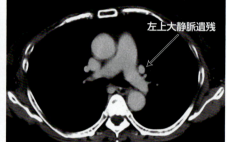

図1-C 造影CT　　図1-D 造影CT冠状断像

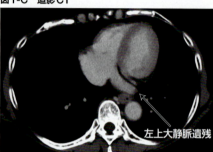
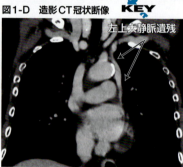

症例2 70代, 女性. 労作時の息切れと胸痛を自覚し来院. 冠動脈CTが施行された.

図2-A 造影CT　　図2-B 造影CT

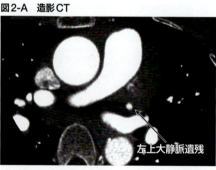
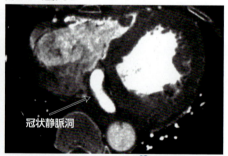

図2-C 造影CT　　図2-D 造影CT斜矢状断像

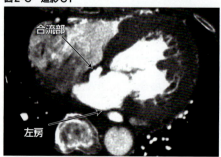
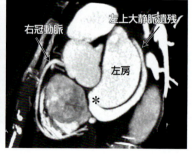

画像の読影

【症例1】 造影CTの水平断像（図1-A, B）で大動脈弓部に接して走行する異常血管を認める．頭側では左腕頭静脈と合流している（図1-D）．縦隔の左側部を下行し，尾側では冠静脈洞（図1-C）に合流しており，左上大静脈遺残とわかる．胸部単純X線写真では大動脈弓部外側，左上肺野に異常陰影を認める（非掲載）．他の心奇形などなく，経過観察となった．

【症例2】 造影CTの水平断像で肺動脈の左側を走行する異常血管を認める（図2-A）．尾側では冠静脈洞に合流しており，左上大静脈遺残とわかる（図2-B）．本症例では冠静脈洞と左房の間に交通があり（図2-C；→，図2-D；＊），左上大静脈遺残を合併するunroofed coronary sinusである．また，冠静脈洞の右房への開口部閉鎖も伴っており，冠静脈洞は右房への還流が見られない．

左上大静脈遺残の一般的知識と画像所見

胎生期の左総主静脈および左前主静脈の遺残による体静脈系の異常である．本来であれば，左腕頭静脈は大動脈弓部の前面を横切って右腕頭静脈に合流して上大静脈に連続するが，本症では左腕頭静脈から連続する遺残左上大静脈が見られ，大動脈弓や左肺動脈の腹側を下行し，冠状静脈洞に開口し右房に注ぐ左上肺静脈遺残の還流異常としては左房に開口するタイプや肺静脈へ還流するタイプが知られている．

発生頻度は上大静脈系の奇形の中で最も多く，健常人で0.3〜0.5％，先天性心疾患の患者では2〜4％に合併すると言われている．左上大静脈遺残の82〜90％で右上大静脈も残存し，重複上大静脈の形をとり，両者を吻合する左腕頭静脈は65％で欠損するか低形成である．多くは血行動態的異常がないので，他の心奇形などがなければ治療の必要はない．

画像所見としては，胸部単純X線正面像で大動脈弓部外側に帯状影を形成する．胸部CTでは，大動脈弓部や肺動脈の左側を下行する異常血管として認められる．ペースメーカーや中心静脈カテーテル留置の際に問題となるために，その存在と開口部位の指摘は大切である．また，左上大静脈遺残はunroofed coronary sinusとの関連があり（症例2），心電図同期造影CTの場合にはMPR画像などを用いて左房との交通がないかを確認すべきである．

鑑別診断のポイント

大動脈弓部に接して走行する異常血管としては，1）左上肋間静脈や2）総肺静脈もしくは部分肺静脈還流異常も知られている．1）では副半奇静脈から左腕頭静脈への吻合枝，2）では肺静脈から左腕頭静脈などへ連続する垂直静脈が左上大静脈遺残との鑑別が必要となることがある．

参考文献

1) Fang CC, Jao YT, Han SC, Wang SP: Persistent left superior vena cava: multi-slice CT images and report of a case. Int J Cardiol 121: 112-114, 2007.
2) Sonavane SK, Milner DM, Singh SP, et al: Comprehensive imaging review of the superior vena cava. RadioGraphics 35: 1873-1892, 2015.
3) Kim H, Choe YH, Park SW, et al: Partially unroofed coronary sinus: MDCT and MRI findings. AJR 195: W331-336, 2010.

心筋症　心筋症の分類について

(真鍋徳子)

遅延造影MRI左室短軸像

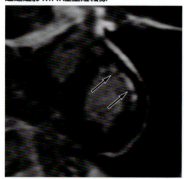

図1　症例1　心内膜下梗塞
70代，男性．心電図で前胸部誘導のpoor R progressionを指摘された．
確認冠動脈造影では，左冠動脈主幹部および三枝病変を認めた（非掲載）．左室遅延造影MRIでは心基部前壁心内膜下主体の異常増強像あり（→），左冠動脈前下行枝領域の心内膜下梗塞．

遅延造影MRI左室短軸像

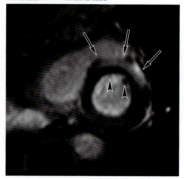

図2　症例2　心サルコイドーシス
60代，女性．肺サルコイドーシスあり，心病変合併検索のため心臓MRI施行された．
左室短軸遅延造影MRIでは前壁に心外膜側優位の染まりを認め（→），心内膜下の正常心筋が残っているのが確認できる（▶）．

遅延造影MRI左室短軸像

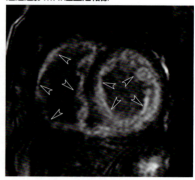

図3　症例3　心アミロイドーシス
70代，女性．左前胸部痛を主訴に近医受診し，胸部単純X線写真でうっ血性心不全を疑われ，当院紹介となる．入院時心エコーでびまん性の心筋肥大を指摘され，精査目的に心臓MRI施行．心筋重量は197g（体表面積補正後145g/m²）と増加．
左室短軸遅延造影MRIで両心室にびまん性の内膜下増強像を認め（▶），アミロイドーシスに特徴的所見．

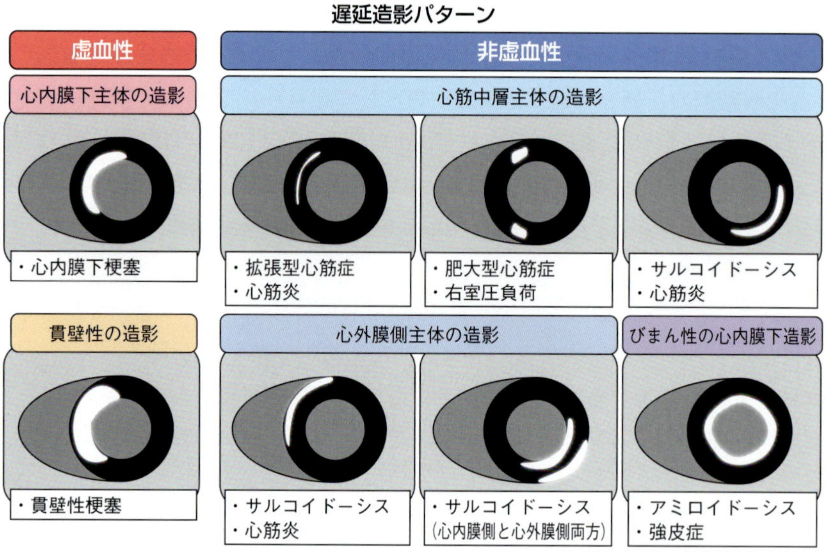

遅延造影パターン

虚血性	非虚血性			
心内膜下主体の造影	心筋中層主体の造影			
・心内膜下梗塞	・拡張型心筋症 ・心筋炎	・肥大型心筋症 ・右室圧負荷	・サルコイドーシス ・心筋炎	
貫壁性の造影	心外膜側主体の造影		びまん性の心内膜下造影	
・貫壁性梗塞	・サルコイドーシス ・心筋炎	・サルコイドーシス （心内膜側と心外膜側両方）	・アミロイドーシス ・強皮症	

図4　遅延造影MRIによる心疾患の鑑別
［文献2）より一部改変して転載］

「特発性心筋症」とは

「特発性心筋症」とは原因不明の心筋疾患であり，肥大型心筋症，拡張型心筋症，拘束型心筋症，不整脈源性右室心筋症，分類不能型心筋症が挙げられる．原因や全身疾患との関連が明らかな二次性の心筋疾患は「特定心筋症」として区別される．特定心筋症には，心筋炎，結合織病に伴う心筋疾患，筋ジストロフィーなど神経・筋疾患に伴う心筋疾患，サルコイドーシスやアミロイドーシスなど多岐にわたる疾患のスペクトラムが挙げられる．特発性心筋症の診断にあたっては，高血圧や虚血性心疾患，内分泌疾患などの背景疾患による心筋異常を除外することが重要である[1]．

特徴的な心形態を示す疾患もあれば，形態のみでは判別困難な場合もあり，臨床情報および各種画像診断法を組み合わせて総合的に評価する．

遅延造影MRIを用いた心筋症の鑑別

心臓検査のファーストステップは，広く普及しており簡便な超音波検査が選択されることが多く，そこで何らかの異常が指摘された場合や観察困難であった場合に，精査目的で心臓MRIなどの検査が依頼されてくる．

心筋症における各種画像診断法の特徴を示す（表）．

MRIは，被ばくがなく，超音波検査と比べて患者の体格に左右されず，検者間のばらつきが少ない再現性の高い検査法であり，心筋の血流・性状評価に優れている．

特に遅延造影法は，虚血性心筋症と非虚血性心筋症の鑑別に有用である（図4）．

遅延造影の評価ポイントとしては，心筋を3層に分けて考えるとわかりやすい．
1）まず，最内層である心内膜下に異常増強像があるかどうかに注目する．
2）心内膜下に異常増強像がある場合，冠動脈の支配領域と一致するならば心筋梗塞を疑う（図1）．
3）心内膜下が保たれている場合は，心筋梗塞以外の非虚血性心筋症を疑う．
　この場合，心外膜側の異常増強像なのかあるいは，心筋中層主体なのかを判断し，鑑別の一助とする．前者の代表例が心筋炎（図2），後者の代表例は拡張型心筋症である．
4）びまん性の心内膜下異常増強像が見られる特殊な病態として，心アミロイドーシス（図3）と強皮症が挙げられる．

表　循環器各種画像診断法の比較

	MRI	CT	核医学	血管造影	超音波
冠動脈描出	○	◎	×	◎	△
心筋血流	◎	○	◎	×	△
心筋性状	◎	○	◎	△	△
心機能	◎	○	◎	◎	○
被ばく	◎	×	×	×	◎
簡便性	△	○	△	×	◎

◎：優れている，○：よい，△：まあまあ，×あんまり

参考文献
1) Richardson P, McKenna W, Bristow M, et al: Report of the 1995 World Health Organization/ International Society and Federation of Cardiology Task Force on the Definition and Classification of Cardiomyopathy. Circulation 93: 841-842, 1996.
2) Mahrholdt H, Wagner A, Judd RM, et al: Delayed enhancement cardiovascular magnetic resonance assessment of non-ischaemic cardiomyopathies. Eur Heart J 26: 1461-1474, 2005.

心筋症 肥大型心筋症
hypertrophic cardiomyopathy: HCM

（真鍋徳子）

症例 60代，女性．関節リウマチを40代で検診にて心肥大を指摘される．近医にて大動脈弁狭窄症と診断され，保存的に経過を見ていたが，最近，立ちくらみや息切れが出現するようになり，当院受診．

図1-A　シネMRI左室短軸像

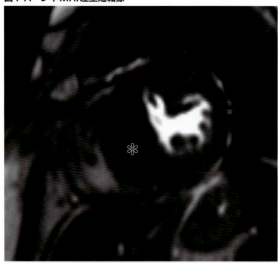

図1-B　シネMRI左室四腔断像

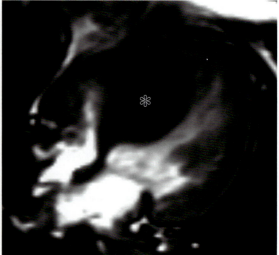

図1-C　遅延造影MRI四腔断像

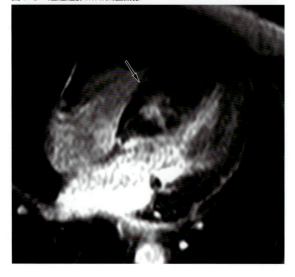

参考文献
1) 北畠 顕，友池仁暢・編：厚生労働省難治性疾患克服研究事業特発性心筋症調査研究班：心筋症：診断の手引きとその解説．かりん舎，2005．
2) Maron BJ, Ommen SR, Semsarian C, et al: Hypertrophic cardiomyopathy: present and future, with translation into contemporary cardiovascular medicine. J Am Coll Cardiol 64: 83-99, 2014.
3) Moon JC, McKenna WJ, McCrohon JA, et al: Toward clinical risk assessment in hypertrophic cardiomyopathy with gadolinium magnetic resonance imaging. J Am Coll Cardiol 41: 1561-1567, 2003.

画像の読影

シネ左室短軸拡張末期と四腔断拡張末期像で，心室中隔の著明な肥厚を認める（図1-A，B；＊）．心室中隔35mm，側壁8mm（心室中隔/側壁比＞1.3）と非対称性中隔肥厚の所見である．心筋重量は193g（体表面積補正後126g/m^2）と増加あり．左室の容量解析結果は拡張末期容積99m*l*，収縮末期容積28m*l*と内腔の拡大なく，左室駆出率は71％．遅延造影では，肥厚した心室中隔中層に斑状の増強像を認める（図1-C；→）．

肥大型心筋症の一般的知識と画像所見

肥大型心筋症は，明らかな心肥大を来す原因がなく，左室ないし右室心筋の心肥大を来す疾患であり，不均一な心筋壁厚増加を呈するのが特徴である．また通常，左室内腔の拡大はなく，左室収縮は正常か過大である．心肥大に基づく左室拡張能低下が本症の基本的な病態である[1]．

肥大型心筋症の病因は，サルコメア構成要素などをコードする遺伝子の変異に起因する心筋収縮関連蛋白の異常である．家族性発生の半数以上は遺伝子異常に起因するが，孤発性でも異常が報告されている[2]．若年者の突然死の原因のひとつとして知られ，失神や不整脈による突然死，左室流出路狭窄による心不全死，心房細動による塞栓症が臨床的に問題となる．

超音波検査や心臓MRIによる本症の基本的画像所見としては，拡張末期に左室壁厚が15mmを超える肥大であり，下記の2点が特徴的所見である．

［非対称性中隔肥厚（asymmetric septal hypertrophy：ASH）］　側壁に対して心室中隔の厚さが1.3倍以上ある．

［SAM（systolic anterior movement）］　僧帽弁前尖の収縮期前方移動．

SAMがあると，肥厚した左室流出路の心室中隔の張り出しとSAMの間で血流が妨害され，流出路狭窄と呼ばれる．

これらの形態的な特徴所見は，超音波検査でも心臓MRIでも評価可能である．ただし，前側壁や心尖部は超音波検査で時として死角となり，肥厚を過小評価する場合があり，死角のないMRIが有用である．また，心臓MRIでは左室全体の心筋重量計測が可能で，肥大の程度を客観的に評価できる．肥大型心筋症においては一般的に心筋重量増加が見られるが，局所の肥大が存在していても心筋重量増加の見られないケースもある．

心臓MRIの遅延造影における異常所見は約80％の症例で認められるとされ，肥大した心筋部，心室中隔右室左室接合部の斑状の染まりが典型的で，遅延造影範囲が広範囲の症例は高リスク群とされる[3]．

鑑別診断のポイント

左室肥大を来す他の疾患が鑑別に挙がる．画像所見のみならず，高血圧や蓄積病といった原因疾患の評価が鑑別のポイントとなる．一般的に肥大型心筋症では左室肥大が不均一な形態（非対称性腫大）を呈するのに対して，アミロイドーシスやヘモクロマトーシス，糖原病といった代謝性疾患を背景とする蓄積病では，左室全体に比較的均一な肥厚を呈するのが特徴である．長期の激しいスポーツに対する代償として心肥大を来すスポーツ心臓では，収縮能および拡張能は保たれており，僧帽弁弁尖の収縮期前方移動は認めない．

心筋症 閉塞性肥大型心筋症
hypertrophic obstructive cardiomyopathy: HOCM

（真鍋徳子）

症例1 60代，女性．他院での心エコーで左室肥大を指摘された．

図1-A　シネMRI左室流出路像（拡張期）

図1-B　シネMRI左室流出路像（収縮期）

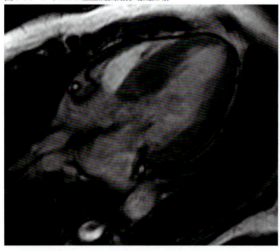
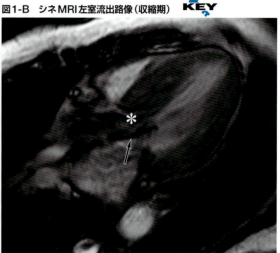

症例2 70代，男性．食思不振で近医受診し，胸部単純X線写真で心拡大あり．心電図では，広範胸部誘導において陰性T波を認めた．

図2-A　シネMRI四腔断像（拡張期）

図2-B　シネMRI四腔断像（収縮期）

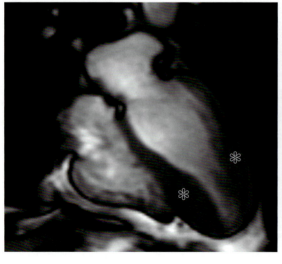
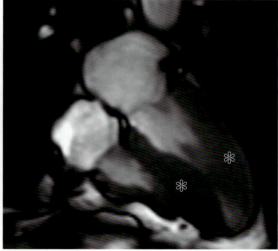

画像の読影

【症例1】 シネ左室流出路像では，僧帽弁の収縮期前方運動（systolic anterior movement：SAM，図1-B；→）と肥厚した中隔との間で流出路（＊）狭窄を来し，同部から大動脈へかけて低信号のジェット流が確認される．拡張末期でも心室中隔は20mmと肥厚し，下側壁は10mmと非対称性中隔肥厚（asymmetric septal hypertrophy：ASH）を認めた．超音波検査では同部のピークグラジエント113mmHgの加速血流があり，左室流出路閉塞性肥大型心筋症の診断．

【症例2】 シネ四腔断像左室中部レベルで壁肥厚（図2；＊）が顕著であり，収縮期には中部レベルで内腔の消失を認める．心室中隔壁厚は拡張末期に19.9mm，左室心筋重量は146g（体表面積補正後96.8g/m^2）と増加している．超音波検査では同部のピークグラジエント39mmHgの加速血流を認め，心中部型閉塞性肥大型心筋症の所見である．

閉塞性肥大型心筋症の一般的知識と画像所見

肥大型心筋症の臨床的分類では，流出路に狭窄が起こる閉塞性肥大型心筋症（hypertrophic obstructive cardiomyopathy：HOCM）と非閉塞性肥大型心筋症とに分けて分類される．HOCMにはさらに，左室から大動脈への流出路に狭窄が生じる場合（left ventricular outflow tract obstruction：LVOTO）と，心中部レベルでの内腔狭窄が起こる左室中部型（mid-ventricular obstruction：MVO）とがある．LVOTOは肥大型心筋症全体の約25%程度に見られるとされ[1]，MVOの頻度は10%前後である[2]．狭窄の診断は左室流出路での血管造影や超音波ドプラ検査法で，30mmHg以上の圧較差により診断される．HOCMでは流出路狭窄による心不全を引き起こし，肥大型心筋症の独立した予後規定因子とされる[1)2)]．

MRIは心筋の病的肥大部位を特定するのに適しており，狭窄部で血液の乱流や加速血流があれば，シネ画像で血液の高信号域内にflow voidとして低信号域が同定される．LVOTOでは，特徴的な僧帽弁の収縮期前方運動（SAM）と，肥厚した中隔の間で加速血流を認めるほか，SAMに伴う僧帽弁前尖と後尖の閉鎖不全を来し，僧帽弁逆流を伴う場合もある．ただし，MVOではSAMや僧帽弁逆流を伴わない．

MVOでは，しばしば左室心尖部瘤を合併し，心室性不整脈の原因となる．

鑑別診断のポイント

肥大型心筋症の評価には，流出路狭窄の有無がポイントとなる．

参考文献

1) Maron MS, Olivotto I, Betocchi S, et al: Effect of left ventrivcular outflow obstruction and clinical outcome in hypertrophic cardiomyopathy. N Engl J Med 348: 295-303, 2003.
2) Minami M, Kajimoto K, Terajima Y, et al: Clinical implications of midventricular obstruction in patients with hypertrophic cardiomyopathy. J Am Coll Cardiol 57: 2346-2355, 2011.

心筋症 心尖部肥大型心筋症
apical hypertrophic cardiomyopathy

（真鍋徳子）

症例 70代，男性．心室細動にて心肺停止．蘇生後の精査加療目的に入院となり，心臓MRIが施行された．

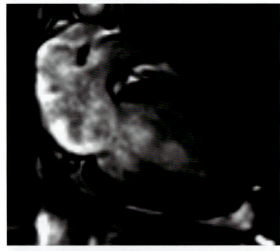

図1-A　シネMRI二腔断像（拡張期）

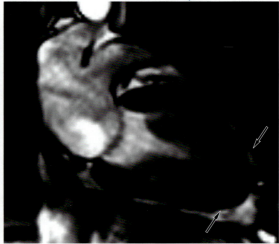

図1-B　シネMRI二腔断像（収縮期）

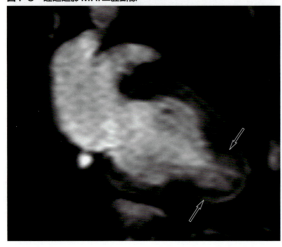

図1-C　遅延造影MRI二腔断像

画像の読影

　MRIのシネ左室短軸像における計測では，心中部レベル心室中隔の壁厚10.5mm，側壁8.9mmと，正常の壁厚に対して，心尖部は拡張末期に21mmと全周性の著明な肥厚を示していた．左室容量解析による心筋重量は，148.7g（体表面積補正後88.9g/m^2）と増加していた．左室心尖部に加えて右室壁のびまん性肥厚も見られた．

　超音波検査（非掲載）では，肥厚した心尖部に1.6m/sの加速血流があり，心尖部肥大型心筋症の診断となった．

　シネ二腔断拡張期像でも，壁厚15mmを超える心尖部の肥厚を認める．左室内腔の形態はスペード型を呈している（図1-A）．収縮期像では心尖部内腔の消失を認める（図1-B；→）．遅延造影二腔断像では，肥厚した心尖部壁内に斑状の染まりを認める（図1-C；→）．

心尖部肥大型心筋症の一般的知識と画像所見

　肥大型心筋症のうち，左室の心尖部に限局した肥厚を示す特殊なタイプで，日本から初めて報告された[1)2)]．肥大型心筋症の大部分を占める家族性の非対称性中隔肥大型とは成因が異なり，家族内発症は稀で，中高年男性に多く，軽症高血圧の合併が多いことなど，後天性因子との関連が報告されている[3)]．左室造影，超音波検査やMRIシネ画像の左室長軸像で，左室内腔の形態がスペード型に見えるのが典型的所見である．肥大型心筋症のなかでも本タイプは，失神や突然死の家族歴が少なく，心筋線維化の範囲や拡張障害の程度も軽微で，予後良好とされている[4)]．ただし，肥厚した心尖部に心室瘤を合併する場合があり，遅延造影での線維化の評価と併せて経過を注意する必要がある．

鑑別診断のポイント

　心尖部は正常例においては生理的に他部位より薄く見えるため，心尖部のみ限局した心筋肥厚を呈する所見は本症に特徴的で，鑑別に苦慮する場合は少ない．ただし心尖部に瘤を合併した場合は，左冠動脈前下行枝領域梗塞との鑑別が必要となる．

参考文献

1) Sakamoto T, Tei C, Murayama M, et al: Giant T wave inversion as a manifestation of asymmetrical apical hypertrophy (AAH) of the left ventricle: echocardiographic and ultrasono-cardiotomographic study. Jpn Heart J 17: 611-629, 1976.
2) Yamaguchi H, Ishimura T, Nishiyama S, et al: Hypertrophic nonobstructive cardiomyopathy with giant negative T waves (apical hypertrophy): ventriculographic and echocardiographic features in 30 patients. Am J Cardiol 44: 401-412, 1979.
3) Koga Y, Itaya M, Takahashi H, et al: Apical hypertrophy and its genetic and acquired factors. J Cardiogr Suppl (6): 65-74, 1985.
4) Kim EK, Lee SC, Hwang JW, et al: Differences in apical and non-apical types of hypertrophic cardiomyopathy: a prospective analysis of clinical, echocardiographic, and cardiac magnetic resonance findings and outcome from 350 patients. Eur Heart J Cardiovasc Imaging 2015 Aug 4. pii: jev192. [Epub ahead of print]

心筋症 肥大型心筋症に伴う心室瘤
ventricular aneurysm in hypertrophic cardiomyopathy

（真鍋徳子）

症例 80代，女性．意識障害を主訴に受診．脳MRIでは異常認めず，心筋逸脱酵素（ミオグロビン）上昇も認めたため，精査目的に心臓MRIが施行された．

図1-A　シネMRI左室二腔断像（拡張期）

図1-B　シネMRI左室二腔断像（収縮期）

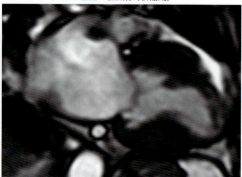

図1-C　遅延造影MRI左室二腔断像

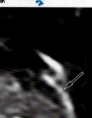

図1-D　遅延造影MRI左室短軸像

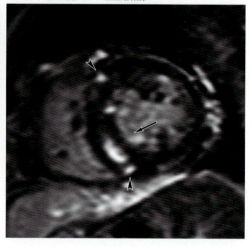

参考症例 左冠動脈前下行枝域梗塞．
70代，男性．心電図で前壁心筋梗塞が疑われ，冠動脈造影で左冠動脈前下行枝#7に99%狭窄を認めた．

図2-A　遅延造影MRI二腔断左室長軸像

図2-B　遅延造影MRI二腔断左室短軸像

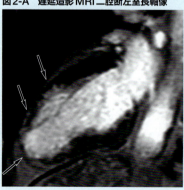
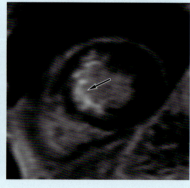

遅延造影では，心中部から心尖部にかけて前壁の梗塞を認め（図2-A；→），心尖部は菲薄化している状態である．心中部レベル左室短軸像では，梗塞は心内膜下主体で心外膜側の心筋は保たれているのがわかる（図2-B；→）．

画像の読影

シネ左室二腔断面像拡張期と収縮期像（図1-A, B）では，左室中部レベルの壁肥厚と心尖部壁の菲薄化を認める．菲薄化した心尖部は，ほとんど収縮しておらず瘤化している状態である．遅延造影左室二腔断像では，菲薄化した心尖部に一致して遅延造影で増強像（図1-C；→）を認める．遅延造影左室短軸像心中部レベルの断面（図1-D）では，心室中隔右室左室接合部（▶）や下壁中隔中層（→）に斑状の染まりを認める．心筋梗塞とは異なり，心内膜下が保たれる造影パターンを呈しており，左冠動脈前下行枝域の心筋梗塞とは鑑別できる．

肥大型心筋症に伴う心室瘤の一般的知識と画像所見

米国のMaronグループからの報告では，肥大型心筋症1,299例のうち心尖部心室瘤合併は28例（2％）で，そのうち19例（68％）が"砂時計（hourglass）"様の内腔形態を呈したとされる[1]．また心中部肥大型心筋症（mid-ventricular obstruction：MVO）においては，心尖部の圧負荷が心尖部瘤化の原因と考えられており，MVOの患者約25％に心尖部瘤の合併があったと報告されている[1)2)]．

肥大型心筋症のなかでも心尖部心室瘤がある場合は，年間約10％と高率に突然死や致死性不整脈などの心血管イベント発症が起こるとされ，特に瘤のサイズが4cmを超える大きな場合はイベント発生率が高く，肥大型心筋症の予後不良因子である．瘤化した心尖部が致死的な心室性不整脈源となると考えられており，implantable cardiovascular defibrillator（ICD）植込みを含めた積極的な治療介入が望まれる[1]．

MRIシネ画像では左室の形態を観察し，心筋の局所的な菲薄化および壁運動低下を示す瘤化部位を評価する．遅延造影では，瘤化部分の壁に線維化を示す異常増強像が認められる．壁運動の低下した瘤内に時に血栓が合併することがあり，注意深い観察が必要である．

鑑別診断のポイント

肥大型心筋症に伴う左室心尖部瘤においては，心尖部の菲薄化および遅延造影陽性所見が，左冠動脈前下行枝域の陳旧性心筋梗塞と類似する場合がある．心尖部瘤以外の心筋の肥大や遅延造影陽性分布，冠動脈疾患の既往の有無が鑑別の鍵となる．

参考文献

1) Maron MS, Finley JJ, Bos JM, et al: Prevalence, clinical significance, and natural history of left ventricular apical aneurysms in hypertrophic cardiomyopathy. Circulation 118: 1541-1549, 2008.
2) Minami M, Kajimoto K, Terajima Y, et al: Clinical implications of midventricular obstruction in patients with hypertrophic cardiomyopathy. J Am Coll Cardiol 57: 2346-2355, 2011.

心筋症 拡張型心筋症
dilated cardiomyopathy: DCM

（小川 遼，城戸倫之）

症例1 60代，男性．心不全の精査目的で心臓MRIを施行した

図1-A シネMRI左室短軸像

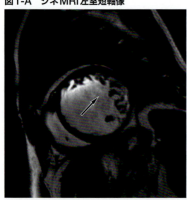

図1-B 遅延造影MRI左室短軸像

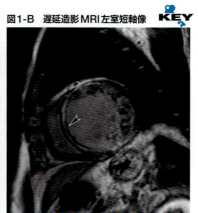

図1-C 遅延造影MRI左室水平長軸像

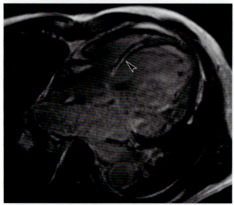

症例2 70代，男性．心不全の精査目的で心臓MRIを施行した．

図2-A 遅延造影MRI左室短軸像

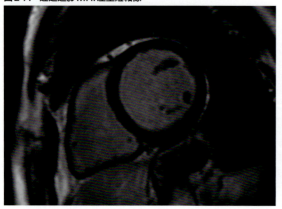

図2-B 遅延造影MRI左室水平長軸像

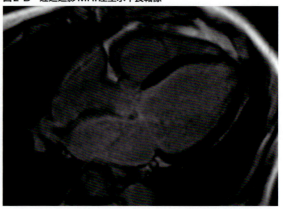

画像の読影

【症例1】 シネMRIでは左室壁の菲薄化と内腔の著明な拡大を認め,壁運動は高度に低下している(拡張末期容積:337.1ml,収縮末期容積:277.0ml,左室駆出率:17.8%).壁の菲薄化により相対的に肉柱が目立つ(図1-A;→).遅延造影MRIでは左室心筋の中隔中層主体に線状の遅延造影を認める(図1-B, C;▶).冠動脈造影では有意狭窄はなく,2次性の心筋症を除外し,拡張型心筋症と診断された.

【症例2】 左室壁の菲薄化と内腔の拡大を認める(図2).明らかな遅延造影は指摘できない.心筋生検で二次性の心筋症を除外し,拡張型心筋症と診断された.

拡張型心筋症の一般的知識と画像所見

拡張型心筋症は左室内腔の拡大と左室心筋の収縮障害を特徴とし,虚血性心疾患や弁膜症,先天性心疾患など他の原因の明らかな心筋症を除外した疾患群である.遺伝子異常や免疫異常,ウイルス感染などが原因と考えられているが,まだ詳細な病因は不明である.組織学的には間質の線維化や心筋細胞の変性が見られるが,特異的なものではない.実臨床では他の疾患の除外によって診断されているのが現状である.

シネMRIでは左室壁運動の低下や壁の菲薄化,内腔の拡張などが認められる.遅延造影は見られないことも多く,拡張型心筋症の59%では遅延造影が見られず,28%に心基部から中部の心室中隔に縦走する遅延造影が見られたという報告がある[1].この左室中層の遅延造影(midwall fibrosis)は,病理組織学的な線維化巣を反映しており,拡張型心筋症に比較的特徴的な所見として診断に有用である.また,拡張型心筋症において,midwall fibrosisを認めた群は,遅延造影を認めなかった群よりも予後が悪いと報告されている[2].

鑑別診断のポイント

心不全の原因として,虚血性心疾患の除外には遅延造影MRIが有用である.虚血性心疾患では内膜下優位の遅延造影が見られるが,拡張型心筋症では遅延造影は見られないか,あるいは心筋中層に多く見られることなどから両者の鑑別は比較的容易である.時に拡張相肥大型心筋症との鑑別が問題となるが,拡張相肥大型心筋症では,右室左室接合部の遅延造影や非対称性の心筋肥厚など,背景の肥大型心筋症に特徴的な所見が残存して見られることが多く,鑑別に有用である.左室緻密化障害では,緻密化層と非緻密化層の比を計測することなどが提唱されているが,拡張型心筋症でも緻密化層の菲薄化により相対的に肉柱が目立つことが多く,両者の鑑別は難しい.病歴など臨床情報が重要となる.

参考文献

1) McCrohon JA, Moon JC, Prasad SK, et al: Differentiation of heart failure related to dilated cardiomyopathy and coronary artery disease using gadolinium-enhanced cardiovascular magnetic resonance. Circulation 108: 54-59, 2003.
2) Gulati A, Jabbour A, Ismail TF, et al: Association of fibrosis with mortality and sudden cardiac death in patients with nonischemic dilated cardiomyopathy. JAMA 309: 896-908, 2013.

心筋症 心アミロイドーシス
cardiac amyloidosis

(小川 遼, 城戸倫之)

症例1 70代, 男性. 心不全の原因の精査目的にて心臓MRIを施行した.

図1-A　シネMRI左室短軸像

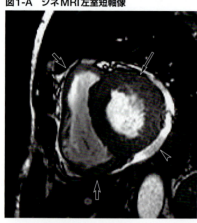

図1-B　遅延造影MRI左室短軸像

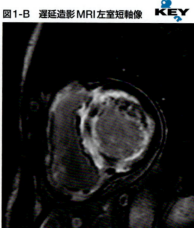

図1-C　遅延造影MRI左室水平長軸像

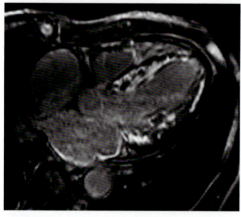

図1-D　病理組織像(ダイレクトファーストスカーレット染色)

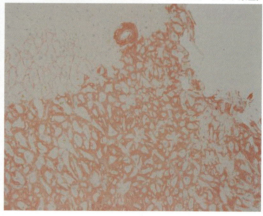

症例2 70代, 男性. 心機能低下を指摘され, 精査目的で心臓MRIを施行した.

図2-A　遅延造影MRI左室短軸像

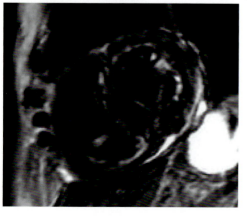

図2-B　^{99m}Tc-MDP

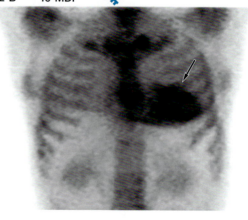

画像の読影

【症例1】 左室壁はびまん性に肥厚しており（図1-A；→）,右室壁にも肥厚を認める（➡）.心囊液が貯留している（▻）.遅延造影MRIでは,心内膜下主体に遅延造影が広がっており,中隔ではほぼ貫壁性の遅延造影となっている.右室や心房にも遅延造影を認める（図1-B, C）.心アミロイドーシスを疑う所見である.

その後,右室からの心筋生検が施行された.病理組織像ではダイレクトファーストスカーレット染色でアミロイド沈着部位が橙色に染まり,心アミロイドーシスと確定診断された（図1-D）.

【症例2】 遅延造影MRIでは,左室内膜下に全周性の遅延造影が疑われるも,心内腔が低信号を呈しており心筋とのコントラストが不良となっている（図2-A）.核医学検査では,^{99m}Tc-MDPの心筋への高度集積を認める（図2-B；→）.本症例も右室からの心筋生検で,病理組織学的に心アミロイドーシスと確定診断された.

心アミロイドーシスの一般的知識と画像所見

心アミロイドーシスは,全身性アミロイドーシスにより,アミロイド蛋白が心筋に沈着して生じる2次性の心筋疾患である.心筋の肥厚や拡張障害を引き起こし,進行すると心不全や致死性不整脈を来すため,心病変の有無はアミロイドーシス患者において重要な予後規定因子となる.確定診断は心筋生検によりアミロイドの沈着を確認する.

心アミロイドーシスでは,心内膜下に沿った全周性の遅延造影が特徴的であり,診断に有用である[1].これは,病理学的にアミロイド沈着による間質の拡大や微小血管の閉塞に伴う心筋壊死を反映した所見と考えられている.アミロイド沈着の部位や程度によって,びまん性や局所的な遅延造影を呈する場合もある.また,遅延造影MRI撮像時に心筋と内腔との増強効果が同程度なため,心内腔が低信号を呈し,心筋との十分なコントラストが得られないこともアミロイドーシスを示唆する所見である.遅延造影による心アミロイドーシスの診断能は高く,遅延造影のある心アミロイドーシスは,遅延造影のない群よりも優位に予後が悪いと報告されている[2].全周性の心筋肥厚を呈することが多く,右室の壁肥厚を伴うことも多い.胸水や心囊液の貯留もしばしば見られる.

核医学検査では,^{99m}Tc［^{99m}Tc-PYP（ピロリン酸）,^{99m}Tc-MDP,^{99m}Tc-HMDP］がアミロイド蛋白内のカルシウムに結合するため心筋への強い集積が認められる.

鑑別診断のポイント

心筋肥大を呈する疾患として,肥大型心筋症,高血圧性心,ファブリー病などが鑑別に挙がる.比較的均一な全周性壁肥厚や心内膜下に沿った全周性の遅延造影,心内腔の低信号化,^{99m}Tcの心筋集積などが鑑別に有用である.

参考文献

1) Syed IS, Glockner JF, Feng D, et al: Role of cardiac magnetic resonance imaging in the detection of cardiac amyloidosis. JACC Cardiovascular Imaging 3: 155-164, 2010.
2) Austin BA, Tang WH, Rodriguez ER, et al: Delayed hyper-enhancement magnetic resonance imaging provides incremental diagnostic and prognostic utility in suspected cardiac amyloidosis. JACC Cardiovascular Imaging 2: 1369-1377, 2009.

心筋症 心ファブリー病
cardiac Fabry disease

(幸 秀明, 尾田済太郎)

症例1 50代, 女性. ファブリー病の家族歴あり. 心エコーにて心肥大を指摘される.

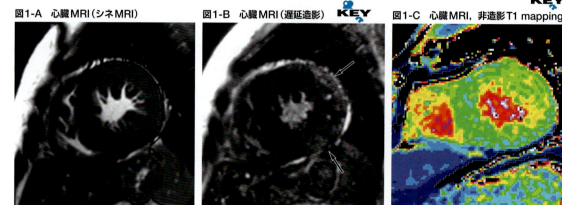

図1-A 心臓MRI（シネMRI）
図1-B 心臓MRI（遅延造影）
図1-C 心臓MRI, 非造影T1 mapping

症例2 40代, 男性. 5年前にファブリー病と診断され, 酵素補充療法を施行中.

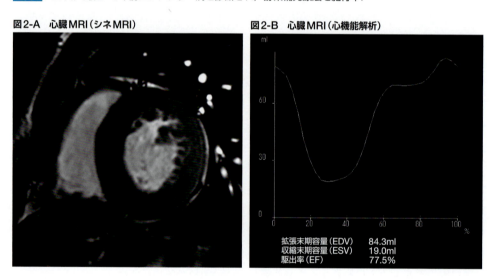

図2-A 心臓MRI（シネMRI）
図2-B 心臓MRI（心機能解析）

拡張末期容量（EDV）　84.3ml
収縮末期容量（ESV）　19.0ml
駆出率（EF）　77.5%

参考文献

1) Nakao S, Takenaka T, Maeda M, et al: An atypical variant of Fabry's disease in men with left ventricular hypertrophy. N Engl J Med 333: 288-293, 1995.
2) Moon JC, Sachdev B, Elkington AG, et al: Gadolinium enhanced cardiovascular magnetic resonance in Anderson-Fabry disease: evidence for a disease specific abnormality of the myocardial interstitium. Eur Heart J 24: 2151-2155, 2003.
3) Kozor R, Grieve SM, Tchan MC, et al: Cardiac involvement in genotype-positive Fabry disease patients assessed by cardiovascular MR. Heart. 2016 Jan 4. [Epub ahead of print]

画像の読影

【症例1】 シネMRIにて心筋壁の著明な肥厚を認める．全周性，対称性の心筋壁肥厚である（図1-A）．造影MRIでは左室側壁〜下壁の心筋内に斑状の遅延造影を認める（図1-B；→）．非造影T1 mappingでは心筋のT1値は全体に短縮している（施設基準値の約−20%）（図1-C）．その後，遺伝子診断によりファブリー病と確定した．

【症例2】 シネMRIにて心筋壁の全周性，対称性の肥厚を認める（図2-A）．心機能解析において心機能に特段の問題を認めない（図2-B）．心筋重量係数は110g/m^{2}と高値だった（日本人男性の基準値は76±16g/m^2）．本症例では遅延造影は認めなかった．

ファブリー病の一般的知識と画像所見

ファブリー病はライソゾーム病と総称される疾患群に属し，X連鎖性の遺伝形式をとる先天性スフィンゴ糖脂質代謝異常症であり，ライソゾームにあるα-ガラクトシダーゼの酵素活性低下により，スフィンゴ糖脂質が全身の組織・臓器に進行性に蓄積することにより発症する．障害されやすい臓器は主に脳・神経，心臓，血管，腎臓，消化管，目，皮膚などである．X染色体優性遺伝のため，主に男性（ヘミ接合体）が発症する．しかし，女性（ヘテロ接合体）でも年齢が進むと多くの人に何らかの臓器障害が出現する．

全身の臓器症状を来す古典型は幼少期（4〜8歳）に発症し，平均死亡年齢は40歳前後と報告されている．心臓や腎臓など特定の臓器症状のみを呈する亜型は，古典型に比べて発症年齢が高い（20〜40代）．女性患者では，発症年齢がさらに高くなる．心ファブリー病は，心障害のみを認める亜型であり，潜在的に多く存在していると考えられており，左室肥大を有する日本人男性患者の3%に認められると報告されている．

心ファブリー病では糖脂質の心筋への沈着により，心筋壁肥厚を呈し，血管内皮にも沈着することで微小循環障害も来す．形態や機能的には肥大型心筋症に非常に類似しており，肥大型心筋症と診断されたうちの一部に心ファブリー病が含まれていると推察される．病初期は心肥大のみを呈するが，進行すると心不全や不整脈による症状を呈する．確定診断は臨床所見に加え，酵素診断や遺伝子診断，病理組織診断が行われる．治療には酵素補充療法と対症療法が行われる．

心ファブリー病の画像所見としては，心エコーでさまざまな程度の心肥大を認め，左室心内膜面の膜状の輝度上昇が"binary appearance"と呼ばれ，かつては診断に有用とされてきたが，近年ではファブリー病に特異的な所見ではないとされている．心臓MRIでは対称性の心肥大（右室肥大を認めることもある），心筋重量（LV mass）の増加，心筋内の遅延造影が報告されている．ejection fractionは保たれていることが多い．遅延造影は約35%に認められるとされ，心筋中間層に斑状，帯状に見られることが多く，心基部の下側壁に好発する．しかし，これらの所見は肥大型心筋症でも見られるため，MR所見だけでは鑑別は困難である．近年では心ファブリー病の診断においてT1 mappingの有用性が多く報告されている．一般的に，ほとんどの心疾患では心筋のT1値（native T1）は延長するが，心ファブリー病では脂質沈着を反映してT1値は短縮し，特異的に診断できる可能性がある．

鑑別診断のポイント

肥大型心筋症や心アミロイドーシスなどの心肥大を呈する疾患が主な鑑別対象となる．形態や機能，遅延造影の所見のみで，これらの疾患を鑑別することは困難である．近年，普及しつつあるT1 mappingは鑑別に有用な可能性がある．病歴や家族歴，身体所見と併せて，ファブリー病の可能性があれば，酵素診断や遺伝子診断を検討する必要がある．

心筋症 心臓サルコイドーシス
cardiac sarcoidosis: CS

（太田靖利，吉田守克）

症例 40代，男性．眼サルコイドーシスの診断にてステロイド導入予定．受診時，心室頻拍，右脚ブロックあり，カーディオバージョン施行し，洞調律に復帰．精査目的でMRI施行した．

図1-A　遅延造影MRI左室短軸像

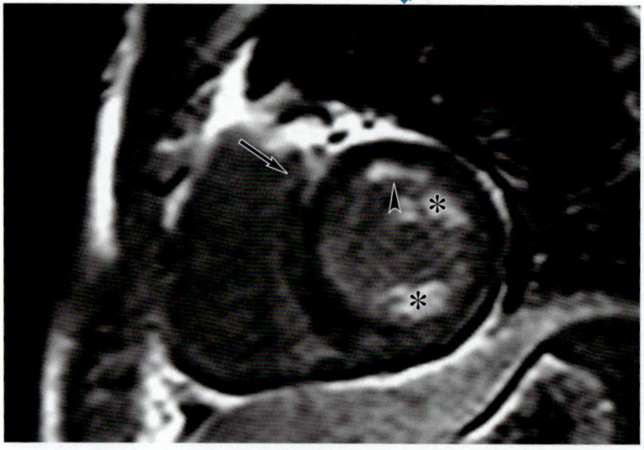

図1-B　脂肪抑制T2強調像

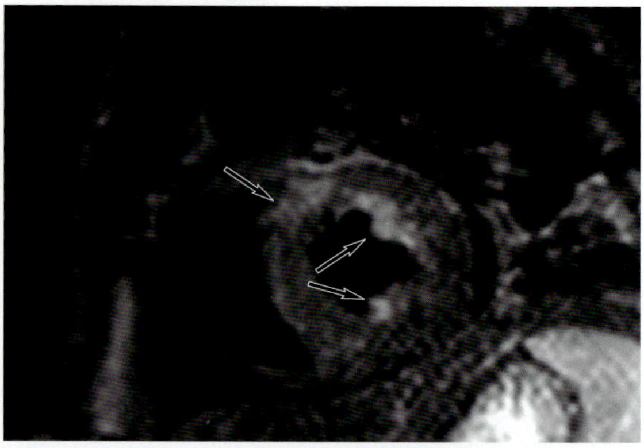

図1-C　FDG-PET/CT左室短軸像（ステロイド導入前）

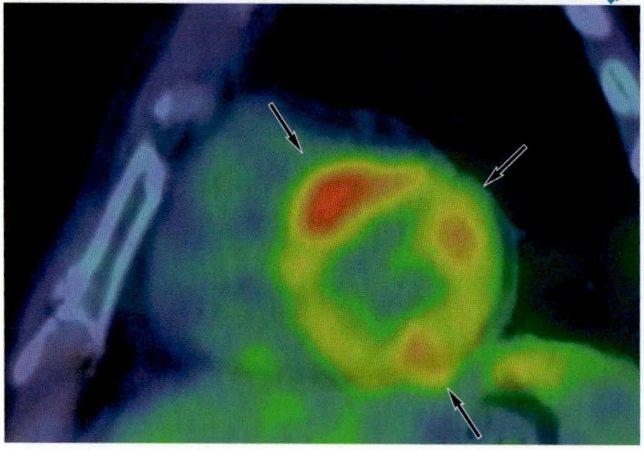

図1-D　FDG-PET/CT左室短軸像（ステロイド導入後）

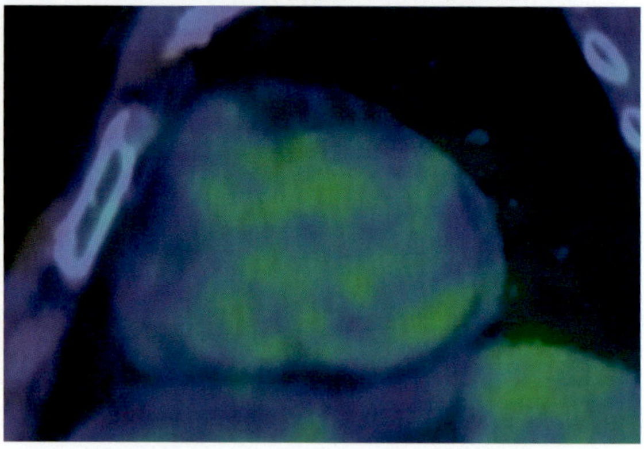

NOTE
● **(1) 造影CTによる心筋遅延造影**
　ヨード造影剤は細胞外液移行型のガドリニウム造影剤同様に細胞間質腔に分布するため，遅延造影CTでも遅延造影MRI同様な分布が見られる．CTはコントラスト分解能がMRIに比して低いため，通常の撮像法では検出困難な場合があるが，デュアルエネルギー撮像，低管電圧撮像など撮像法を考慮すれば，MRI同等の病変描出が期待され，MRI施行が難しい症例に有用である（図2）．

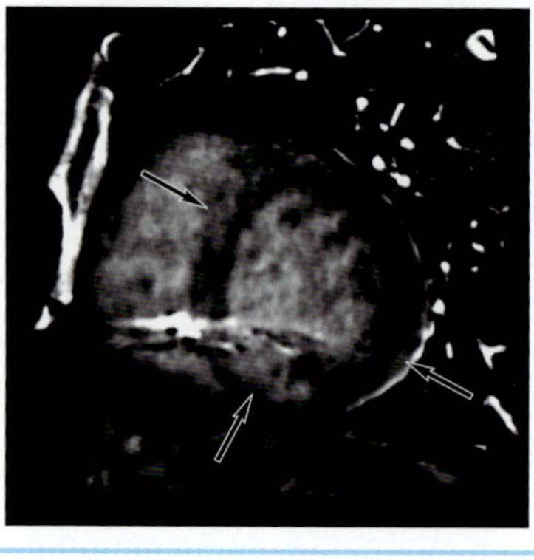

遅延造影CTでは，中隔，下壁，側壁に非虚血性の造影効果（遅延造影）を認める（図2：→）

参考症例 50代，女性．心サルコイドーシスにてペースメーカー留置後．

図2　遅延造影CT（デュアルエネルギー撮像によるヨード密度画像）左室短軸像

画像の読影

MRI遅延造影左室短軸像心中部レベル（図1-A）の断面では，前壁中隔の中層から外膜側（→），乳頭筋（＊）に造影効果を認め，前壁内膜側には冠動脈支配に一致しない造影効果（▶）を認める．これらの領域は脂肪抑制T2強調像で高信号を示す（図1-B；→）．同時期に撮像したFDG-PET/CTの左室短軸像心中部レベルでは，前壁中隔および乳頭筋に一致した^{18}F-FDG異常集積増加を認める（図1-C；→）．以上より，サルコイドーシス心病変と診断された．ステロイド導入数か月後のFDG-PET/CT（図1-D）では，異常集積の改善を認める．

心臓サルコイドーシスの一般的知識と画像所見

サルコイドーシス患者の5％ほどで心臓関連の症状が認められるが，剖検ではサルコイドーシス患者の25〜79％で心臓サルコイドーシス（cardiac sarcoidosis：CS）が認められたと報告されている．CSでは，左室拡張障害，不整脈などの多彩な臨床症状が認められる．診断には，ガリウム（Ga）シンチグラフィ，造影MRI，FDG-PETが用いられる[1]．造影MRIによる遅延造影像（late gadolinium enhancement：LGE）はCS病変の評価に重要であり，活動性非乾酪性肉芽腫，活動性炎症および心障害による線維化が含まれる．サルコイドーシスの診断において，胸部CTは肺門・縦隔リンパ節や肺野の評価が主な役割であるが，CTによる心筋遅延造影も症例に応じて考慮される（NOTE 1）．

CS診断におけるGaシンチグラフィの感度は約40％と低いが，造影MRI，FDG-PETでは80％以上の高い感度が報告されている[2)3)]．治療は主にステロイドが用いられるが，不整脈に対してペースメーカー，植込み型除細動器が考慮される．画像での経過観察では，MRIが用いにくい場合があることを考慮した検査計画が必要と考える．

鑑別診断のポイント

造影MRIのLGEの分布から，CS以外の心筋症，虚血性心疾患，心膜炎などとの鑑別を行う．CSでは心筋中層から外膜層にかけてLGEが認められることが多いが，内膜下や全層性に見られることもあり，心筋梗塞との鑑別が必要な場合がある．中隔基部に病変が多いとされ，中隔基部の菲薄化所見は診断の一助となる．

GaシンチグラフィやFDG-PETでの集積の程度は炎症の活動性を反映するため，治療効果判定や経過観察に有用である．また，心臓のみでなく全身の炎症病変を評価できる利点もある．ただし，心筋のFDG-PETでは厳格な食事制限が必要であり，心筋へのびまん性集積が認められた場合には，前処置不良による生理的集積もしくはびまん性のCS病変であるかの鑑別が困難なことがある（NOTE 2）．

> **NOTE** ● **(2) 心臓サルコイドーシス診断のためのFDG-PET検査前処置**
>
> CSにおいて炎症部位の診断が必要な場合にはFDG-PETの保険適用となる．FDG-PETをCS診断に用いる際には，通常12時間以上の絶食および低炭水化物食が勧められている．FDG投与15分前にヘパリン50 IU/kg投与することで血中遊離脂肪酸が上昇し，糖代謝が抑制されることで炎症部位の明瞭な描出に有用とされる．

参考文献

1) 四十坊典晴, 山口哲生：わが国におけるサルコイドーシスの診断基準と重症度分類．日本サルコイドーシス/肉芽腫性疾患学会雑誌 35: 3-8, 2015.
2) Tadamura E, Yamamuro M, Kubo S, et al: Effectiveness of delayed enhanced MRI for identification of cardiac sarcoidosis: comparison with radionuclide imaging. AJR 85: 110-115, 2005.
3) Ohira H, Tsujino I, Yoshinaga K: 18F-Fluoro-2-deoxyglucose positron emission tomography in cardiac sarcoidosis. Eur J Nucl Med Mol Imaging 38: 1773-1783, 2011.

心筋症 膠原病関連の心筋障害
collagen disease-related myocardial damage

（尾田済太郎）

症例1 60代，男性．強皮症で加療中．不整脈の精査のために受診．

症例2 70代，女性．皮膚筋炎で加療中．不整脈と左室壁運動障害を認める．

図1 心臓MRI（遅延造影）

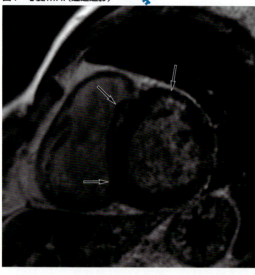

図2 心臓MRI（遅延造影）

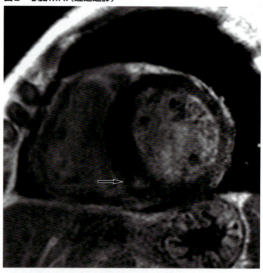

症例3 70代，男性．ANCA関連血管炎で加療中．心機能低下を認める．冠動脈CTで異常は認めない．

図3-A 心臓MRI（遅延造影）

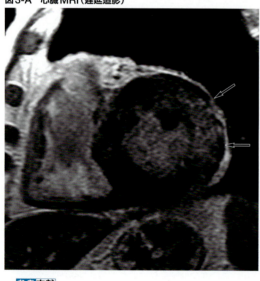

図3-B 心臓MRI（遅延造影）

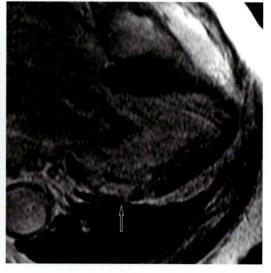

参考文献
1) Sano M, Satoh H, Suwa K, et al: Characteristics and clinical relevance of late gadolinium enhancement in cardiac magnetic resonance in patients with systemic sclerosis. Heart Vessels 30: 779-788, 2015.
2) Ntusi NA, Piechnik SK, Francis JM, et al: Subclinical myocardial inflammation and diffuse fibrosis are common in systemic sclerosis: a clinical study using myocardial T1-mapping and extracellular volume quantification. J Cardiovasc Magn Reson 16: 21, 2014.
3) Rosenbohm A, Buckert D, Gerischer N, et al: Early diagnosis of cardiac involvement in idiopathic inflammatory myopathy by cardiac magnetic resonance tomography. J Neurol 262: 949-956, 2015.
4) Puntmann VO, D'Cruz D, Smith Z, et al: Native myocardial T1 mapping by cardiovascular magnetic resonance imaging in subclinical cardiomyopathy in patients with systemic lupus erythematosus. Circ Cardiovasc Imaging 6: 295-301, 2013.
5) Ntusi NA, Piechnik SK, Francis JM, et al: Diffuse myocardial fibrosis and inflammation in rheumatoid arthritis: insights from CMR T1 mapping. JACC Cardiovasc Imaging 8: 526-536, 2015.

画像の読影

【症例1】 心臓MRIで，中隔の中層や右室接合部，前壁に斑状の遅延造影を認める（図1；→）．強皮症による心筋障害と診断された．

【症例2】 心臓MRIで，下壁中隔の右室接合部近傍に斑状の遅延造影を認める（図2；→）．皮膚筋炎による心筋障害と診断された．

【症例3】 心臓MRIで，心基部側壁にほぼ貫壁性の遅延造影を認める（図3；→）．後の精査で，ANCA（antineutrophil cytoplasmic antibody）関連血管炎による心筋障害と診断された．

膠原病関連の心筋障害の一般的知識と画像所見

膠原病に関連した心臓病変は，心筋障害による収縮・拡張能障害や，不整脈，肺高血圧，冠動脈疾患，心外膜炎，弁膜症など多彩である．心筋障害に関しては全身性強皮症（systemic scleroderma：SSc）や全身性エリテマトーデス（systemic lupus erythematosus：SLE），多発性筋炎/皮膚炎（polymyositis/dermatomyositis：PM/DM），混合性結合組織病（mixed connective tissue disease：MCTD），関節リウマチ（rheumatoid arthritis：RA），原発性Sjögren症候群（Sjögren syndrome：SjS），血管炎症候群などで見られる．心臓病変の合併は予後を大きく左右するため，膠原病患者においては，心臓病変のスクリーニングは重要である．

1）SScに伴う心筋障害

SScの約15％に心筋障害に伴う症候を発症するとされ，剖検例では，ほぼ全例に何らかの心筋障害を認める．SScの心筋障害の原因は心筋の線維化であり，左室拡張障害を呈することが多い（SScの45〜75％に左室拡張障害を合併）．SScの約16％に肺高血圧症を合併するとされる．心臓MRIでは約18％に遅延造影が見られるとされ，心基部から中間部の心室中隔や右室接合部に認めることが多く，心臓症状を有する症例に認められやすい．

2）SLEに伴う心筋障害

SLEでは心筋炎のほか，心外膜炎，弁膜症，冠動脈病変など多彩な病態を呈しうる．症状を呈する心筋炎はSLEの約10％，心外膜炎は約25％に認められる．心臓MRIで心筋内や心外膜に遅延造影を認めることがある．過去の報告では，遅延造影の頻度はさまざまである（0〜60％）．遅延造影パターンは非特異的であるが，心筋内に斑状のことが多く，心筋炎や他の心筋症に類似する．

3）PM/DMに伴う心筋障害

心筋炎は高頻度に合併するが，多くは無症候である．特にPMでの合併が多い．PM/DMに伴う心筋障害は剖検例の30〜60％に認められる．心臓MRIでの遅延造影は約60％に認められ，特に心機能が低下した症例で高頻度に認められる．遅延造影は下壁や側壁の中層に斑状・帯状に認めることが多い．

4）その他の膠原病に伴う心筋障害

RAは心外膜炎を生じやすいが，冠動脈疾患の合併，二次性心アミロイドーシスの合併も見られる．心筋障害は剖検例の約30％に見られる．心臓MRIでの遅延造影は約40％に見られ中層に多いが，心筋梗塞パターン（内膜下遅延造影）のこともある．血管炎症候群でもさまざまな遅延造影が見られうる．SjSでは無症候性の左室拡張障害を高頻度に認める．MCTDは複数の膠原病成分が共存しているため，どの成分が主体かによって心臓病変も異なる．

鑑別診断のポイント

膠原病に合併する心臓病変はさまざまである．臨床所見や他の検査所見と総合して評価する必要がある．冠動脈病変もしばしば合併するため，虚血性心疾患の鑑別も必要である．

心筋症 たこつぼ心筋症
Takotsubo cardiomyopathy

(尾田済太郎)

症例1 70代,女性.町内の行事中に胸痛と呼吸苦が出現したため救急搬送となる.心臓CTで,冠動脈に器質的狭窄は認めなかった.

図1-A 心臓MRI,脂肪抑制T2強調像-black blood(第6病日)

図1-B 心臓MRI,遅延造影(第6病日)

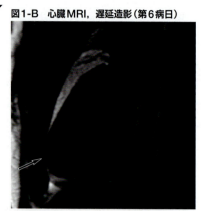

図1-C ²⁰¹Tl, ¹²³I-BMIPP心筋シンチグラフィ(第4病日)

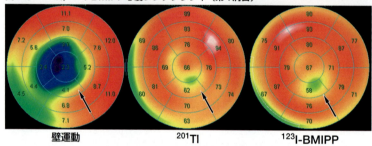

壁運動　　　²⁰¹Tl　　　¹²³I-BMIPP

症例2 70代,女性.スポーツ観戦中に動悸,胸部違和感が出現し,近医を受診.心電図異常,左室壁運動異常,トロポニンT陽性であり,急性冠症候群が疑われ,当院紹介.

図2-A ¹²³I-MIBG(第3病日),²⁰¹Tl(第4病日),¹²³I-BMIPP(第7病日)心筋シンチグラフィ

図2-B 心臓CTボリューム・レンダリング画像

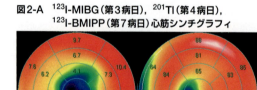

壁運動　　　¹²³I-MIBG

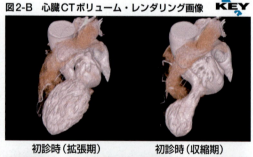

初診時(拡張期)　　初診時(収縮期)

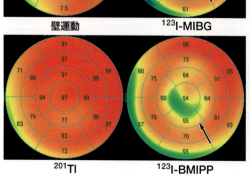

²⁰¹Tl　　　¹²³I-BMIPP

1か月後(拡張期)　　1か月後(収縮期)

画像の読影

【症例1】 心臓MRI（第6病日）の脂肪抑制T2強調像-black bloodにおいて，心尖部に心筋浮腫と思われる高信号域を認める（図1-A；→）．遅延造影では心尖部側の前壁に，わずかな遅延造影が疑われる（図1-B；→）．^{201}Tlと^{123}I-BMIPPでの心筋シンチグラフィ（第4病日）では心尖部の壁運動障害部に一致した集積低下があり，心筋血流低下と脂肪酸代謝障害が疑われる（図1-C；→）．たこつぼ心筋症と診断され，対症療法にて改善した．

【症例2】 ^{123}I-MIBG心筋シンチグラフィ（第3病日）で，心尖部の壁運動障害部に一致した集積低下を認める（図2-A；→）．^{201}Tl（第4病日），^{123}I-BMIPPでの心筋シンチグラフィ（第7病日）では心筋血流障害は認められないが，心尖部に脂肪酸代謝障害が疑われた（図2-A；→）．たこつぼ心筋症と診断され，対症療法にて壁運動障害は改善した（図2-B）．

たこつぼ心筋症の一般的知識と画像所見

たこつぼ型心筋症は急性冠症候群と類似した臨床所見を呈し，左室心尖部の収縮低下と心基部の過収縮により，"バルーン状"，"たこつぼ様"の形態をとる．通常，冠動脈には有意な病変は認めない．病因として微小循環障害説やカテコールアミン心筋障害説などが提唱されているが，いまだ明らかではない．高齢者，特に女性に好発し，精神的なストレスや身体的侵襲後に発症することが多いため，stress cardiomyopathyとも呼ばれる．また，形態所見からampulla cardiomyopathy，apical ballooning syndromeとも称される．

一般的に左室壁運動異常は一過性で数週間〜1か月程度で正常化するが，一部に心原性ショックや肺水腫，不整脈，心尖部血栓，左室流出路狭窄，心破裂など重症化する場合もある．稀ではあるが，再発例も報告されている．治療の中心は急性期の合併症に対する対症療法となる．

たこつぼ型心筋症の診断で重要なことは，冠動脈疾患の除外である．その際，冠動脈CTが有用である．心臓MRIではシネMRIが心尖部の壁運動障害をとらえるのに有用であり，T2強調像で壁運動障害部に一致した心筋浮腫を認める．以前は遅延造影MRIでのlate gadolinium enhancement（LGE）は見られないとされていたが，近年の報告では，たこつぼ心筋症の10〜40％にLGEが見られると報告されている．LGEは壁運動障害部に見られることが多く，心筋浮腫よりも小さな範囲で淡いLGEが特徴とされている．重症例でLGEを認めることが多い．LGEの多くは数か月の経過で消失するが，一部に残存する症例も報告されている．

核医学検査では，^{201}Tlなどの血流シンチグラフィよりも^{123}I-BMIPPや^{123}I-MIBGの方が障害部の描出に有用とされている．以前の報告では血流異常はないとする報告がなされていたが，超急性期では血流シンチグラフィでも欠損像を認めることがある．

鑑別診断のポイント

鑑別疾患として最も重要なのは急性冠症候群である．心電図や心エコーでは鑑別が難しい場合が多いため，冠動脈CTでの除外が有用である．また，心筋炎や心尖部瘤を伴った肥大型心筋症も鑑別対象となる．脳血管障害や褐色細胞腫，手術侵襲後で，たこつぼ心筋症を合併することがあるので留意しておく必要がある．

参考文献

1) Scantlebury DC, Prasad A: Diagnosis of Takotsubo cardiomyopathy. Circ J 78: 2129-2139, 2014.
2) Nakamori S, Matsuoka K, Onishi K, et al: Prevalence and signal characteristics of late gadolinium enhancement on contrast-enhanced magnetic resonance imaging in patients with takotsubo cardiomyopathy. Circ J 76: 914-921, 2012.
3) Naruse Y, Sato A, Kasahara K, et al: The clinical impact of late gadolinium enhancement in Takotsubo cardiomyopathy: serial analysis of cardiovascular magnetic resonance images. J Cardiovasc Magn Reson 13: 67, 2011.
4) Owa M, Aizawa K, Urasawa N, et al: Emotional stress-induced 'ampulla cardiomyopathy': discrepancy between the metabolic and sympathetic innervation imaging performed during the recovery course. Jpn Circ J 65: 349-352, 2001.

心筋症 不整脈原性右室心筋症
arrhythmogenic right ventricular cardiomyopathy: ARVC

（田所導子）

症例 10代，男性．安静時にも時々動悸を自覚していた．学校検診で心電図異常を指摘され，心エコーで両室不全が認められた．

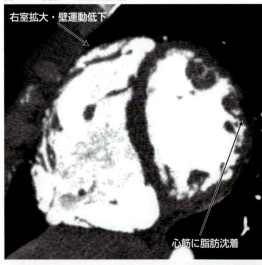

図1-A 心臓CT左室短軸断像
右室拡大・壁運動低下
心筋に脂肪沈着

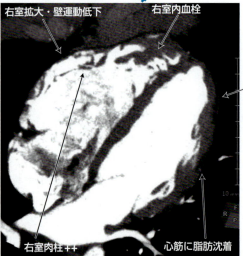

図1-B 心臓CT四腔断像
右室拡大・壁運動低下
右室内血栓
心筋に脂肪沈着
右室肉柱++
心筋に脂肪沈着

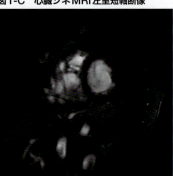

図1-C 心臓シネMRI左室短軸断像

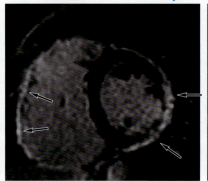

図1-D 心臓MRI左室短軸断像（遅延造影）

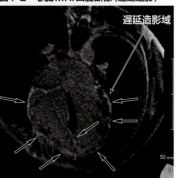

図1-E 心臓MRI四腔断像（遅延造影）
遅延造影域

NOTE
● **Revised Task Force Criteria**[1)]

6つのカテゴリーからなり，大項目2つ，大項目1つと小項目2つ，異なるカテゴリーからの小項目4つのいずれかを満たせば確定診断となる．うち「カテゴリーⅠ 機能/形態的異常」に画像診断での診断基準が記載されている．MRIで限局性の右室壁運動消失，奇異性壁運動，非同期右室収縮が認められ，かつ下記のいずれか1つを満たすものが陽性となる．
大項目：右室収縮末期容積/体表面積≧110ml/m²（男性），100ml/m²（女性）あるいは右室駆出率≦40%
小項目：右室収縮末期容積/体表面積が100～110ml/m²（男性），90～100ml/m²（女性）あるいは右室駆出率が40～45%
※カテゴリーⅠ内に2Dエコーの基準も記載されているが割愛する．

画像の読影

CT（図1-A, B）では右室の拡大が目立ち，右室肉柱が発達している．右室心尖部に血栓が認められ，右室内腔の血流うっ滞が疑われる画像所見である．左室側壁の外膜側に脂肪濃度域が散見される．シネMRI（図1-C）では右室拡大と両室の全体的な壁運動低下があり，右室肉柱が発達している．右室の収縮末期容量は239ml，拡張末期容量は269mlだった．遅延造影では右室壁および左室側壁〜下壁の外膜側を主体に遅延造影域が認められる（図1-D, E；→）．

本症例は右室収縮末期容量/体表面積が約156ml/m^2，右室駆出率が11.2%で診断基準の大項目を満たす．他に大項目1個，小項目2個に該当しARVCの診断基準を満たした．

不整脈原性右室心筋症の一般的知識と画像所見

不整脈原性右室心筋症（ARVC）は遺伝性心筋症の一種で，大半は常染色体優性遺伝の形態をとる．現在までに5タイプの遺伝子異常が発見されている．

若年男性に比較的多く，右室起源の心室性不整脈に伴う症状（動悸や血圧低下），右心不全に伴う症状（下腿浮腫など）を呈する．

病理では右室の心筋細胞が進行性に脂肪・線維に置換される．遺伝子異常のタイプによっては左室壁にも脂肪沈着を生じる．

画像では右室の形態変化（右室拡大，右室肉柱の発達，右室瘤，右室自由壁のscalloping, bulging）と限局性の右室壁運動消失や奇異性壁運動，右室および左室壁の脂肪沈着が特徴である．scallopingは帆立貝の輪郭のように波打つ形状の辺縁をさす．

脂肪沈着は右室流出路，右室心尖部，三尖弁下に好発する．左室壁に脂肪沈着が生じる場合は，外膜側や壁内に分布する．脂肪沈着部は心電同期CTでの低吸収域，MRIでの遅延造影域として同定可能だが，薄い右室壁内や肉柱内の小さい脂肪沈着は同定しにくく，また心筋壁への脂肪沈着は加齢によっても起こりうるため過剰評価に注意すべきである．

2010年に診断の特異度向上と遺伝性ARVC症例の感度向上を目的として，ARVC診断基準が改定された（NOTE参照）．Revised Task Force Criteriaでの大きな変更点として，定量的評価（右室収縮末期容量および右室駆出率）の追加がある．このためARVC疑いの心臓MRI検査では，シネMRIで右室全体が撮像範囲内に入っているか注意を要する．

鑑別診断のポイント

不整脈を生じる他の心筋症（拡張型心筋症など）や心筋脂肪沈着を生じる疾患が鑑別対象となるが，特徴的な右室の形態異常により鑑別可能な場合が多い．ARVCの左室病変は側壁および下壁の外膜側に好発するが，他の心筋症と異なり壁運動異常を伴わないことも鑑別点となりうる[2]．

参考文献

1) Marcus FI, McKenna WJ, Sherrill D, et al: Diagnosis of arrhythmogenic right ventricular cardiomyopathy/dysplasia: proposed modification of the task force criteria. Circulation 121: 1533-1541, 2010.
2) te Riele AS, Tandri H, Bluemke DA: Arrhythmogenic right ventricular cardiomyopathy (ARVC): cardiovascular magnetic resonance update. J Cardiovasc Magn Reson 16: 50, 2014.

心筋症 ミトコンドリア心筋症
mitochondrial cardiomyopathy

(幸 秀明, 尾田済太郎)

症例 70代, 女性. 労作時息切れと不整脈を主訴に受診. 40代より両側難聴と糖尿病を指摘されている. 血液検査にて血清乳酸値の上昇を認める.

図1-A 心臓MRI（シネMRI）

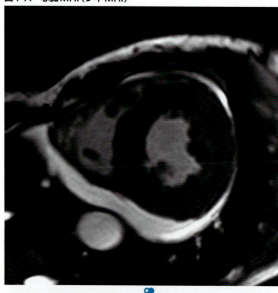

図1-B 心臓MRI（シネMRI）

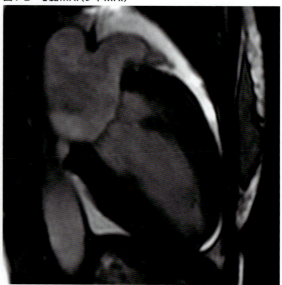

図1-C 心臓MRI（遅延造影）

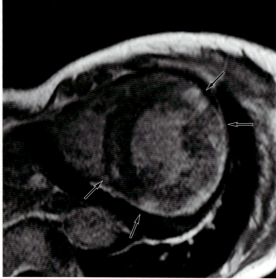

図1-D 心臓MRI（遅延造影）

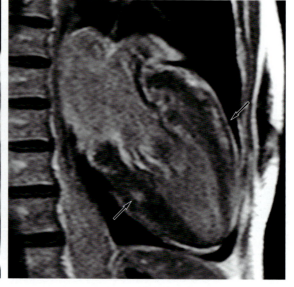

画像の読影

シネMRIで左室壁は全周性に肥厚し，心膜水の貯留を伴っている（図1-A, B）．心機能解析で左室駆出率は42％と低下を認めた．造影MRIでは左室心筋壁内の中間層～外層優位に斑状，帯状の遅延造影が多発している（図1-C, D；→）．その後，骨格筋生検が施行され，ミトコンドリア病が確定した．

ミトコンドリア心筋症の一般的知識と画像所見

ミトコンドリアはエネルギーを産生する細胞内小器官である．ミトコンドリア病はミトコンドリアDNAの単一および複数の欠失・点突然変異によるミトコンドリアの機能障害を基本的な病態とするさまざまな疾患群である．多数の病型が存在するが，一般的にMELAS（mitochondrial encephalomyopathy with lactic acidosis and stroke-like episodes），CPEO（chronic progressive external ophthalmoplegia）/KSS（Kearns-Sayre syndrome），MERRF（myoclonic epilepsy with ragged-red fibers）とその他の病型に大別される．ミトコンドリア病のうち，心筋症の病態を伴う場合にミトコンドリア心筋症と診断される．遺伝性，家族性に現れるものがあるが，散発例も多い．重症例は小児期に死亡する．低年齢で発症する症例ほど進行が速く予後不良である．一般に成人例では症状は緩徐に進行するとされる．

臨床症状は心筋症のみが主要症状の場合と，筋力低下，低身長，感音性難聴，痴呆などのいわゆるミトコンドリア脳筋症の部分症として出現する場合がある．診断は既往や随伴症状から本症を疑い，ミトコンドリア障害の根拠（血清または髄液の乳酸値が正常の1.5倍以上またはミトコンドリア関連酵素の欠損，筋生検でミトコンドリアの形態変化，遺伝子変異）を確認する．本症に対する根本的治療法は確立しておらず，治療は対症療法が中心となる．

画像診断に対する報告は少ないが，近年では心臓MRIの有用性が報告されている．過去の報告において，心臓MRIの対象となったミトコンドリア病症例の平均年齢は約50歳である．所見として対称性・全周性の心筋壁肥厚を認めやすいとされるが，心肥大を伴わないこともしばしばある．心機能は保たれることが多いが，進行すると低下を来す．造影MRIでの遅延造影は約30％に認められるとされ，特にMELASで高頻度に見られる．遅延造影は斑状のことが多く，心筋の中間層に認められやすい．CPEO/KSSでは心基部の下側壁に好発する．心膜水の貯留やT2強調像で心筋浮腫を示唆する高信号を認める場合もある．

鑑別診断のポイント

ミトコンドリア心筋症の病型や検査所見はさまざまであり，画像所見単独での診断は困難である．家族歴や随伴症状，合併症などの情報からミトコンドリア病の可能性を疑うことが重要である．心臓MRIにおける斑状の遅延造影は診断の一助になると思われる．

参考文献

1) Florian A, Ludwig A, Stubbe-Dräger B, et al: Characteristic cardiac phenotypes are detected by cardiovascular magnetic resonance in patients with different clinical phenotypes and genotypes of mitochondrial myopathy. J Cardiovasc Magn Reson 17: 40, 2015.
2) Yilmaz A, Gdynia HJ, Ponfick M, et al: Cardiovascular magnetic resonance imaging (CMR) reveals characteristic pattern of myocardial damage in patients with mitochondrial myopathy. Clin Res Cardiol 101: 255-261, 2012.
3) Partington SL, Givertz MM, Gupta S, et al: Cardiac magnetic resonance aids in the diagnosis of mitochondrial cardiomyopathy. Circulation 123: e227-229, 2011.

その他の心筋疾患 急性心筋炎
acute myocarditis

（東川貴俊，石田正樹，北川覚也）

症例1 30代，男性．咽頭炎後に発熱持続し，リウマチ熱として加療されていた．経過中に心原性酵素上昇あり．

図1-A　T2強調四腔断像
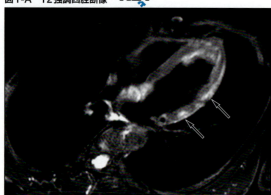

図1-B　遅延造影MRI四腔断像
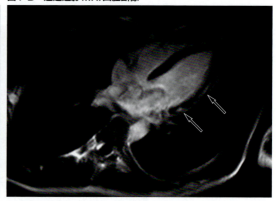

図1-C　遅延造影MRI短軸像
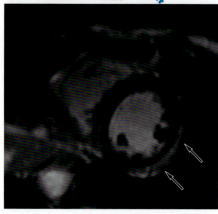

症例2 20代，男性．感冒後の胸痛，心原性酵素上昇あり．ウイルス性心筋炎が疑われた．

図2-A　T2強調短軸像
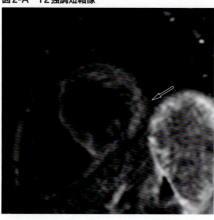

図2-B　遅延造影MRI四腔断像
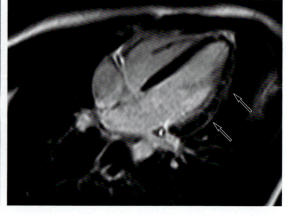

画像の読影

【症例1：リウマチ熱による心筋炎】 MRIではT2強調像で側壁～下壁に浮腫を反映した高信号域を認める（図1-A；→）．遅延造影MRIで側壁～下壁の心外膜側優位に遅延造影を認める（図1-B, C；→）．

【症例2：ウイルス性心筋炎】 T2強調像で下側壁に淡い高信号域を認める（図2-A；→）．遅延造影MRIでは中央部から心尖部に斑状の遅延造影を認める（図2-B；→）．

心筋炎の一般的知識と画像所見

心筋炎は心筋自体の炎症性疾患である．病因としては感染，化学物質，膠原病などが挙げられるが，不明の場合も少なくない．心筋炎の原因は感染症が大半を占め，欧米や日本における心筋炎の多くはウイルスによると考えられている．ウイルス性心筋炎の原因ウイルスとしてコクサッキーウイルスやパルボウイルスB19，ヘルペスウイルスなど多数のウイルスが報告されている．臨床像は無症状から心原性ショックに至るまで多彩で，心不全，不整脈，突然死を来すこともある[1)2)]．

血液生化学検査では白血球，血清酵素値（AST, LDH, CPK, CK-MB），心筋トロポニンTの上昇が認められる．急性心筋炎の確定診断は心筋生検による病理組織診断により行う．

画像所見としては胸部単純X線検査では心室腔の拡大や心囊水貯留による心拡大，肺うっ血などを認める場合がある．MRIでは急性期の心筋浮腫を反映し，T2強調像にて高信号を示す．遅延造影撮影では心筋の壊死や線維化を反映して障害部位が高信号を示す[3)]．遅延造影効果は左室の心外膜側優位に認められる．遅延造影撮影で心筋障害部位を確認することで，心筋生検を行う場所の決定に役立てることもできる．

鑑別診断のポイント

心筋炎の鑑別としては心筋梗塞などの虚血性心疾患が挙げられる．心筋梗塞の場合，遅延造影撮影での造影効果は心内膜側に認められるが，心筋炎では造影効果は心外膜側優位に認められる．また，心筋炎では遅延造影効果が左室側壁に認められる頻度が高い[4)]．急性心筋炎に見られる胸痛は合併した心膜炎による胸痛で，急性心筋梗塞に比べて軽度であることが多い．

【略語】
CPK：creatine phosphokinase（クレアチンホスホキナーゼ）
AST：aspartate aminotransferase（アスパラギン酸アミノトランスフェラーゼ）
LDH：lactate dehydrogenase（乳酸デヒドロゲナーゼ）
CK-MB：isoenzyme of creatine kinase with muscle and brain subunits（クレアチンキナーゼ-MBイソエンザイム）

参考文献

1) 松森 昭：心筋炎, myocarditis. 杉本恒明, 小俣政男, 水野美邦（編）；内科学第8版．朝倉書店, p.692-695, 2003.
2) Mahrholdt H, Wagner A, Deluigi CC, et al: Presentation, patterns of myocardial damage, and clinical course of viral myocarditis. Circulation 114: 1581-1590, 2006.
3) Friedrich MG, Sechtem U, Schulz-Menger J, et al: Cardiovascular magnetic resonance in myocarditis: a JACC White Paper. J Am Coll Cardiol 53: 1475-1487, 2009.
4) Mahrholdt H, Goedecke C, Wagner A, et al: Cardiovascular magnetic resonance assessment of human myocarditis: a comparison to histology and molecular pathology. Circulation 109: 1250-1258, 2004.

その他の心筋疾患　好酸球性心筋炎
eosinophilic myocarditis

（藤井真也，中島崇智）

症例　40代，男性．先行する感冒様症状（咳嗽・微熱）の2週間後より労作時の呼吸困難感，臥床困難を自覚するようになり救急外来を受診．心筋トロポニン・BNP［β-natriuretic peptide（βナトリウム利尿ペプチド）］上昇，好酸球数増多（1950/mm³），心エコーでびまん性の壁運動低下（左室駆出率37％）を認め，好酸球性心筋炎が疑われた．

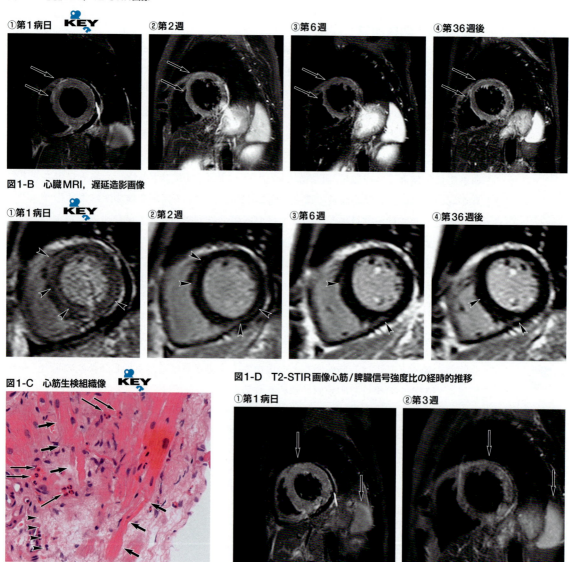

図1-A　心臓MRI，T2-STIR画像
①第1病日　②第2週　③第6週　④第36週後

図1-B　心臓MRI，遅延造影画像
①第1病日　②第2週　③第6週　④第36週後

図1-C　心筋生検組織像

図1-D　T2-STIR画像心筋／脾臓信号強度比の経時的推移
①第1病日　②第3週

表　ウイルス性心筋炎と好酸球性心筋炎の造影心臓MRIの鑑別のポイント

	ウイルス性心筋炎	好酸球性心筋炎
炎症の波及経路	リンパ行性	血行性
炎症の部位	心外膜側優位かつfocal	全層性かつdiffuse
T2-STIR画像	炎症部位に高信号	全層性に高信号
LGE	なし〜T2-STIR画像より狭い範囲	びまん性に淡い（T1値の短縮）

画像の読影

T2-STIR 画像（第1病日）では，心室中隔基部〜右室接合部心筋に高信号域を認めるが（図1-A-①；→），第2週には高信号域が改善している（図1-A-②〜④；→）．遅延造影画像（第1病日）では心筋全体にびまん性に淡い遅延造影を認め（図1-B-①；▸），浮腫性変化を反映していると思われる．第2週以降は淡い遅延造影が経時的に消褪するが，一部に炎症後瘢痕による遅延造影が遺残する（図1-B-②〜④；▸）．心筋生検組織像（図1-C）では筋組織の構造が破壊され，変性を認め（→），内部に顆粒構造を伴い，細胞が赤染している好酸球の浸潤（→）と浮腫性変化も認められる．心筋と脾臓の信号強度比（図1-D；→）は，第1病日 0.937±0.069 vs. 第3週 0.624±0.087 と有意に低下しており，心筋の高信号は経過とともに軽快していると考えられた．特にびまん性の心筋壁の高信号を呈する場合には，心筋と脾臓の信号強度比により心筋信号の定量評価が可能となる．

好酸球性心筋炎の一般的知識と画像所見

好酸球性心筋炎でも発熱，咽頭痛，咳などの先行する風邪様症状が約2/3の症例に認められ，多様な心不全症状を来す[1)2)]．CK-MB (creatine kinase MB) などの心筋逸脱酵素や心筋トロポニンなどの心筋構成蛋白の上昇が認められ，心エコー図で心筋の腫大があれば心筋炎を疑うが，冠動脈疾患の除外が必須となる．

末梢血中の好酸球数の増加（$500/mm^3$ 以上）があれば本症を疑うことができるが，末梢血好酸球数と心筋組織中での好酸球浸潤とは必ずしも対応しないため，病初期には上昇しない例もあり，ウイルス性心筋炎との鑑別が困難となる場合がある．確定診断は心筋生検による病理組織診断で得られるが，組織学的な情報によりステロイド導入の是非を検討するうえでも有用である．補助診断として造影心臓MRIが有用となりうる．

鑑別診断のポイント

T2-STIR画像で心筋の高信号を疑う時は，脾臓との信号強度比を計測することで診断でき，びまん性の高信号の場合も診断の一助になる［本症例でも有意に上昇（第1病日 0.9 vs. 第2週以降 0.5〜0.6）していた］．ウイルス性心筋炎は炎症の波及経路がリンパ性であり，炎症の主体が心外膜側であるのに対し，好酸球性心筋炎は血行性を反映して全層性となることが多い．そのことを反映し，造影心臓MRIのパターンがウイルス性心筋炎との鑑別のための重要な情報となる可能性がある（表）．

> **NOTE** ● 好酸球性心筋症の予後
>
> 本症例では，入院当日の冠動脈造影で有意狭窄を認めず，同時に施行した心筋生検（迅速病理診断）で好酸球性心筋炎と診断された．標準的心不全治療開始し，第2病日よりプレドニン (PSL) 30mgで開始し，第4病日には集中治療室から一般病棟に転床した．その後，経過中に再度好酸球の増多を認め，高度な紅斑（薬剤性が疑われる）を認めたことからPSL 60mg，さらにはパルス療法を3日間追加した経緯もあったが，心不全は増悪することなく好酸球も減少し4週目には退院となった．
>
> 心筋炎自体の急性期死亡率は38％と報告されているが，好酸球性心筋炎では7％程度であるとされており，自然寛解例があることやステロイド治療が奏効する例もあることから急性心筋炎の中では予後は悪くない．ステロイド治療（パルス療法を含めて）は日本循環器学会ガイドラインにおいてはクラスIとされながらもレベルCであり，有効性は確立されているものではない[3)]．しかし，治療の選択肢としてやはり重要であり，その選択肢を持つためにも適切に診断することが最初のステップとなる．

参考文献

1) Morimoto S, Kubo N, Hiramitsu S, et al: Changes in the peripheral eosinophil count in patients with acute eosinophilic myocarditis. Heart Vessels 18: 193-196, 2003.
2) Mori N, Morimoto S, Hiramitsu S, et al: Clinical pictures of 35 cases with eosinophilic myocarditis. Circ J 68(Suppl I): 244 (abstr), 2004.
3) Yanagisawa T, Inomata T, Watanabe I, et al: Clinical significance of corticosteroid therapy for eosinophilic myocarditis. Int Heart J 52: 110-113, 2011.

その他の心筋疾患　感染性心内膜炎
infective endocarditis

（長尾充展）

症例　50代，女性．主訴，倦怠感．現病歴病：2か月前，胆嚢炎にて腹腔鏡下胆嚢摘出術を施行．2週間前から食欲不振，倦怠感著明となり，炎症反応上昇と心拍数200bpm以上を認めた．胆管炎と発作性上室性頻拍と診断され入院となった．以前は認められなかった大動脈閉鎖不全が新たに出現し，その原因精査のため冠動脈CTを施行した．

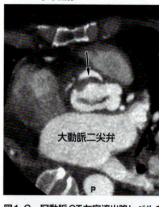
図1-A　冠動脈CTバルサルバ洞水平断像
大動脈二尖弁

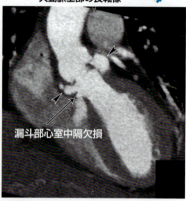
図1-B　冠動脈CT左室から大動脈基部の長軸像
漏斗部心室中隔欠損

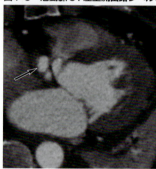
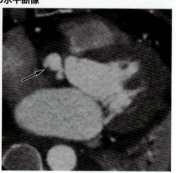
図1-C　冠動脈CT左室流出路レベルの水平断像

NOTE ●感染性心内膜炎診断における4D-CTとFDG-PETの役割

弁尖の肥厚，弁機能不全が感染性心内膜炎によるものか調べるにはFDG-PETの併用が有用となる[1]．

参考症例　20代，女性．不明熱，幼少時ファロー四徴症修復にて肺動脈弁置換術が施行されている（図2-A）．

図2-A　感染性心内膜炎と人工弁機能不全
［左：造影CT（弁閉鎖時），中：造影CT（弁開放時），右：FDG-PET］

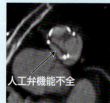
人工弁機能不全
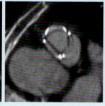
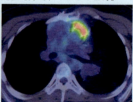

図2-B　僧帽弁穿孔と逸脱
（左右：造影CT-MPR画像）

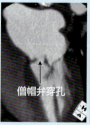
僧帽弁穿孔
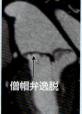
僧帽弁逸脱

肺動脈弁の4D-CT画像で，弁尖の1つの動きが消失していることが確認された（図2-A左；→）．不明熱の原因精査で施行されたFDG-PETでは，置換された肺動脈弁に高集積を認める．感染性心内膜炎による人工弁機能不全と診断された．弁破壊・穿孔の有無は，血行動態の把握や緊急手術の決定に大きく左右する．弁口に合わせたCT断面を再構成することで弁穿孔（図2-B左）や逸脱の程度（図2-B右）が評価可能となる．

画像の読影

　冠動脈CTでは，大動脈二尖弁の弁尖の肥厚あり（図1-A），弁の4D画像にて閉鎖不全が確認された．さらに大動脈弁下には左室から右室に高濃度造影剤のシャントが描出され（→），漏斗部心室中隔欠損が発見された（図1-B）．また，大動脈弁輪は囊状に拡張し，左室や大動脈と同等に造影されている（図1-B；▶）．仮性瘤や弁輪部膿瘍が疑われる．漏斗部心室中隔欠損と直上には，多房性囊状構造と連続する右冠動脈洞や右弁輪の右室側への逸脱あり（図1-C；→），大動脈閉鎖不全増悪の原因と考えられる．

　大動脈二尖弁・心室中隔欠損を伴う感染性心内膜炎と診断され，大動脈弁置換術・心室中隔閉鎖術が施行された．最終診断は，感染性心内膜炎，心室中隔欠損（漏斗部欠損），大動脈弁輪膿瘍，大動脈二尖弁，大動脈閉鎖不全．

感染性心内膜炎の一般的知識と画像所見

　感染性心内膜炎（infective endocarditis）は，弁膜に感染巣（vegetation）を有する敗血症である．血流からは保護された培養地で起炎菌は繁殖し，周辺の弁や支持組織を破壊する．破壊された組織やvegetationによる塞栓症も予後を左右する．基礎疾患として大動脈弁や僧帽弁閉鎖不全・心室中隔欠損・ファロー四徴症・大動脈二尖弁・弁置換術後など心室内に血流ジェットや乱流を生じる疾患が挙げられる．vegetationは，僧帽弁・大動脈弁・三尖弁・心室壁・腱索に多く認められる．

　本例に合併する漏斗部心室中隔欠損は，心室中隔の形態分類では約30％を占め，膜様部心室中隔欠損に次いで多い．欠損孔が中隔上方に位置しており，大動脈弁右冠尖に近いことから，弁の逸脱から大動脈閉鎖不全を呈するリスクがある．心室中隔欠損における感染性心内膜炎の合併は12～15人/1万人で成人，手術未施行に多い．

鑑別診断のポイント

　弁や心内膜のvegetationの検出，病変部位は単数か複数か，弁破壊の程度とそれに伴う血行動態の評価が診断のポイントとなる．本例では大動脈弁輪部の心内膜炎は心エコーで指摘されたが，その一因となる漏斗部心室中隔欠損は指摘できなかった．僧帽弁に比べ視野制限のある大動脈基部の観察には，CTがエコーより優れる場合がある．弁の4D-CTは，弁の形態や機能不全の評価に有用である．

参考文献

1) Yamasaki Y, Nagao M, Sakamoto I, et al: Prosthetic valve dysfunction in repaired tetralogy of Fallot: assessment by FDG-PET and 256-slice 4D-CT. Eur Heart J Cardiovasc Imaging 15: 1303, 2014.

その他の心筋疾患　左室緻密化障害
left ventricular noncompaction: LVNC

（黒部勇輔，石田正樹，北川覚也）

症例 60代，女性．心不全にて精査となった．

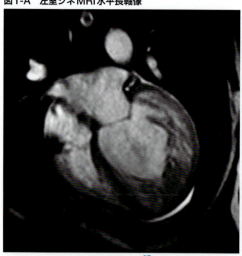

図1-A　左室シネMRI水平長軸像

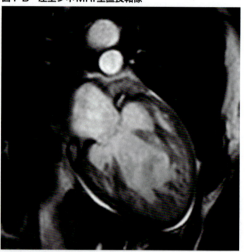

図1-B　左室シネMRI垂直長軸像

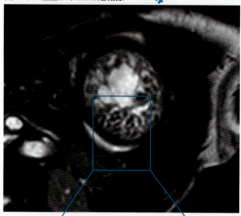

図1-C　左室シネMRI短軸像

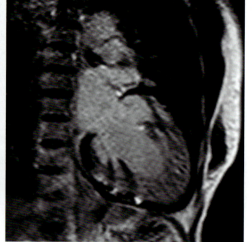

図1-D　左室遅延造影MRI垂直長軸像

画像の読影

【症例1】 拡張末期の左室長軸像（図1-A, B）では広い範囲で薄い緻密化心筋層（C）と著明な肉柱構造（trabeculation）を示す緻密化障害層（NC）が認められる．拡張末期の短軸像（図1-C）においてNC層とC層の厚さの比（NC/C比）は広い範囲で2.3を超えている．心筋に明らかな遅延造影は認められない（図1-D）．

左室緻密化障害の一般的知識と画像所見

左室緻密化障害は，胎生期の心筋原基の緻密化過程が障害されて起こると考えられている稀な先天的心疾患で，心内膜側の厚い網目状の肉柱構造を示す層（緻密化障害層；NC）と外側の薄い緻密化心筋層（C）の二層構造で特徴付けられる．そのメカニズムや有病率，病因は多くがいまだ不明である．いくつかの常染色体遺伝，X連鎖性遺伝，ミトコンドリア遺伝子変異との関連が指摘されている．多くは幼児期に高度の心不全を来すが，時に軽症例や偶然発見される成人例なども見られる．一般に拡張型心筋症に準じて左室収縮機能障害，不整脈，血栓形成に対する治療が行われている[1)2)]．

鑑別診断のポイント

超音波検査やMRIでは表1，2のような診断基準が提唱されている[2)]．MRIでは拡張末期の短軸像でNC層とC層の厚さの比（NC/C比）が2.3より大きいという基準[3)]が一般に使用されているが，これは病前確率の高い群において定められた基準で，一般に適用すると疑陽性例が多く出ると考えられる．

心臓MRIでの大規模コホート研究［MESA study[4)]］において，約25％の被験者でNC/C比が2.3を超えるセグメントが見られ，8％の被験者では2セグメント以上に見られたが，9.5年間の追跡でこれらの群と他の群の間に心機能低下の程度の差は見られなかったという結果が示された．これらの基準を満たす症例に出会った場合には，安易に左室緻密化障害とは診断せず精査することが重要である．

表1 超音波検査における診断基準

Chin, et al[5)]	拡張末期の短軸像においてC層の厚さ / NC層＋C層の厚さ ＜ 0.5
Jenni, et al[6)]	収縮末期の短軸像においてNC層の厚さ / C層の厚さ ＞ 2
Paterick, et al[7)]	拡張末期の短軸像においてNC層の厚さ / C層の厚さ ＞ 2

表2 MRI検査における診断基準

Peteren, et al[3)]	拡張末期の短軸像においてNC層の厚さ / C層の厚さ ＞ 2.3
Jacquier, et al[8)]	拡張末期においてNC層の体積が左室全体の体積の20％を超える

参考文献

1) Hussein A, Karimianpour A, Collier P, Krasuski RA: Isolated noncompaction of the left ventricle in adults. J Am Coll Cardiol 66: 578-585, 2015.
2) Paterick TE, Tajik AJ: Left ventricular noncompaction: a diagnostically challenging cardiomyopathy. Circ J 76: 1556-1562, 2012.
3) Petersen SE, Selvanayagam JB, Wiesmann F, et al: Left ventricular non-compaction: insights from cardiovascular magnetic resonance imaging. J Am Coll Cardiol 46: 101-105, 2005.
4) Zemrak F, Ahlman MA, Captur G, et al: The relationship of left ventricular trabeculation to ventricular function and structure over a 9.5-year follow-up: the MESA study. J Am Coll Cardiol 64: 1971-1980, 2014.
5) Chin TK, Perloff JK, Williams RG, et al: Isolated noncompaction of left ventricular myocardium: a study of eight cases. Circulation 82: 507-513, 1990.
6) Jenni R, Oechslin E, Schneider J, et al: Echocardiographic and pathoanatomical characteristics of isolated left ventricular non-compaction: a step towards classification as a distinct cardiomyopathy. Heart 86: 666-671, 2001.
7) Paterick TE, Umland MM, Jan MF, et al: Left ventricular noncompaction: a 25-year odyssey. J Am Soc Echocardiogr 25: 363-375, 2012.
8) Jacquier A, Thuny F, Jop B, et al: Measurement of trabeculated left ventricular mass using cardiac magnetic resonance imaging in the diagnosis of left ventricular non-compaction. Eur Heart J 31: 1098-1104, 2010.

その他の心筋疾患
心筋疾患におけるT1 mappingの有用性
T1 mapping for evaluating myocardial disease

（中村哲士，石田正樹，北川覚也）

症例1 60代，男性．急性心筋梗塞（左前下行枝#6）に対し経皮的冠動脈インターベンション（percutaneous coronary intervention：PCI）後9日目．

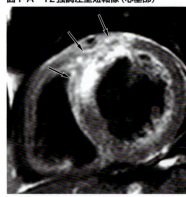

図1-A　T2強調左室短軸像（心基部）

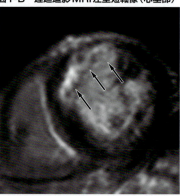

図1-B　遅延造影MRI左室短軸像（心基部）

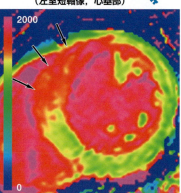

図1-C　Native T1マップ
（左室短軸像，心基部）

症例2 60代，女性．AL型アミロイドーシスにて通院中．心アミロイドーシスの有無を精査．

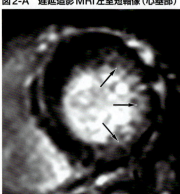

図2-A　遅延造影MRI左室短軸像（心基部）

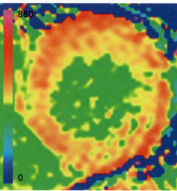

図2-B　造影後T1マップ
（左室短軸像，心基部）

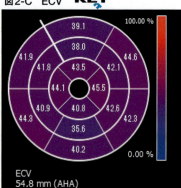

図2-C　ECV

> **NOTE**
> ● T1 mappingについての注意点
> 　　T1値は静磁場強度に依存するので，同じ組織でも1.5T装置と3T装置は異なることに注意する．使用するT1 mappingの撮像シークエンスによってもT1値に若干の違いが生じる．したがって，Native T1の正常値は各施設あるいは同じ条件で撮影を行うグループ内で，予め正常被検者の協力を得て決めておく必要がある．一方，造影剤投与以外の影響を排除できるECV計測では，異なる施設間での値の比較が容易である．

画像の読影

【症例1】 T2強調像では前壁中隔に心筋浮腫が高信号域として認められ（図1-A；→），遅延造影MRIでは浮腫領域の一部に壁内深達度50〜75％の梗塞が見られる（図1-B；→）．Native T1マップではT2強調像で見られた浮腫領域がT1値の延長した領域（約1500ms；リモート心筋のT1値は約1200ms）として認められる（図1-C；→）．

【症例2】 遅延造影MRIでは側壁から下壁を中心に内膜下優位の淡い遅延造影が認められ（図2-A；→），心アミロイドーシスの可能性が示唆される．造影後T1マップ（図2-B）でも外膜側に比べ内膜側のT1値が短縮していることがわかる．造影前後のT1マップから作成した細胞外容積分画（extra-cellular volume fraction：ECV）のpolar mapでは，すべての心筋セグメントにおいてECVは40％程度に上昇し（正常値=25〜30％），ECV解析の追加により，心アミロイドーシスと確診するに至った．

T1 mappingの一般的知識と有用性

MR装置の静磁場内において，人体の各組織は固有のT1値（ms）を持つ．近年開発された心筋T1 mappingでは，T1値をピクセル毎に計算しその分布をマップ表示することにより，局所あるいはびまん性の組織性状変化をT1値の変化として定量的，客観的に評価できる．心筋のT1 mappingは大きく2通りのアプローチで心筋組織性状評価に利用されている．1つは，造影剤を使用せずにT1 mappingを行い心筋のT1値（Native T1）を得る方法，もう1つは，ガドリニウム造影剤投与前後で2回T1 mappingを行い，心筋組織の細胞外容積分画（ECV）を計測する方法である．

心筋のNative T1は，細胞成分と間質の両者からの信号で決定され，水分含有の程度で変化する．心筋線維化や心筋浮腫，アミロイド沈着が強いと延長し（値が大きくなり），心筋への脂質や鉄成分の沈着あるいは出血などにより短縮する（値が小さくなる）ことが知られている．遺伝性の脂質異常症であり，心筋に脂質が早期から沈着する心ファブリー病やサラセミアなどの心筋鉄過剰症では心筋のNative T1は短縮しており，早期診断に有用である．またNative T1マップでは，T2強調像と同等以上の精度で心筋浮腫を評価できる．

ECVは，ガドリニウム造影剤投与前後の心筋および左室内腔血液のT1値と検査時のヘマトクリット値から次式のように計測される．

$$ECV = (1 - Hct) \times (1/T1_{myo\ post} - 1/T1_{myo\ pre})/(1/T1_{blood\ post} - 1/T1_{blood\ pre})$$

心筋ECVを決定する最も大きい要因は，間質コラーゲン量であり，心筋ECVと病理組織学的な心筋線維化の程度には密接な相関が示されている．ECV計測は遅延造影MRIで評価困難なびまん性線維化の評価に高い有用性を持つ．ECVは心筋線維化以外にも，心筋浮腫やアミロイド沈着（心アミロイドーシス）などの細胞外容積が増加する病態でも増加する．症例2で示したように，心アミロイドーシスでは良好な遅延造影MRI画像を得ることがしばしば困難であり，ECVによる診断精度向上が期待される．

参考文献

1) Moon, JC, Messroghli DR, Kellman P, et al: Myocardial T1 mapping and extracellular volume quantification : a Society for Cardiovascular Magnetic Resonance (SCMR) and CMR Working Group of the European Society of Cardiology consensus statement. J Cardiovasc Magn Reson 15: 92, 2013.
2) Bulluck H, Maestrini V, Rosmini S, et al: Myocardial T1 mapping. Circ J 79: 487-494, 2015.

その他の心筋疾患　左室収縮同期不全
dyssynchrony

（長尾充展）

症例1 60代，男性．拡張型心筋症に対してβブロッカー内服治療中．心不全の改善なく，心臓再同期療法（cardiac resynchronization therapy：CRT）を検討．左室拡張末期容積242m*l*，収縮末期容積193m*l*，左室駆出率20％．

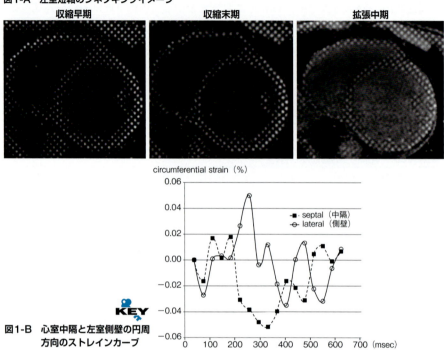

図1-A　左室短軸のシネタギングイメージ
収縮早期　　収縮末期　　拡張中期

図1-B　心室中隔と左室側壁の円周方向のストレインカーブ

症例2 30代，女性．心房中隔欠損症の閉鎖術前評価．右室駆出率38％，右室圧77mmHg，QRS幅96msec．

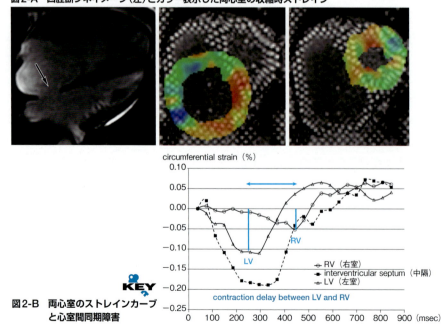

図2-A　四腔断シネイメージ（左）とカラー表示した両心室の収縮時ストレイン

図2-B　両心室のストレインカーブと心室間同期障害

画像の読影

【症例1】 3T MRIでは心周期を通して鮮明なタギングイメージが得られる（図1-A）．左室側壁は収縮時dyskinesisを呈し，心室中隔とは反対のストレインピークをとる（図1-B）．空間的dyssynchronyと診断されCRTが施行された．

最終診断は，左室同期不全を伴う拡張型心筋症．

【症例2】 四腔断では拡張する右室と心房中隔欠損（図2-A左；→）を認める．タギングMRI解析ソフト（OsiriX in Tag）では，右室と左室両方のストレイン値を自動的にカラー表示できる．円周方向のストレインピークは左室に比べ右室で遅延している（185msec，図2-B）．右室収縮の左室に対する遅延（心室間同期不全）は，右心圧負荷・肺高血圧や右心不全に見られる現象である．

最終診断は，心室間同期不全を伴う心房中隔欠損．

【症例3】 解剖学的右室では，心筋セグメントごとの収縮ピークは，心室中隔から前下壁から側壁の順に遅延し（図3上段），解剖学的右室同期不全とされCRTが施行された．一方，解剖学的左室では収縮タイミングに大きなズレは認められない．

最終診断は，解剖学的右室同期不全を伴う修正大血管転位．

症例3 30代，女性．修正大血管転位，心不全あり心臓再同期療法を検討中．

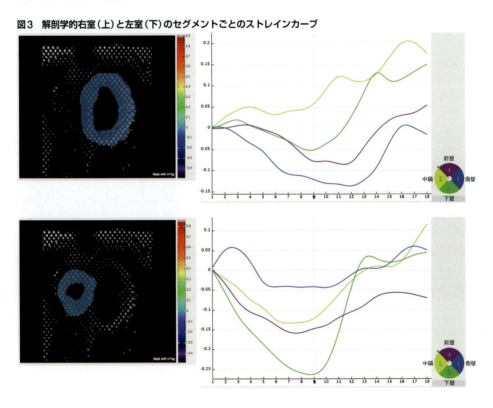

図3　解剖学的右室（上）と左室（下）のセグメントごとのストレインカーブ

> **参考症例** 60代，男性．修正大血管転位（図4）で重症三尖弁閉鎖不全と解剖学的右室不全あり，心移植待機．

図4 両心室のストレインの自動解析

A 縦方向のストレイン解析（シネMRI）

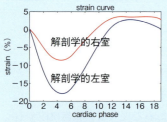

収縮早期 　　　収縮末期 　　　拡張中期

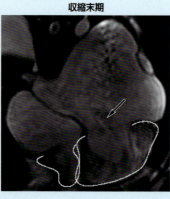
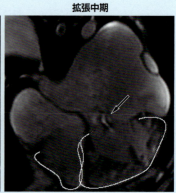

B 短軸横断方向のストレイン解析（シネMRI）

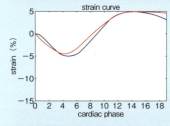

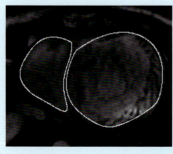
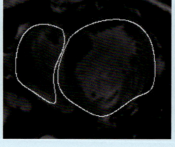
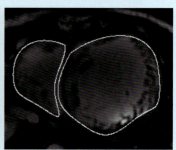

心室縦方向のストレイン解析では，解剖学的右室ストレインは左室に比べ低下している（A）．シネ画像では著明に拡張する左房と三尖弁閉鎖不全による逆流を認める（A；→）．

左室収縮同期不全の一般的知識と画像所見

　重症心不全症に認められる心室内伝導障害は，左室収縮の機械的同期不全を招き，エネルギー効率は低下し心機能は悪化する．左室同期不全は，左室収縮能・拡張能と並ぶ心不全の予後因子と考えられている．心臓再同期療法（cardiac resynchronization therapy：CRT）は，このような左室同期不全を伴う薬剤抵抗性の重症心不全の患者の，心機能の改善，運動耐用能，QOL，再入院のリスクや長期予後の改善が証明されている．しかしながらCRT施行患者で効果が見られるのは約7割とされ，残りの3割はnon-responderとされている．左室同期不全の評価として，心電図のQRS幅延長（>130msec）が一般的であるが，QRS幅と機械的同期不全の程度には，しばしば乖離があることがわかっている．そのため，画像診断を用い，機械的同期不全を評価する方法が提案されており，タギングMRIによるdyssynchronyの解析は，そのひとつとして注目されている．

鑑別診断のポイント

　シネMRIは，心エコーに比べ視野制限がなく，拡張する心室や複雑な形態となる成人先天性心疾患にも応用可能な利点がある．一方で1心拍のフレーム数は20フレーム前後で時間分解能に制限がある．空間的dyssynchronyや右心を含めたストレイン解析がMRIの利点と考えられる．

NOTE　●タギングMRIおよびシネMRIを用いたストレイン計測

　心筋線維は心内膜側から外膜側に向け，内斜走筋，輪状筋，外斜走筋の3層筋で構築され，その収縮弛緩は，長軸方向，円周方向の成分から複雑に構成される．タギングMRIの左室短軸像では円周方向ストレインや重心方向ストレインが計測できる．最近，シネ画像から心筋長を自動抽出するソフトが開発され，縦方向のストレインも算出可能となる[3]．

参考文献

1) Yonezawa M, Nagao M, Abe K, et al: Relationship between impaired cardiac sympathetic activity and spatial dyssynchrony in patients with non-ischemic heart failure: assessment by MIBG scintigraphy and tagged MRI. J Nucl Cardiol 20: 600-608, 2013.
2) Nagao M, Yamasaki Y, Yonezawa M, et al: Interventricular dyssynchrony using tagging magnetic resonance imaging predicts right ventricular dysfunction in adult congenital heart disease. Congenit Heart Dis 10: 271-280, 2015.
3) Kawakubo M, Nagao M, Kumazawa S, et al: Evaluation of ventricular dysfunction using semi-automatic longitudinal strain analysis of four-chamber cine MR imaging. Int J Cardiovasc Imaging, 2015 (Epub).

その他の心筋疾患　右室二腔症
Double-chambered right ventricle: DCRV

（米澤政人，山崎誘三）

症例 40代，女性．小児期より心雑音を指摘．20代前半に心臓カテーテル検査にて心室中隔欠損症（ventricular septal defect：VSD）と診断された．数年前より労作時胸部圧迫感あり．

図1-A　造影CT冠状断像

図1-B　造影CT（右室流出路レベル）

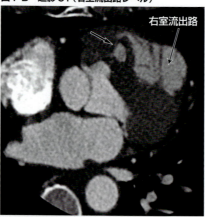

図1-C　造影CT（膜様部中隔レベル）

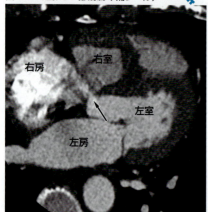

図1-D　シネMRI短軸像（右室流出路レベル，収縮期）

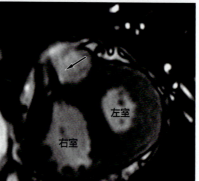

図1-E　右室造影

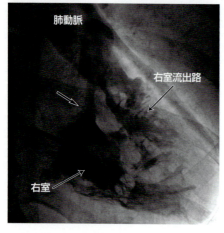

画像の読影

造影CT（図1-A, B）にて右室の室上稜（supraventricular crest）付近に肥厚した異常筋束による右室流出路狭窄を認め（→），右室二腔症の所見である．左室流出路では心室中隔膜様部に心室中隔欠損（VSD）の合併を認める（図1-C；→）．シネMRI（図1-D）では右室流出路の狭窄部分において収縮期にjet/flow voidを認め（→），狭窄に伴い同部位の血流速度の上昇が示唆される．右室造影（図1-E）においても右室流出路の狭窄を認める（→）．その後，開心術により右室流出路狭窄の解除およびVSD閉鎖が施行された．

右室二腔症の一般的知識と画像所見

右室二腔症（double-chambered right ventricle：DCRV）は円錐部中隔下部から右室を横断し，右室自由壁に達する異常筋束により右室内に狭窄を生じる病態である．狭窄により右室圧上昇，狭窄前後での圧格差を生じ，胸痛や心不全症状を来す．先天性心疾患の中の0.6～2%程度の頻度であり，多くは小児期に診断され，成人での診断は稀である．

成人例では，超音波検査では診断困難例が多い[1]．異常筋束は年齢とともに発達し，圧較差の上昇に伴って浮腫・呼吸困難などの自覚症状が出現してくる．80～90%で膜様周囲部型心室中隔欠損を合併し，心室中隔欠損が存在した場合は，右室圧が低い時期は左→右短絡から肺高血圧となり，右室圧の上昇に伴って右→左短絡が生じ，チアノーゼを呈するようになる．狭窄部前後の圧較差が30～50mmHg以上あれば手術を考慮し，心不全症状が出現する前に手術による狭窄の解除（＋VSD閉鎖）を行うべきと考えられている．

本症の術後成績はおおむね良好であるが，異常筋束切除後は高頻度に完全 or 不完全右脚ブロックを生じ，本疾患の多くは右室内の刺激伝導路であるmoderator bandが通常より高位で，かつ太く発達したものと考えられている[2]．

画像所見では，CTにて円錐部中隔から右室自由壁に達する肥厚した異常筋束が同定される．心臓超音波では狭窄前後の圧較差の計測により重症度を評価できる．胸部単純X線写真にて右室の拡大を認めるにもかかわらず，肺動脈陰影の増強は見られない．

鑑別診断のポイント

右室二腔症は異常筋束により右室流出路狭窄・右室圧の上昇・心不全を来す先天性心疾患であり，狭窄は進行性である．ファロー四徴症（tetralogy of Fallot：TOF）や肺動脈弁狭窄（pulmonary value stenosis：PS）が鑑別となるが，これらと異なり右室二腔症では肺動脈弁および漏斗部の形態は保たれる．

超音波では，小児期には狭窄箇所を描出可能な例が比較的多いが，成人では狭窄部の描出が困難な症例が少なくない．心臓カテーテル検査でも狭窄部を越えてカテーテルを挿入することができない症例では，時にTOF・PSとの区別が困難であり，心電図同期MDCTやMRIによる形態評価が有用とされる．

参考文献
1) Loukas M, Housman B, Blaak C, et al: Double-chambered right ventricle: a review. Cardiovasc Pathol 22: 417-423, 2013.
2) 門間和夫（著・編）：右室内異常筋束．高尾篤良，中澤誠，中西敏雄（編）；臨床発達心臓病学 改訂3版，中外医学社，p.466-469, 2001.

その他の心筋疾患　Myocardial crypt（cleft）

（尾田済太郎）

症例　60代，男性．肥大型心筋症にて通院中．心筋線維化の評価目的に心臓MRIを施行．

図1-A　心臓MRIシネ画像（拡張期）　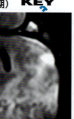　図1-B　心臓MRIシネ画像（収縮期）

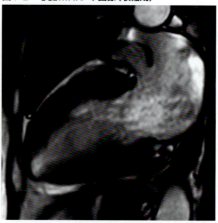

> **NOTE**
>
> ●myocardial crypt，心室憩室，真性心室瘤，仮性心室瘤（図3）
>
> 【Myocardial crypt】　myocardial cleftと同義．左室心筋層内に生じた心内腔の裂け目状突出であり，スリット状，V型，U型の形態を呈する．心筋層の50%以上の深さと定義され，心筋外へ突出することはない．心収縮とともにcryptは狭小化もしくは消失する．
>
> 【心室憩室】　心室憩室は心腔が嚢状に突出した状態で，憩室壁には正常心筋を有している．cryptと同様，心収縮とともに内腔は狭小化するが，cryptと異なり，心臓外へ突出する形態である．通常，憩室はネック（頸）を有している．
>
> 【真性心室瘤】　真性心室瘤は心筋の線維化・菲薄化に伴った心内腔の嚢状突出である．収縮期に拡張（奇異性運動）もしくは無収縮となる．一般に心筋梗塞後に生じる．
>
> 【仮性心室瘤】　真性心室瘤と同様に心内腔の嚢状突出を示すが，瘤壁は心筋ではなく心膜である．心破裂による血腫形成に続いて生じると考えられ，破裂のリスクは非常に高い．拡張期，収縮期での形態変化は乏しい．

	myocardial crypt（cleft）	心室憩室	真性心室瘤	仮性心室瘤
拡張期				
収縮期				
形態的特徴	心筋層内の裂け目構造．I字，U字，V字の形態．心基部〜中間部の下壁．多くは単発．収縮期に縮小・消失．	心臓外側への嚢状突出．憩室壁は正常心筋．収縮期に縮小．ネック（頸）を有する．	心臓外側への嚢状突出．瘤壁は線維化・菲薄化した心筋．収縮期に拡張（奇異性運動）もしくは無収縮．	心臓外側への嚢状突出．瘤壁は心膜．拡張期，収縮期での形態変化は乏しい．

図3　myocardial cryptに類似する病態

画像の読影

心臓MRIのシネ画像（左室2腔長軸像）拡張期において，心基部の下壁心筋層内にスリット状の深い内腔突出像を認める（図1-A；→）．収縮期（図1-B）でこの構造は消失している．myocardial cryptと考えられた．

Myocardial cryptの一般的知識と画像所見

Myocardial cryptとは，左室心筋層内に生じた心内腔の裂け目状の突出であり，心筋の発生過程で生じた異常と考えられている．myocardial cryptは，cleft, fissure, crevice, atypical LV non-compactionなどとも呼ばれるが，最近ではcryptが一般的に使用されている．1950年代より，cryptは肥大型心筋症（hypertrophic cardiomyopathy：HCM）で見られやすいと，剖検例において報告されていた．近年，心臓MRIの普及によりmyocardial cryptが再認識され，その頻度や臨床的意義に関する報告が増えている．

当初の報告では，myocardial cryptは家族性HCMキャリアに高頻度（60～80％）に認められるとする報告がなされ，家族性HCMの発症前マーカーとして注目された．その後，健常者の一部にもcryptが認められると報告され，その臨床的意義については議論中である．直近の報告では，myocardial cryptは心臓MRIを受けた症例の6～7％に認められ，健常者では4～9％程度とされている．疾患群においては，HCMや心筋炎，高血圧性心臓病に認める頻度が高い（15～25％程度）とされ，一方で虚血性心疾患での頻度は低い（2～5％程度）．Myocardial cryptはほとんどが心基部～中間部の下壁に生じ，単発のことが多く，サイズは数mm～数cmとさまざまであるが，1cm以下の小さなサイズのことが多い．

心臓MRIのシネ画像，特に左室2腔長軸像で観察しやすい．多発するものやサイズが大きいのは，非虚血性心筋症と関連している可能性があると示唆されている．myocardial cryptの意義については，今後の報告により変わる可能性があることを申し添える．

鑑別診断のポイント

心室憩室や真性心室瘤，仮性心室瘤が鑑別対象となる．myocardial cryptは心筋層内に見られ，心臓外へ突出することはない．また，ほとんどが心基部側の下壁に生じ，小さく，収縮期に縮小・消失するところが鑑別点となる．

参考文献

1) Petryka J, Baksi AJ, Prasad SK, et al: Prevalence of inferobasal myocardial crypts among patients referred for cardiovascular magnetic resonance. Circ Cardiovasc Imaging 7: 259-264, 2014.
2) Child N, Muhr T, Sammut E et al: Prevalence of myocardial crypts in a large retrospective cohort study by cardiovascular magnetic resonance. J Cardiovasc Magn Reson 16: 66, 2014.
3) Afonso L, Kottam A, Khetarpal V: Myocardial cleft, crypt, diverticulum, or aneurysm? Does it really matter? Clin Cardiol 32: E48-51, 2009.

弁膜疾患 大動脈弁狭窄症，大動脈二尖弁
aortic valve stenosis, bicuspid aortic valve

（大田英揮）

症例1 70代，男性．大動脈弁狭窄症の術前評価．

図1-A　経胸壁ドプラ心エコー

図1-B　心電図同期造影CT（拡張期）

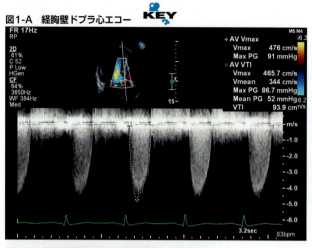

図1-C　心電図同期造影CT（拡張期）

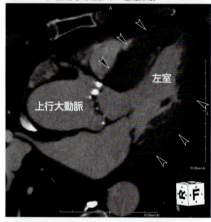

症例2 70代，男性．大動脈弁狭窄症，胸部大動脈瘤．

図2-A　心電図同期造影CT（拡張期）

図2-B　心電同期造影CT（拡張期）ボリューム・レンダリング画像

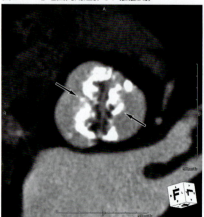
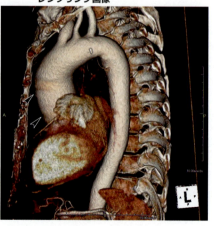

画像の読影

【症例1】　経胸壁ドプラ心エコー（図1-A）では，大動脈弁レベルにおいて peak velocity 4.8m/sであり，重度の大動脈弁狭窄が示唆される．弁口面積は0.95cm²であった（図は非掲載）．大動脈弁は三尖弁であり，強い石灰化を伴った肥厚を認める（図1-B；→）．左室壁は全周性に肥厚している（図1-C；▸）．左室流出路の狭窄は認めない．

心臓カテーテル検査では，大動脈—左室の平均圧較差は45mmHgであった．症候性であり，大動脈弁置換術が施行された．

【症例2】　大動脈弁は二尖弁であり，強い石灰化を伴った肥厚を認める（図2-A；→）．上行大動脈瘤を認める（図2-B；▸）．

大動脈弁置換術，上行大動脈置換術が施行された．

大動脈弁狭窄症の一般的知識と画像所見

大動脈弁狭窄症の原因は，炎症性（リウマチ性），先天性（二尖弁，その他），退行変性などである．高齢者における退行変性の頻度が高いが，後述する二尖弁は大動脈弁狭窄の重要な危険因子である．大動脈弁におけるpeak velocity＞2m/sで狭窄の存在が考えられ，peak velocity＞4m/s，弁口面積＜1.0cm²では重症と定義される[1]．左室収縮期圧の上昇，全周性肥厚から拡張障害に至る．診断には心エコー（流速，形態，心機能）や心臓カテーテル検査（圧較差，心機能）が用いられ，本疾患におけるCTの意義は，術前評価（心大血管形態，他臓器の評価）である．

近年，国内でも保険適応された経カテーテル大動脈弁治療（transcatheter aortic valve implantation：TAVI）の術前評価では，心電同期CTを用いた弁・基部の詳細な評価，およびアクセスルートとなる大血管および主要分枝の評価が必須である．

大動脈二尖弁は，先天性心疾患で最も頻度が高く，成人の0.5〜2%に認める．典型的には，弁のサイズは不均等であり，サイズの大きい弁にraphe（交連の融合）を認め，右冠尖—左冠尖が融合する頻度が高い[2]．大動脈二尖弁には，上行大動脈の拡張を伴う頻度が高い．病理学的要因（嚢胞性中膜壊死）や血行動態異常が大動脈拡張に影響すると考えられている[2]．その他，大動脈縮窄症を伴うこともある（大動脈縮窄症の50〜75%は二尖弁を伴う）．なお，大動脈二尖弁による大動脈狭窄は，TAVIの適応とならない．

鑑別診断のポイント

大動脈二尖弁は頻度の高い疾患であり，大動脈弁狭窄症の症例のみならず，上行大動脈拡張/瘤の症例では大動脈弁形態を確認することが重要である．thin sliceの造影CTでは，心電図非同期でもある程度の大動脈弁形態を観察できることがある．

参考文献

1) Nishimura RA, Otto CM, Bonow RO, et al: 2014 AHA/ACC guideline for the management of patients with valvular heart disease: a report of the American College of Cardiology/American Heart Association Task Force on practice guidelines. J Am Coll Cardiol 63 :e57-e185, 2014.
2) Siu SC, Silversides CK: Bicuspid aortic valve disease. J Am Coll Cardiol 55: 2789-2800, 2010.

弁膜疾患 大動脈弁狭窄症とTAVI/TAVR
aortic valve stenosis and TAVI/TAVR

（宇都宮大輔）

症例 80代，女性．息切れを主訴に来院し，心臓超音波検査にて重症大動脈弁狭窄を指摘された．経カテーテル大動脈弁留置術/置換術（transcatheter aortic valve implantation/replacement：TAVI/TAVR）適応評価の目的で，造影CTが施行された．

図1-A 造影CT仮想内視鏡画像（収縮期）　図1-B 造影CT仮想内視鏡画像（拡張期）　図1-C 造影CT，MPR画像（バルサルバ洞レベル）　図1-D 造影CT，MPR画像（basal ringレベル）

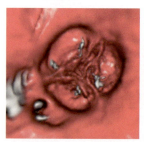
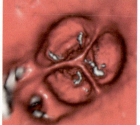
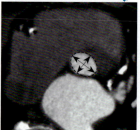
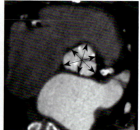

図1-E 造影CT，MPR画像　図1-F 造影CTボリューム・レンダリング画像（perpendicular view）

図1-G 造影CTカーブドMPR画像　　図2 大動脈基部のシェーマ

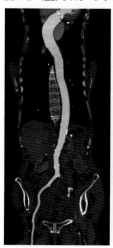
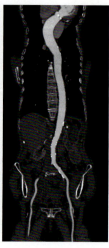
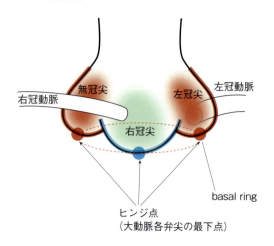

画像の読影

　大動脈弁は三尖弁で，弁尖や大動脈基部には石灰化を伴い，開口部の狭窄が見られる（図1-A, B）．大動脈弁のbasal ringは楕円形をしており，短径および長径，周囲長，面積を計測する（図1-C）．バルサルバ洞（図1-D），sinotubular junction（STJ；バルサルバ洞が上行大動脈に移行するレベル）の大動脈径の計測も行う．また，TAVI/TAVR前にはbasal ringから冠動脈までの距離の計測が必要である（図1-E）．大動脈弁輪面のperpendicular view（basal ringの3つのヒンジ点が一直線上に並び，右冠尖のヒンジ点が中心にくるような断面）を示すことで，TAVI/TAVR手技に際して適切なCアームの方向がLAO（左前斜位）30°，CRA（頭部方向）10°であることがわかる（図1-F）．大動脈〜大腿動脈までの造影CTAでは，大動脈弁までのアクセスルートに有意な狭窄や動脈瘤は存在せず，大腿動脈からのアプローチが可能であることがわかる（図1-G）．

大動脈弁狭窄とTAVI/TAVRの一般的知識と画像所見

　大動脈弁は通常3枚の弁尖が合わさって形成されており，平面的ではなく立体的な形態をしている（図2）．大動脈弁の開放が制限され，狭窄した状態が大動脈弁狭窄であり，その主な原因としては，①加齢・動脈硬化，②リウマチ熱，③先天性の二尖弁が挙げられる．なかでも加齢・動脈硬化による大動脈弁狭窄患者が多く，高齢者の疾患と言える．大動脈弁狭窄の患者では，長期間の左室への圧負荷のため心筋壁の肥大，線維化が見られる．

　大動脈弁狭窄の診断は主に心臓超音波検査によって行われるが，治療の適応となるような重症大動脈弁狭窄ではCTによる形態評価が行われる．治療の原則は手術（大動脈弁置換術）であるが，年齢や合併症のため外科的手術が行えない場合にはTAVI/TAVRが考慮される．TAVI/TAVRは，経大腿動脈アプローチ[transfemoral (TF) approach]もしくは経心尖部アプローチ[transapical (TA) approach]で行われる．腸骨動脈狭窄などによりTFでは大動脈弁までの到達が困難と判定された場合には，TAが選択される．

　TAVI/TAVRでは，basal ringと呼ばれる3つの大動脈弁尖それぞれの最下端（ヒンジ点）を含む断面に人工弁を留置するため，その計測が重要である[1]．通常，basal ringは楕円形であり，長径と短径，周囲長，面積を計測し，これをもとに適切なサイズの人工弁を選択する．人工弁のサイズが大きすぎれば弁輪部破裂のリスクが高まり，小さい場合には人工弁周囲でのリークや人工弁の逸脱が起きてしまう．また，バルサルバ洞や左室流出路の石灰化が強い症例では弁輪部破裂・損傷のリスクがあり，レポートに記載することが望ましい[2]．

> **NOTE**
> ● **TAVI/TAVR前のCTレポートにて記載すべき必須項目**
> 1) 大動脈弁の形態：尖弁の数，石灰化の程度（二尖弁は原則としてTAVI/TAVRの適応外である）
> 2) basal ringの計測：長径と短径，周囲長，面積
> 3) バルサルバ洞およびSTJの径の計測
> 4) basal ringから冠動脈入口部までの高さ
> 5) アクセスルートの評価：石灰化の程度，屈曲・蛇行の程度，狭窄の有無，血管径の計測

参考文献

1) Achenbach S, Delgado V, Hausleiter J, et al: SCCT expert consensus document on computed tomography imaging before transcatheter aortic valve implantation (TAVI)/transcatheter aortic valve replacement (TAVR). J Cardiovasc Comput Tomogr 6: 366-380, 2012.
2) Hansson NC, Nørgaard BL, Barbanti M, et al: The impact of calcium volume and distribution in aortic root injury related to balloon-expandable transcatheter aortic valve replacement. J Cardiovasc Comput Tomogr 9: 382-392, 2015.

弁膜疾患
大動脈弁置換術後の大動脈基部仮性動脈瘤
pseudoaneurysm in the aortic root after aortic valve replacement

（宇都宮大輔）

症例 40代，女性．マルファン症候群があり，大動脈弁輪拡張に対して大動脈基部置換術後であった．大動脈弓部置換術前の心臓超音波検査にて大動脈基部に動脈瘤が疑われた．

図1-A　造影CTスラブMIP水平軸位断像

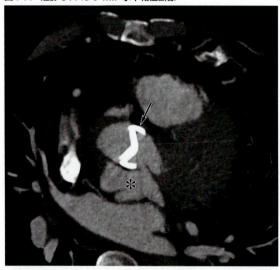

図1-B　造影CTスラブMIP斜矢状断像

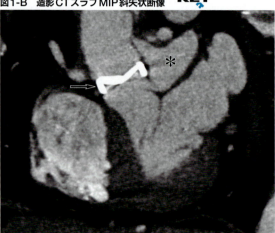

図1-C　造影CTボリューム・レンダリング画像

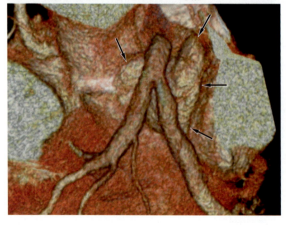

画像の読影

大動脈弁は置換術後であり，機械弁が認められる（図1-A, B；→）．人工弁直下のレベルで大動脈基部の背側には不整な形状の仮性動脈瘤が認められる（図1-A, B；＊）．ボリューム・レンダリング画像では不整形の仮性動脈瘤（図1-C；→）のすぐ上方に左冠動脈が走行している．

大動脈弁置換術後の大動脈基部仮性動脈瘤の一般的知識と画像所見

　大動脈弁置換術後には，適切な経過観察のために経胸壁心臓超音波検査が推奨されている．人工弁の開放制限による狭窄や人工弁逆流の確認を行うが，観察が困難な例では経食道心臓超音波検査やX線透視，CTを併用して評価を行う[1]．人工弁の機能異常の原因は血栓，パンヌス（増殖した組織片），疣腫が挙げられる．

　大動脈弁置換術後の画像診断においては人工弁の機能的評価だけでなく，形態的異常に関する評価も重要であり，これには心電図同期を併用した造影CTが有用である．CTは患者の体格や術者の熟練度による影響を受けにくい点においては心臓超音波検査よりも客観的な情報を提供しうる．

　大動脈弁置換術後のCTでは人工弁の開放角度の計測，人工弁周囲の血栓やパンヌス，膿瘍，仮性動脈瘤，心膜周囲の血腫などの有無を評価する[1][2]．特に仮性動脈瘤は約5％に合併するとされ，破裂のリスクが高く，手術による早急な治療が必要となるため心臓CTを用いた診断は重要である[2]．非造影CTでも大きな仮性動脈瘤の存在は診断可能であるが，術後性変化による修飾も加わっているため造影CTによる確認が必要である．

鑑別診断のポイント

　鑑別疾患として，バルサルバ洞動脈瘤，大動脈解離，大動脈腫瘍が挙がる．薄いスライスの水平軸位断およびMPR画像を用いて術後部位と瘤腔の位置関係や交通を確認することが，診断のポイントとなる．

参考文献

1) Tsai WL, Tsai IC, Chen MC, et al: Comprehensive evaluation of patients with suspected prosthetic heart valve disorders using MDCT. AJR 196: 353-360, 2011.
2) Chu LC, Cameron DE, Johnson PT, Fishman EK: MDCT evaluation of postoperative aortic root pseudoaneurysms: imaging pearls and pitfalls. AJR 199: W84-90, 2012.

弁膜疾患 僧帽弁閉鎖不全
mitral valve regurgitation

（宇都宮大輔）

症例1 70代，女性．心エコーにて高度の僧帽弁閉鎖不全が認められ，僧帽弁に付着する厚い帯状構造が指摘された．

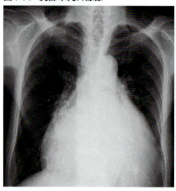
図1-A 胸部単純X線像

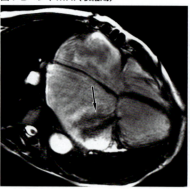
図1-B シネMRI（収縮期）

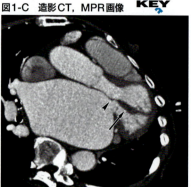
図1-C 造影CT，MPR画像

症例2 40代，女性．数日前からの咳嗽および呼吸困難感．
［愛媛大学大学院医学系研究科放射線医学　福山直紀先生，城戸輝仁先生，望月輝一先生のご厚意による，文献1）より転載］

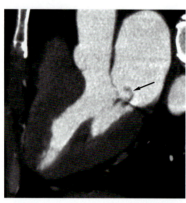

図2 造影CT，MPR画像

参考症例 僧帽弁輪石灰化（mitral annular calcification：MAC）

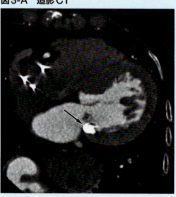
図3-A 造影CT

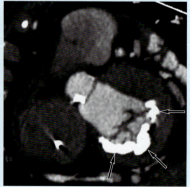
図3-B 造影CT，MPR画像

A，B：動脈硬化の患者では僧帽弁輪部に沿って高度の石灰化を見ることがある（図3；→）．僧帽弁膜症の原因となることがあり，僧帽弁置換術前にはこの石灰化を取り除く必要がある．
また，僧帽弁輪石灰化を有する患者では，心房細動や脳卒中を起こしやすいとされる．

画像の読影

【症例1】 胸部単純X線写真にて著明な心拡大が見られる（図1-A）．シネMRI（収縮期）では左房の著明な拡大と僧帽弁逆流がジェットとして認められる（図1-B；→）．造影CT（MPR画像）において腱索が非常に短く，前（外側）乳頭筋は腱索を介さずに厚い帯状構造（図1-C；→）で僧帽弁（図1-C；▸）に連結している．

【症例2】 造影CT（収縮期）にて僧帽弁後尖の逸脱が認められる（図2；→）．

僧帽弁閉鎖不全の一般的知識と画像所見

僧帽弁閉鎖不全は，僧帽弁尖，弁輪，腱索，乳頭筋，乳頭筋付着部の左室壁からなる僧帽弁装置の異常により収縮期に僧帽弁閉鎖が障害され，左室から左房に血液の逆流が生じる病態である．僧帽弁狭窄がリウマチ熱を原因としているのと異なり，僧帽弁閉鎖不全は非リウマチ性心疾患によることが多く，乳頭筋から腱索にかけての異常や弁尖の逸脱，弁輪の拡大や石灰化といった弁輪部の異常が原因となる[1]．また，心筋梗塞後の僧帽弁乳頭筋断裂が起きると突然の僧帽弁逆流が発生し，急性の左心不全に陥ることがある．前（外側）乳頭筋は左前下行枝と回旋枝の2枝支配であることが多く，側副血行路の発達も良好である．一方，後（内側）乳頭筋は右冠動脈あるいは左回旋枝のいずれか1本から栄養され，虚血を起こしやすいことから心筋梗塞に伴う乳頭筋断裂のリスクが高い．

通常，僧帽弁閉鎖不全の診断は心臓超音波検査で行われ，CTが施行されることは少ない．しかし，僧帽弁装置の形態的異常が一因となっている場合にはその評価のため心臓CTが有用である．乳頭筋はある程度の長さの腱索を介して僧帽弁と連結するのが正常である．先天性の僧帽弁閉鎖不全では，腱索が極端に短く乳頭筋が厚い線維組織で僧帽弁に連結し，僧帽弁の正常の閉鎖を障害する．この厚い線維組織と僧帽弁が連結している特異な形態がハンモック状に見えることから"ハンモック僧帽弁"とも呼ばれる[2][3]．通常，幼少期から重篤な僧帽弁閉鎖不全症状を示すが，部分的なハンモック僧帽弁では成人になってから診断される場合もある[4]．

参考文献

1) 福山直紀，城戸輝仁，望月輝一：僧帽弁閉鎖不全症．画像診断 35: 972-973, 2015.
2) Ito T, Tokoro M, Yanagisawa J: Mitral valve plasty for a hammock mitral valve in an adult patient. Interact Cardiovasc Thorac Surg 21: 393-395, 2015.
3) Munin MA, Elizari A, Rostello EF: Congenital mitral valve regurgitation in adults: hammock or arcade mitral valve. Rev Argent Cardiol 82: 145, 2014.
4) Aramendi J, Rodriguez MA, Voces R, et al: Partial hammock valve: surgical repair in adulthood. Ann Thorac Surg 82: 1103-1106, 2006.

心膜疾患 急性心膜炎
acute pericarditis

（尾田済太郎）

症例1 40代，男性．発熱と胸痛を認めたため，来院．

図1 造影CT **KEY**

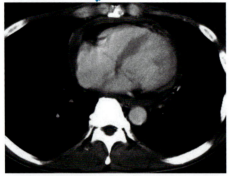

症例2 40代，男性．食道癌に対する化学療法中．発熱性好中球減少症，胸痛，呼吸困難を認めたため，CTを施行．

図2 造影CT

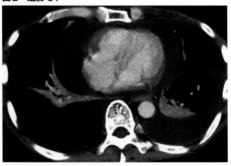

症例3 40代，女性．発熱と胸痛，息苦しさのため，来院．

図3-A 非造影CT

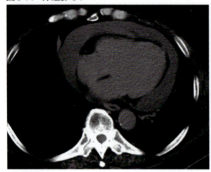

図3-B 非造影CT冠状断像

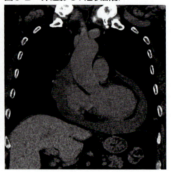

NOTE
●IgG4関連心膜炎（図4）

　IgG4関連疾患は，血清IgG4高値と罹患臓器への著明なIgG4陽性形質細胞浸潤を特徴とする全身性，慢性炎症性疾患である．非常に稀ではあるが，IgG4関連の心膜炎を来すことがある．画像所見は心膜液の貯留と心膜の肥厚・増強と報告されているが，画像だけでの診断は困難と思われる．確定診断は心膜生検によってなされる．収縮性心膜炎に移行することが多いと報告されている．ステロイド治療が効果的とされるが，治療後の再発にも注意が必要である[6]．

図4 造影CT

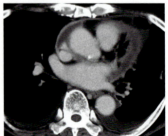

参考文献
1) Cosyns B, Plein S, Nihoyanopoulos P, et al: European Association of Cardiovascular Imaging (EACVI) position paper: multimodality imaging in pericardial disease. Eur Heart J Cardiovasc Imaging 16: 12-31, 2015.
2) Yared K, Baggish AL, Picard MH, et al: Multimodality imaging of pericardial diseases. JACC Cardiovasc Imaging 3: 650-660, 2010.
3) Verhaert D, Gabriel RS, Johnston D, et al: The role of multimodality imaging in the management of pericardial disease. Circ Cardiovasc Imaging 3: 333-343, 2010.
4) Wang ZJ, Reddy GP, Gotway MB, et al: CT and MR imaging of pericardial disease. Radiographics 23: S167-180, 2003.
5) Hammer MM, Raptis CA, Javidan-Nejad C, Bhalla S: Accuracy of computed tomography findings in acute pericarditis. Acta Radiol 55: 1197-1202, 2014.
6) Mori K, Yamada K, Konno T, et al: Pericardial involvement in IgG4-related disease. Intern Med 54: 1231-1235, 2015.

画像の読影

【症例1】 造影CT（図1）で，心膜液の貯留と心膜の肥厚を認める．肥厚した心膜には造影効果を認める．少量の左胸水を認める．ウイルス性の急性心膜炎と診断され，対症療法で改善した．

【症例2】 造影CT（図2）で，多量の心膜液貯留と心膜の肥厚を認め，両側胸水貯留を伴っている．肥厚した心膜には造影効果を認める．細菌性急性心膜炎と，それによる心タンポナーデと診断された．

【症例3】 非造影CT（図3）で大量の心膜液貯留を認める．心膜液の濃度はわずかに上昇している．精密検査が行われ，全身性エリテマトーデス（systemic lupus erythematosus：SLE）関連の心膜炎と診断された．

急性心膜炎の一般的知識と画像所見

心膜の急性炎症に伴う症状や徴候で，頻度としては救急の現場で遭遇する非虚血性胸痛の約5％を占めるとされる．原因の多くはウイルス性（コクサッキーB群が最多）であり，特発性もその多くはウイルスが原因と考えられている．その他の原因として，細菌性，結核性，膠原病性（SLEや関節リウマチなど），急性心筋梗塞後（Dressler症候群），腫瘍の転移，尿毒症性，放射線治療後などがある．

症状として胸痛，呼吸困難，発熱を呈することが多い．刺すような胸痛が典型的であり，痛みは吸気や臥位で増強する．しばしばウイルス感染に伴う感冒症状，消化器症状，筋肉痛などの前駆症状を伴う．聴診では，炎症を起こした心膜がこすれ合うことにより生じる高調音が聴取され，心膜摩擦音と呼ばれる．

心電図が最も重要な検査であり，広範なSTセグメントの上昇（下に凸が多い）が認められる．CK（creatine kinase）-MB，トロポニンなどの心筋逸脱酵素上昇を認めることもあり，心筋炎の併発や心筋梗塞との鑑別を要する．ウイルス抗体価の陽性率は約10％程度であり有用とは言えない．

心エコーでは心囊液貯留（echo-free space）を認める．心筋炎を併発することがあり，その場合，心膜液貯留に加えて一過性の壁肥厚と壁運動低下が認められる．呼吸困難が強い場合は，心筋炎や心タンポナーデの合併を疑う．特発性，ウイルス性の急性心膜炎は一般的に対症療法で治癒し，予後良好である．炎症が遷延する場合は，収縮性心膜炎への移行に注意が必要である．

急性心膜炎におけるCT, MRIの有用性は現時点では確立していないが，心電図や心エコーなどで診断が確定できないときには検討される．CTでは心膜液の貯留と造影効果を伴う心膜の肥厚を認めることが多い．一般に貯留した心膜液は水に近い濃度を示すことが多い．心膜液の濃度が上昇している場合は，滲出性，血性，悪性も考慮する必要がある．非腫瘍性の急性心膜炎では均一な心膜肥厚を呈することが一般的であるが，腫瘍性（癌性心膜炎）では不整で結節状の心膜肥厚を認めることが多い．MRIでは貯留した心膜液の性状評価も可能であり，血性心膜液の場合はT1強調像で高信号を呈することが多い．また，心膜腔の被包化や隔壁形成の描出にも優れる．加えて，MRIでは心筋炎所見の有無についても評価することが可能である．

鑑別診断のポイント

臨床症状から鑑別すべき疾患は，急性冠症候群，大動脈解離，肺塞栓症，気胸，胸膜炎などである．これらの疾患を除外するにあたって，CTを行うことは有効と考える．また，心筋炎の合併を評価するのにMRIが有効な場合がある．

心膜疾患 収縮性心膜炎
constrictive pericarditis

(尾田済太郎)

症例1 70代，女性．心機能低下を指摘され，精査加療を目的に受診．過去に急性心膜炎の加療歴がある．

図1-A　胸部単純X線正面像
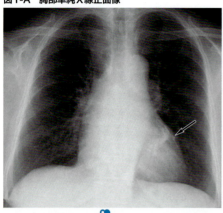

図1-B　胸部単純X線側面像
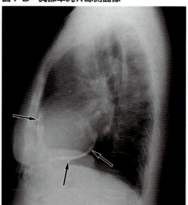

図1-C　非造影CT
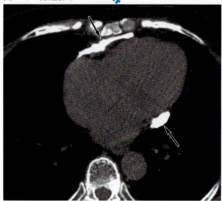

図1-D　造影CTボリューム・レンダリング画像
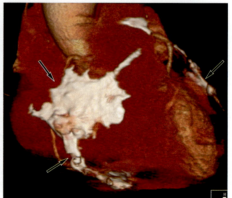

症例2 70代，男性．労作時呼吸苦と下腿浮腫を主訴に来院．

図2-A　胸部単純X線正面像
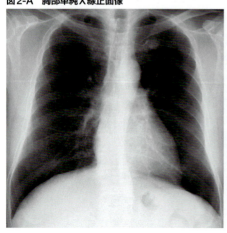

図2-B　非造影CT
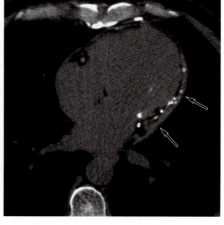

画像の読影

【症例1】 胸部単純X線写真において，心陰影の辺縁に石灰化を認め（図1-A, B；→），特に側面像にて顕著である．CTでは高度な石灰化を伴った心膜の肥厚を認める（図1-C, D；→）．

【症例2】 胸部単純X線写真（図2-A）では明らかな異常所見を認めない．心拡大も見られない．CTでは，心膜の肥厚を認め，点状の石灰化が散在している（図2-B；→）．

収縮性心膜炎の一般的知識と画像所見

収縮性心膜炎は急性心膜炎の治癒遷延により心膜の癒着，線維化，肥厚，石灰化を生じ，心膜腔が閉塞して拡張障害を引き起こす疾患である．原因として特発性，ウイルス性，結核性，細菌性，心臓手術後，放射線療法後，膠原病，人工透析，悪性腫瘍，外傷後などがある．流入障害のため，静脈圧の上昇と心拍出量の低下を来し，臨床的には右心不全徴候（腹水，うっ血肝，下腿浮腫，蛋白漏出性胃腸症など）が主体となる．

また，頸静脈の怒張が見られ，特に吸気時に増強される頸静脈怒張をKussmaul（クスマウル）徴候と呼ぶ．聴診では，拘縮した心膜により拡張早期の心室血流充満が急激に停止するために生じる，「心膜ノック音」と呼ばれる高調な拡張期過剰心音を認める．心臓カテーテル検査では，拡張早期の急速な心室充満と，その後の心室充満制限により，右室圧曲線で特徴的なdip and plateauパターンが見られる．

一般的に慢性進行性の疾患であるため，治療として診断早期に外科的心膜切除術を行う．軽症例や手術リスクが高い場合は内科的な心不全治療を選択する．

収縮性心膜炎の診断は一般に臨床経過や身体所見，心エコー検査によってなされる．胸部単純X線検査やCTは，心膜肥厚や石灰化を描出するのに有用であるが，心膜肥厚のない症例も約20%に認められる．一方，4mm以上の心膜肥厚を認める場合は収縮性心膜炎を積極的に疑う．心膜の石灰化は収縮性心膜炎の診断に有用であるが，頻度は約20〜30%程度と報告されている．石灰化は心臓の前面や横隔膜面に多く見られる．

その他に右室の狭小変形や胸水・腹水の貯留，うっ血肝，大静脈の怒張などの副次所見についても注意を払う必要がある．心臓MRIでは肥厚した心膜に異常造影効果を認め，シネMRで心室中隔の奇異性運動を観察できることがある．

鑑別診断のポイント

拘束型心筋症や肥大型心筋症，心アミロイドーシスなどの拡張障害，右心不全を来す心疾患が鑑別対象となる．特に心膜肥厚や心膜石灰化の見られない症例では画像診断での鑑別は難しい．急性心膜炎の既往の有無，臨床所見，その他の検査所見と総合して診断する必要がある．

参考文献

1) Sengupta PP, Eleid MF, Khandheria BK: Constrictive pericarditis. Circ J 72: 1555-1562, 2008.
2) Ling LH, Oh JK, Breen JF, et al: Calcific constrictive pericarditis: is it still with us? Ann Intern Med 132: 444-450, 2000.
3) Talreja DR, Edwards WD, Danielson GK, et al: Constrictive pericarditis in 26 patients with histologically normal pericardial thickness. Circulation 108: 1852-1857, 2003.
4) Young PM, Glockner JF, Williamson EE, et al: MR imaging findings in 76 consecutive surgically proven cases of pericardial disease with CT and pathologic correlation. Int J Cardiovasc Imaging 28: 1099-1109, 2012.

心膜疾患 心タンポナーデ
cardiac tamponade

（尾田済太郎）

症例1 50代，男性．ステージIV肺癌のため化学療法中．呼吸苦が徐々に進行している．

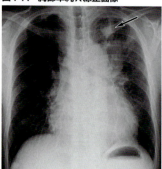

図1-A 胸部単純X線正面像

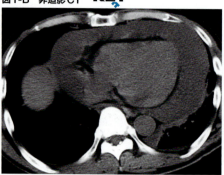

図1-B 非造影CT

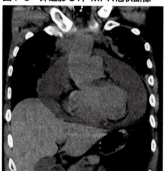

図1-C 非造影CT，MPR冠状断像

症例2 70代，男性．心肺停止の状態で救急搬送となる．

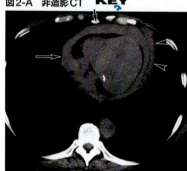

図2-A 非造影CT

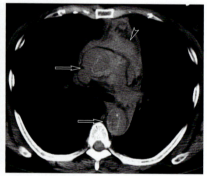

図2-B 非造影CT

症例3 60代，男性．冠動脈カテーテル治療中に冠動脈を損傷した．出血の状況を評価するため，CTが施行された．

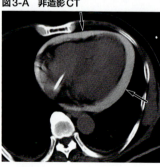

図3-A 非造影CT

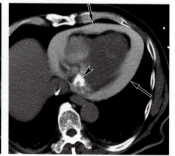

図3-B 非造影CT

参考文献

1) Restrepo CS, Lemos DF, Lemos JA, et al: Imaging findings in cardiac tamponade with emphasis on CT. Radiographics 27: 1595-1610, 2007.
2) Spodick DH: Acute cardiac tamponade. N Engl J Med 349: 684-690, 2003.
3) Yared K, Baggish AL, Picard MH, et al: Multimodality imaging of pericardial diseases. JACC Cardiovasc Imaging 3: 650-660, 2010.
4) Wang ZJ, Reddy GP, Gotway MB, et al: CT and MR imaging of pericardial disease. Radiographics 23: S167-S180, 2003.

画像の読影

【症例1】 胸部単純X線写真(図1-A)で高度な心陰影拡大を認める．左上肺野には肺癌の原発巣を認め(→)，肺門側には癌性リンパ管症の所見，両側肺に肺転移と思われる結節も見られる．CT(図1-B, C)では多量の心膜水貯留を認める．心膜液の細胞診にて悪性細胞が確認され，癌性心膜炎による心タンポナーデと診断された．

【症例2】 CTでやや濃度の高い心膜液の貯留を認める(図2-A；→)．左側の心膜外脂肪織内には血腫を疑う軟部影も見られる(図2-A；▶)．上行大動脈，下行大動脈に大動脈解離を認め(図2-B；→)，内腔は虚脱傾向である．縦隔血腫を伴っている(図2-B；▶)．Stanford A型大動脈解離の破裂による心タンポナーデと診断された．

【症例3】 冠動脈損傷による心タンポナーデ．CTで高濃度の心膜液貯留を認める(図3；→)．心膜液のCT値は130HUと高く，冠動脈カテーテル治療時の造影剤の漏出が示唆される．左房室間溝に高濃度の造影剤漏出像があり(▶)，冠動脈損傷部と思われた．

心タンポナーデの一般的知識と画像所見

心タンポナーデは心膜腔内への異常貯留物(漏出液，滲出液，血液，腫瘍，ガスなど)により，心嚢内圧が上昇し，心臓が圧迫され拡張できなくなり，心拍出量の低下を来した状態をいう．

急速に心タンポナーデを来す病因としては，急性心筋梗塞による心破裂，カテーテル操作による損傷，大動脈解離，外傷などがあり，亜急性～慢性の病因として，感染による心膜炎や悪性腫瘍心膜転移，尿毒症，甲状腺機能低下，膠原病，抗凝固療法などがある．

心タンポナーデの症状・臨床所見は，拡張障害と心拍出量低下による．呼吸困難や外頸静脈怒張，奇脈(吸気時に収縮期血圧が10mmHg以上下がる現象)などを呈し，進行するとショックに至る．また，主要所見である静脈圧上昇，動脈圧低下，心音の減弱はベック(Beck)の三徴と呼ばれる．正常では心膜腔内に15～50mlの生理的心膜液が存在する．心タンポナーデが慢性に経過した場合，心膜は徐々に伸展するため，500～1,000ml貯留しても症状が出ないことがある．一方，急性に心嚢液が貯留した場合，心膜の伸展が追いつかず，100～200ml程度でも症状を呈しうる．

治療は心膜穿刺や心膜液ドレナージであり，再発を繰り返す場合は外科的な心膜開窓術や心膜切開術の適応となる．また，癌性心膜炎による心タンポナーデでは心膜癒着術が行われる．

心タンポナーデの診断には心エコー検査が最も有用である．心膜液の貯留はエコーフリースペースとして観察される．また，心臓の振り子様運動も観察される場合がある．胸部単純X線写真での特異的な所見はないが，慢性に大量の心膜液が貯留した場合は心拡大を認める．急性の場合は貯留量がさほど多くないため，心拡大を認めないこともある．CTでは心膜下脂肪の外側に位置する心膜腔内に心膜液貯留を確認できるほか，心膜液のCT値により，性状をある程度，推測できる．血性や滲出性の場合は，漏出性に比べてCT値が高い傾向がある．また，大静脈の拡張や胸水貯留も伴いやすい．CTは心膜炎や大動脈解離，悪性腫瘍などの原因疾患の診断にも有用である．

外傷性の場合，心嚢気腫を生じる場合がある．心タンポナーデにおいて心臓MRIの使用は限定的であるが，貯留した心膜水の性状評価に有用とする報告もある．

鑑別診断のポイント

心タンポナーデは状態を指す名称であり，その原因を検索することが重要である．画像診断においては，急性心膜炎や大動脈解離，悪性腫瘍，心筋梗塞，外傷などの原因疾患について注意を払う必要がある．

心膜疾患　心膜囊胞，心膜憩室
pericardial cyst and pericardial diverticulum

（幸　秀明）

症例1　30代，女性．健康診断で縦隔の異常陰影を指摘された．

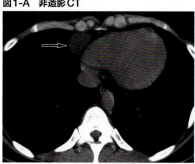

図1-A　非造影CT

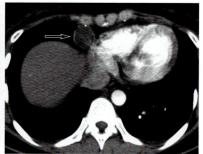

図1-B　造影CT

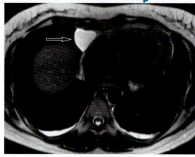

図1-C　MRI，T2強調像　KEY

症例2　50代，男性．冠動脈三枝病変，心不全増悪で入院中のCTで前縦隔病変が指摘された．

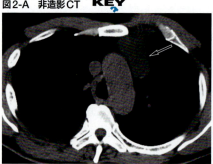

図2-A　非造影CT　KEY

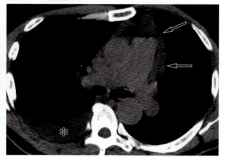

図2-B　非造影CT

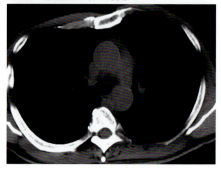

図2-C　非造影CT（1か月後）

参考文献
1) Borges AC, Gellert K, Dietel M, et al: Acute right-sided heart failure due to hemorrhage into a pericardial cyst. Ann Thorac Surg 63: 845-847, 1997.
2) Guler A, Sahin MA, Kadan M, et al: Incidental diagnosis of asymptomatic pericardial diverticulum. Tex Heart Inst J 38: 206-207, 2011.

画像の読影

【症例1：心膜囊胞】 CTの水平断像において前縦隔（右心横隔膜角）に造影効果を示さない低吸収な境界明瞭な腫瘤影を認める（図1-A，B；→）．MRIのT2強調像では，均一な強い高信号を示し，漿液性の囊胞性病変が示唆される（図1-C；→）．

【症例2：心膜憩室】 非造影CTの水平断像において前縦隔にやや不整形の囊胞性病変を認める（図2-A；→）．下方のスライスでは心囊水（図2-B；→）と右胸水（図2-B；＊）が貯留している．1か月後の心不全が改善した状態では心囊水および前縦隔の囊胞病変はともに消失している（図2-C）．

心膜囊胞，心膜憩室の一般的知識と画像所見

心膜囊胞，心膜憩室は心膜の発生過程で形成され，多くは先天性で心膜との交通が消失した場合を心膜囊胞，交通が残存した場合を心膜憩室という．心膜憩室は心膜囊胞と比べて稀であるが，心囊腔との交通があるため経時的にサイズが変化することがあり，経過観察は診断において有用である．

心膜囊胞は前縦隔に多く見られるが，なかでも右心横隔膜角によく見られる（約70％）．多くは無症状で，治療の必要はないが，胸痛，呼吸困難，咳嗽などの症状を示す場合があり，胸腔鏡下手術を行った報告も散見される．画像所見は境界明瞭な縦隔の囊胞病変で周囲組織への浸潤傾向は認められない．病変の内容は一般的に漿液性の液体であり，MRIではT2強調像で均一な高信号，T1強調像で低信号を呈し，造影効果を認めない．CTでは内部は低吸収である．呼吸位や体位により腫瘤の形状が変化して見えることもある．

鑑別診断のポイント

鑑別を有する疾患としては，胸腺囊胞，前腸囊胞，リンパ管腫，成熟奇形腫などが挙げられる．前腸囊胞（気管支原性囊胞，食道囊胞）は傍気管，気管分岐下や中部食道周囲に見られることが多い．また，気管支原性囊胞は粘稠度，蛋白濃度が高く，CTでやや高吸収，MRIのT1強調像にて水より軽度高信号，T2強調像で軽度低信号を呈することが多い点は鑑別に役立つ．リンパ管腫は多房性の囊胞性腫瘤を呈し，内部隔壁が見られることが多い．成熟奇形腫とは，脂肪，石灰化が内部に見られない場合でも囊胞成分以外に造影効果を示す充実成分があれば鑑別できる．

参考症例 気管支原性囊胞

図3　MRI，T2強調像

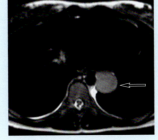

10代，女性．
中縦隔（心臓の背側）にMRIのT2強調像で水よりも低信号の囊胞病変が認められる（図3；→）．手術にて気管支原性囊胞との最終診断を得た．

腫瘍・腫瘤病変 左房粘液腫
left atrial myxoma

（田所導子）

症例1 60代，男性．他疾患の精査目的で胸部非造影CTが撮影された．

症例2 70代，男性．心臓腫瘍の精査目的で心臓CTが撮影された．
［杏林大学医学部放射線医学教室　横山健一先生のご厚意による］

図1 胸部非造影CT（心電図非同期撮影）

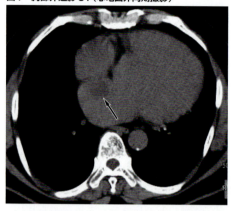

図2 心臓CT，MPR像（茎が見えやすい断面を提示したため，四腔断像とはやや異なる）

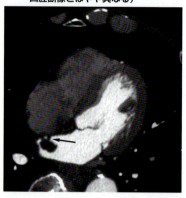

症例3 50代，女性．心臓腫瘍の精査目的でCT，MRIが施行された．［杏林大学医学部放射線医学教室　横山健一先生のご厚意による］

図3-A 心臓CT四腔断像

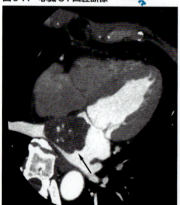

図3-B 心臓シネMRI，二腔断像（収縮末期）

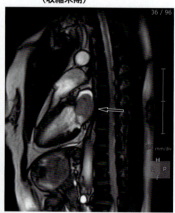

図3-C 心臓シネMRI，二腔断像（拡張末期）

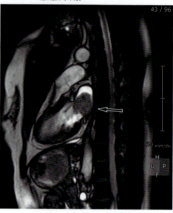

図3-D 心臓MRI，black blood T2強調四腔断像

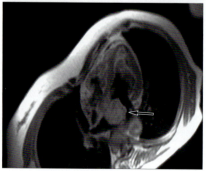

参考文献

1) Kassop D, Donovan MS, Cheezum MK, et al: Cardiac masses on cardiac CT: a Review. Curr Cardiovasc Imaging Rep 7: 9281, 2014.
2) Burke AP, Virmani R: Cardiac myxoma: a clinicopathologic study. Am J Clin Pathol 100: 671-680, 1993.
3) Beroukhim RS, Prakash A, Buechel ER, et al: Characterization of cardiac tumors in children by cardiovascular magnetic resonance imaging: a multicenter experience. J Am Coll Cardiol 58: 1044-1054, 2011.
4) Colin GC, Dymarkowski S, Gerber B, et al: Cardiac myxoma imaging features and tissue characteristics at cardiovascular magnetic resonance. Int J Cardiol 202: 950-951, 2016.
5) Scheffel H, Baumueller S, Stolzmann P, et al: Atrial myxomas and thrombi: comparison of imaging features on CT. AJR 192: 639-645, 2009.

画像の読影

【症例1】 胸部CT（図1）で左房内腔に心房中隔と接する腫瘍が認められる（→）．腫瘍のCT値は25HUで，左房内腔（44HU）よりやや低吸収である．

【症例2】 心臓造影CT（図2）で心房中隔の卵円窩付近から腫瘍に連続する細い茎が認められる（→）．提示画像では腫瘍内に造影効果は認められないが，造影遅延相では内部に淡く不均一な造影効果が見られた．

【症例3】 心臓造影CT（図3-A）で，心房中隔に接して左房側に突出する基部の短い分葉状腫瘍が認められ（→），腫瘍内部に不均一な造影効果が見られる．シネMRI（図3-B, C）で左房内に心筋より高信号を呈する腫瘍が認められる（→）．内部信号はやや不均一で，点状の低信号域を伴っている．腫瘍には可動性が認められ，拡張末期画像では僧帽弁側に突出している．black blood T2強調像（図3-D）では腫瘍の内部信号はやや不均一だが，おおむね心筋よりやや高信号である（→）．

左房粘液腫の一般的知識と画像所見

心臓腫瘍は剖検での有病率0.001〜0.03％，さらに心臓原発腫瘍は転移の1/20〜1/40と非常に稀であるが，左房粘液腫は心臓原発腫瘍で最も高頻度である[1]．良性腫瘍だが，時に僧帽弁への嵌頓や全身の動脈への塞栓を生じ致死的な経過をとることがある．小児から高齢者まで生じうるが40〜50代に比較的多く，性差はさほどない．

心臓粘液腫は卵円形や分葉状で境界明瞭，卵円窩の狭い基部から伸びる茎を持ち左房内腔へ突出しており，可動性が認められることが多い．それ以外の部位に生じた症例や多発例は外科的切除後の再発率が高い．また若年者ではCarney complexを考慮する必要がある．

病理学的には腫瘍表面の血栓，線維化，石灰化や，時に骨化，ムチン産生腺組織を含む[2]．

非造影CTでは心臓内腔よりやや低吸収を呈することが多い．種々の割合で出血や壊死を含むため，造影効果は弱く不均一である．石灰化を認めることもあるが，右房粘液腫でより高頻度である．

MRIではT1強調像で不均一な低〜高信号，T2強調像で高信号を呈することが多い[3]．腫瘍内出血を反映し，T1強調像およびT2強調像で腫瘍内に低信号域を含むことが多いと報告されている．造影MRIでは腫瘍の大部分に不均一な造影効果を認めるものから，まったく造影効果のないものまで多彩な像を呈する[4]．シネMRIは可動性の確認に加え付着部の同定にも有用だが，症例ごとに断面の調整が必要となる．

鑑別診断のポイント

血栓との鑑別がしばしば問題になるが，石灰化の有無やCT値から両者を鑑別することは困難である[5]．血栓は左心耳に好発し，粘液腫と比較すると可動性や左室への逸脱を認めることは少ない．開胸術後の癒着により局所的に貯留した心嚢液が左房内腔へ突出して腫瘤状を呈することもあるが，多くの場合基部が広く可動性に乏しい点から鑑別可能である．

> **NOTE**
> ● Carney complex
> 常染色体優性遺伝を示す疾患群で，皮膚の色素沈着や全身（特に心臓，皮膚，乳房）の粘液腫，内分泌腫瘍，非内分泌腫瘍などをさまざまな割合で合併する．Carney complexにおける心臓粘液腫は高率に再発し，また死因に関連することが多いため密なfollow-upを要する．

腫瘍・腫瘤病変 右房粘液腫
right atrial myxoma

（尾田済太郎）

症例 50代，女性．皮膚腫瘍の術前評価のために施行した心エコーで異常を指摘された．

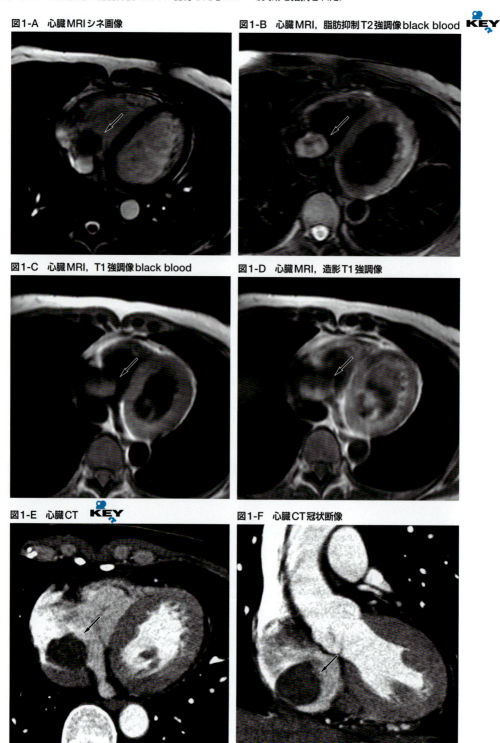

図1-A　心臓MRIシネ画像
図1-B　心臓MRI，脂肪抑制T2強調像black blood
図1-C　心臓MRI，T1強調像black blood
図1-D　心臓MRI，造影T1強調像
図1-E　心臓CT
図1-F　心臓CT冠状断像

画像の読影

MRIのシネ画像で右房内に径4cmほどの腫瘤を認める（図1-A；→）．脂肪抑制T2強調像で腫瘤は高信号を呈しており，内部に一部，低信号を混在している（図1-B；→）．T1強調像では心筋と等信号を呈している（図1-C；→）．造影T1強調像で不整な造影効果を認める（図1-D；→）．心臓CTで，腫瘤は下大静脈近傍の心房中隔底部に付着していた（図1-E, F；→）．右房粘液腫の診断にて，摘出手術が施行された．

右房粘液腫の一般的知識と画像所見

心臓粘液腫の多く（約80％）は左房内に生じ，右房内の発生は15～20％とされている．発症年齢や性差に関して，特徴的な報告はない．右房粘液腫の臨床症状はさまざまであり，無症状のこともあれば，三尖弁への進展による三尖弁狭窄および閉鎖不全と，それによる右心不全症状，心拍出量低下による労作時息切れ，易疲労感などを呈することがある．

下大静脈を狭窄・閉塞することによって，バッド・キアリ（Budd-Chiari）症候群を来すこともある．腫瘍表面の破砕によって肺塞栓を来しうる．また，左房粘液腫と同様，腫瘍から産生されるIL（interleukin）-6による，発熱，炎症反応亢進などの全身症状を認めうる．右房粘液腫は，卵円窩や心房中隔底部（下大静脈の近傍）に発生することが多い．過去の報告では，発見時の平均最大径は5.1±1.8cmである．治療は，外科的切除が第一選択である．

右房粘液腫の診断は左房粘液腫と同様，心エコーが最も有用であり，特に形態評価や付着部位の評価に有用である．経胸壁エコーに比べ，経食道エコーの方が付着部位の検出率は高い．形態的に分葉状で浮動性のものは，塞栓症を生じやすいとされる．CTでは粘液を反映して低吸収を呈しやすく，石灰化を伴うこともある．MRIではT1強調像で心筋と等信号，T2強調像で高信号を呈することが多い．心臓粘液腫は，特に脂肪抑制法を併用したT2強調像で強い高信号を呈するので，診断に有用である．造影後には不均一な造影効果を認める．

鑑別診断のポイント

その他の心臓腫瘍や右心房内血栓，疣贅が鑑別対象となる．特に，右房は肉腫や悪性リンパ腫など心臓悪性腫瘍の好発部位でもあるので，注意が必要である．腫瘍の形態や内部性状から鑑別可能なことが多い．

> **NOTE** ●心臓粘液腫に伴う脳動脈瘤
>
> 心臓粘液腫には脳動脈瘤を合併しやすく，原因は左房粘液腫の腫瘍栓とされる．心臓粘液腫の約30％に塞栓症を合併するとされ，そのうちの約20％が脳動脈塞栓である．この脳動脈腫瘍栓は虚血・梗塞だけでなく，脳動脈瘤を引き起こす．
>
> 脳動脈瘤の発生機序としては，脳動脈腫瘍栓が血管内皮と接着→腫瘍栓が動脈壁内へ浸潤→弾性板の破壊→動脈壁の脆弱化→動脈瘤化，と考えられている．粘液腫から産生されるIL-6が，腫瘍栓と血管内皮との接着に重要な役割を果たしている．脳動脈瘤は多発し，紡錘形のことが多く，両側中大脳動脈の末梢側に生じやすいと報告されている．動脈瘤破裂による脳出血を来しうる．

参考文献

1) Pliakos C, Alexiadou E, Metallidis S, et al: Right atrium myxoma coexisting with antiphospholipid syndrome: a case report. Cardiovasc Ultrasound 7: 47, 2009.
2) Canale LS, Colafranceschi AS, Leal Botelho ES, et al: Surgical treatment of right atrial myxoma complicated with pulmonary embolism. Interact Cardiovasc Thorac Surg 9: 535-536, 2009.
3) Atipo-Galloye R, Sayeh R, Mitsomoy M, Loubna C: A rare giant right atrial myxoma arising from crista terminalis. The Egypt Heart Journal 65: 329-332, 2013.
4) Xu Q, Zhang X, Wu P, et al: Multiple intracranial aneurysms followed left atrial myxoma: case report and literature review. J Thorac Dis 5: E227-231, 2013.

174　1. 心臓

腫瘍・腫瘤病変　心臓悪性リンパ腫
primary cardiac lymphoma

（宇都宮大輔）

症例1　70代，女性．数か月前からめまい，動悸を自覚し，心不全症状が増悪した．心臓超音波検査にて右房の腫瘍を指摘された．
［図1-B, C, Dは文献2）より転載］

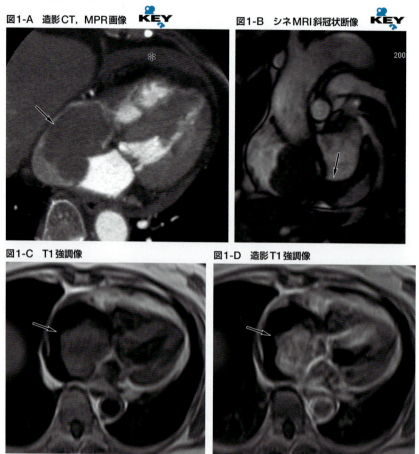

図1-A　造影CT, MPR画像
図1-B　シネMRI斜冠状断像
図1-C　T1強調像
図1-D　造影T1強調像

症例2　70代，男性．労作時の息切れ．心臓超音波検査にて心臓周囲腫瘍を指摘された．
［文献4）より転載，北海道大学病院放射線診断科　真鍋徳子先生のご厚意による］

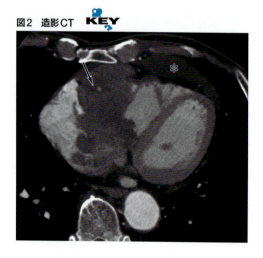

図2　造影CT

画像の読影

【症例1】 右房内に心房中隔から発生する約5cm大の不整形・分葉状の腫瘍が見られ（図1-A；→）、心囊水貯留が認められる（＊）．腫瘍内部に石灰化、脂肪成分や壊死成分は認められない．シネMRIでは腫瘍が冠静脈洞に進展しているのがわかる（図1-B；→）．腫瘍の境界は明瞭で、造影MRIでは明らかな増強効果が認められる（図1-C, D；→）．

【症例2】 右房から浸潤性に広がる腫瘍が認められる．腫瘍内部には右冠動脈が貫通しており（図2；→）、心囊水貯留が認められる（＊）．

心臓悪性リンパ腫の一般的知識と画像所見

心臓原発腫瘍のうち悪性腫瘍は約25％とされており、悪性リンパ腫はそのうちの約1％と稀な腫瘍である．心臓悪性リンパ腫に特異的な症状はなく、腫瘍のサイズや部位に依存する．好発部位は右心（特に右房）である[1]．下大静脈や冠静脈洞に浸潤し、心不全が初発症状となることがある[2]．一般に三尖弁を巻き込むことは少ないとされているが、三尖弁前尖に付着し、右房と右室の間を移動する心臓悪性リンパ腫も報告されている[3]．

心臓悪性リンパ腫には原発性と二次性心臓浸潤があるが、画像所見に差異は見られない．形態的には不整形で、造影剤により増強される．ただし、造影CTでは増強効果の評価が難しいことがあり、腫瘍の性状評価には造影MRIが有効である．心臓悪性リンパ腫は浸潤性発育を呈することが多いとされるが、境界明瞭で心筋への浸潤が目立たない場合もあり、浸潤形式のみでは診断が困難である[4]．悪性リンパ腫では心囊水貯留が見られることが多く、診断の一助となる[1]．FDG-PETの高集積も診断に有用である[1]．

鑑別診断のポイント

鑑別疾患には血管肉腫、転移、粘液腫、傍神経節腫が挙がる．頻度からも血管肉腫との鑑別が特に重要であるが、血管肉腫の方が悪性リンパ腫よりも浸潤傾向が強いとされている．

NOTE ●造影CTにおける右房の偽病変

右房では上大静脈からの造影された血液と下大静脈からの造影されていない血液が混ざり合うため、低吸収の腫瘤が存在するように見えることがある（図3；→）．造影遅延相にて病変が消失していれば偽病変であると判定できる．

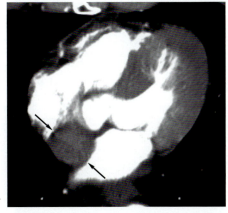

図3 造影CT

参考文献

1) Kikuchi Y, Oyama-Manabe N, Manabe O, et al: Imaging characteristics of cardiac dominant diffuse large B-cell lymphoma demonstrated with MDCT and PET/CT. Eur J Nucl Med Mol Imaging 40: 1337-1344, 2013.
2) Utsunomiya D, Awai K, Urata J, et al: Primary cardiac lymphoma: computed tomography and magnetic resonance imaging features. Jpn J Radiol 27: 243-246, 2009.
3) Zlotchenko G, Futuri S, Dillon E, et al: A rare case of lymphoma involving the tricuspid valve. J Cardiovasc Comput Tomogr 7: 207-209, 2013.
4) 真鍋徳子：悪性リンパ腫．画像診断 35: 952-953, 2015.

腫瘍・腫瘤病変 転移性心臓腫瘍
metastatic cardiac tumor

（尾田済太郎）

症例1 70代，男性．肺扁平上皮癌の術後再発に対して化学療法を行うも，治療効果は乏しく，肺，肝臓，骨に転移を指摘されている．

図1-A 心臓MRI，脂肪抑制T2強調像 black blood

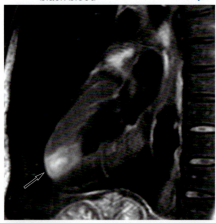

図1-B 造影MRI，脂肪抑制T1強調像

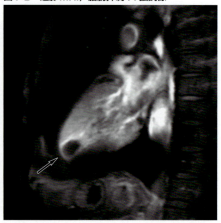

図1-C 心臓CT

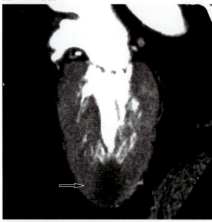

症例2 50代，女性．進行肺腺癌に対して化学療法中．

図2-A 心臓MRI，シネ画像

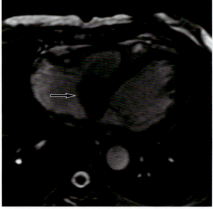

図3-B 心臓MRI，脂肪抑制T2強調像 black blood

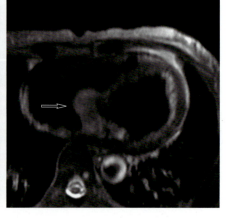

画像の読影

【症例1】 心臓MRIの脂肪抑制T2強調像で，心尖部の心筋内に高信号の腫瘤を認める（図1-A；→）．造影後のT1強調像で，腫瘤はリング状に造影されている（図1-B；→）．心臓CTで，心尖部の腫瘤は境界不明瞭な乏血域として描出されている（図1-C；→）．

【症例2】 心臓MRIのシネ画像で，右房から三尖弁にかけて，心腔内に突出する不整な腫瘤を認める（図2-A；→）．脂肪抑制T2強調像で，腫瘤は淡い高信号を呈している（図2-B；→）．右心カテーテル下の生検にて，肺腺癌の心臓転移と診断された．

転移性心臓腫瘍の一般的知識と画像所見

転移性心臓腫瘍は心筋，心膜，冠動脈に生じた転移であるが，心臓への直接浸潤も含めた概念である．頻度は剖検例の0.7～3.5％と報告されており，原発性心臓腫瘍の0.01～0.1％に比べると圧倒的に高い．悪性腫瘍患者の剖検例では，約10％に心臓転移が認められる．原発巣としては，肺癌が36～39％，乳癌が10～12％，血液腫瘍が10～21％と多い．また，悪性中皮腫や悪性黒色腫も心臓に転移しやすい傾向がある．

心臓への転移は，血行性，リンパ行性，経静脈進展，直接浸潤の4つの機序で生じる．血行性では心筋や心内膜に転移を生じやすく，リンパ行性では心膜（心外膜）に転移を生じやすい．心臓転移の部位は，心嚢，心外膜，心筋がほとんどであり，心内膜への転移は少ないとされる．心室に生じやすく，特に右心に多い傾向がある．

画像検査としては心エコーが第一選択となる．また，CTやMRI，FDG-PETも診断に用いられる．転移性心臓腫瘍はさまざまな画像所見を呈する．心膜転移の場合は，心膜の不整な肥厚，やや濃度の高い心膜液貯留が見られやすい．心筋転移では，心筋の肥厚と内部に結節状の腫瘤が認められる．心内膜転移では，心内腔の造影欠損像として描出される．心電図同期CTでは高い空間分解能での評価が可能であるが，コントラスト分解能が劣るため，特に心筋転移の検出は難しい場合がある．腫瘍には造影効果を認めるとされるが，その程度は原発巣次第でさまざまである．MRIでは，一般的にT1強調像で低信号，T2強調像で高信号と非特異的な信号を示す．悪性黒色腫からの転移の場合，T1強調像で高信号を示すことがある．遅延造影MRIで，腫瘍の造影効果を捉えやすいとされる．また，ファーストパスパフュージョンMRIでの早期造影効果が，良悪性の鑑別に有用との報告もある．FDG-PETでは転移に一致した異常集積を認めるとされるが，心筋の生理的集積との判別に注意が必要である．心筋の生理的集積を抑制するために，適切な検査前絶食やヘパリン前投与が必要である．

鑑別診断のポイント

原発性心臓腫瘍や心内血栓，疣贅，肥大型心筋症，心膜炎が鑑別の対象となる．臨床所見や原発巣，他の転移巣の情報などを総合して診断を進める必要がある．必要に応じて，開胸下生検，経カテーテル下生検が行われる場合がある．

参考文献

1) Goldberg AD, Blankstein R, Padera RF: Tumors metastatic to the heart. Circulation 128: 1790-1794, 2013.
2) Kassop D, Donovan MS, Cheezum MK, et al: Cardiac masses on cardiac CT: a review. Curr Cardiovasc Imaging Rep 7: 9281, 2014.
3) Chiles C, Woodard PK, Gutierrez FR, Link KM: Metastatic involvement of the heart and pericardium: CT and MR imaging. Radiographics 21: 439-449, 2001.

腫瘍・腫瘤病変 Papillary fibroelastoma（乳頭状弾性線維腫）

（尾田済太郎）

症例1　70代，女性．心エコーで三尖弁に結節性病変を指摘される．無症状．

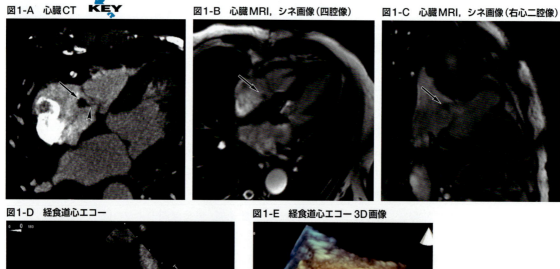

図1-A　心臓CT
図1-B　心臓MRI, シネ画像（四腔像）
図1-C　心臓MRI, シネ画像（右心二腔像）

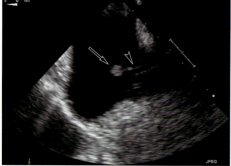

図1-D　経食道心エコー

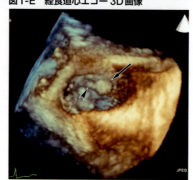

図1-E　経食道心エコー 3D画像

症例2　70代，男性．不整脈の精査中，心エコーで異常を指摘される．

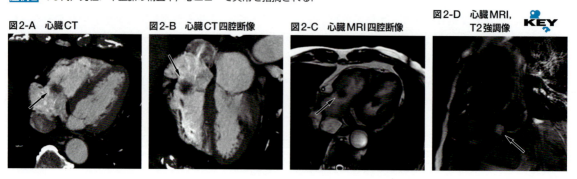

図2-A　心臓CT
図2-B　心臓CT 四腔断像
図2-C　心臓MRI 四腔断像
図2-D　心臓MRI, T2強調像

参考文献

1) Sun JP, Asher CR, Yang XS, et al: Clinical and echocardiographic characteristics of papillary fibroelastomas: a retrospective and prospective study in 162 patients. Circulation 103: 2687-2693, 2001.
2) Gowda RM, Khan IA, Nair CK, et al: Cardiac papillary fibroelastoma: a comprehensive analysis of 725 cases. Am Heart J 146: 404-410, 2003.
3) Motwani M, Kidambi A, Herzog BA, et al: MR imaging of cardiac tumors and masses: a review of methods and clinical applications. Radiology 268: 26-43, 2013.
4) Sparrow PJ, Kurian JB, Jones TR, Sivananthan MU: MR imaging of cardiac tumors. Radiographics 25: 1255-1276, 2005.

画像の読影

【症例1】 心臓CT（図1-A）で，右房内に径1cmほどの境界明瞭な結節性病変を認める（→）．三尖弁と連続する細い茎を有している（▶）．MRIのシネ画像では，三尖弁近傍の右房内に小さな低信号の結節を認める（図1-B, C；→）．経食道心エコー（図1-D, E）では，可動性の結節（→）と弁と連続する茎（▶）が良好に描出されている．

【症例2】 心臓CTで，三尖弁に付着する径2cmほどの境界が不明瞭な結節を認める（図2-A, B；→）．MRIのシネ画像では，辺縁不整な低信号の結節として描出される（図2-C；→）．T2強調像では心筋と比べて，高信号を示している（図2-D；→）．papillary fibroelastomaの診断にて，摘出手術が施行された．

Papillary fibroelastomaの一般的知識と画像所見

Papillary fibroelastomaは良性の心臓腫瘍であり，心臓粘液腫に次いで多く，原発性心臓腫瘍の約10%を占める．肉眼的には白色絨毛様の突起が放射状に認められる，特徴的な"いそぎんちゃく様"の形態を示し，細く短い茎で心内膜に付着している（図3）．大きさは通常1.5cm以下と小さいが，最大で7cmの腫瘍も報告されている．約90%は弁から発生するとされ，心臓弁腫瘍の75%を占める．弁発生例のうちでは，大動脈弁からの発生が44%，僧帽弁35%，三尖弁15%，肺動脈弁8%と報告されている．小児から高齢者まであらゆる年代に生じうるが，特に30〜70代に多い．

臨床像としては，多くが無症状で心エコーや開心術時に偶然的に発見されることが多いが，時に腫瘍片や腫瘍に付着した血栓による塞栓症を来すことがある．特に，サイズが1cm以上で可動性の大きいものは塞栓症のリスクが高い．塞栓症では，一過性脳虚血発作や脳梗塞が最も多く，狭心発作や心筋梗塞，肺塞栓症なども生じうる．突然死の原因にもなりうると報告されている．

治療は，塞栓症を伴う場合，もしくは塞栓症のリスクが高い場合は，外科的切除が行われる．無症状で偶然に発見された小さな腫瘍や右心系の腫瘍に対しての外科的切除については，意見の分かれるところである．

画像診断は経胸壁もしくは経食道エコーが最も有用とされ，可動性の小さな有茎性ポリープ状の病変として観察される．サイズが小さいため，CTやMRIでは描出が難しいこともある．心臓MRI所見としては，シネ画像で弁と連動して動く，低信号の結節として描出される．T1強調像では等信号，T2強調像では高信号のことが多い．心臓CTでは辺縁分葉状もしくは辺縁不明瞭な結節と，細く短い茎が描出できる場合がある．

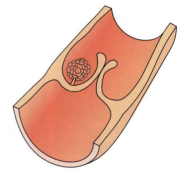

図3 papillary fibroelastoma

鑑別診断のポイント

鑑別対象となるのは，感染性心内膜炎に伴う疣贅，血栓，心臓粘液腫などである．疣贅とは画像所見は類似するが，炎症所見などの臨床像の違いから鑑別可能である．血栓には茎は見られず，また，弁から発生する粘液腫は非常に稀である．弁と連続する茎と"いそぎんちゃく様"の不整な形態を描出できれば，papillary fibroelastomaの確信度は高くなる．

腫瘤・腫瘤病変
Lipomatous hypertrophy of atrial septum : LHAS

(田中良一, 吉岡邦浩)

症例1 60代, 男性. 狭心症の術前検査目的にて心臓CT施行.

症例2 80代, 男性. 多弁・興奮状態にて辺縁系脳炎が疑われた.

図1-A 非造影CT（大動脈基部レベル）　図1-B 非造影CT（卵円孔レベル）KEY　図2-A 非造影CT（大動脈基部レベル）　図2-B 造影CT（早期相, 大動脈基部レベル）

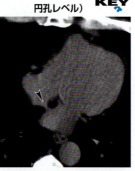
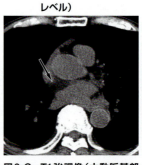
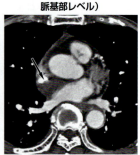

図1-C 造影CT（早期相, 大動脈基部レベル）　図1-D 造影CT（早期相, 卵円孔レベル）　図2-C T1強調像（大動脈基部レベル）　図2-D 脂肪抑制T1強調像

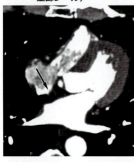
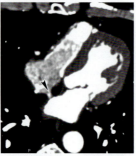
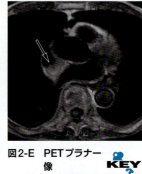
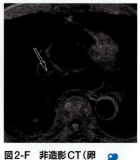

図1-E 造影CT（平衡相, 大動脈基部レベル）　図1-F 造影CT（平衡相, 卵円孔レベル）KEY　図2-E PETプラナー像 KEY　図2-F 非造影CT（卵円孔レベル）KEY

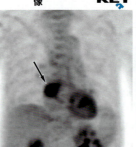
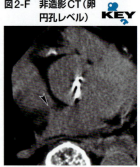

画像の読影

【症例1】 大動脈基部レベルのCTでは，心房中隔に脂肪濃度の構造が見られる（図1-A, C, E；→）．卵円孔レベル（図1-B, D, F）では，卵円孔の部分を除くように（▸）脂肪濃度の構造が見られる．

【症例2】 大動脈基部レベルのCTで，心房中隔から心房上に脂肪濃度よりややCT値の高い腫瘤様構造を認める（図2-A, B；→）．MRIではT1強調像で高信号を示し，脂肪抑制される腫瘤として描出される（図2-C, D；→）．PETでは腫瘤に一致して高集積を認める（図2-E；→）．卵円孔レベルの非造影CTでは，心房中隔に分け入るように進展する腫瘤影が確認できるが，卵円孔部分は取り残されている（図2-F；▸）．

Lipomatous hypertrophy of atrial septumの一般的知識と画像所見

心房中隔の脂肪腫様過形成（lipomatous hypertrophy of atrial septum：LHAS）は，別名intraatrial lipomaとも呼ばれる．しかし，本症の脂肪細胞数の増加が原因であり，本来は過形成ではなく，脂肪腫とも区別されるべき病態であるとされる[1]．一方で，致死性脂肪細胞や筋細胞過形成，心筋線維や線維化が見られ，多彩な変化が見られると報告されており[2,3]，本症の本態は依然不明とされている．

高齢者の心房源性不整脈の原因のひとつともされ，女性および高齢者，あるいは肥満の場合に多く見られるとされる．また，突然死の原因にもなりうるともされる．多くの場合，自覚症状はなく，超音波検査やCTなどで偶然発見されることが多く，胸部CTでは2.2％の頻度で見られると報告されている[4]．

典型的には純粋な脂肪織濃度を示し，心房中隔に分け入るように存在し，卵円孔の部分は取り残されるのが典型的所見であるが，稀に軟部組織濃度を示し鑑別が困難なものも見られる．ただし，卵円孔部分が取り残される所見は特徴的[1]であり，症例2のようにMRIなどを用いて脂肪の存在を確定することが鑑別に有用である．

PETにて高集積を示すのも特徴的で，悪性疾患との鑑別が問題となる．褐色脂肪の存在がその原因ともされるが，これを否定する報告[5]もあり，高集積を来す原因については議論の余地がある．

鑑別診断のポイント

多くの場合は，CTによる脂肪濃度の証明により診断は可能である．一方で，CT値が非特異的な場合，心房中隔にて卵円孔部が取り残される所見は鑑別のポイントになりうる．また，MRIによる脂肪成分の存在の確定は診断の一助となりうる．

参考文献

1) Araoz PA, Mulvagh SL, Tazelaar HD, et al: CT and MR imaging of benign primary cardiac neoplasms with echocardiographic correlation. RadioGraphics 20: 1303-1319, 2000.
2) Burke AP, Litovsky S, Virmani R: Lipomatous hypertrophy of the atrial septum presenting as a right atrial mass. Am J Surg Pathol 20: 678-685, 1996.
3) Gay JD, Guileyardo JM, Townsend-Parchman JK, Ross K: Clinical and morphologic features of lipomatous hypertrophy ("massive fatty deposits") of the interatrial septum. Am J Forensic Med Pathol 17: 43-48, 1996.
4) Heyer CM, Kagel T, Lemburg SP, et al: Lipomatous hypertrophy of the interatrial septum: a prospective study of incidence, imaging findings, and clinical symptoms. Chest 124: 2068-2073, 2003.
5) Zukotynski KA, Israel DA, Kim CK: FDG uptake in lipomatous hypertrophy of the interatrial septum is not likely related to brown adipose tissue. Clin Nucl Med 36: 767-769, 2011.

腫瘍・腫瘤病変　心臓脂肪腫
cardiac lipoma

（宇都宮大輔）

症例1 70代，女性．心房細動の患者．冠動脈疾患の除外のため心臓CTが施行された．

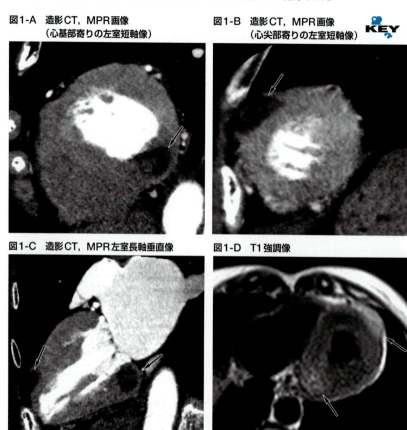

図1-A　造影CT，MPR画像（心基部寄りの左室短軸像）
図1-B　造影CT，MPR画像（心尖部寄りの左室短軸像）
図1-C　造影CT，MPR左室長軸垂直像
図1-D　T1強調像

症例2 10代，女性．心電図検診で不完全房室ブロックがあり，心臓超音波検査で腫瘤病変を指摘された．

［文献3）より転載，北海道大学医学部放射線診断科　真鍋徳子先生のご厚意による］

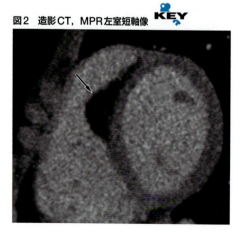

図2　造影CT，MPR左室短軸像

画像の読影

【症例1】 造影CTの左室短軸像において左室下壁の筋層内（図1-A；→）と左室前壁の心外膜側（図1-B；→）に脂肪濃度を呈する腫瘤を認める．造影CTの左室長軸垂直像では2か所の病変がそれぞれ心基部と心尖部に位置していることがわかりやすい（図1-C；→）．MRIのT1強調像ではいずれの病変も高信号を呈している（図1-D；→）．

【症例2】 造影CTの左室短軸像において，心室中隔から右室側へ隆起する内部均一な脂肪吸収値の腫瘤（図2；→）を認める．

心臓脂肪腫の一般的知識と画像所見

原発性心臓腫瘍の約75％は良性であり，脂肪腫は心臓腫瘍全体の約10％を占め，粘液腫（約25％）に次いで多く見られる腫瘍である[1)2)]．好発年齢はなく，どの年代においても見られる．心筋層のいずれからも発生するが，心内膜側に50％，心外膜側に25％，心筋中層に25％の割合で見られる．特に左室と右房に多い．

臨床症状は脂肪腫の位置と大きさに依存し，心腔内に病変が発育する場合には，血流障害に伴う呼吸困難などを来すことがある．刺激伝導系への障害を招き，心房細動や房室ブロックなどの不整脈の原因となることもある．

CTでは均一な脂肪吸収値を示し，明らかな造影増強効果は認められない[3)]．石灰化や出血は伴わない．MRIではT1およびT2強調像で心筋より高信号で，脂肪抑制画像において信号が低下する．

鑑別診断のポイント

鑑別疾患には奇形腫，脂肪肉腫や血管筋脂肪腫が挙がるが，充実成分の有無が重要である．lipomatous hypertrophy of atrial septum（LHAS）も鑑別疾患のひとつであるが，LHASは心房中隔に分け入るように脂肪濃度が存在し，卵円孔の部分は取り残される特徴的な所見があり，診断のポイントである．

参考文献

1) Grebenc ML, Rosado de Christenson ML, Burke AP, et al: Primary cardiac and pericardial neoplasms: radiologic-pathologic correlation. RadioGraphics 20: 1073-1103, 2000.
2) Ismail I, Al-Khafaji K, Mutyala M, et al: Cardiac lipoma. J Community Hosp Intern Med Perspect 5: 28449, 2015.
3) 真鍋徳子：脂肪腫．画像診断 35: 946-947, 2015.

腫瘍・腫瘤病変　心膜血管腫
pericardial hemangioma

（河野　淳）

症例 70代，女性．糖尿病加療中の胸部単純X線写真で心胸郭比（CTR）の拡大（73％）を認めた．心嚢穿刺にて血性心嚢水を認めたため，精査目的に画像検査を実施した．

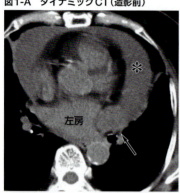
図1-A　ダイナミックCT（造影前）

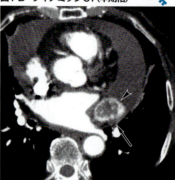
図1-B　ダイナミックCT（早期相）

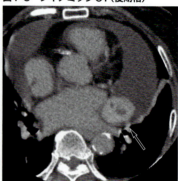
図1-C　ダイナミックCT（後期相）

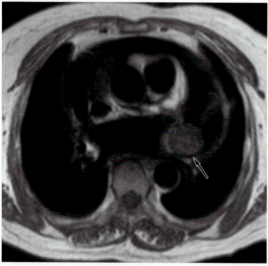
図1-D　T1強調像

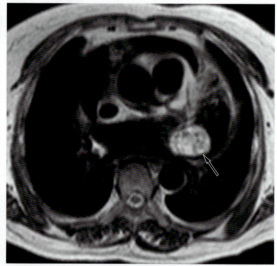
図1-E　T2強調像

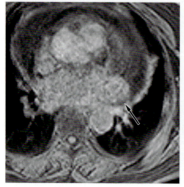
図1-F　ダイナミックMRI（造影前）

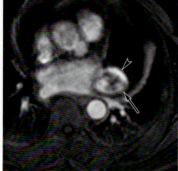
図1-G　ダイナミックMRI（早期相）

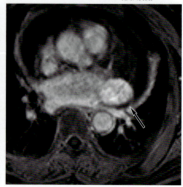
図1-H　ダイナミックMRI（後期相）

画像の読影

　心嚢内に多量の液貯留を認め（＊），非造影CTではやや濃度が高く，血性心嚢水を疑わせる（図1-A）．左房側面の房室間溝に約30mm大の腫瘤が見られる（→）．非造影CTでは心臓と等吸収，ダイナミック造影CT早期相では辺縁に濃染が見られ（図1-B；►），後期相で腫瘍全体に造影効果が広がっている（図1-C；→）．MRIでは，T1強調像で心筋と同程度の信号（図1-D；→），T2強調像では明瞭な高信号を呈する（図1-E；→）．ダイナミック造影MRIではCTと同様に辺縁から造影が始まり（図1-G；►），内部に造影効果が広がっている（図1-F～H；→）．冠動脈造影（非掲載）では，右冠動脈や左冠動脈回旋枝から腫瘍への栄養血管が見られた．

　腫瘍切除術が行われ，左房後壁の臓側心膜に発達する表面平滑・暗赤色の腫瘍が見られ，病理学的にも血管腫が証明された．

心膜血管腫の一般的知識と画像所見

　心臓由来の血管腫は良性心臓腫瘍の5%程度と報告されているが，心臓発生（筋肉や弁）のものと心膜発生のものが混同して報告されており，正確な心膜血管腫の頻度は不明である．通常は無症状のことが多いが，心臓発生の場合では不整脈や流出路障害などの症状を呈することがあり，心膜発生の場合では無症候性心嚢水貯留のほか，繰り返すタンポナーデなどで発見されることがある．時に心嚢内破裂によるタンポナーデを原因とする死亡例があるので，画像診断による正確な診断が望まれる．

　画像診断に関するまとまった報告は少ないが，境界明瞭，辺縁平滑な形態を呈し，非造影CTでは不均一[1]または均一[2]な等吸収を示すとされる．石灰化を認めたとする報告もある[3]．またMRIでは，T1強調像で等信号，T2強調像では明瞭な高信号を呈する[1)2)]．CTやMRIにおける造影検査では高い増強効果を示す[4]．ダイナミック造影検査についての文献的報告はないが，本症例に提示したように，肝血管腫に類似した辺縁から中心部へと造影効果が進展する所見が見られれば，診断に有用と思われる．

鑑別診断のポイント

　心嚢に発生し，心嚢水を伴う腫瘍としては悪性リンパ腫が鑑別に挙がるが，造影のパターンが異なる．孤在性線維性腫瘍（solitary fibrous tumor）はT2強調像の信号強度が異なる点で鑑別が可能である．悪性腫瘍（hemangiosarcomaなど）では，典型的には腫瘍が不整形・浸潤性・不均一な内部信号などの傾向を示す点から鑑別する．

参考文献

1) Brodwater B, Erasmus J, McAdams HP, Dodd L: Case report: pericardial hemangioma. J Comput Assist Tomogr 20: 954-956, 1996.
2) Oshima H, Hara M, Kono T, Shibamoto Y, et al: Cardiac hemangioma of the left atrial appendage: CT and MR findings. J Thorac Imaging 18: 204-206, 2003.
3) Kemp JL, Kessler RM, Raizada V, Williamson MR: Case report: MR and CT appearance of cardiac hemangioma. J Comput Assist Tomogr 20: 482-483, 1996.
4) Grebenc ML, Rosado de Christenson ML, Burke AP, et al: Primary cardiac and pericardial neoplasms: radiologic-pathologic correlation. RadioGraphics 20: 1073-1103, 2000.

先天性心疾患・その他　二次孔型心房中隔欠損
ostium secundum atrial septal defect

（大田英揮）

症例1 40代，男性．心疾患の既往なし．泌尿器疾患の精査目的に，造影CT（腹部〜骨盤部）が依頼された．

［宮城県大崎市民病院放射線診断科　壷井匡浩先生のご厚意による］

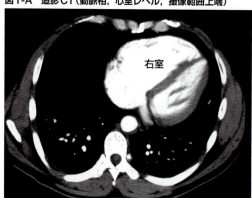

図1-A　造影CT（動脈相，心室レベル，撮像範囲上端）

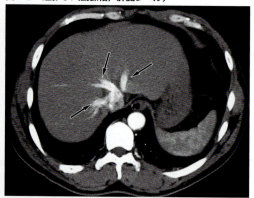

図1-B　造影CT（動脈相，肝臓レベル）

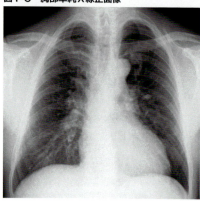

図1-C　胸部単純X線正面像

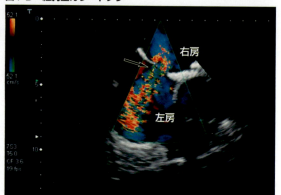

図1-D　経胸壁カラードプラ

症例2 20代，男性．二次孔型心房中隔欠損の治療目的に紹介．

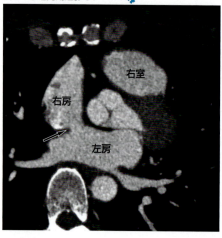

図2　心電同期造影CT

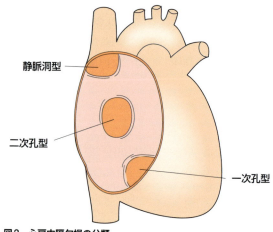

図3　心房中隔欠損の分類

画像の読影

【症例1】 右室拡大が認められ，上肢から急速静注された造影剤は，肝静脈に逆流している（図1-A，B；→）．心疾患の既往歴は認めなかったが，右心負荷が疑われたため，心機能評価を推奨した．胸部単純X線写真（図1-C）では，心胸郭比53％，肺血管影の増強が認められる．経食道心臓超音波検査では，径12mmの二次孔型心房中隔欠損が認められる（図1-D；→）．

経食道心臓超音波検査では，コントラストエコー＋バルサルバ手技で右―左シャントを認めなかった．心臓カテーテル検査では，右房中位～下位で酸素飽和度ステップアップを認めた．Qp/Qs＝2.4．後日，心房中隔欠損に対するパッチ閉鎖術が施行された．

【症例2】 二次孔型心房中隔欠損を認める（図2；→）．その後，パッチ閉鎖術が施行された．

二次孔型心房中隔欠損の一般的知識と画像所見

心房中隔欠損は，欠損孔の部位に基づいて分類される（図3）．そのうち，二次孔型の頻度が最も高く，心房中隔欠損（ASD）の約70％に認められる．一次孔型は約20％，静脈洞型（p.188参照）は10％未満である．その他，非常に稀な形態として，冠静脈洞における中隔欠損（unroofed coronary sinus）がある[1]．心房中隔欠損は，大動脈二尖弁を除く先天性心疾患のうち，心室中隔欠損，動脈管開存についで頻度が高い[2]．欠損孔を介した左―右シャントが生じ，それに伴う右心系の容量負荷，肺血流の増加が生じる．臨床的に有意な左―右シャントが生じるには，少なくとも欠損孔のサイズが10mm以上必要であるが，欠損孔のサイズのみでなく，両心室のコンプライアンスや弁機能，体血圧，肺血圧などさまざまな要素によりシャント量は変化する．また，右室コンプライアンスの低下する病態（肺高血圧や肺動脈弁狭窄など）や三尖弁狭窄を合併している場合，左―右シャントの低下あるいは右―左シャントが生じることがある[1]．

心房中隔欠損は，無症候性のことも多く，症例1のように成人期に偶然発見されることもある．なお，造影CTにて上肢からボーラス注入された造影剤が，下大静脈や肝静脈に逆流する所見は日常臨床で頻度の高い所見である．Yehらによると，この所見における，右心系疾患（三尖弁閉鎖不全，肺高血圧など）の診断能は，造影剤注入速度が3ml/s未満の場合，感度31％，特異度98％，3ml/s以上の場合，感度81％，特異度69％であった[3]．右心拡大など，その他の所見と合わせた場合は，右心系疾患の可能性について言及するとよい．

鑑別診断のポイント

心房中隔欠損の部位を確認することが重要である．シャント疾患では，シャント血流の流れる部位が，容量負荷により拡張する．心房中隔欠損では，左房は拡張しにくい．

参考文献

1) Webb G, Gatzoulis MA: Atrial septal defects in the adult recent progress and overview. Circulation 114: 1645-1653, 2006.
2) Hoffman JI, Kaplan S: The incidence of congenital heart disease. J Am Coll Cardiol 39: 1890-1900, 2002.
3) Yeh BM, Kurzman P, Foster E, et al: Clinical relevance of retrograde inferior vena cava or hepatic vein opacification during contrast-enhanced CT. Am J Roentgenol 183: 1227-1232, 2004.

先天性心疾患・その他
静脈洞型心房中隔欠損，部分肺静脈還流異常
sinus venosus atrial septal defect, partial anomalous pulmonary venous return

（大田英揮）

症例 20代，女性．経胸壁心臓超音波検査にて右室拡大が認められ，精査のため当院紹介となった．

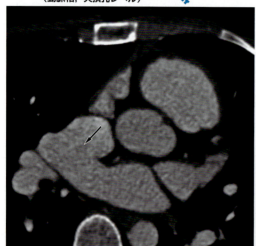

図1-A 心電同期造影CT水平断像
（動脈相，欠損孔レベル）

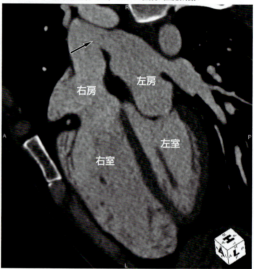

図1-B 心電同期造影CT，MPR画像（動脈相）

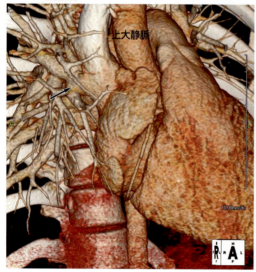

図1-C 心電同期造影CTボリューム・レンダリング画像
（動脈相）

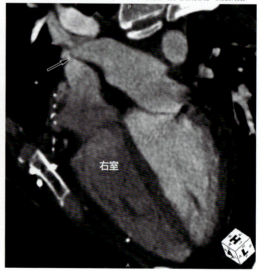

図1-D 心電同期造影CT，MPR画像（修復術後，動脈相）

画像の読影

右房―上大静脈連結部レベル（高位）に，欠損孔を認める（図1-A, B；→）．右室の拡大を認める．右上肺静脈は，上大静脈に流入している（部分肺静脈還流異常，図1-C；→）．静脈洞型心房中隔欠損修復術後，欠損孔は閉鎖されている（図1-D；→）．右室拡大が術前と比較して改善している．

心臓カテーテル検査にてQp/Qs＞2であり，修復術が施行された．術後経過は良好である（図1-D）．

静脈洞型心房中隔欠損の一般的知識と画像所見

心房中隔欠損（ASD）の分類は前項（p.186）の図3を参照．静脈洞型心房中隔欠損は，心房中隔欠損全体の10％未満に生じる[1]．大部分は右房と上大静脈の連結部の高さに生じ（superior form），上大静脈と右肺静脈が共有する壁が欠損するために，両心房内が交通する．下大静脈側に生じるタイプ（inferior type）は非常に稀である．部分肺静脈還流異常を合併する頻度が非常に高い．そのため，血行動態としては心房中隔欠損孔を介した左―右シャントのほか，部分肺静脈還流異常による左―右シャントも加わる．

二次孔型，一次孔型と比較して，経胸壁心臓超音波では同定困難であることが多く，画像診断には経食道心臓超音波検査，MRI，およびCTを用いる．したがって，説明不能な右心拡大を呈する症例では，症候性，無症候性にかかわらず本疾患の可能性を考慮するべきである．

経カテーテル的閉鎖術は困難であり，治療は外科的根治術である．根治術は，二次孔型心房中隔欠損に対する閉鎖術と異なり，部分肺静脈還流異常の異常血流ルートに対する心房内修復術を行うため，二次孔型よりも手技が複雑である．術後上大静脈や肺静脈の狭窄，洞房結節不全などのリスクがあるが，本疾患群の術後生命予後は，年齢をマッチさせた正常群とほぼ同様である[2]．

鑑別診断のポイント

欠損孔の部位を確認する．偶発的に発見される可能性もあるため，日常診療のCTなどで部分肺静脈還流異常を認めた際には，本疾患の有無を確認することが重要である．

> **NOTE**
> ●部分肺静脈還流異常の頻度
> 部分肺静脈還流異常は，成人の約0.1％程度に認める．部位別の頻度は，右上肺静脈が38％（そのうち約40％は静脈洞型心房中隔を合併），左上肺静脈が47％，右下肺静脈が13％，左下肺静脈が2％と報告されている[3]．

参考文献

1) Hoffman JI, Kaplan S: The incidence of congenital heart disease. J Am Coll Cardiol 39: 1890–1900, 2002.
2) Jost CHA, Connolly HM, Danielson GK, et al: Sinus venosus atrial septal defect long-term postoperative outcome for 115 patients. Circulation 112: 1953–1958, 2005.
3) Ho M-L, Bhalla S, Bierhals A, Gutierrez F: MDCT of partial anomalous pulmonary venous return (PAPVR) in adults. J Thorac Imaging 24: 89–95, 2009.

先天性心疾患・その他
心室中隔欠損, Eisenmenger syndrome
ventricular septal defect, Eisenmenger syndrome

（大田英揮）

症例 30代，男性．上記疾患による心不全の加療目的に他院から紹介．

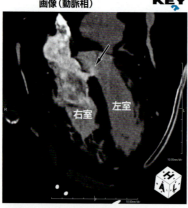

図1-A 心電同期造影CT, MPR画像（動脈相）

図1-B 心電同期造影CT水平断像（動脈相）

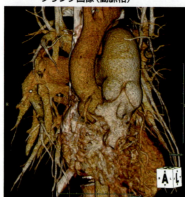

図1-C 心電同期造影CTボリューム・レンダリング画像（動脈相）

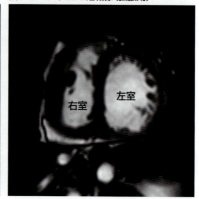

図1-D シネMRI短軸像（拡張期）

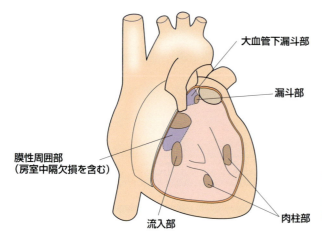

図2 心室中隔欠損の分類
［文献2）を参考に作成］
■ 部分的に線維性辺縁を伴った欠損
■ 筋性欠損

画像の読影

上肢から造影剤がボーラス注入されている．膜性周囲部心室中隔欠損を認め，右室の濃い造影剤が，一部左室側に流入している（図1-A；→）．本画像の撮影タイミングにおける血管内造影剤濃度は，肺動脈の方が大動脈より高い．しかし，右室流出路（図1-B；►）と左室流出路（図1-B；→）の造影剤濃度がほぼ同様である．したがって，心室中隔を介した右―左シャントの存在が示唆される．右室壁肥厚が著明であり，心室中隔は扁平化している．中枢側肺動脈の拡張が著明であり，末梢側肺動脈は相対的に狭小化している（図1-C）．大動脈は全体に径が小さい．右室壁肥厚が著明である（図1-D）．

心臓カテーテル検査では，肺血管抵抗，肺動脈圧の著明な上昇，右―左シャントを認めた．外来経過観察中である．

心室中隔欠損の一般的知識と画像所見

心室中隔欠損は，（大動脈二尖弁を除く）先天性心疾患のうち，最も頻度が高い．

心室中隔欠損の分類には，Kirklinらの分類[1]やAndersonらの分類[2]などが用いられている．心室中隔は形態学的に膜性中隔と筋性中隔に分類される．膜性中隔は心基部の小さな領域であるが，心室中隔欠損の頻度は筋性中隔より高い[3]．21トリソミーを代表とする染色体異常症例における心室中隔欠損の頻度は高いが，通常，心室中隔欠損症例では染色体異常を伴わない．

一般的に右室圧の高い新生児期には心雑音を聴取せず，乳児期以降に心雑音により発見されることが多い．膜性部の小さな中隔欠損では乳幼児期に自然閉鎖する場合も多い．欠損孔が小さな場合は，左―右シャント量は少なく，肺血流量の著しい増加を認めないが，欠損孔が大きい場合は肺血流量の著しい増加を来し，肺血管抵抗が上昇し，高肺血流性肺高血圧を生じる．さらに著明な肺血管抵抗上昇が進行すると，右室圧が左室圧を凌駕するEisenmenger syndromeとなり，肺血流量は減少し，心内修復術適応外となる．このため，早期発見と適切な手術時期の決定が重要である．

鑑別診断のポイント

幼少期に発見されるため，放射線科の日常診療で偶発的に発見されることは稀である．画像診断の目的は主に，心形態評価および他臓器所見の確認である．

参考文献

1) Kirklin JK, Castaneda AR, Keane JF, et al: Surgical management of multiple ventricular septal defects. J Thorac Cardiovasc Surg 80: 485-493, 1980.
2) Soto B, Becker AE, Moulaert AJ, et al: Classification of ventricular septal defects. Br Heart J 43: 332-343, 1980.
3) Minette MS, Sahn DJ: Ventricular septal defects. Circulation 114: 2190-2197, 2006.

先天性心疾患・その他 卵円孔開存
patent foramen ovale: PFO

(宇都宮大輔)

症例 60代，女性．陳旧性心筋梗塞の既往があり，冠動脈狭窄の評価のため心臓CTが施行された．

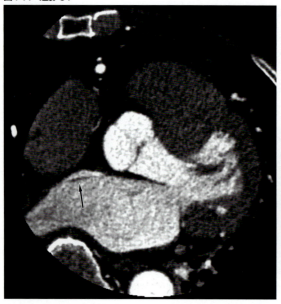

図1-A 造影CT

図1-B 造影CT，MPR矢状断像

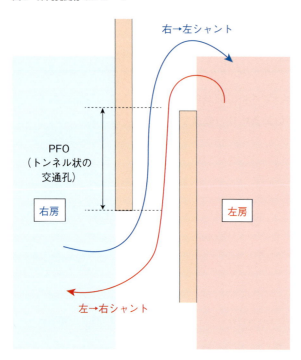

図2 卵円孔開存のシェーマ

画像の読影

心臓CTの水平断像(元画像)において，左房の中隔近傍にフラップ状の線状陰影が認められる（図1-A；→）．MPR矢状断像では，左房と右心房の間にトンネル状の交通孔が描出され（図1-B；→），左房から右房に向かっての造影剤のジェット（シャント）が認められる（図1-B；▶）．

卵円孔開存の一般的知識と画像所見

卵円孔開存は比較的よく見られる異常である．通常，生後数か月はほとんどの小児で卵円孔は開存しているが，成人においても25〜30％では卵円孔開存が見られるとされる．卵円孔開存は心房中隔の一次中隔と二次中隔の融合欠損が原因であり，トンネル状の交通孔が残存する（図2）[1]．交通孔の長さは平均で10mm程度である．通常は有意なシャントは見られないが，一過性の右から左へのシャントにより奇異性塞栓による脳梗塞を来しうる．卵円孔開存に伴う奇異性脳塞栓では心房中隔瘤の合併が多い．また，卵円孔開存と片頭痛との関連も指摘されている[2]．

通常はエコーによる診断が一般的であるが，CTでも描出可能である．CT診断においては，①左房前方のフラップの存在，②トンネル様に描出される卵円孔の存在，③卵円孔を介しての右房もしくは左房へのジェットの存在が見られる[1]．

鑑別診断のポイント

心房中隔にシャントが見られる点では，心房中隔欠損症が鑑別疾患として挙げられる．上記のCT所見（トンネル状の左房と右房の交通）は特徴的で，これが確認できれば心房中隔欠損症と卵円孔開存との鑑別は難しくない．左房前方のフラップの存在は比較的微細な所見であり，モーション・アーチファクトとして看過しないよう注意が必要である．これにはMPR画像やスラブMIPを用いて適切な方向から観察することで，卵円孔開存の特徴的な形態およびシャント血流が造影剤の濃度差として描出される．

参考文献

1) Williamson EE, Kirsch J, Araoz PA, et al: ECG-gated cardiac CT angiography using 64-MDCT for detection of patent foramen ovale. Am J Roentgenol 190: 929-933, 2008.
2) Mas JL, Arquizan C, Lamy C, et al: Recurrent cerebrovascular events associated with patent foramen ovale, atrial septal aneurysm, or both. N Engl J Med 345: 1740-1746, 2001.

194　1. 心臓

先天性心疾患・その他　心房中隔瘤
atrial septal aneurysm
（宇都宮大輔）

症例1　60代，男性．一過性脳虚血発作．

図1-A　造影CT KEY

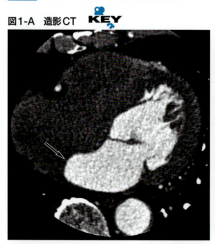

図1-B　造影CT，MPR冠状断像

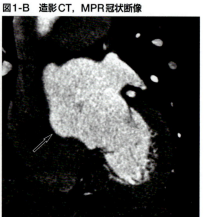

図1-C　造影CT

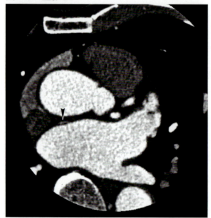

症例2　60代，女性．狭心症の疑いで，心臓超音波検査を受け，心房中隔の異常を指摘された．

図2-A　シネMRI（拡張期）KEY

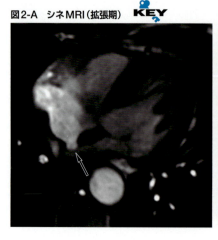

図2-B　シネMRI（収縮期）

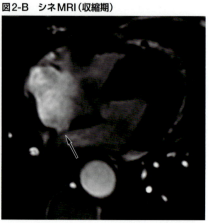

画像の読影

【症例1】 造影CTにおいて心房中隔は右房に向かって軽度膨隆している（図1-A, B；→）．左房と右房の間に小さなトンネル状の交通孔が見られる（卵円孔開存，図1-C；▶）．

【症例2】 シネMRIにおいて心房中隔は拡張期画像にて左房に向かって瘤状に突出し（図2-A；→），収縮期画像では瘤状突出ははっきりしない（図2-B；→）．可動性の心房中隔瘤と考えられる．

心房中隔瘤の一般的知識と画像所見

心房中隔瘤は心房中隔が右房側もしくは左房側に向かって10〜15mm程度突出する状態であり，心臓超音波検査で偶然発見されることが多い．呼吸周期に応じて可動性であることが多いが，可動性の見られないこともある．

臨床的な意義としては潜在性脳卒中（cryptogenic stroke）/ESUS（embolic stroke of undetermined source）との関連が指摘されている．心房中隔瘤は卵円孔開存や心房中隔欠損との合併が多く，これが高い脳卒中発症率と関連していると考えられている[1]．

心臓CTやMRIは心房中隔の突出・膨隆の状態を確認しやすく，卵円孔開存や心房中隔欠損の合併についても評価できるため，臨床的に有用と考えられる．しかし，偶然発見されることが多い疾患であり，心臓CTでは冠動脈の静止時相に可動性の心房中隔瘤の膨隆が見られるとは限らないため，診断困難となりうる．シネMRIは瘤の可動性を評価する上で有用である．

鑑別診断のポイント

鑑別には左房憩室や副左心耳が挙がる．膨隆部のネックの性状などが鑑別の一助となる（参考症例）．

参考症例 副左心耳（left atrial accessory appendage）

図3 造影CT

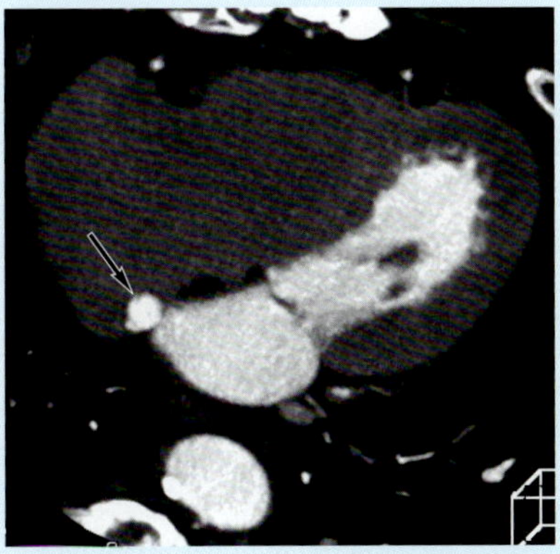

80代，女性．狭心症の疑いで心臓CTが施行された．左房から突出するネックの小さな不整形の瘤状構造が認められる（図3；→）．形態から副左心耳と診断される[2]．

参考文献

1) Mugge A, Daniel WG, Angermann C, et al: Atrial septal aneurysm in adult patients: a multicenter study using transthoracic and transesophageal echocardiography. Circulation 91: 2785-2792, 1995.
2) Abbara S, Mundo-Sagardia JA, Hoffmann U, Cury RC: Cardiac CT assessment of left atrial accessory appendages and diverticula. AJR 193: 807-812, 2009.

先天性心疾患・その他　ファロー四徴症
tetralogy of Fallot: TOF

（神崎 歩）

症例1 7か月，女児．胎児心臓超音波検査でファロー四徴症と診断され，生後に内科治療が開始された．生後7か月時に精査が行われた．

図1-A　胸部X線単純正面像

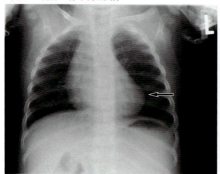

図1-B　造影CT，MPR画像

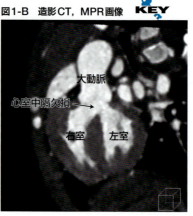

図1-C　造影CTボリューム・レンダリング画像

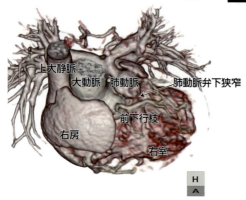

症例2 30代，男性．生後のチアノーゼよりファロー四徴症の診断に至り，3歳時に心内修復手術を受け，7歳時に再手術が行われた．30代前半に心不全症状を生じ，3年後に増悪した．

図2-A　造影CT

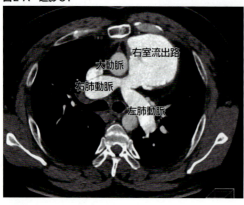

図2-B　シネMRI（四腔断面）

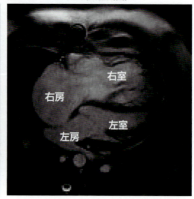

参考文献
1) 安河内 聰：ファロー四徴症―小児循環器科医がすべき術前・術後管理．日小児循環器会誌 21: 9-17, 2005.
2) 高尾篤良，門間和夫，中澤 誠，中西敏雄(編)：臨床発達心臓病学(改訂3版)．中外医学社，p.490-502, p.542-544, 2001.
3) 坂本貴彦：代表的な手術法 その工夫と問題点．日小児循環器会誌 31: 39-51, 2015.

画像の読影

【症例1】 胸部単純X線写真では心尖部の挙上を認め（図1-A；→），肺血管陰影はやや減弱している．造影CT，MPR画像（図1-B）では，心室中隔欠損と大動脈の騎乗を認める．ボリューム・レンダリング画像（図1-C）では肺動脈弁下に高度狭窄（→）を認め，肺動脈弁上にも狭窄病変が見られる．冠動脈の前下行枝が右冠動脈洞から起始し，狭窄の強い右室流出路の前方を横切っている．本症例は，左室容積が小さく冠動脈異常もあるため，姑息的な体肺動脈短絡手術が先行された．

【症例2】 造影CT（図2-A）では，右室流出路の瘤状拡大，肺動脈の狭窄を認める．MRI（図2-B）では右室拡大を認める．MRIにより肺動脈狭窄，逆流量，右室容積や心機能の各指標の定量が可能である．本例は，合併した不整脈に対する治療，心臓カテーテル検査を行い，最終的に再手術の方針となった．

ファロー四徴症の一般的知識と画像所見

ファロー四徴症（tetralogy of Fallot：TOF）は，チアノーゼ性先天性疾患の中で最も多く，また外科手術の進歩により予後が改善した代表的な疾患である．心室中隔欠損，肺動脈狭窄，大動脈騎乗，右室肥大の四徴候で定義されるが，発生上の特徴は，漏斗部中隔が心室中隔と整列せずに前方（右室側）へ偏位して形成されることである．このずれ（malalignment）により右室流出路漏斗部に狭窄を生じ，隙間が心室中隔の欠損孔になると考えられている[1)2)]．本症の20〜25％には右側大動脈弓，約5〜7％に冠動脈異常が認められる．

基本的な治療は外科手術である．心内修復手術（心室中隔欠損閉鎖＋右室流出路狭窄解除術）を乳児期早期から積極的に行う場合と，体肺動脈短絡手術を行い，肺動脈や左室の発育を待って1〜2歳で行う場合がある[3)]．右室流出路狭窄解除術の範囲は，肺動脈弁のサイズや肺動脈の形態，冠動脈の走行異常の有無などにより選択される．

肺動脈閉鎖を伴うものは本症の最も高度な型とみなされるが，血行動態が異なることや肺動脈の形態がより複雑になる傾向などのため，肺動脈閉鎖兼心室中隔欠損（pulmonary atresia and ventricular septal defect：PA-VSD）として別個に扱われることが多い．この場合の外科治療は，右室流出路と中心肺動脈を導管で接続し心室中隔欠損を閉鎖するRastelli手術が行われる．20〜40％に主要大動脈肺動脈側副動脈（major aortopulmonary collateral artery：MAPCA）が合併し，肺動脈統合手術を含めて戦略的に治療方針を決定する[2)]．

TOFには稀に，肺動脈弁が欠損するものがある．胎児期から肺動脈が著明に拡張し，出生直後から気管，気管支圧排による呼吸不全，心不全を生じる．自然予後が良くないことが知られている[2)]．

1）TOFの診断のポイント

①心室中隔欠損の部位と大きさ，個数，②右室流出路狭窄の部位，形態や程度，③肺動脈弁の形態と弁輪径，④肺動脈の形態とサイズ，⑤大動脈弓の形態と頸動脈分枝，⑥MAPCAや他の異常血管の有無，⑦冠動脈の起始と走行異常の有無，⑧左右心室容積と機能が主な診断のポイントである．これらの診断のために心臓超音波検査や心血管造影検査などが行われる．外科手術適応を決定する場合，現在も心血管造影の計測値を用いることが多い[1)]．外科手術に際しては，さまざまな異常を3次元的に把握することができるMRIや造影CTが有用である．

2）TOF術後の問題点

術後の問題点として①遺残肺動脈狭窄，②肺動脈弁閉鎖不全，三尖弁閉鎖不全による右室容量負荷，③右心機能不全，不整脈，④遺残短絡，⑤大動脈弁逆流，大動脈弁輪拡大などが挙げられる．定期的な追跡が必要で，MRIの有用性が高い．

先天性心疾患・その他 フォンタン循環
Fontan circulation

（長尾充展）

症例 20代，女性．右室型単心室，単心房，肺動脈狭窄，総肺静脈還流異常，無脾症候群で生後9か月にグレン手術と総肺静脈還流異常修復術，4歳時にフォンタン手術施行．10代後半より心不全による入退院を繰り返していた．肺高血圧にて在宅酸素療法中，心不全の急性増悪で入院．BNP 187pg/m*l*．

図1-A　冠動脈CT水平断像

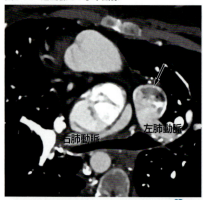
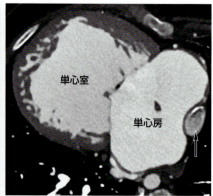

図1-B　冠動脈CT心室垂直長軸断像

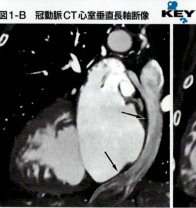
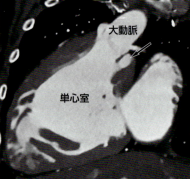
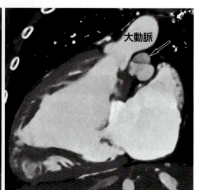

図1-C　シネMRI（左），遅延造影（右）

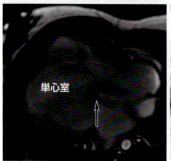
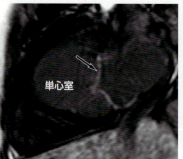

図1-D　腹部造影CT

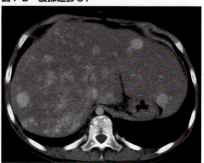

画像の読影

下大静脈は心外導管を介して再建された主肺動脈に接続する（図1-A左；→）．右肺動脈は左に比べ狭小である．拡張する単心室と単心房あり，心房左方に心外導管を認める（図1-A右；→）．単心室機能拡張末期容積（EDV）406ml，収縮末期容積（ESV）328ml，stroke volume 78ml，駆出率（EF）19％．下大静脈～心外導管～主肺動脈接続が不均一に造影される（図1-B左；→）．大動脈輪直下に瘢痕化する右室流出路ともともとの肺動脈弁あり，盲端となっている（図1-B中，右；→）．MRIのシネ画像にて，房室弁閉鎖不全（図1-C左；→）あり，遅延造影では房室弁輪部の線維化が明らかとなる（図1-C右；→）．腹部造影CTでは，肝内に多発する径3cm大までの多血性腫瘍あり，腺腫やfocal nodular hyperplasiaと考えられる（図1-D）．

安静・水分塩分制限と利尿薬で心不全症状の改善あり，退院．最終診断は，右室型単心室・フォンタン術後・単心室機能不全・房室弁閉鎖不全・肝腺腫．

フォンタン循環の一般的知識と画像所見

フォンタン手術は，肺循環を担う心室が低形成あるいは二心室での修復手術ができない，単心室血行動態（univentricular physiology）の疾患群，房室弁閉鎖（三尖弁閉鎖・僧房弁閉鎖），左心低形成，肺動脈閉鎖などで実施される．肺循環心室をバイパスし，静脈血流を直接肺循環へ導く機能的修復術である（図2）．術式は時代の変遷とともに改良され，初期の心房肺動脈結合（atrio-pulmonary connection：APC）から，その後の完全大静脈肺動脈結合（total cavo-pulmonary connection：TCPC）に分けられる．TCPCには心内導管法（lateral tunnel）と心外導管法（extracardiac conduit）がある．

CT/MRIで評価すべきポイントは，フォンタンルート内の血栓評価や吻合部・肺動脈狭窄である．univentricular physiologyでは，一側上肢からの造影では，片方の肺のみ造影されることがある．ルートの観察には造影遅延相の追加撮影が必要となる．冠動脈病変，心室機能，大動脈弁や房室弁閉鎖不全も重要な評価ポイントである．

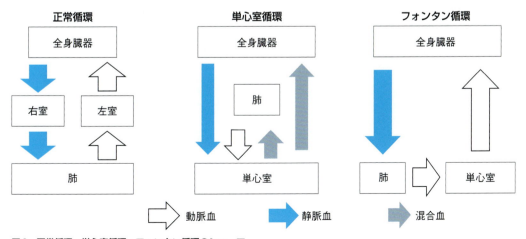

図2　正常循環・単心室循環・フォンタン循環のシェーマ

鑑別診断のポイント

フォンタン循環は，体循環・肺循環が直列になるため，体静脈圧は常に高くなる欠点がある．このため，遠隔期にはうっ血肝・肝硬変・肝細胞癌，蛋白漏出性胃腸症，肺動静脈瘻などの特有な合併症を生じ，これらが予後を左右することがある．心外病変のチェックもCT/MRIの重要な役割である．

NOTE ●MRIによる4次元フロー（4D Flow）

従来の位相コントラスト法でも流速測定は行われていたが，4D Flowは3次元位相コントラストのデータをより明瞭に可視化するものである．4D Flowでは血管内に置いた仮想粒子とその軌跡＝流線により，血流の動態を3次元＋時間軸＝4次元で観察することができる．複数の色の仮想粒子を設定することにより，血管内で渦巻くVortex flowなども観察できる点が従来法とは大きく異なる．さらに血管壁にかかる剪断応力分布を可視化，定量化することも可能である．

参考症例 20代，男性．両大血管右室起始症，右室型単心室にてフォンタン術後の4D Flow（後面像）．

【フォンタン経路】
下大静脈は心外導管を介して主肺動脈に接続，右上大静脈は右肺動脈，左上大静脈は左肺動脈に接続されている．拍動性に乏しいフォンタン経路の開存が非造影でも確認できる．定量化により左右肺血流比や静脈還流に比して肺血流量が減少するエネルギーロスがわかる．定量化により左右肺血流比や肺血流量が算出できる．

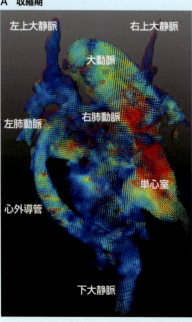
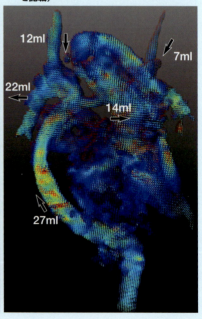

図3　4D Flow（後面像）
A　収縮期
B　拡張期（血流方向とフォンタン循環血流量を記載）

参考文献

1) Sakamoto I, Takemoto M, Nagao M, et al: Giant pulsatile coronary aneurysms associated with pulmonary atresia with an intact ventricular septum after a Fontan procedure. Circulation 130: e121-123, 2014.

図3と同一症例．上大静脈と心外導管の血流は肺動脈吻合部で衝突し（→），肺動脈血流のエネルギーロスが生じている．肺血流減少の一因と考えられる．

図4　4D Flowのパーティクルイメージ

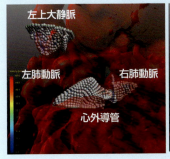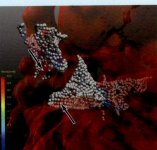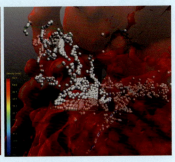

先天性心疾患・その他 Prominent crista terminalis

(尾田済太郎)

症例 70代，女性．心エコーで右房内に腫瘤を指摘されたため，精密検査となる．

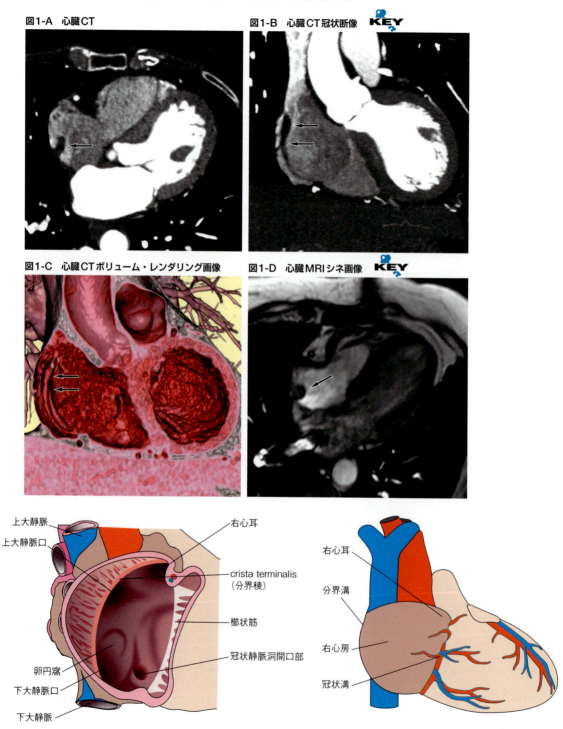

図1-A 心臓CT
図1-B 心臓CT冠状断像
図1-C 心臓CTボリューム・レンダリング画像
図1-D 心臓MRIシネ画像

図2 Crista terminalis

画像の読影

心臓CTで，右房外側壁から内腔に突出する，径1cm程度の辺縁平滑な隆起を認める（図1-A；→）．心臓CTの冠状断像やボリューム・レンダリング画像で，この隆起は上大静脈入口部から縦に連続する帯状の構造として描出されている（図1-B, C；→）．MRIのシネ画像でも，隆起構造は明瞭に描出されている（図1-D；→）．特徴的な部位・形態から，prominent crista terminalisと診断された．

Prominent crista terminalisの一般的知識と画像所見

Crista terminalis（分界稜）は，右房内で上大静脈入口部の前面から下大静脈入口部の前面にかけて，縦方向に右房外側壁に沿って見られる帯状の筋性隆起であり，正常の解剖構造である（図2）．この隆起は上大静脈側で太く，下大静脈側では細く，不明瞭となる．crista terminalisは，右房の前面に広がる櫛状筋と平滑な右房後壁との境界をなす．crista terminalisと櫛状筋の境界では心筋線維の強い異方性が見られ，不整脈の発生源となりやすい．心臓に形態異常のない心房性不整脈患者の約2/3が，crista terminalisを起源としている．

Crista terminalisの外側縁は分界溝に相当する．成人でのcrista terminalisの幅は3～6mmと報告されている．正常よりも太く右房内腔に突出したcrista terminalisは，心エコーなどで右房腫瘍のように観察され，prominent crista terminalisと称される．prominent crista terminalisの文献的報告は少ないが，報告例のほとんどが女性で，心房性不整脈を伴うこともある．

画像上，prominent crista terminalisは，右房の外側壁から内腔側に突出する辺縁平滑な隆起構造として描出される．特に上大静脈入口部側で観察されやすい．CTやMRIの水平断像では，右房腫瘤のように観察されるため，心臓腫瘍や血栓と誤診される恐れがある．右房外側壁の上大静脈入口部から下大静脈入口部へ縦に連続する帯状構造として認識できれば，診断は容易である．心臓CTで描出することは可能であるが，右房病変であるため造影法や造影タイミングの工夫が必要になる．心臓MRIのシネ画像を用いて，多方向から観察することが最も有用と考えられる．

鑑別診断のポイント

鑑別対象となるのは，右房腫瘍と血栓である．prominent crista terminalisは右房外側壁の縦に連続する帯状隆起として見られ，MPR画像などを用いてその特徴的な部位・形態を捉えることで鑑別が可能である．

参考文献

1) Faletra FF, Muzzarelli S, Dequarti MC, et al: Imaging-based right-atrial anatomy by computed tomography, magnetic resonance imaging, and three-dimensional transoesophageal echocardiography: correlations with anatomic specimens. Eur Heart J Cardiovasc Imaging 14: 1123-1131, 2013.
2) Bannas P, Groth M, Lund G: Typical cardiac MRI findings of a prominent crista terminalis mimicking a right atrial mass on echocardiography. Rofo 184: 740-741, 2012.
3) Salustri A, Bakir S, Sana A, et al: Prominent crista terminalis mimicking a right atrial mass: case report. Cardiovasc Ultrasound 8: 47, 2010.

先天性心疾患・その他 Cor triatriatum sinistrum（三心房心）

（真鍋徳子）

症例 60代，女性．冠動脈スクリーニングCTにて，左房内構造物が指摘された．

図1-A 心臓造影CT水平断像（心電図同期下）

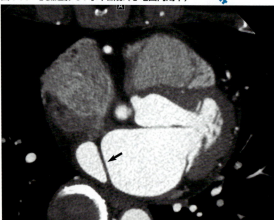

図1-B 心臓造影CT四腔断像（心電図同期下）

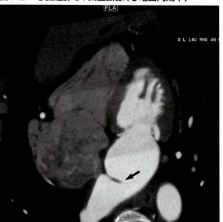

図1-C 3Dボリューム・レンダリング左房内腔像

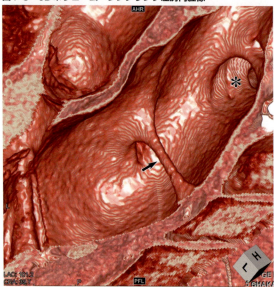

参考症例 60代，男性．背景に慢性心房細動あり．造影CTで左房内血栓が指摘された．

図2 造影CT水平断像

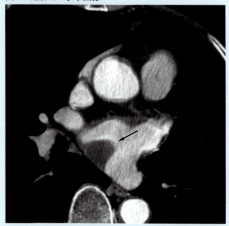

左房内に低吸収を示す造影欠損像あり（→）．左房壁に沿って存在する腫瘤状構造で，左房内血栓の所見．膜様あるいは索状に左房内を横断するcor triatriumとは異なる形態を示す．

画像の読影

　　心電図同期下心臓造影CT水平断像では，左房を前後方向に横断するような膜様の低吸収構造物を認める（図1-A；→）．心電図同期下心臓造影CT四腔断像では，左房内索状構造物は一部連続性が追えない部分がある（図1-B；→）．3Dボリューム・レンダリング左房内腔像では，左房内を横断する構造は索状で（図1-C；→），左房内の血流を完全に二分しているわけではない．右下肺静脈開口部（図1-C；＊）．

　　以上より，cor triatriatumの診断となる．その後5年，無症状にて経過観察中である．

Cor triatriatum sinistrumの一般的知識と画像所見

　　先天性心疾患のうち，0.1％ほどの発生頻度を示す心奇形である[1]．cor triatriatum（三心房心）と呼ばれ，胎生期の総肺静脈が左房壁に不完全に結合したものとされる．しばしば，心房中隔欠損，僧帽弁逆流，左上大静脈遺残を合併する[2]．

　　左房を膜様の線維筋性構造が前方腔と後方腔に二分断する．後方腔は肺静脈開口部を含み，前方腔が僧帽弁側となる．膜様構造の欠損部のサイズにより，左房内の2つの腔の圧較差の程度が決まり，欠損孔のサイズが1cm以上ある場合は無症状で経過するが[3]，欠損部が小さい場合には肺静脈還流障害を来し，機能的僧帽弁狭窄症を呈し，問題となる．

　　画像診断は，造影CT，MRI，超音波検査があるが，造影CTの場合は心電図同期下での動脈相撮像が，コントラスト良好で膜様構造の描出に優れる．水平断像で連続性の確認をするほか，膜様構造の角度に応じた任意の断面作成による全体像の把握が望ましい．左室の長軸像で，僧帽弁，左心耳，肺静脈開口部との位置関係を評価する．無症状の場合は，無治療で経過観察されるが，機能的僧帽弁狭窄症状がある場合は外科的切除の適応となる．

　　右房に同様の膜様構造を認めることもあり，この場合はcor triatriatum dextraと呼び，区別する．

鑑別診断のポイント

　　造影CTで左房内に造影欠損像として同定されるため，左房腫瘍や血栓との鑑別が問題となる．左房血栓は左房壁に沿った形態をとることが多く，本症例のように内腔を斜走するような索状の形態とは異なる（参考症例）．

　　再構成画像で境界明瞭，辺縁整な膜様あるいは索状構造であることを確認する．

参考文献

1) van Son JA, Danielson GK, Schaff HV, et al: Cor triatriatum: diagnosis, operative approach, and late results. Mayo Clin Proc 68: 854-859, 1993.
2) Bartel T, Müller S, Erbel R: Dynamic three-dimensional echocardiography using parallel slicing: a promising diagnostic procedure in adults with congenital heart disease. Cardiolody 89: 140-147, 1998.
3) Loeffler E: Unusual malformation of the left atrium: pulmonary sinus. Arch Pathol Lab Med 48: 371-376, 1949.

先天性心疾患・その他　Moderator band：調節帯

（米澤政人，山崎誘三）

症例1　12歳，女児．心房中隔欠損の術前評価目的でCT施行．

図1-A　造影CT，MPR画像

図1-B　造影CT

図1-C　造影CTボリューム・レンダリング画像

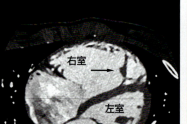

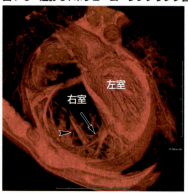

症例2　60代，女性．胸痛精査目的でCT施行．

図2　造影CT

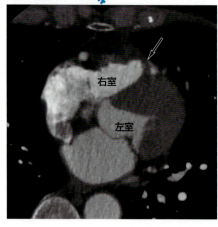

参考画像　Moderator bandと右室の関係
［福岡赤十字病院病理診断科　中島 豊先生のご厚意による］

図3　心臓固定後標本

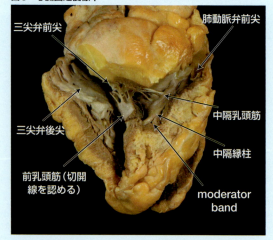

右室流出路・流入路に沿って切開．右室壁の一部は切除．
心室中隔沿いの筋性の隆起構造（中隔縁柱）から右室内腔を横断し，前乳頭筋付着部付近に連続する筋束であるmoderator bandを認める．

画像の読影

【症例1】 心尖部側の心室中隔から右室自由壁に連続する肉柱構造を認め（図1-A～C；→），moderator band（調節帯）の所見である．心房中隔欠損による左→右シャントのため，右室の拡張を認める．矢頭（図1-C；▶）は三尖弁前尖に付着する前乳頭筋．

【症例2】 心尖部側の心室中隔から右室自由壁に連続する肉柱構造を認め（→），moderator band（調節帯）の所見である（図2）．精査の結果，心疾患は認めなかった．心臓の形態は正常で内腔の拡張も見られない．

Moderator bandの一般的知識と画像所見

　右室は流出路と流入路に分けられ，この間には中隔縁柱（septomarginal trabecula）と呼ばれる筋束が心室中隔に沿って心臓の長軸方向に走行する隆起として見られる（図3）．中隔縁柱から連続して中隔―右室自由壁間で右室内腔を横断する筋束があり，これを調節帯（moderator band）と呼ぶ[1]．moderator bandの内部には刺激伝導系であるヒス束の右脚が走行しており，右室自由壁の前乳頭筋基部付近に連続し，電気的刺激を伝達する役割を担っている（図4）．

　Moderator bandは剖検例の約9割で同定可能で，三尖弁と心尖部の中間付近～心尖部寄りの中隔から起始することが多いが，時に三尖弁に近い部分からも起始する．その形態は長く太いものから細く短いものまでさまざまである[2]．多くの場合，moderator bandには分岐が認められ，これらもヒス束右脚の分枝である特殊心筋線維を含んでいる．

鑑別診断のポイント

　右室から突出する筋束としてはmoderator bandの他に右室の乳頭筋がある．moderator bandが心室中隔―右室自由壁を結ぶ構造であるのに対して，乳頭筋は右室壁―三尖弁腱索を結ぶ構造である．

> **NOTE**
>
> ### ●刺激伝導系の特殊心筋：ヒス束の走行（図4）
>
> 　Kochの三角領域に位置する房室結節（atrioventricular node）は中心線維体（central fibrous body）に入り，ヒス束となりこれを貫通する．ヒス束は膜様部中隔下縁を走行しながら左脚・右脚に分岐する．左脚はさらに膜性中隔下縁から左室側へすだれ状に分岐し（branching portion of His bundle），左室内膜下に薄く展開する[3]．左脚は前枝・後枝の2分束を呈さないことも多いが，前乳頭筋および後乳頭筋に向かう束は存在する．
> 　一方，右脚は膜性中隔を通過した後は中隔の心筋層内を分岐することなく下行し，moderator bandに至ると高頻度に分岐し，内膜下を走行した後，右室付着部でPurkinje線維に移行し右室心筋に接続する．
> （Kochの三角：冠静脈洞開口部・三尖弁中隔尖・Todaro索で囲まれる領域）
>
>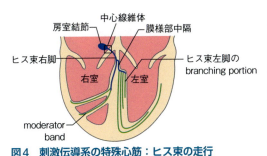
>
> 図4　刺激伝導系の特殊心筋：ヒス束の走行

参考文献

1) Haddad F, Hunt SA, Rosenthal DN, Murphy DJ: Right ventricular function in cardiovascular disease, part I: anatomy, physiology, aging, and functional assessment of the right ventricle. Circulation 117: 1436-1448, 2008.
2) Loukas M, Klaassen Z, Tubbs RS, et al: Anatomical observations of the moderator band. Clin Anat 23: 443-450, 2010.
3) 井川 修：臨床心臓構造学―不整脈診療に役立つ心臓解剖．医学書院，2011．

心房細動 左心耳内血栓と血流うっ滞
thrombus and circulatory stasis in the left atrial appendage

（宇都宮大輔）

症例1 70代，女性．心房細動と僧帽弁狭窄あり，冠動脈疾患合併の除外のため心臓CTが施行された．

図1-A 造影CT（動脈相）

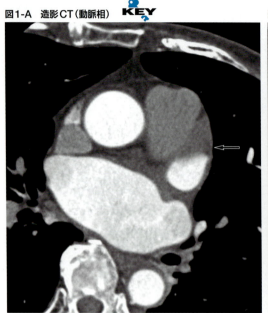

図1-B 造影CT（平衡相）

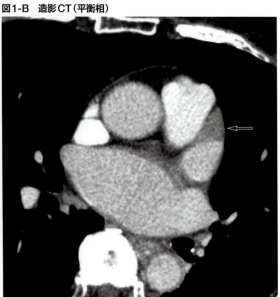

症例2 60代，男性．心房細動の治療中．左尿管癌術前の冠動脈評価のため心臓CTが施行された．

図2-A 造影CT（動脈相）

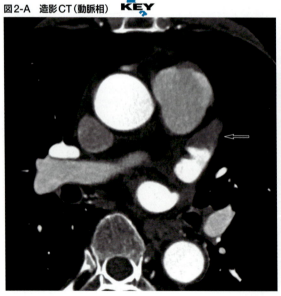

図2-B 造影CT（平衡相）

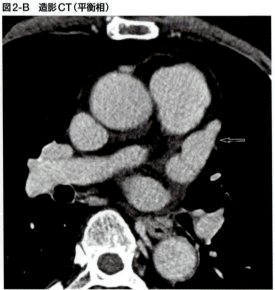

画像の読影

【症例1】 左房の拡張があり，造影CT（動脈相）では左心耳内に造影欠損域が認められる（図1-A；→）．造影CT（平衡相）においても左心耳内に造影欠損域が残存しており，左心耳内血栓と判定できる（図1-B；→）．造影CT（動脈相）における左心耳内の造影欠損域と上行大動脈のCT値はそれぞれ75HU，425HUであり，その比は0.176であった．

【症例2】 造影CT（動脈相）では左心耳内に造影欠損領域が認められる（図2-A；→）．造影CT（平衡相）においては左心耳内は均一に増強され，造影欠損領域は認められない（図2-B；→）．動脈相での造影欠損域は左心耳内血栓ではなく，血流うっ滞（circulatory stasis）と判定できる．造影CT（動脈相）における左心耳内と上行大動脈のCT値はそれぞれ148HU，558HUであり，その比は0.265であった．

左心耳内血栓と血流うっ滞の一般的知識と画像所見

心房細動は空間的，時間的に変動する複数のリエントリーが成立し，心房は統率のない興奮状態に陥っている．このため有効な心房収縮がなく，心不全の増悪因子となる．また，心房収縮の低下は心房内の血流低下から血栓形成の原因となり，心原性脳塞栓を始めとする重篤な合併症も引き起こす．左心耳内の血流はうっ滞し，心房細動患者の造影CT（動脈相）ではしばしば左心耳内血栓と血流うっ滞の区別が難しい[1)2)]．

鑑別診断のポイント

左心耳内の血栓と血流うっ滞の鑑別のためには，平衡相の造影CTを追加することが最も有用である[3)]．動脈相での造影欠損部が平衡相でも明瞭に残存していれば左心耳内の血栓であり，平衡相で左心耳が全体にほぼ均一に染まっていれば血流うっ滞と判定できる．また，造影CT（動脈相）において血流うっ滞は血栓に比べて濃度が若干高く，左心耳と上行大動脈のCT値の比0.242をカットオフ値とすることで両者の鑑別に有用であるとの報告があり，診断において参考所見となる[1)]．

その他の鑑別疾患には転移をはじめとする心臓腫瘍が挙がるが，これも平衡相の撮像によって血流うっ滞との鑑別は可能である．

参考文献

1) Budoff MJ, Shittu A, Hacioglu Y et al: Comparison of transesophageal echocardiography versus computed tomography for detection of left atrial appendage filling defect (thrombus). Am J Cardiol 113: 173-177, 2014.
2) Saremi F, Channual S, Gurudevan SV et al: Prevalence of left atrial appendage pseudothrombus filling defects in patients with atrial fibrillation undergoing coronary computed tomography angiography. J Cardiovasc Comput Tomogr 2: 164-171, 2008.
3) Hur J, Kim YJ, Lee HJ, et al: Left atrial appendage thrombi in stroke patients: detection with two-phase cardiac CT angiography versus transesophageal echocardiography. Radiology 251: 683-690, 2009.

心房細動

心房細動患者における肺静脈カテーテルアブレーション
pulmonary vein ablation in atrial fibrillation

（宇都宮大輔）

症例1 70代，女性．発作性心房細動に対するカテーテル治療前の評価．

症例2 70代，男性．発作性心房細動に対するカテーテル治療前の評価．

図1　造影CTボリューム・レンダリング画像（背面より観察）

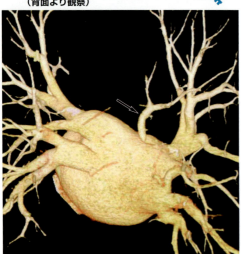

図2　造影CTボリューム・レンダリング画像（背面より観察）

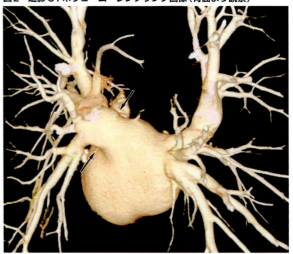

症例3 60代，男性．発作性心房細動に対するカテーテル治療後．

図3-A　造影CTボリューム・レンダリング画像（背面より観察）

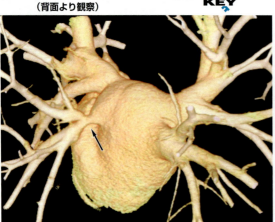

図3-B　造影CTスラブMIP画像

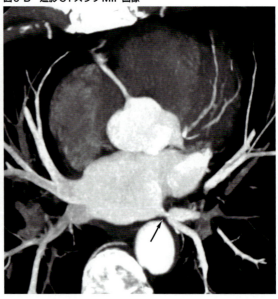

画像の読影

【症例1】　肺静脈は全体に軽度拡張している．肺静脈は上下肺静脈が共通幹を形成せずに個別に左房に流入している．また，左房の天井に流入する右肺静脈（right top pulmonary vein）が認められる（図1；→）．

【症例2】　CTでは，左上下肺静脈が大きな共通幹を形成して左房に流入している（図2；→）．

【症例3】　左下肺静脈のアブレーション治療部位に狭窄が認められる（図3；→）．

心房細動の一般的知識と画像所見

発作性心房細動の多くは肺静脈内の心房外期外収縮を契機に発生する．肺静脈近位部には心房筋が袖状に進入しており（myocardial sleeve），異所性興奮，伝導異常，リエントリーに関与している．そのため，心房細動の治療として肺静脈と左房との電気的結合を遮断する左房へのカテーテルアブレーション治療が広く行われている．心臓CT画像は，肺静脈の解剖学的情報（本数，分岐形態，破格）を正確に描出でき，肺静脈アブレーション前の検査として重要である[1)2)]．心房細動の患者では一般に左房および肺静脈は拡張している．

心房細動のカテーテル治療において，当初は個々の肺静脈入口部を標的としたアブレーションが行われていた．ところが，肺静脈狭窄の合併症および再発の頻度が高く，近年ではより心房側で上下肺静脈周囲を広く焼灼する拡大肺静脈隔離法が一般的となっている[1)]．左右肺静脈隔離後，左房天井に対する線状アブレーションを追加する場合もあり，左房天井に接続する静脈の存在についてレポートに記載することは重要である．

アブレーション後の合併症としては脳梗塞，心タンポナーデや左房―食道周囲合併症がある．左房後壁に食道が近接しており，食道周囲の神経損傷が原因となり麻痺性胃拡張を呈することがある（参考症例）．また，右上肺静脈と上大静脈の間を右横隔神経が走行しており，上大静脈隔離または右肺静脈隔離の際には右横隔神経麻痺が起こりうる．

参考症例　60代，女性．発作性心房細動に対するカテーテル治療後に腹部膨満が出現．

図4-A　非造影CT

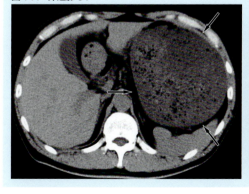

図4-B　非造影CT，MPR冠状断像

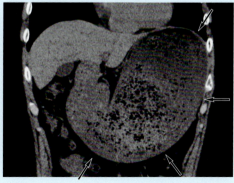

アブレーション治療後の合併症である急性胃拡張が見られる（図4；→）．

参考文献

1) Maksimović R, Dill T, Ristić AD, Seferović PM: Imaging in percutaneous ablation for atrial fibrilliation. Eur Radiol 16: 2491-2504, 2006.
2) Lacomis JM, Wigginton W, Fuhman C, et al: Multi-detector row CT of the left atrium and pulmonary veins before radiofrequency catheter ablation for atrial fibrillation. RadioGraphics 23: S35-S50, 2003.

2章 大血管

大動脈・大血管

大動脈瘤

(宇都宮大輔)

大動脈瘤とは

大動脈瘤（aortic aneurysm）とは，大動脈が局所性に突出もしくは全周性に拡大した状態である．これは大動脈壁の一部が局所的に拡張してこぶ状に突出する"囊状瘤"と，全周性に拡張して径が正常の1.5倍以上となった"紡錘状瘤"がある（図1）．一般に胸部大動脈の径は腹部大動脈よりも大きく，胸部大動脈は45mm以上，腹部大動脈は30mm以上が大動脈瘤（紡錘状）とされる[1]．

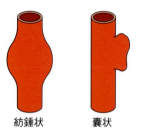

図1　紡錘状動脈瘤と囊状動脈瘤

大動脈瘤の部位による分類

1. 胸部大動脈瘤（thoracic aortic aneurysm：TAA）

胸郭内にある大動脈に生じた瘤．胸部大動脈は上行，弓部，下行に分けられる．上行大動脈は大動脈弁輪から腕頭動脈まで，弓部は腕頭動脈起始部から第3〜4胸椎（肺動脈左右分岐の部位）まで，下行はそれ以下の部分をいう．弓部に関しては，腕頭動脈から左鎖骨下動脈までを近位弓部，それ以降を遠位弓部と称する場合もあり，弓部主要分枝血管との関係が理解しやすいため臨床的にしばしば用いられる．

2. 胸腹部大動脈瘤（thoracoabdominal aortic aneurysm：TAAA）

胸郭から腹部に連続した瘤．脊髄への重要な栄養血管であるAdamkiewicz動脈は通常Th8〜L2レベルより分枝するため，胸腹部大動脈瘤の術前CT，MRIでは動脈瘤自体の評価と併せてAdamkiewicz動脈の分岐レベルまで評価することが望ましい．

3. 腹部大動脈瘤（abdominal aortic aneurysm：AAA）

腹部大動脈に生じた瘤．腎動脈分岐部を境にして腎動脈上腹部大動脈瘤と腎動脈下腹部大動脈瘤に分けられる．腎動脈下腹部大動脈瘤はしばしば左右の総腸骨動脈ないし外腸骨動脈まで拡大が及び，この場合に腹部腸骨動脈瘤（aortoiliac aneurysm）とも呼ばれる．

大動脈瘤の壁性状による分類（図2）

1. 真性大動脈瘤

大動脈壁の3層構造（内側から内膜，中膜，外膜）を保ったまま大動脈が拡大するもの．

2. 解離性大動脈瘤

大動脈解離が原因となり，慢性期に大動脈が拡大したもの．

3. 仮性大動脈瘤

大動脈の血管壁構造が破綻した状態で大動脈が拡大したもの．外傷，手術後や感染などに伴って発生する．

図2　大動脈瘤の壁性状による分類

大動脈瘤の原因による分類

1. 動脈硬化性大動脈瘤
アテローム動脈硬化により壁が脆弱化した大動脈が拡大したもの．

2. 外傷性大動脈瘤
外傷による大動脈損傷が原因となり，大動脈が拡大したもの．

3. 炎症性大動脈瘤
主に腹部大動脈に炎症細胞の浸潤と著明な線維化を認める大動脈瘤で，感染性大動脈瘤とは区別される．IgG4関連と非IgG4関連の炎症性大動脈瘤がある．

4. 感染性大動脈瘤
感染を伴った大動脈瘤であり，感染による動脈壁の構造はしばしば破綻しており，仮性動脈瘤となっている．

大動脈瘤の破裂

大動脈瘤の多くは破裂しない限りは無症状だが，瘤の増大に伴い周囲の組織を圧迫して胸部大動脈瘤では，咳嗽，胸痛，背部痛，腹部大動脈瘤では腰痛，腹痛が見られることがある．大動脈瘤が破裂すると，強い痛みと大量出血によるショック状態となる．破裂の形態から以下のごとく分類される[2]．

1. frank rupture
後腹膜腔や腸間膜側に破裂し，大動脈周囲に大きな血腫が存在する．

2. impending rupture（切迫破裂）
破裂の危険が迫っている危険性の高い大動脈瘤で，瘤壁や壁在血栓内には新鮮血腫の形成が見られる．

3. contained rupture
従来はsealed ruptureとも呼ばれていたもので，瘤の破裂による血腫が周囲組織の反応性変化のため被覆，密閉されるため急性・進行性の出血がなく，慢性に経過する破裂形態である．

NOTE ●ラプラス（Laplace）の法則：大動脈瘤の径と壁張力

動脈瘤壁にかかる張力は，ラプラス（Laplace）の法則によって瘤径と血圧に比例して大きくなる（図3）[3]．径の拡張速度も動脈瘤径に影響され，瘤径が大きくなるにつれてさらに拡張速度が増し，破裂のリスクが大きくなる．

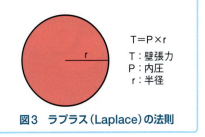

$T = P \times r$
T：壁張力
P：内圧
r：半径

図3　ラプラス（Laplace）の法則

参考文献

1) JCS joint working group: Guidelines for diagnosis and treatment of aortic aneurysm and aortic dissection (JCS2011): digest version. Circ J 77: 789-828, 2013.
2) Schwartz SA, Talijanovic MS, Smyth S, et al: CT findings of rupture, impending rupture, and contained rupture of abdominal aortic aneurysms. AJR 188: W57-W62, 2007.
3) Macura KJ, Corl FM, Fishman EK, Bluemke DA: Pathogenesis in acute aortic syndromes: aortic aneurysm leak and rupture and traumatic aortic transection. AJR 181: 303-307, 2003.

大動脈・大血管 胸部大動脈瘤
thoracic aortic aneurysm: TAA

（宇都宮大輔）

症例1 70代，男性．Stanford B型解離の既往がある．無症状だが，胸部単純X線写真にて縦隔陰影の拡大を指摘された．

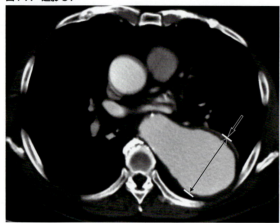

図1-A　造影CT　　　図1-B　造影CTボリューム・レンダリング画像

症例2 70代，男性．上行大動脈置換術後．肺癌（T1N0）の術前精査にて大動脈基部の異常を指摘された．

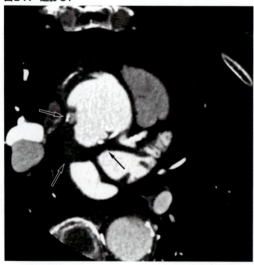
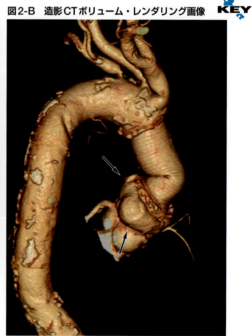

図2-A　造影CT　　　図2-B　造影CTボリューム・レンダリング画像

画像の読影

【症例1】 胸部下行大動脈に強い屈曲があり，屈曲部のすぐ下方に最大短軸径7.5cmの囊状動脈瘤が認められる（図1；→）．

【症例2】 上行大動脈置換術後の部位に突出する囊状動脈瘤が認められ（図2；→），術後の吻合部仮性動脈瘤と考えられる．

胸部大動脈瘤の一般的知識と画像所見

通常，大動脈瘤は破裂するまでは無症状である．瘤壁にかかる張力が壁の耐用力を超えた場合に，瘤の破裂が起こると考えられている．大動脈瘤の破裂リスクは瘤径と強く関連しており，大動脈瘤患者においてはCTによる瘤径の計測が重要である[1]．形態では囊状動脈瘤は紡錘状動脈瘤より破裂しやすい．これは，瘤の非対称性形態から力学的に壁応力が大きくなること，それに伴い動脈瘤の増大速度が速いことが一因と考えられている．

胸部大動脈の破裂のリスクが急速に高くなる径は，上行大動脈と下行大動脈では異なる．上行大動脈は径6cm，下行大動脈は径7cmを超えると，破裂ないし解離のリスクが急速に上昇する（図3，4）[2]．したがって，胸部大動脈瘤は径5.5cmに達すると手術による侵襲的治療が考慮される[3]．胸部下行大動脈瘤および胸腹部大動脈瘤では，アダムキュービッツ動脈の術前同定も推奨されている．

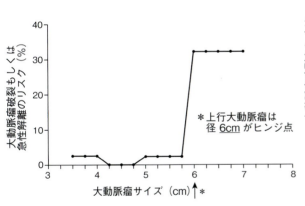

図3　上行大動脈瘤の破裂もしくは急性解離のリスク
［文献2）より一部改変して転載］

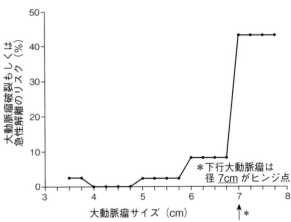

図4　下行大動脈瘤の破裂もしくは急性解離のリスク
［文献2）より一部改変して転載］

参考文献

1) Agarwal PP, Chughtai A, Matzinger FR, Kazerooni EA: Multidetector CT of thoracic aortic aneurysms. Radiographics 29: 537-552, 2009.
2) Coady MA, Rizo JA, Hammond GL, et al: What is the appropriate size criterion for resection of thoracic aortic aneurysms? J Thorac Cardiovasc Surg 113: 476-491, 1997.
3) JCS Joint Working Group: Guidelines for diagnosis and treatment of aortic aneurysm and aortic dissection (JCS 2011): digest version. Circ J 77: 789-828, 2013.

大動脈・大血管 バルサルバ洞動脈瘤
sinus of Valsalva aneurysm

（宇都宮大輔）

症例1 60代，男性．労作時のめまい．心臓超音波検査にて大動脈基部の拡大と大動脈弁閉鎖不全を指摘された．

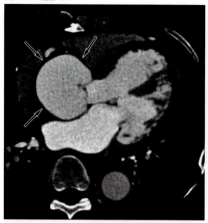

図1-A 造影CT
図1-B 造影CT，MPR冠状断像

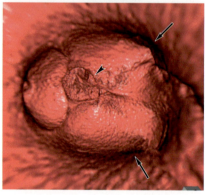

図1-C 造影CT，仮想内視鏡画像

症例2 30代，男性．感染性心内膜炎の疑いで，心臓超音波検査で精査中にバルサルバ洞動脈瘤と右室の間に瘻孔を指摘された．

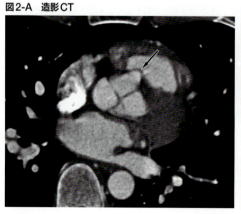

図2-A 造影CT

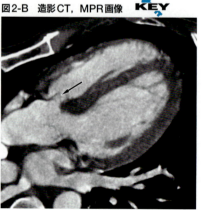

図2-B 造影CT，MPR画像

画像の読影

【症例1】 造影CTにおいて，バルサルバ洞は右冠動脈洞から無冠動脈洞にかけて著明に拡大し，右心に向かって大きく突出している（図1；→）．仮想内視鏡画像（図1-C）では，バルサルバ洞の拡大（→）と，これに伴う大動脈弁の閉鎖不全が認められる（▶）．

【症例2】 造影CTにおいて，バルサルバ洞の右冠動脈洞から右室に向かって突出する囊状動脈瘤が認められる（図2-A；→）．造影CTのMPR画像では，バルサルバ洞動脈瘤は右室と連続しており，破裂していることがわかる（図2-B；→）．

バルサルバ洞動脈瘤の一般的知識と画像所見

バルサルバ洞は大動脈基部の限局性の膨らみで，その上部から冠動脈が分岐する．バルサルバ動脈瘤には先天性と後天性があり，先天性のバルサルバ洞動脈瘤は一般に小さく拇指頭大程度である．後天性は感染，動脈硬化，マルファン症候群などがある．通常は破裂するまで無症状である．バルサルバ動脈瘤は右冠動脈洞もしくは無冠動脈洞に生じ，右房もしくは右室に向かって破裂する．そのため，急性に左右シャントが発生し，急性心不全をはじめ重篤な症状を呈しうるが，シャント量の大きさに応じて重症度はさまざまである．

バルサルバ洞動脈瘤の破裂では，左右シャントの形成のため大動脈の増強効果が不安定となり，動脈瘤が小さい場合にはCTによる動脈瘤の描出は困難なことがある．バルサルバ洞動脈瘤の破裂が疑われる症例では，造影剤を増量して大動脈の増強効果を十分に高くするべきである．MPR画像やスラブMIP画像を用いて，バルサルバ洞と右心系の交通や造影剤の吹き出しに注意して読影することで診断につながる[1]．

  参考症例　膜様部心室中隔瘤

図3-A　造影CT

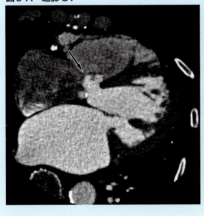

図3-B　造影CTボリューム・レンダリング画像

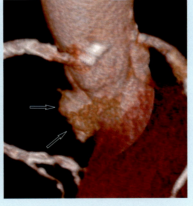

心室中隔膜様部に左室から右室に向かって，分葉状の瘤状突出（心室中隔瘤）が認められる（図3-A；→）．ボリューム・レンダリング画像では膜様部心室中隔瘤とバルサルバ洞との位置関係が明瞭に描出され，瘤がバルサルバ洞より下方にあることがわかる（図3-B；→）．膜様部心室中隔瘤は偶然発見されることが多いが，His束の活動を障害して不整脈を惹起することがある[2]．

参考文献

1) Utsunomiya D, Atsuchi N, Nishiharu T, et al: Multi-slice CT demonstration of sinus of Valsalva rupture. Int J Cardiovasc Imaging 22: 561-564, 2006.
2) Choi M, Jung JI, Lee BY, Kim HR: Ventricular septal aneurysms in adults: findings of cardiac CT images and correlation with clinical features. Acta Radiol 52: 619-623, 2011.

大動脈・大血管
胸腹部大動脈瘤とアダムキュービッツ動脈
thoracoabdominal aortic aneurysm (TAAA) and Adamkiewicz artery

（宇都宮大輔）

症例 70代，男性．胸腹部大動脈瘤を指摘され，手術が計画された．

図1-A 造影CTボリューム・レンダリング画像

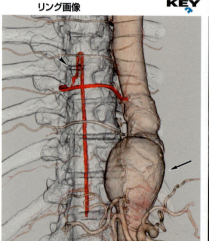

図1-C 造影CTスラブMIP斜冠状断像

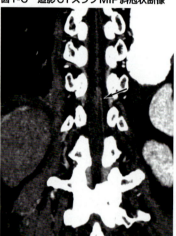

図1-D 造影CTスラブMIP斜冠状断像

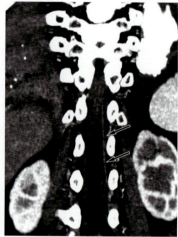

図1-B 造影CT，MPR斜冠状断像［文献4）より転載］

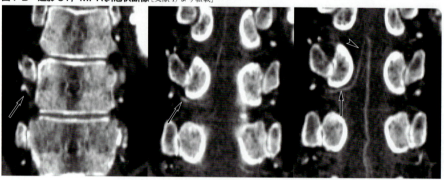

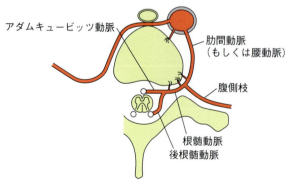

図2 大動脈〜アダムキュービッツ動脈〜前脊髄動脈までの連続性
［文献4）より一部改変して転載］

画像の読影

　　　　　　　嚢状の胸腹部大動脈瘤が認められる（図1-A；→）．アダムキュービッツ動脈は瘤より上方にある右第9肋間動脈より分枝し，脊柱管内で前脊髄動脈との合流部が特徴的なヘアピンカーブ状を呈している（図1-A；▸）．MPR画像においても，アダムキュービッツ動脈が肋間動脈から連続している様子が追跡でき（図1-B；→），ヘアピンカーブが見られる（図1-B；▸）．第11胸椎から第2腰椎レベルにかけては，前根髄質静脈が脊柱管内を長く走行するヘアピンカーブ様の形態を持つ血管構造として認められる（図1-C, D；→）．

胸腹部大動脈瘤とアダムキュービッツ動脈の一般的知識と画像所見

　胸腹部大動脈瘤（TAAA）は，動脈瘤が胸部下行大動脈から横隔膜を越えて腹部大動脈瘤に進展し，腹部分枝動脈を含むものである．基本的な治療方針は人工血管置換術である．開胸および開腹手術となり，腹部分枝血管の再建も必要となるため，侵襲性の高い手術となる．

　胸部下行大動脈瘤および胸腹部大動脈瘤の手術の最も重篤な合併症のひとつに，対麻痺がある．その頻度は約3～12％と報告されており，決して稀ではない．脊髄の主な血液供給路は，1本の前脊髄動脈と2本の後脊髄動脈である．頸髄と腰髄の膨大部は血行が豊富である一方，胸髄領域への血液供給は比較的乏しい．このため，胸髄（特に第6～7胸椎レベル）は血行障害による虚血を生じやすい領域である．

　前脊髄動脈は，頸髄レベルでは椎骨動脈，上位胸椎レベルでは主に第4胸椎レベルの根髄動脈，下位胸椎から腰椎のレベルではアダムキュービッツ動脈によって血流が供給されている．アダムキュービッツ動脈の起始は個体差が大きいことが知られており，通常，第7胸椎から第2腰椎レベルの肋間動脈もしくは腰動脈のいずれかより分枝し，左側に見られることが多い（図2）．アダムキュービッツ動脈は虚血に弱い胸髄領域の主要な栄養血管であることから，術前にアダムキュービッツ動脈を同定することは臨床的に意味が大きい．

　CTやMRIはアダムキュービッツ動脈の同定に有用である．アダムキュービッツ動脈は，肋間動脈/腰動脈（もしくは内胸動脈や胸背動脈などの側副血管）からヘアピンカーブを介して前脊髄動脈に至るまでの連続性を証明することが重要である[1,2]．ヘアピンカーブ様の形態だけでは，アダムキュービッツ動脈の確定とは言えない．これは，前根髄質静脈も前脊髄静脈との合流部においてヘアピンカーブに似た形態を呈し，両者の鑑別がしばしば困難なためである[1,3,4]．アダムキュービッツ動脈が脊柱管内を走行する距離が2椎体を越えないのに対し，前根髄質静脈は長い距離にわたって走行することが多い点，ヘアピンカーブよりやや鈍角なコートフック状の形態である点，下方に向かうに従って不明瞭になっていく点などは，鑑別に有用な画像所見である[1,4]．

参考文献

1) Yoshioka K, Niinuma H, Ehara S, et al: MR angiography and CT angiography of the artery of Adamkiewicz: state of the art. Radiographics 26(Suppl 1): S63-73, 2006.
2) Tanaka R, Yoshioka K, Kamada T, Abiko A: Intentional preservation of collateral circulation to the artery of Adamkiewicz using axillo-axillary bypass, concomitant with thoracic endovascular aneurysm repair. Eur J Cardiothorac Surg 45: 391, 2014.
3) Utsunomiya D, Yamashita Y, Okumura S, Urata J: Demonstration of the Adamkiewicz artery in patients with descending or thoracoabdominal aortic aneurysm: optimization of contrast-medium application for 64-detector-row CT angiography. Eur Radiol 18: 2684-2690, 2008.
4) 宇都宮大輔：Adamkiewicz動脈．天沼 誠（編）；血管イメージングシリーズ 血管イメージング 大動脈・末梢血管．羊土社，2008．

大動脈・大血管 腹部大動脈瘤
abdominal aortic aneurysm: AAA

（宇都宮大輔）

症例1 70代，男性．腹部超音波検査にて大動脈の拡大を指摘された．

症例2 70代，男性．腹部超音波検査にて大動脈の拡大を指摘された．

図1-A 造影CT

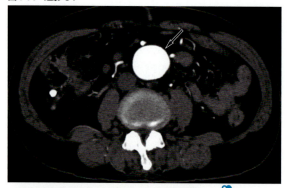

図2-A 造影CT

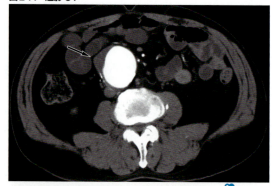

図1-B 造影CTボリューム・レンダリング画像

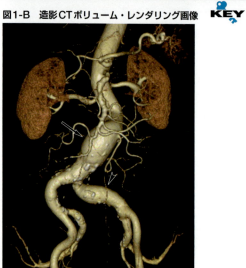

図2-B 造影CTボリューム・レンダリング画像

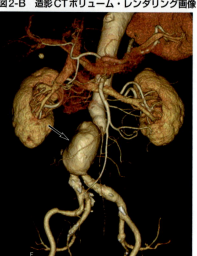

図1-C 造影CTボリューム・レンダリング画像（後面より観察）

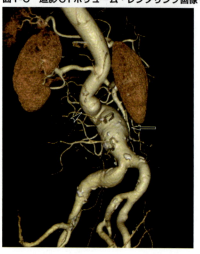

図2-C 造影CTスラブMIP矢状断像

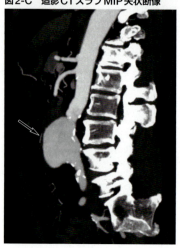

画像の読影

【症例1】 腎動脈下部に，紡錘状の腹部大動脈（径4×4.5cm）を認める（図1；→）．左総腸骨動脈（最大短軸径2.5cm）にも瘤状拡大が及んでいる（図1-B；▶）．紡錘状動脈瘤の上方には小さな嚢状動脈瘤も認められる（図1-C；▶）．

【症例2】 腎動脈下部に，壁在血栓を伴う嚢状の腹部大動脈瘤（径5×6cm）を認める（図2；→）．

【症例3】 腎動脈下部に，全周性の厚い壁在血栓を伴う嚢状の腹部大動脈瘤（径5×6cm）を認める（図3-A；→）．左腎動脈が2本認められ，左腎動脈下極枝は動脈瘤から分枝している（図3-B；▶）．Yグラフト置換術が施行された（図3-C）．左腎動脈下極枝は再建されたが，近位部の高度狭窄を来し（図3-D；▶），左腎下極は虚血となっている（＊）．

症例3 70代，女性．肺サルコイドーシスでフォロー中に，大動脈の拡大を指摘された．

図3-A　造影CT

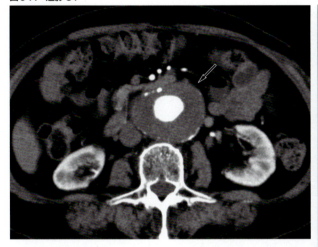

図3-B　造影CTボリューム・レンダリング画像

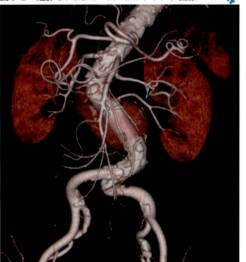

図3-C　造影CTボリューム・レンダリング画像（術後）

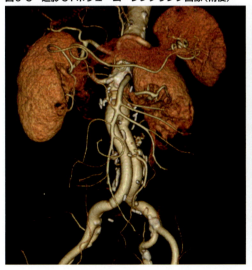

図3-D　造影CTスラブMIP画像（術後）

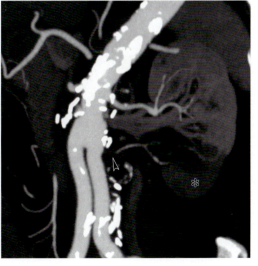

腹部大動脈瘤の一般的知識と画像所見

腹部大動脈瘤（AAA）は，腎動脈分岐レベルとの関係から腎動脈上腹部大動脈瘤（suprarenal AAA），傍腎動脈腹部大動脈瘤（para-/juxtarenal AAA），腎動脈下腹部大動脈瘤（infrarenal AAA）に分類される（図4）[1]．瘤が腎動脈や腹部内臓動脈に及ぶのは約5％であり，腹部大動脈瘤の多くは腎動脈下部に見られる．また，腹部大動脈瘤は約40％の症例で腸骨動脈にまで径の拡大が及ぶ．腎動脈下腹部大動脈瘤は通常の開腹手術やステントグラフトを用いた血管内治療により安全に治療できるが，腎動脈上ないし傍腎動脈腹部大動脈瘤では腎動脈上に大動脈遮断を置く必要がでてくるため手術手技が複雑となる．

腹部大動脈瘤径が5.5cm以上となると破裂のリスクはが急速に高くなり，そのリスクは1年に10％以上となる．そのため，大動脈瘤径5.5cm以上であれば無症候性の場合でも積極的に治療が検討される[1,2]．また，腹部大動脈瘤の増大速度は平均で年0.3〜0.4cmであり，瘤の増大速度の速い病変（半年に0.5cm以上）も破裂のリスクが高く，早期の治療適応となる．そのため，CTやMRIを用いて瘤径をフォローする場合には，経過中の画像を同じレベルに合わせて正確に測定し，瘤径の推移を把握する必要がある．特に，壁在血栓や粥腫を伴う大動脈瘤においてはボリューム・レンダリング画像では瘤径が過小評価されることがあり，MPR画像やスラブMIP画像を用いて，多方向から瘤の性状評価，瘤径計測を行うのが適切である．

腹部大動脈瘤の画像診断においては，以下の項目に留意してレポートを作成する．

1）動脈瘤の形態（嚢状もしくは紡錘状）
2）動脈瘤の長軸方向の範囲
3）動脈瘤の径（屈曲・蛇行の見られる場合には最大短軸径）
4）腎動脈分岐レベルと瘤の距離
5）腎動脈の本数
6）壁在血栓ないし粥腫や動脈壁石灰化の性状と範囲

大動脈瘤の手術において不安定な壁在血栓や粥腫が破綻し，コレステリン結晶が末梢動脈に飛散することがあり（コレステロール塞栓症/shaggy aorta症候群），手術のリスク管理の観点からも大動脈瘤術前の画像診断は重要である[3]．

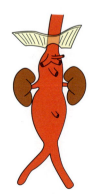
腎動脈上腹部大動脈瘤

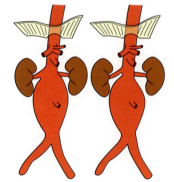
傍腎動脈腹部大動脈瘤

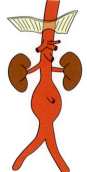
腎動脈下腹部大動脈瘤

図4　腹部大動脈瘤の分類

参考症例 80代，男性．

図5-A 造影CT

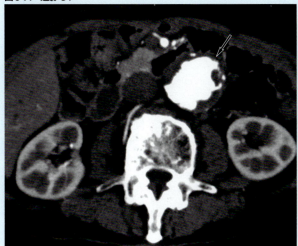

図5-B 造影CTカーブドMPR画像

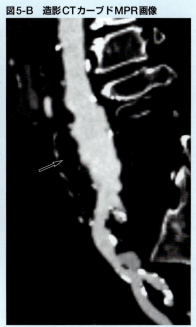

腹部大動脈瘤（径5cm大）には高度粥状硬化と思われる不整な粥腫が認められ，いわゆる"shaggy aorta"である（図5；→）．コレステロール塞栓症/shaggy aorta症候群のリスクのある症例と考えられる[3]．

参考文献

1) JCS Joint Working Group: Guidelines for diagnosis and treatment of aortic aneurysm and aortic dissection (JCS 2011): digest version. Circ J 77: 789-828, 2013.
2) Filardo G, Powell JT, Martinez MA, Ballard DJ: Surgery for small asymptomatic abdominal aortic aneurysms. Cochrane Database Syst Rev 3: CD001835, 2012.
3) Fukuda I, Daitoku K, Minakawa M, Fukuda W: Shaggy and calcified aorta: surgical implications. Gen Thorac Cardiovasc Surg 61: 301-313, 2013.

大動脈・大血管 炎症性大動脈瘤
inflammatory aortic aneurysm

(幸 秀明)

症例 50代，男性．腹部大動脈瘤にてフォローされていたが，急速に増大してきたため手術目的で紹介された．

図1-A 非造影CT
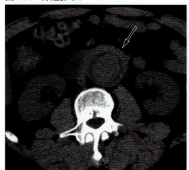

図1-B 造影CT（動脈相）
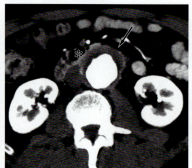

図1-C 造影CT（平衡相）
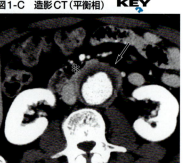

図1-D 造影CT，MIP画像（動脈相）
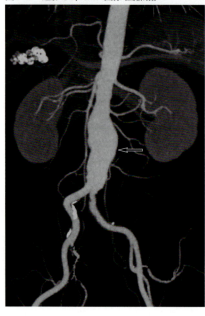

参考症例 IgG4関連疾患における大動脈炎・大動脈周囲炎

図2 造影CT
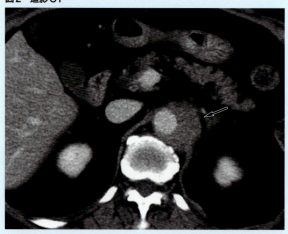

70代，男性．
炎症性大動脈瘤のサブセットとして，IgG4関連疾患による大動脈炎・大動脈周囲炎〜炎症性大動脈瘤の形成がある．本症例では腹部大動脈の周囲に軟部影（大動脈炎・大動脈周囲炎）が認められる（→）．IgG4関連疾患は膵臓（自己免疫性膵炎），胆管（硬化性胆管炎），唾液腺（Mikulicz病），肺（間質性肺炎），大動脈などさまざまな臓器にリンパ球とIgG4陽性形質細胞の浸潤線と線維化を来す原因不明の疾患である．

参考文献
1) Ishizaka N, Sohmiya K, Miyamura M, et al: Infected aortic aneurysm and inflammatory aortic aneurysm: in search of an optimal differential diagnosis. J Cardiol 59: 123-131, 2012.
2) Nagahama H, Nakamura K, Matsuyama M, et al: Inflammatory abdominal aortic aneurysm: report of seven cases. Ann Vasc Dis 6: 756-758, 2013.
3) Kasashima S, Zen Y, Kawashima A, et al: A new clinicopathological entity of IgG4-related inflammatory abdominal aortic aneurysm. J Vasc Surg 49: 1264-1271, 2009.

画像の読影

腎動脈下部腹部大動脈に拡大を認め，非造影CTで厚い瘤壁はやや高吸収を示している（図1-A；→）．造影CTでは肥厚した動脈瘤壁の辺縁部は緩徐に増強されており，平衡相ではいわゆる"mantle sign"と呼ばれる3層構造（造影される内腔，造影されない血栓層あるいは肥厚した内膜，造影される肥厚した瘤壁）が認められた（図1-B, C；→）．十二指腸（図1-B, C；＊）は大動脈瘤と広く接している．手術では炎症性腹部大動脈瘤であることが確認され，十二指腸との間には強い癒着が認められた．MIP画像では，紡錘状の大動脈瘤であることがわかる（図1-D；→）．

炎症性大動脈瘤の一般的知識と画像所見

炎症性大動脈瘤は1972年にWalkerらにより最初に報告された．主に腎動脈下部腹部大動脈に見られ，腹部大動脈瘤の5〜10%を占めるとされる．動脈硬化性の腹部大動脈瘤に比べてやや若年で発症すること，症状を伴いやすいことが相違点である．発熱や白血球，CRP上昇が見られることが多く，腹痛や背部痛を来すこともある．動脈壁の線維性肥厚が強く，組織学的に瘤壁に高度のリンパ球や形質細胞浸潤を伴う強い炎症が見られ，外膜に強い線維化，大動脈腹側の後腹膜腔を中心に瘢痕形成が認められる．原因は腹部大動脈壁に対する局所的な免疫反応と考えられている．また，最近ではIgG4関連疾患が炎症性大動脈瘤の重要な病因とされており，炎症性大動脈瘤患者の半数ほどはIgG4関連の大動脈瘤との報告もある．

慢性の大動脈炎および大動脈周囲炎に始まり，次第に大動脈壁が脆弱化して動脈瘤を形成する．治療はステロイドや免疫抑制剤が有効とされている．炎症性大動脈瘤は動脈硬化性の大動脈瘤に比べて破裂のリスクは低いとされるが，瘤径が5.5cmを超える場合や増大速度が速い場合には動脈硬化性の大動脈瘤と同様，手術の適応となってくる．手術に際しては慢性的な炎症による周囲臓器との癒着が強く，手技が煩雑となり，術後早期の合併症にも十分な注意が必要と考えられる．

画像診断ではCT，MRIが肥厚した大動脈瘤壁，周囲への炎症波及の評価に有用である．特に造影CTでは造影される内腔と造影されない血栓層あるいは肥厚した内膜，内腔にやや遅れて造影される肥厚した動脈瘤壁が3層構造を呈する"mantle sign"が特徴的な所見とされている．

鑑別診断のポイント

炎症性大動脈瘤と感染性大動脈瘤はともに炎症所見があり，画像所見も似ている症例も存在する．しかし，両者はまったく異なる疾患概念なので混同しないようにする必要があり，感染性動脈瘤では正常の動脈壁構造はすでに失われていることが多い（仮性動脈瘤）．

感染性動脈瘤と炎症性動脈瘤の鑑別点として，1) 炎症性大動脈瘤は紡錘状，感染性大動脈瘤は不整な嚢状の形態のことが多い，2) 炎症性大動脈瘤は感染性大動脈瘤に比べて瘤の増大傾向が緩やか，3) mantle signの有無などが挙げられる．炎症反応は感染性動脈瘤でより顕著である．また，巨細胞性動脈炎や高安動脈炎などの血管炎症候群との鑑別が必要である．炎症性腹部大動脈瘤では系統的血管炎と異なり，基本的に病変は大動脈に限局する．腫瘍としては悪性リンパ腫が鑑別疾患として挙がる．

228　2. 大血管

大動脈・大血管　感染性大動脈瘤
infected (mycotic) aortic aneurysm

（幸 秀明）

症例　80代，女性．発熱と胸痛を主訴に来院．

図1-A　造影CT
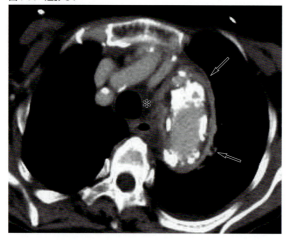

図1-B　PETプラナー像
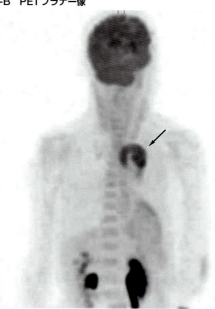

図1-C　PET-CT画像
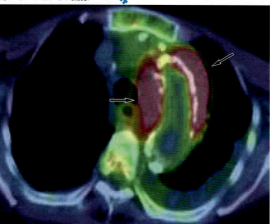

図1-D　造影CT（10日後）
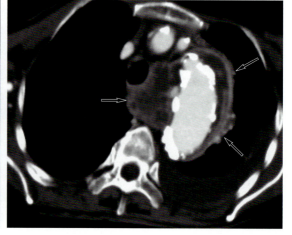

画像の読影

造影CTの水平断像において弓部～下行大動脈近位部に拡大を認める．動脈壁は厚く浮腫状で，増強されており，その内側を沿って液体貯留と思われる低吸収が認められる（図1-A；→）．縦隔には，炎症性変化を疑う吸収値上昇も認められる（図1-A；＊）．FDG-PETプラナー像では，大動脈遠位弓部に異常集積を認める（図1-B；→）．PET-CT融合画像では，肥厚した動脈壁に一致するFDGの高集積を認める（図1-C；→）．

10日後の造影CTの水平断像では，大動脈弓部～下行大動脈近位部の不整形の大動脈瘤は急速に増大し，血管内腔と増強される動脈瘤壁の間には膿瘍と思われる液体貯留腔が急速に増大している（図1-D；→）．

感染性大動脈瘤の一般的知識と画像所見

感染性腹部大動脈瘤は感染に起因した動脈瘤を総称し，既存の動脈瘤に感染が加わったものも含まれる．比較的稀な疾患であるが，致死率の高い疾患であり，迅速な診断と治療開始が重要となる．起炎菌としてはグラム陽性球菌（主にブドウ球菌）とグラム陰性桿菌（主にサルモネラ菌）が多い．症状は，発熱と炎症反応上昇であるが，炎症が進行すると急速に瘤が拡大し，胸部痛，背部痛，腹痛などの症状を生じる．正常の大動脈壁の構造は失われ，仮性動脈瘤となっているため破裂のリスクが高い．診断は，大動脈瘤壁や血液培養から細菌が検出され，身体所見および炎症反応上昇があればできるが，すでに抗生剤投与され，血液培養陰性例もあり，画像所見が重要となる．

画像診断で最も有用とされているのは造影CT検査である．感染性大動脈瘤患者は状態の悪いことが多く，その点でも短時間に検査が可能な造影CTには利点がある．特徴的CT所見としては，限局した囊状瘤の形態が多い．瘤壁は厚く浮腫状，周囲組織の濃度上昇，造影CT後期相で動脈瘤壁およびその周囲の不均一な造影効果，急速な瘤径の増大などが挙げられる．また，瘤辺縁部の囊胞状構造や液体貯留は膿瘍形成である可能性が高く，感染性動脈瘤を強く疑わせる所見である．最近では，PET-CT検査の有用性に関する報告も多い．

鑑別診断のポイント

感染性大動脈瘤と炎症性大動脈瘤は異なる疾患概念なので，混同しないようにする必要がある．囊状瘤の形態，動脈瘤辺縁部の液体貯留，瘤径の急速な増大傾向が感染性動脈瘤の特徴として重要である．炎症性大動脈瘤の特徴としてmantle signがあるが，感染性大動脈瘤の急性期において壁の肥厚や浮腫がmantle sign様に見え，炎症性大動脈瘤との鑑別が困難な症例も見られる．

参考文献

1) Macedo TA, Stanson AW, Oderich GS, et al: Infected aortic aneurysms: imaging findings. Radiology 231: 250-257, 2004.
2) Murakami M, Morikage N, Samura M, et al: Fluorine-18-fluorodeoxyglucose positron emission tomography-computed tomography for diagnosis of infected aortic aneurysms. Ann Vasc Surg 28: 575-578, 2014.

大動脈・大血管　大動脈瘤切迫破裂
impending rupture of the aortic aneurysm

（宇都宮大輔）

症例1　70代，男性．背部痛．

図1-A　非造影CT（初診時）

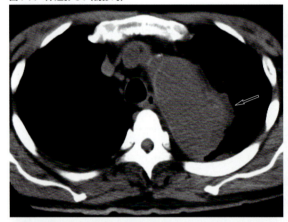

図1-B　非造影CT（数日後，切迫破裂時）

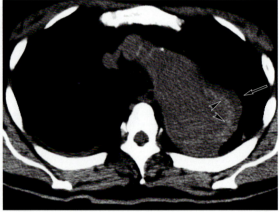

図1-C　造影CT（数日後，切迫破裂時）

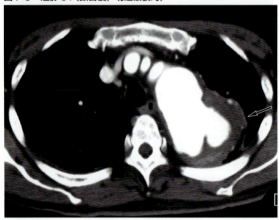

症例2　80代，男性．腹部大動脈瘤で経過観察中に強い腰痛．

図2　非造影CT

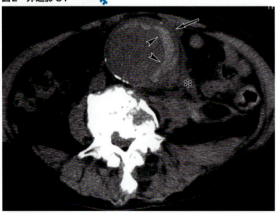

画像の読影

【症例1】 胸部大動脈遠位弓部に大動脈瘤が認められる（図1-A；→）．背部痛の増悪があり，数日後の非造影CT（図1-B）において，遠位弓部の大動脈瘤の急速な増大（→）と不整な三日月状の高吸収域が瘤の辺縁部に認められ（high-attenuating crescent sign；►），切迫破裂と診断される．造影CT（図1-C）では厚い壁在血栓が明瞭に描出されるが，high-attenuating crescent signは判定が難しくなっている．

【症例2】 非造影CT（図2）において，腎動脈下腹部大動脈瘤（→）に，不整な形状の三日月状の高吸収域が見られる（high-attenuating crescent sign；►）．左後腹膜腔には少量の血腫（＊）が認められ，切迫破裂から一部破裂に至っていることがわかる．

大動脈瘤切迫破裂（impending rupture）の一般的知識と画像所見

大動脈瘤は多くの場合，無症状である．しかし，明らかな破裂には至っていないものの腹痛や背部痛などの臨床症状を呈し，動脈瘤の形状が急速に変化する状態がある[1)2)]．これは大動脈瘤の破裂が迫っているもので，切迫破裂と呼ばれる．切迫破裂では，大動脈内腔から壁在血栓もしくは大動脈壁に向かっての出血が起こっている．この新鮮血腫部の大動脈壁は脆弱化しており，破裂しやすい状態となっている．そのため切迫破裂においては，早期の診断および手術適応の判断が求められる．

切迫破裂の画像診断においては，壁在血栓ないし瘤壁内の新鮮血腫が非造影CTでは軽度高吸収を呈する三日月状の陰影となる．"high-attenuating crescent sign"と呼ばれる所見である．このサインによる切迫破裂ないし破裂の診断は，感度77％，特異度93％と報告されている[1)2)]．このサインと臨床症状や瘤径，瘤の性状の推移を併せて診断することが重要である．

鑑別診断のポイント

鑑別は血栓閉塞型大動脈解離であるが，解離は動脈壁内に病変があるのに対して，切迫破裂では動脈瘤の壁在血栓に主座を置く病変であり，大動脈瘤の部分に限局し，かつ不整なやや不整な形状の三日月形である点が鑑別に有用と考えられる．high-attenuating crescent signは曲線をなす形状であり，MPR画像を用いてその特徴的な形状を描出することが重要である[3)]．

参考文献

1) Mehard WB, Heiken JP, Sicard GA: High-attenuating crescent in abdominal aortic aneurysm wall at CT: a sign of acute or impending rupture. Radiology 192: 359-362, 1994.
2) Schwartz SA, Taljanovic MS, Smyth S, et al: CT findings of rupture, impending rupture, and contained rupture of abdominal aortic aneurysms. AJR 188: W57-62, 2007.
3) Ahmed MZ, Ling L, Ettles DF: Common and uncommon CT findings in rupture and impending rupture of abdominal aortic aneurysms. Clin Radiol 68: 962-971, 2013.

大動脈・大血管
胸部大動脈瘤破裂：frank rupture
frank rupture of the thoracic aortic aneurysm

（宇都宮大輔）

症例1 80代，女性．急な背部痛と血圧低下があり，救急車で搬送された．［済生会熊本病院より提供］

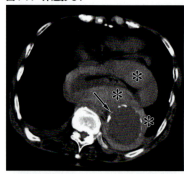

図1-A　非造影CT　　　図1-B　造影CT

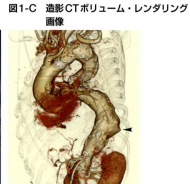

図1-C　造影CTボリューム・レンダリング画像

症例2 80代，男性．胸痛および喀血のため救急車で搬送された．［済生会熊本病院より提供］

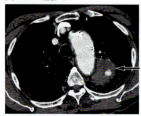 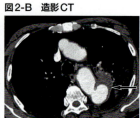 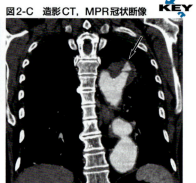

図2-A　造影CT　　図2-B　造影CT　　図2-C　造影CT，MPR冠状断像

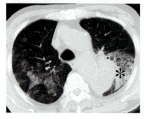

図2-D　非造影CT（肺野条件）

参考症例 外傷性大動脈瘤破裂　［済生会熊本病院より提供］

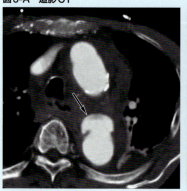 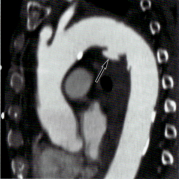

図3-A　造影CT　　図3-B　造影CT，MPR矢状断像

50代，男性．多発交通外傷で救急搬送となる．
A，B：大動脈遠位弓部の小弯側に不整な形状の囊状動脈瘤が認められる（図3；→）．縦隔血腫および胸水の貯留を認め，外傷性動脈瘤の破裂と診断できる．外傷性大動脈瘤の約80％は大動脈峡部（遠位弓部と下行大動脈の移行部）に発生する．

画像の読影

【症例1】 胸部下行大動脈瘤が認められる（図1-A，B；→）．下行大動脈瘤の周囲から食道周囲にかけての後縦隔に淡い高吸収の軟部影（大動脈瘤破裂に伴う血腫）が広がっている（図1-A，B；*）．造影CTでは動脈瘤には不整な壁在血栓があり，深い潰瘍状の造影腔が認められる（図1-B，C；▶）．

【症例2】 胸部大動脈遠位弓部から下行大動脈近位部にかけて嚢状の大動脈瘤が認められる（図2-A～C；→）．大動脈瘤の上部に向かって深い潰瘍状の造影腔が見られ，その周囲の肺野を中心に動脈瘤破裂による肺胞出血（図2-D；*）とその吸い込みと考えられる濃度上昇域が広がっている．

胸部大動脈瘤破裂：frank ruptureの一般的知識と画像所見

　胸部大動脈瘤は内科的に治療されている患者においても高率に破裂に至り，破裂した際の致死率は30～50%程度と報告されている．胸部大動脈瘤の破裂のリスクにおいては，動脈瘤のサイズが最も重要な因子である．上行大動脈では径が6cm以上，胸部下行大動脈では径が7cm以上になると破裂のリスクが急速に高くなる[1)2)]．また，Daviesらの前向き研究において胸部大動脈瘤のサイズが6cm以上になると年3.7%の割合で動脈瘤破裂が生じ，破裂，解離ないしは死亡は年15.6%にも上ると報告されている[2)]．そのため，本邦のガイドラインにおいても，胸部大動脈瘤では径5.5cm以上になると手術をはじめとする侵襲的治療の検討が推奨されている[3)]．ただし，5cm以下の動脈瘤でも増大速度の速い病変（年10mm以上）は早期の治療が望ましい．

　胸部大動脈瘤の破裂出血部位は，縦隔内，胸腔内，心嚢内，肺内穿破，食道内穿破がある．胸腔や縦隔内に破裂することが多く，CTによる縦隔血腫や血胸の存在を診断することが迅速な診断につながる．破裂部位の同定には，喀血や吐血などの臨床症状も把握しておく必要がある．CTは非侵襲的かつ短時間に大動脈瘤およびその周囲の血腫の広がりを観察することができ，胸部大動脈瘤破裂の診断において有用である．造影CTでは大動脈瘤破裂部位の同定が可能なことも多く，また手術の際には脳血管障害の合併症が多く見られることから頸部主要分枝血管の開存状態を確認できるという利点もあり，造影CTによってもたらされる情報は大きいと言える．また，心電図同期を用いた造影CTを行うことで，患者の状態によっては冠動脈合併症のリスクも併せて評価できる可能性がある．

参考文献

1) Coady MA, Rizo JA, Hammond GL, et al: What is the appropriate size criterion for resection of thoracic aortic aneurysms? J Thorac Cardiovasc Surg 113: 476-491, 1997.
2) Davies RR, Goldstein LJ, Coady MA, et al: Yearly rupture or dissection rates for thoracic aortic aneurysms: simple prediction on size. Ann Thorac Surg 73: 17-27, 2002.
3) JCS joint working group: Guidelines for diagnosis and treatment of aortic aneurysm and aortic dissection (JCS2011). Circ J 77: 789-828, 2013.

大動脈・大血管
腹部大動脈瘤破裂：frank rupture
frank rupture of the abdominal aortic aneurysm

（宇都宮大輔）

症例1 90代，女性．腹部大動脈瘤の経過観察中であった．急激な腹痛・背部痛および血圧の低下があり，救急車で搬送された．

図1-A　造影CT

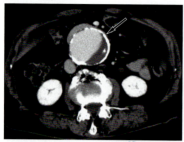

図1-B　非造影CT（1年後）

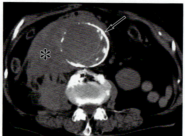

図1-D　造影CTボリューム・レンダリング画像（1年後）

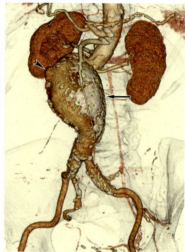

図1-C　造影CT（1年後） **KEY**

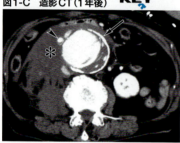

症例2 60代，男性．急激な腹痛の後，心肺停止状態となり救急車で搬送された．［済生会熊本病院より提供］

図2-A　非造影CT **KEY**

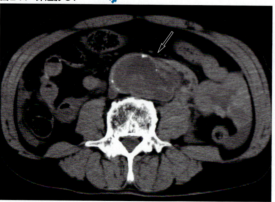

図2-B　非造影CT

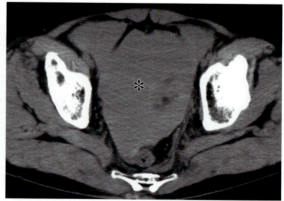

参考文献
1) Assar AN, Zarins CK: Ruptured abdominal aortic aneurysm: a surgical emergency with many clinical presentations. Postgrad Med J 85: 268-273, 2009.
2) Schwartz SA, Taljanovic MS, Smyth S, et al: CT findings of rupture, impending rupture, and contained rupture of abdominal aortic aneurysms. AJR 188: W57–W62, 2007.
3) Wadgaonkar AD, Black JH 3rd, Weihe EK, et al: Abdominal aortic aneurysms revisited: MDCT with multiplanar reconstructions for identifying indicators of instability in the pre- and postoperative patient. Radiographics 35: 254-268, 2015.

画像の読影

【症例1】 造影CTにて径5cm大の腹部大動脈瘤が認められる（図1-A；→）．瘤壁には石灰化があり，瘤の左側部分には厚い偏心性の壁在血栓が認められる．1年後の救急搬送時には腹部大動脈瘤は6cm大に増大しており（図1-B～D；→），右後腹膜腔には大きな血腫が認められる（図1-B, C；＊）．造影CTでは大動脈瘤の右側壁に破裂部と考えられる突出する造影腔が認められる（図1-C, D；►）．

【症例2】 非造影CTにてやや虚脱した腹部大動脈瘤が認められる（図2-A；→）．周囲には少量の後腹膜血腫が認められる．骨盤部には多量の高吸収の液体貯留があり，大動脈瘤破裂による腹腔内出血と考えられる（図2-B；＊）．

腹部大動脈瘤破裂：frank ruptureの一般的知識と画像所見

腹部大動脈瘤は，径が5.5cm以上となると破裂のリスクが急速に高くなる．腹部大動脈瘤破裂では，1) 腹痛，2) 拍動する腹部腫瘤，3) ショック状態が認められれば臨床的に腹部大動脈瘤の破裂（frank rupture）を疑う[1)2)]．大動脈瘤破裂の死亡率は病院へ到達できた場合でも40〜70％であり，致死率の高い病態である[1)]．

腹部大動脈瘤のfrank ruptureにおいて破裂部の約80％は大動脈瘤の後方〜側方部分であり，後腹膜腔に大きな血腫が形成される．破裂部が一時的に止血状態（数時間）となっている場合には手術やステントグラフト内挿術による治療が可能となる．一方，破裂部の約20％は大動脈瘤の前方部分に見られ，腹腔内や腸間膜内に出血が見られる．この場合には出血を遮る構造が乏しいため大量の腹腔内出血に至り，救命はより困難となる（症例2）．また，稀に腹部静脈に向かって破裂し，動静脈瘻を形成する場合（参考症例）や腸管内腔に破裂して下血を来すこともある．

CTは大動脈瘤およびその周囲の血腫の広がりを観察することができ，大動脈瘤破裂の確定診断に有用である[2)3)]．造影CTでは破裂している箇所の確認もしばしば可能である．CTにおいては，動脈瘤破裂の診断とともに腹部臓器の虚血状態，腹部分枝血管の再建の必要性についての情報も重要である．

参考症例 50代，男性．急な下腹部痛で発症．[熊本赤十字病院放射線科 上谷浩之先生のご厚意による]

図3-A 造影CT

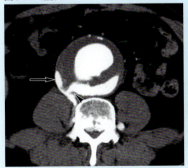

図3-B 造影CT，MPR冠状断像

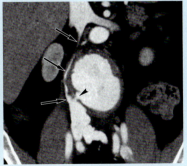

A, B：腎動脈下腹部大動脈瘤により下大静脈（図3；→）は右側に圧排され，大動脈瘤と下大静脈の間に瘻孔形成（►）が見られる．

大動脈・大血管
腹部大動脈瘤破裂：chronic contained rupture
chronic contained rupture of the abdominal aortic aneurysm

（宇都宮大輔）

症例 70代，女性．腎動脈下部腹部大動脈瘤で経過観察中であった．数か月前より腰痛の増悪あり．

図1-A 造影CT

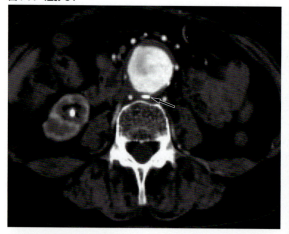

図1-B 造影CT（6か月後）

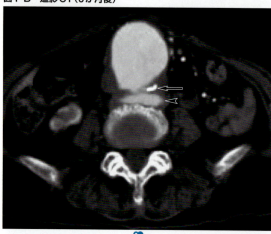

図1-C 造影CT（6か月後）

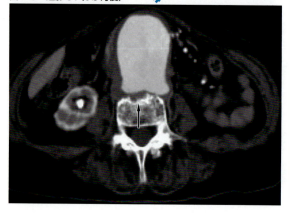

図1-D 造影CT，MPR矢状断像（6か月後）

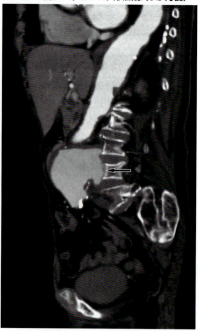

図1-E 造影CTボリューム・レンダリング画像（6か月後）

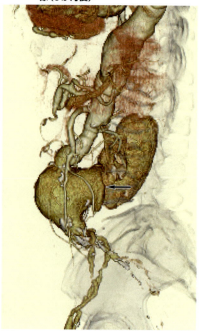

画像の読影

造影CTにおいて，腎動脈下部に4.5cm大の大動脈瘤が認められる．瘤壁の後方部分に結節状の石灰化が認められる（図1-A；→）．6か月後の造影CTにおいて腹部大動脈瘤は著明に増大し，歪な形状となっている．大動脈瘤の後方部分では後壁の石灰化（図1-B；→）よりも背側に大きな造影腔が出現している（図1-B；▶）．また，腹部大動脈瘤は椎体に広く接しており，瘤からの慢性的な圧排，炎症の波及によると思われる骨のerosionが見られる（図1-C；→）．MPR画像やボリューム・レンダリング画像では動脈瘤の囊状の形態，動脈瘤が椎体を覆うように広く進展している形態がわかりやすい（図1-D, E；→）．

CT検査の翌日，準緊急に手術（Yグラフト置換術）が行われた．瘤の後方部分に径3cm大の瘤壁欠損が確認され，破裂部の周囲には強固な結合組織増生が認められた．

腹部大動脈瘤破裂：chronic contained ruptureの一般的知識と画像所見

腹部大動脈瘤の破裂は強い痛みがあり，後腹膜腔や腸間膜に大きな血腫を伴い，血行動態が不安定となることが一般的である．しかし，contained ruptureでは破裂部が周囲の結合組織や筋肉，椎体などにより被覆され，血行動態の安定した状態で慢性に経過する[1)2)]．従来は"sealed rupture"とも呼ばれていた病態であり，"contained rupture"と"sealed rupture"は同義である．臨床所見が通常のfrank ruptureと異なることから大動脈瘤の破裂を疑われず，発見が遅れてしまうことが多い疾患であり，画像診断が重要である．

"Chronic contained rupture"とは，1) 大動脈瘤が存在する，2) 以前あるいは現在，疼痛を自覚している，3) 全身状態が安定し，ヘマトクリット値が正常である，4) CTで後腹膜血腫の所見がある，5) 病理学的に器質化血腫を認めるもの，と定義されている[1)2)]．

腹部大動脈の背側は椎体や腸腰筋などの固い組織に囲まれており，contained ruptureの多くは瘤の背側部分が破裂した際に起こる．瘤径は6cm以下が多いとの報告もあるが，発見される時期に応じてサイズはさまざまである．瘤の形状は不整であり，慢性的に増大すること，瘤の辺縁には炎症反応が生じることから瘤と接する椎体にerosionが見られることが多く，contained ruptureを強く疑わせる所見である[3)]．画像上，器質化した血腫は瘤の壁在血栓，粥腫や炎症性軟部影と区別することが難しく，不整な形状や椎体のerosionの存在などを総合的に読影し，診断することが重要である．

参考文献

1) Jones CS, Reilly MK, Dalsing MC, Glover JL: Chronic contained rupture of abdominal aortic aneurysms. Arch Surg 121: 542-546, 1986.
2) Schwartz SA, Taljanovic MS, Smyth S, et al: CT findings of rupture, impending rupture, and contained rupture of abdominal aortic aneurysms. AJR 188: W57–W62, 2007.
3) Nakano S, Okauchi K, Tsushima Y: Chronic contained rupture of abdominal aortic aneurysm (CCR-AAA) with massive vertebral bone erosion: computed tomography (CT), magnetic resonance imaging (MRI) and fluorine-18-fluorodeoxyglucose positron emission tomography (FDG-PET) findings. Jpn J Radiol 32: 109–112, 2014.

大動脈・大血管
悪性腫瘍の大動脈浸潤：大動脈食道瘻
malignant tumor with invasion of the aorta: aorto-esophageal fistula (AEF)

（宇都宮大輔）

症例 60代，男性．進行食道癌（T4N1）に対して化学放射線療法中に突然の吐血が見られた．

図1-A　造影CT（化学放射線療法前）

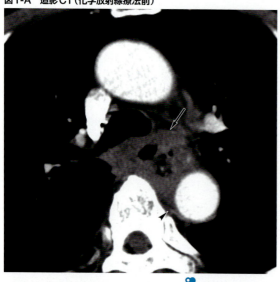

図1-B　造影CT（化学放射線療法中）

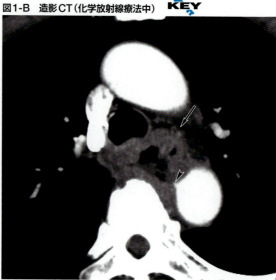

図1-C　造影CTスラブMIP斜矢状断像

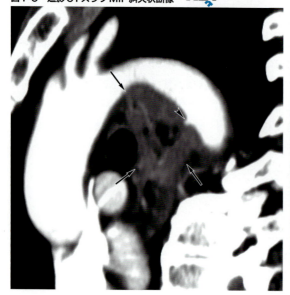

図1-D　造影CT（大動脈ステントグラフト内挿術後）

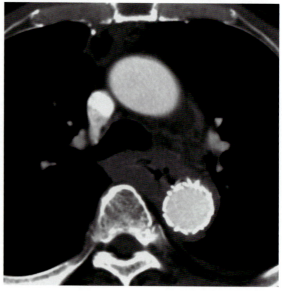

画像の読影

　化学放射線療法前の造影CTでは上部食道に不整形の大きな腫瘍が認められる（図1-A；→）．腫瘍は胸部下行大動脈に広く接しており，大動脈壁に浸潤が疑われる（図1-A；▶）．吐血が見られた際の緊急造影CTにおいて腫瘍の縮小効果には乏しく，依然として大動脈に浸潤が疑われる（図1-B, C；→）．胸部下行大動脈近位部から食道側に向かって突出する小さな造影腔が出現しており，大動脈から食道に向かっての瘻孔部と考えられる（図1-B, C；▶）．

　止血目的に大動脈ステントグラフト内挿術が施行され，食道側への造影腔は消失している（図1-D）．胸骨後経路には食道バイパス術が施行された．

悪性腫瘍の大動脈浸潤：大動脈食道瘻の一般的知識と画像所見

　悪性腫瘍が大血管に浸潤し，大血管の破裂から大量の出血を来すことがある．なかでも食道癌が胸部大動脈に浸潤し，大動脈壁を穿通することで大量の吐血を呈する大動脈食道瘻（aorto-esophageal fistula：AEF）は臨床上重要である[1]．食道癌の直接浸潤の影響と化学放射線療法が行われることで，大動脈のvasa vasorumが血栓閉塞して大動脈の壁構造が脆弱になることがAEFの要因と考えられている[2]．

　AEFの治療は困難なことが多く，救命率は低い．治療方針としては人工血管置換術が望ましいが，短時間に低侵襲な手技として止血可能な大動脈ステントグラフト内挿術が選択されることが多い．AEFに対して大動脈ステントグラフト内挿術を行う際に問題となるのは，消化管系にステントグラフトが直に接するためグラフト感染を起こした場合には対応が困難となる点である．

鑑別診断のポイント

　吐血症状と食道癌の治療経過から臨床診断がなされるが，治療方針を立てるためには造影CTが施行される．画像所見のポイントは進行食道癌が大動脈に広く接していること，大動脈から食道側への瘻孔が造影腔の突出として認められることの2点である．瘻孔自体は小さな造影腔であり，薄いスライス厚の画像をMPR表示やスラブMIP表示で評価することが重要である．また，大動脈壁の石灰化と瘻孔の鑑別のため非造影CTとの比較も必要である．ULP型の大動脈解離や大動脈肉腫が鑑別疾患として挙がる．

参考文献

1) Okita Y, Yamanaka K, Okada K, et al: Strategies for the treatment of aorto-oesophageal fistula. Eur J Cardiothoracic Surg 46: 894–900, 2014.
2) Taniguchi H, Yamazaki K, Boku N, et al: Risk factors and clinical courses of chemoradiation-related arterio-esophageal fistula in esophageal cancer patients with clinical invasion of the aorta. Int J Clin Oncol 16: 359-365, 2011.

大動脈・大血管

大動脈瘤に対するステントグラフト内挿術前のCT評価と内挿術後の典型的な経過

（末吉英純）

　大動脈瘤に対するステントグラフト治療は，近年，広く行われるようになった．大動脈瘤に対するステントグラフト治療の適応の決定および留置計画は，CTを用いてなされることが多く，ステントグラフト内挿術前のCT評価は重要である．この稿では，ステントグラフト内挿術前のCT評価ポイントと，内挿術後の大動脈瘤の典型的な術後経過について述べる．

ステントグラフト内挿術前のCT評価
1．胸部大動脈瘤

　ステントグラフトを用いた胸部大動脈瘤治療では，大動脈の解剖学的特徴と使用するステントグラフトによりその適応が異なるが，一般的にCTで評価，記載すべき解剖学的特徴は，以下の2つに大きく分けられる．
① アクセスルートの形態
② 大動脈瘤の位置と中枢および遠位の大動脈性状および弓部分枝との関係の評価

　アクセスルートである総腸骨動脈から外腸骨動脈および大腿動脈径および形態（壁在血栓，石灰化，屈曲）の評価が重要である．特に石灰化が強い症例では，血管の破裂を来すリスクが高いとされる．アクセスルートとなる大腿動脈，腸骨動脈は，デリバリーシステム（18Fシステムは外径6.8mm，20Fシステムは7.5mm）が通過可能であることを確認する．解剖学的に大腿動脈が細く，開胸手術も困難な場合には，開腹術下に総腸骨動脈や腹部大動脈に人工血管を介して手技が施行されることもある．

　腹部大動脈瘤でも共通であるが，瘤径や大動脈を計測する場合には，可能な限り薄いスライスのCTを用いて測定する必要がある．大動脈瘤径計測には，水平断像の最大短径が簡便なため用いられることが多いが，正確に評価するためには，大動脈に沿ったMPR（multi-planar reconstruction）像を用いる（図1）．ステントグラフト治療の適応を決めるためには，大動脈径および壁性状を造影CTで詳細に評価する必要がある．

　弓部大動脈瘤に対してステントグラフトで加療する場合，弓部分枝の形態に基づくlanding zone分類が用いられる（図2）．zone 2に留置する場合，左鎖骨下動脈が犠牲となる．通常は問題ないことが多いが，左鎖骨下動脈起始部から脊髄動脈が起始することもあり，CTで詳細に評価する必要がある．zone 1では左総頸動脈のバイパスが，zone 0では腕頭動脈や左総頸動脈へのdebranching術が必要となる．またzone 2やzone 3に留置する場合でも，瘤の中枢側からの左総頸動脈，左鎖骨下動脈起始部の距離の把握が，留置の際，重要となる．

　また胸部下行大動脈瘤では，腹部主要分枝との関係やアダムキュービッツ動脈との関係が問題となる．アダムキュービッツ動脈は，肋間または腰動脈→根髄質動脈→前根髄質動脈→前脊髄動脈と走行し，アダムキュービッツ動脈の特異的なヘアピンカーブは脊柱管内で認められる．壁在血栓にも注目する必要があり，不整な壁在血栓を伴ったshaggy aortaであれ

MPR画像

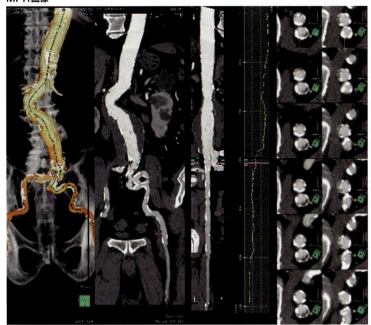

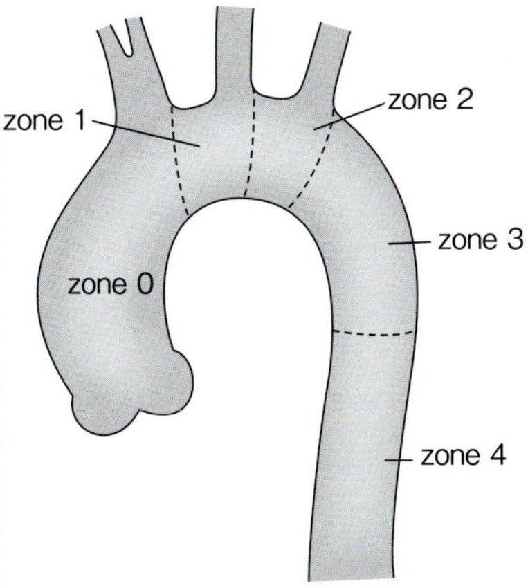

図2 弓部分枝の形態に基づくlanding zone分類
腕頭動脈より中枢(上行大動脈)がzone 0,
腕頭動脈直下から左総頸動脈までがzone 1,
左総頸動脈から左鎖骨下動脈までがzone 2,
左鎖骨下動脈末梢がzone 3とされる.

図1 腹部大動脈瘤への留置前の計測画像
大動脈ステントグラフトを正確に低侵襲的に行うためには,大動脈動脈から大腿動脈の径や長さ,壁の状態,分枝との距離などの評価が必要である.いくつかのメーカーから計測用ソフトが供給されている.

ば,手技中に塞栓症を合併するリスクが高くなる.

2. 腹部大動脈瘤

　ステントグラフトを用いた腹部大動脈瘤治療では,大動脈の解剖学的特徴と使用するステントグラフトにより,その適応が異なる.CTで評価,記載すべき解剖学的特徴は,以下の2つに大きく分けられる.
① **アクセスルートの形態**
② **大動脈瘤の位置と中枢側の大動脈性状および腎動脈および腸骨動脈分枝との関係の評価**

　アクセスルートである総腸骨動脈から外腸骨動脈および大腿動脈径および形態(壁在血栓,石灰化,屈曲)の評価が重要である.腹部大動脈瘤は胸部大動脈瘤のステントグラフトと比べデバイスが細いため,許容範囲はより広い.解剖学的に大腿動脈が細い場合,開腹術下に総腸骨動脈に人工血管を介して手技が施行されることもある.

　腹部大動脈瘤では,中枢大動脈および遠位動脈の状態を考慮し,ステントグラフトの適応を考える必要がある.ステントグラフト留置大動脈の形態として,中枢ネック長(通常は腎動脈とステントグラフト中枢側との距離)が10〜15mm以上で,中枢側ネックの屈曲が45〜60°以下で,壁在血栓や石灰化が少ないことが必要である.また,中枢ネックが短い場合や逆テーパ型(ラッパ型)の場合,エンドリークのリスクが高くなる.

　総腸骨動脈の形態にも注意が必要で,瘤合併例や脚を延長する必要がある症例では,内腸骨動脈の塞栓が必要となる.末梢側固定動脈径が7.5〜20mmの範囲内で,この適切な血管

径を有する動脈瘤のない腸骨動脈の長さが10〜15mm以上必要となる．特に日本人に多い総腸骨動脈が短いタイプは，十分なランディングゾーンが確保できず脚を延長する必要がある場合があり，慎重な計測が必要である．

中枢のネック長が短い腹部大動脈瘤例でも，開腹困難でステントグラフト治療しか行えない場合に限って，チムニー(chimney)法(分枝動脈にも細いステントグラフトを挿入する方法)で腎動脈保護下に留置される場合や枝付きステントグラフトを行っている施設が存在する．

ステントグラフト内挿術後の大動脈瘤の典型的な経過

ステントグラフト内挿術後，大動脈瘤はエンドリークや感染など合併症がない場合は，造影CTでステントグラフト外側の大動脈瘤は血栓化し，造影されない．内挿術後早期には，airが瘤内に認められることがよく見られる(図3)．通常，問題なく消失するが，感染が稀に合併していることがあり注意が必要である．

時間経過とともに大動脈瘤は徐々に縮小してくるが，個人差が大きく，数年かけて縮小する場合もある(図4)．通常，半数の大動脈瘤は12か月で血栓化し小さくなるとされるが，必ずしも縮小しなくても，エンドリークなくサイズが不変であるならば，破裂の可能性は非常に低く経過観察で良いとされる．

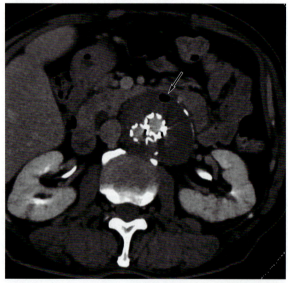

図3　80代，男性．腹部大動脈瘤に対しステントグラフト留置後
造影CTにて，ステントグラフト周囲には血栓化した瘤内にairが見られる(→)．さらに1週間後のCTではairは消失していた．

図4-A 造影CT（ステントグラフト留置後，1週間）

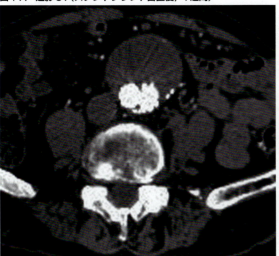

図4-B 造影CT（ステントグラフト留置後，6か月）

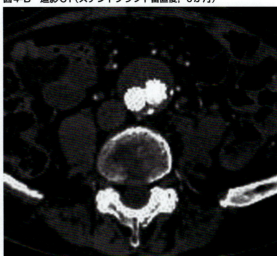

図4-C 造影CT（ステントグラフト留置後，1年）

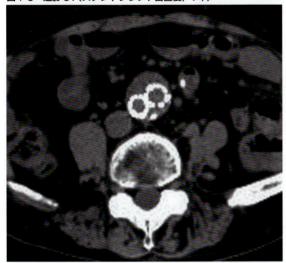

図4 70代，男性．腹部大動脈瘤に対しステントグラフト留置後
A：造影CTでテントグラフト周囲には血栓化した瘤が見られる．
B，C：ステントグラフト周囲の血栓化した瘤は徐々に縮小している．

参考文献

1) 岡田宗正，森景則保，演野公一，松永尚文：大動脈癌ステントグラフト治療に必要な画像診断．臨床画像 31: 607-617, 2015.
2) 石口恒男，亀井誠二，太田豊裕ほか：腹部および胸部大動脈瘤に対するステントグラフト治療—MDCTによる術前・術後評価．J Jpn Coll Angiol 51: 105-111, 2011.
3) Ellozy SH, Carroccio A, Lookstein RA, et al: Abdominal aortic aneurysm sac shrinkage after endovascular aneurysm repair: correlation with chronic sac pressure measurement. J Vasc Surg 43: 2-7, 2006.
4) 鬼塚浩徳，末吉英純，坂本一郎，上谷雅孝：大動脈ステントグラフト留置後の画像診断．臨床放射線 61: 185-194, 2016.

大動脈・大血管
ステントグラフト内挿術後：type I エンドリーク
after endovascular aortic aneurysm repair(EVAR): type I endoleak

（末吉英純）

症例1 80代，男性．腹部大動脈瘤に対しステントグラフト治療後．

図1-A 造影CT（動脈相） 　図1-B MPR矢状断像　図1-C 血管造影

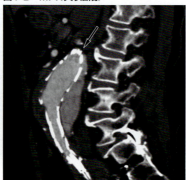
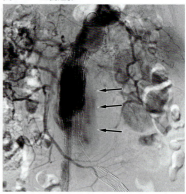

症例2 80代，男性．腹部大動脈瘤に対しステントグラフト治療後．

図2-A CTA（ステントグラフト治療直後）　図2-B CTA　図2-C MPR冠状断像

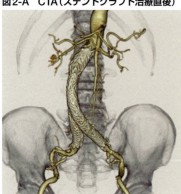
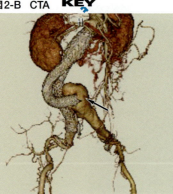
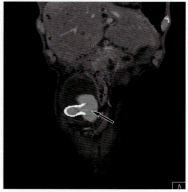

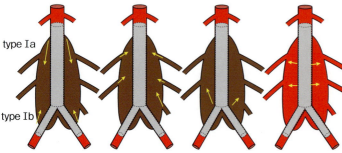

図3 エンドリークの分類（type I〜IV）

エンドリークは，ステントグラフト治療後，瘤内の血栓化が不十分，あるいは瘤壁に血圧のかかる状態が継続する現象で，type I〜IV（またはV）に分類され，type I はステントグラフトと宿主大動脈との接合不全に基づいたリークで，中枢端のエンドリークをIa型，遠位端のエンドリークをIb型と分類される．
type IIは大動脈瘤側枝からの逆流に伴うリークであり，type IIIはステントグラフト-ステントグラフト間の接合部，あるいはステントグラフトのグラフト損傷などに伴うリークである．type IVはステントグラフトから血液が染み出しによって起こるリークである．

参考文献
1) Liaw JV, Clark M, Gibbs R, et al: Update: Complications and management of infrarenal EVAR. Eur J Radiol 71: 541-551, 2009.
2) Stavropoulos SW, Charagundla SR: Imaging techniques for detection and management of endoleaks after endovascular aortic aneurysm repair. Radiology 243: 641-655, 2007.
3) 鬼塚浩徳，末吉英純，坂本一郎，上谷雅孝：大動脈ステントグラフト留置後の画像診断．臨床放射線 61: 185-194, 2016.

画像の読影

【症例1：type Iaエンドリーク】 動脈相の造影CTでエンドリークが認められる（図1-A）．MPR矢状断像では，エンドリークがステントグラフトの中枢部から連続して見られる（図1-B；→）．血管造影にて中枢側からのtype Iaエンドリークが確認された（図1-C；→）．

【症例2：type Ibエンドリーク】 ステントグラフト治療直後のCTA（CT angiography）ではエンドリークは認められない（図2-A）．CTAおよびMPR冠状断像では，ステントグラフトの左脚が上方へ位置ずれ（migration）を起こし，末梢側からのエンドリークが見られる（図2-B，C；→）．

type Ⅰ エンドリークの一般的知識と画像所見

Type Ⅰエンドリークは約0〜10％程度に見られるとされ，ステントグラフトと大動脈をステントグラフト両端で完全に密着できない場合に生じる．中枢側からリークするものをtype Ia，末梢側からリークするものをtype Ibと分類する（図3）．

原因としては，ステントグラフトのサイズが小さすぎた場合や，大動脈に石灰化や血栓形成が著明でステントグラフトが大動脈壁に密着が不十分であった場合に生じる．

Type Ⅰエンドリークはステントグラフト留置後，長期経過後にも生じることがあり，注意が必要である．ステントグラフトが大動脈瘤に留置されたのち，時間とともにネック部分が徐々に拡張してステントグラフトが相対的に小さくなり，大動脈壁に密着が不十分となった場合である．

Type Ⅰエンドリークは瘤壁に大動脈圧が直接かかるため，リスクが高く，high flow typeのエンドリークとも呼ばれる．見つけ次第，原則追加治療が必要となる．

画像所見は，造影CTの動脈相から明瞭に描出されることが多く，典型的にはエンドリークがステントグラフトの端より連続して見られる．

鑑別診断のポイント

CTでは他のタイプのエンドリークとの鑑別が必要となるが，血管造影まで行わないと鑑別が困難な場合もある．造影CTの動脈相から明瞭に描出されることが多く，後期相でより明瞭化することが多いlow flow typeのtype Ⅱエンドリークとの鑑別点のひとつとなる．また瘤内の造影剤の造影効果が，ステントグラフトの端より連続して見られる所見が，同じhigh flow typeのエンドリークであるtype Ⅲエンドリークとの鑑別になる（症例1）．MPR画像などで詳細な検討が必要である．また，経過観察時において急速な瘤拡大が見られる点も重要な所見である．

> **NOTE** ●ステントグラフトの位置ずれ（migration）について
>
> ステントグラフトのサイズが不適切な場合や，シーリングゾーンが短い場合などにステントグラフトの位置のずれ（migration）が起こることがある．また，ステントグラフトが適切に留置されていても，経過中，もともとの血管の径の拡張などによっても起こることがある．経過中，10mm以上のずれが生じた場合，位置ずれ（migration）と定義され，約2％で見られるとの報告がある．中枢側で起こるとtype Ia，末梢側で起こるとtype Ibエンドリークを生じ，破裂の大きな原因となる．経過中，CTでステントグラフトのずれが生じていないか注意深い評価が必要である．

大動脈・大血管
ステントグラフト内挿術後：type II エンドリーク
after endovascular aortic aneurysm repair(EVAR): type II endoleak

（末吉英純）

症例 80代，男性．腹部大動脈瘤に対しステントグラフト治療後．

図1-A 造影CT

図1-B 造影CT

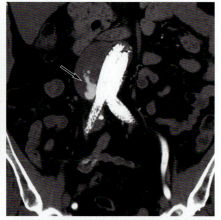

図1-C 血管造影

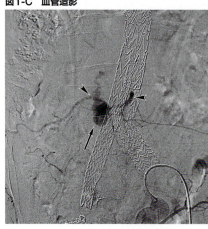

図1-D 非造影CT（type II エンドリーク塞栓術後）

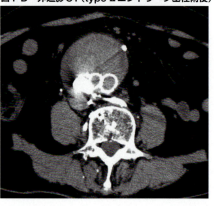

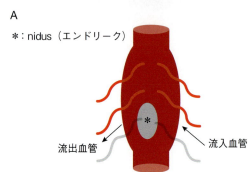

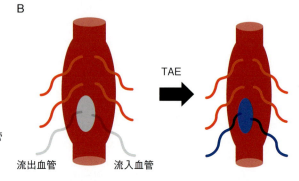

図2 type II エンドリークの構造
A：type II エンドリークは，流入血管と流出血管を有することが多く，動静脈奇形（AV malformation）と構造が類似している．エンドリークそのものの部分をnidusと呼ばれることもある．
B：塞栓の際には，流入血管と流出血管を同定できれば流入血管からnidus，可能ならば流出血管までマイクロカテーテルを挿入し，塞栓物質で流入血管からnidus，流出血管までを同時に塞栓する．

画像の読影

造影CT（図1-A, B）でエンドリーク（nidus：→）が認められる．また，流入血管および流出血管（▶）が同定可能である．血管造影（図1-C）が施行され腰動脈を介し，エンドリーク（nidus）が認められる（→）．流入血管および流出血管（▶）も同定可能である．

type Ⅱエンドリーク塞栓術後の非造影CT（図1-D）では，流入血管および流出血管，エンドリーク（nidus）が同時にn-butyl-2-cyanoacrylate（NBCA）で塞栓されている．

type Ⅱエンドリークの一般的知識と画像所見

最も頻度が高いエンドリークのタイプで，経過中，約10～25％の症例に生じるとされる．ステントグラフト留置後にもともと瘤壁に存在した大動脈の分枝から，逆行性に血流が瘤内に流入するエンドリークである．一番多いのは腰動脈からのリークであり，下腸間膜動脈を介し生じることも多い．大動脈圧が直接は瘤内にかからないので，low flow typeエンドリークとも呼ばれる．

type Ⅱエンドリークは，流入血管と流出血管を有することが多く，動静脈奇形（AV malformation）と構造が類似している．画像上の特徴としては，上述のように動脈瘤のsac内の造影腔（nidus）に連続する流入血管と流出血管を同定できることが多い．

鑑別診断のポイント

CTでは他のタイプのエンドリークとの鑑別が必要となるが，血管造影まで行わないと鑑別が困難な場合もある．low flow typeのエンドリークなので，動脈相より後期相で明瞭に描出されることが多い．high flow typeのtype ⅠまたはⅢエンドリークとの鑑別点のひとつである．また，動脈瘤のsac内の造影腔（nidus）に連続する流入血管と流出血管を同定できれば，他のエンドリークとの鑑別になる．

NOTE ● type Ⅱエンドリークの治療について

　Type Ⅱエンドリークは，まず経過観察が行われるが，6か月以上認められ，かつ5mm以上の拡張が認められれば，一般的には追加塞栓術などが推奨される．本邦では，カテーテルによる塞栓術が行われることが多い．前述のように流入血管と流出血管を同定できれば，流入血管からnidus，できれば流出血管までマイクロカテーテルを挿入し，塞栓物質で流入血管からnidus，流出血管までを同時に塞栓することが再発を防ぐのに有効とされる．また，マイクロカテーテルを挿入が困難な場合は，CTガイド下に瘤を直接穿刺し塞栓を行う施設もある．しかし，type Ⅱエンドリーク予後については良好であるとの報告も多く，積極的な治療の可否についてはまだ意見が分かれるところである．今後の検討が待たれる．

参考文献

1) Liaw JV, Clark M, Gibbs R, et al: Update: Complications and management of infrarenal EVAR. Eur J Radiol 71: 541-551, 2009.
2) Dias NV, Ivancev K, Resch TA, et al: Endoleaks after endovascular aneurysm repair lead to nonuniform intra-aneurysm sac pressure. J Vasc Surg 46: 197-203, 2007.
3) 鬼塚浩徳，末吉英純，坂本一郎，上谷雅孝: 大動脈ステントグラフト留置後の画像診断．臨床放射線 61: 185-194, 2016.

大動脈・大血管
ステントグラフト内挿術後：type Ⅲ, Ⅳエンドリーク
after endovascular aortic aneurysm repair(EVAR): type III, IV endoleak

（末吉英純）

症例1 80代，男性．胸部大動脈瘤に対し上行大動脈置換後，ステントグラフトを二連連結し治療後．

図1-A　CTA　　　　図1-B　造影CT　　　　図1-C　造影CT

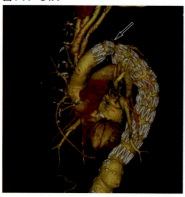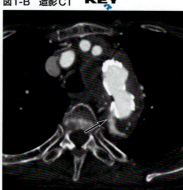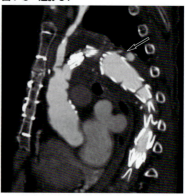

症例2 80代，男性．腹部大動脈瘤に対しステントグラフト留置直後．

図2　血管造影（ステントグラフト留置直後）

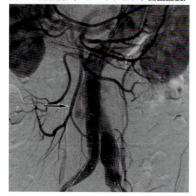

症例3 80代，男性．腹部大動脈瘤に対しステントグラフト留置直後．

図3-A　造影CT（1週間後）　　　図3-B　造影CT（2年後）

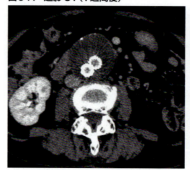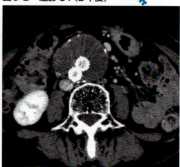

NOTE

● type Ⅴエンドリークについて

　近年，type Ⅴエンドリークを加えたⅠ〜Ⅴ型にエンドリークを分類される傾向にある．type Ⅴエンドリークとは，ステントグラフト留置後，画像的にはエンドリークが見られないが，経過にて大動脈が拡大していくものと定義され（症例3），別名 "endotension" とも言われる．実際は，画像で捉えきれない微細なtype Ⅰ〜Ⅲのエンドリークや感染，vasa vasorumからの出血，ステントグラフトのmigrationなどが隠れた原因になっていることも多いと考えられている．経過中，一部ではtype Ⅰ〜Ⅲのエンドリークや感染，ステントグラフトのmigrationが顕在化してくる症例もある．通常は，まず経過観察が行われるが，拡張が進行してくるならば，原因が不明なため人工血管に置換せざるをえない症例も多い．

画像の読影

【症例1：type Ⅲエンドリーク】 CTA (CT angiography) でステントグラフト接合部が見られる（図1-A；→）．造影CTで，ステントグラフト接合部から連続するエンドリークが認められる（図1-B, C；→）．

【症例2：type Ⅳエンドリーク】 ステントグラフト留置直後の血管造影で，瘤内に造影剤のリークが見られる（図2；→）．type Ⅳエンドリークと診断し経過観察となった．1週間後の造影CTでエンドリークは消失していた（非掲載）．

【症例3：type Ⅴエンドリーク】 ステントグラフト留置1週間後の造影CT（図3-A）で，エンドリークは見られなかった．2年後の造影CT（図3-B）で瘤径は拡大している．造影CTや血管造影でエンドリークは指摘できず，経過観察が行われた．

type Ⅲ，Ⅳエンドリークの一般的知識と画像所見

Type Ⅲエンドリークは，ステントグラフトの連結部の隙間あるいはグラフトの破損により瘤に血液が漏れるタイプである．頻度は比較的低く，留置後1年で見られる頻度は1％程度とされる．

原因としては，ステントグラフト接合部の圧着不十分によるものや，グラフトの破損や継時的なステントグラフト脚の移動によって起こる．type Ⅰエンドリークと同様に瘤壁に大動脈圧が直接かかるため，リスクが高く，high flow typeのエンドリークに分類される．見つけ次第，原則追加治療が必要となる．ステントグラフト接合部を拡張用バルーンで再拡張を行ったり，ステントグラフトの追加留置が必要となる．

CTでは，high flow typeのエンドリークなので，type Ⅰエンドリークと同様に動脈相から明瞭に描出されることが多く，瘤内の造影剤の造影効果がステントグラフト接合部あるいはテントグラフト壁から直接瘤内に連続して見られる．また，経過観察時において急速な瘤拡大が見られる点も重要な所見である．

Type Ⅳエンドリークは，ステントグラフトの人工血管膜から血液が染み出て起こるもので，ステントグラフトの留置直後に見られる．大動脈圧は直接かからないため，low flow typeのエンドリークに分類される．通常は，そのまま経過観察可能で，経過中，消失し治療の対象になることは稀である．

鑑別診断のポイント

Type Ⅲエンドリークは，同じhigh flow typeのエンドリークなのでtype Ⅰエンドリークとの鑑別が重要である．type Ⅰエンドリークは瘤内の造影剤の造影効果が，大動脈からステントグラフトの端より連続して見られるのに対し，type Ⅲエンドリークは瘤内の造影剤の造影効果が，ステントグラフト接合部あるいはテントグラフト壁から直接瘤内に連続して見られる点が鑑別となる．しかし，血管造影まで行わないと鑑別が困難な場合もある

Type Ⅳエンドリークは，ステントグラフトの留置直後の血管造影で，type Ⅰあるいは Ⅲエンドリークと非常に紛らわしいことがある．鑑別点としては，type Ⅰ，Ⅲエンドリークと比べ，造影剤の漏出はやや遅い点や，しばらく時間を置いて撮影すると造影剤の漏出が減少したり，消失することで鑑別が可能な場合がある．

参考文献
1) Liaw JV, Clark M, Gibbs R, et al: Update: Complications and management of infrarenal EVAR. Eur J Radiol 71: 541-551, 2009.
2) Stavropoulos SW, Charagundla SR: Imaging techniques for detection and management of endoleaks after endovascular aortic aneurysm repair. Radiology 243: 641-655, 2007.
3) 鬼塚浩徳, 末吉英純, 坂本一郎, 上谷雅孝: 大動脈ステントグラフト留置後の画像診断. 臨床放射線 61: 185-194, 2016.

ステントグラフト内挿術後：その他の合併症
after endovascular aortic aneurysm repair(EVAR): miscellaneous complications

（末吉英純）

症例1 80代，男性．腹部大動脈瘤に対しステントグラフト治療後．

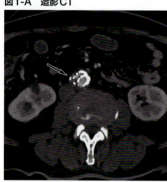

図1-A 造影CT

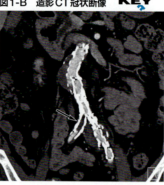

図1-B 造影CT冠状断像

症例2 80代，男性．胸部大動脈瘤に対しステントグラフト留置約1年後．発熱，CRP上昇．

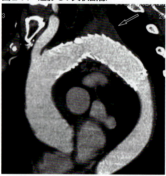

図2-A 造影CT矢状断像

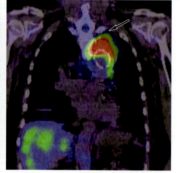

図2-B ガリウムシンチグラフィ

症例3 80代，男性．胸部大動脈瘤に対しステントグラフト留置後．

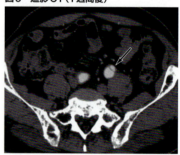

図3 造影CT（1週間後）

症例4 80代，男性．腹部大動脈瘤に対しステントグラフト留置後．

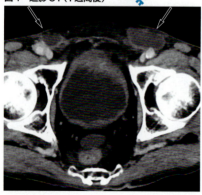

図4 造影CT（1週間後）

症例5 80代，男性．type B解離に対しステントグラフト留置2か月後．

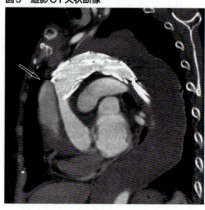

図5 造影CT矢状断像

画像の読影

【症例1：ステントグラフト脚狭窄，閉塞】 造影CTにて，留置翌日に腹部大動脈の末梢径が狭いため，ステントグラフト脚狭窄，閉塞が認められる（図1；→）．その後，緊急の血管造影で血栓部を開通させステントを留置し，再開通を行った．

【症例2：ステントグラフト感染】 造影CTでは，ステントグラフト周囲に軟部組織影が見られる（図2-A；→）．ガリウムシンチグラフィで同部位に集積が見られる（図2-B；→）．

【症例3：ステントグラフト挿入時の動脈損傷】 術中は特に問題はなかったが，1週間後の造影CTで総腸骨動脈に解離が出現しており，ステントグラフト挿入時の動脈損傷と考えられた（図3；→）．

【症例4：鼠径切開部のlymphocele形成】 1週間後の造影CTで両側鼠径切開部にfluidが形成が見られる（図4；→）．lymphoceleであった．

【症例5：stent-graft induced new entry tear】 ステントグラフト中枢側のエッジによりstent-graft induced new entry（SINE）tearが生じ，type Aの大動脈解離を来している（図5；→）．緊急手術となった．

その他の合併症の一般的知識と画像所見

ステントグラフト留置後の合併症は，前述のエンドリークやステントグラフトのmigration以外の主な合併症には，①ステントグラフトの屈曲や狭窄，②ステントグラフト感染，③ステントグラフト挿入時やステントグラフト自体による血管損傷などが見られる．

ステントグラフトの屈曲や狭窄は留置後1年以内に5%ほどに起こるとの報告もあり，稀ではない．特に腹部大動脈に留置する場合，腹部大動脈の末梢径が狭い場合は，その部分にステントグラフト脚が2本入ることになり，狭窄のリスクが高いと言われている．血栓などによりステントグラフト脚が急性閉塞を来した場合は下肢虚血を生じ，ステントグラフト留置において生じる最も頻度が高い虚血性合併症である．緊急バイパス術や追加IVRが必要となる．

ステントグラフト感染は，発生率は経過中約1%ほどで生じるとされ，比較的稀である．ステントグラフト周囲にガスが見られるのが典型的所見ではあるが，多くの症例はステントグラフト周囲に軟部組織陰影や脂肪濃度の上昇が見られることが多い．ガリウムシンチグラムが鑑別に有用である．

ステントグラフト挿入時やステントグラフトによる損傷は稀でなく，ステントグラフト挿入時の血管経路の損傷が約3～12.9%で見られる．大部分は，デバイス挿入時に腸骨動脈の狭窄や屈曲部に狭窄，解離や破裂などの損傷が起こる．

ステントグラフト挿入時の切開部である鼠径部および穿刺部の大腿動脈の損傷が，約1～10%で見られる．血腫形成，偽性動脈瘤形成，リンパ管の損傷によるlymphoceleなどが生じる．特にlymphoceleは難治になることもあり，術後鼠径部にfluidの貯留が見られる場合は，術後の浸出液との鑑別が難しいが，その可能性を指摘しておくべき所見である．

ステントグラフト自体で，経過中に大動脈壁を損傷するSINE tearが生じることがあり，経過観察時に評価が必要である．比較的頻度は高く，特に解離症例やマルファン症候群で生じる頻度が高いと言われている．破裂やtype A解離を来すことがあり，重篤な合併症となりうる．

参考文献

1) The EVAR Trial Participants: Comparison of endovascular aneurysm repair with open repair in patients with abdominal aortic aneurysm（EVAR trial 1）: randomised controlled trial. Lancet 365: 2179-2186, 2005.
2) Maleux G, Koolen M, Heye S: Complications after endovascular aneurysm repair. Semin Intervent Radiol 26: 3-9, 2009.
3) Thrumurthy SG, Karthikesalingam A, Patterson BO, et al: A systematic review of mid-term outcomes of thoracic endovascular repair（TEVAR）of chronic type B aortic dissection. Eur J Vasc Endovasc Surg 42: 632-647, 2011.
4) Dong Z, Fu W, Wang Y, et al: Stent graft-induced new entry after endovascular repair for stanford type b aortic dissection. J Vasc Surg 52: 1450-1457, 2010.
5) 鬼塚浩徳, 末吉英純, 坂本一郎, 上谷雅孝: 大動脈ステントグラフト留置後の画像診断. 臨床放射線 61: 185-194, 2016.

大動脈解離

大動脈・大血管

(植田琢也)

大動脈解離の病因

　各大動脈疾患の病態を考えるにあたっては，その病因の背景となる基礎疾患は何か，また大動脈壁構造のどの部分に病理学的な変化が生じるのか，という点に留意すると理解しやすい．大動脈は，内膜・中膜・外膜の3層から成り立っており，各層の間を2つの弾性板（内弾性板・外弾性板）が隔てている．内膜は，血管の内腔を裏打ちする1層の内皮細胞とそれを包み込む基底膜より成り立っている．中膜は，大動脈では他の弾性動脈と異なり平滑筋細胞は粗で主に膠原線維/弾性線維からなり，内膜と外膜を接着し，血管壁全体に加わる力を配分し調整するという役割を担っている．外膜は膠原線維と線維芽細胞と線維成分からなり，血管を支持する役割を担う（図1）．

　大動脈解離は，何らかの要因によって生じた内膜面の損傷（entryあるいはprimary intimal tear）によって中膜を境に内層/外層の剥離が生じ，これが進展した結果，本来の血管内腔（真腔）に加えて別の血流腔（偽腔）が形成される病態を指す．その本態は，嚢胞性中膜壊死（cystic medial necrosis）と呼ばれる中膜の脆弱性に起因している．嚢胞性中膜壊死は，さまざまな先天的・後天的要因によって，血管中膜の平滑筋細胞の消失や弾性線維の断片化が生じ，その部に酸性ムコ多糖が沈着する変性性病変である．嚢胞性中膜壊死の原因としては，高血圧の慢性的な物理ストレスが後天的要因として最も一般的であるが，マルファン症候群やエーラス・ダンロス症候群，家族性大動脈瘤・解離などの遺伝的要因による発生もよく知られている．動脈硬化は，高齢者では共在することはあるが，その本質的な要因ではないと考えられている．

　一方，大動脈瘤は「大動脈壁一部の全周，または局所が拡張した状態」であり，動脈瘤成因の本態は血管壁の老朽化に従って，弾性線維（elastin）が減少し血管弾性が損なわれた結果，動脈壁が本来持つべき弾性機能が失われ，大動脈内腔のリモデリングが加速する現象と理解されている．

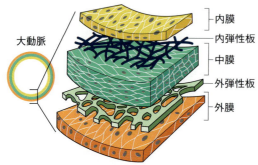

図1　大動脈の壁構造 [文献8）より転載]

大動脈解離とその亜型

『大動脈瘤・大動脈解離診療ガイドライン（2011年改訂版）』[1]では，大動脈解離は偽腔開存型・偽腔閉鎖型・ULP型に分類される（図2）．真腔・偽腔にいずれも血流を持つ二腔がある古典的な解離（偽腔開存型）に対して，明瞭なentryが形成されない，あるいは形成された後に血栓化により閉鎖したことにより，いったん開通した偽腔が閉鎖腔として取り残された状態が偽腔閉鎖型である．「明確な内膜面の損傷を有さず血管壁に血腫が生じた病態」は欧米ではintramural hematoma（IMH）として報告され，当初古典的解離とは独立した疾患として報告されていたが，次第に大動脈解離の一亜系と認識されるようになった．また本邦では，ulcer-like projection（ULP）を有する偽腔閉鎖型解離は，ULP型として新たな偽腔開存型・閉鎖型の移行型としての区分が提唱されている．

また，ガイドラインには記載されていないが，近年認識されるようになってきた大動脈解離の類縁疾患に，限局性内膜損傷（limited intimal tear）あるいはdiscrete/subtle tearがある[2]．内膜の損傷をきっかけとして内膜面の剥離が生じたもので，解離型の形成を伴わず部分的な瘤状拡張が生じる（p.268「限局性内膜損傷」参照）．

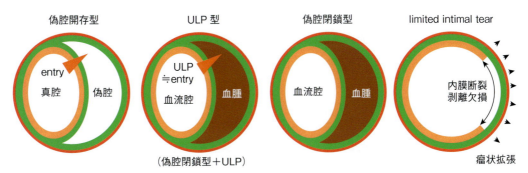

図2　大動脈解離および亜型

> **NOTE**
> ● **ulcer-like projection（ULP）**
> 偽腔閉鎖型解離において見られる内膜面の楔状の断裂や潰瘍状の欠損である．本来画像所見であり，penetrating-atherosclerotic ulcerとの混同とを避ける意味でも，筆者は病理学的変化に相当する内膜損傷：primary intimal injury/tear（PIT）を使用している．
> ● **penetrating-atherosclerotic ulcer（PAU）**
> 大動脈の内膜に生じた粥状硬化性不安定プラークに潰瘍が生じた病態で，炎症の波及に伴って潰瘍は中膜を越えて深部へと進達し最終的に大動脈の穿通が生じる．内膜増生と血管内膜面の不整像を周囲に伴った深掘れ潰瘍（crater-like ulcer）として描出される．PAUはULPと形状が似るため，あたかも同一疾患のように記載されることもあるが，本来PAUは解離とは異なる病態である．

大動脈解離のCT撮影

　急性大動脈解離は致死的な救急疾患であり，画像診断は，治療方針の決定・手術のプランニング・経過観察戦略において中心的な役割を担い，迅速かつ適正な評価を求められる．急性期の大動脈解離の診断では，造影剤投与の禁忌事項がない限り造影CTが第一選択となる．MRIは慢性期かつ造影禁忌例では考慮されるが，急性期では一般的に適応とならない．

　表1に，大動脈解離における撮影プロトコールを示す．致死的救急疾患である大動脈解離において，血栓閉鎖した偽腔・出血要因（血性胸水・大動脈壁外への出血など）・石灰化は非造影CTで高吸収を示す点が診断上のポイントであり，非造影CTは重要である．

　造影CTでは，早期動脈相の撮影に加えて，注入後150秒程度での遅延相を加えた2相を撮影する．偽腔開存型解離の一部には，逆行性血流の残存例などで偽腔血流が非常に遅く，早期動脈相では偽腔が造影されず後期相で造影剤の流入を認める症例があるため，遅延相の撮影も重要である．また，腹腔動脈や腎動脈が偽腔側から分岐している症例などで，偽腔側の造影遅延によって分岐血管の造影が遅れ，あたかも腸管や腎皮質などの灌流不全と見誤る場合があり，このような症例でも遅延相での造影効果が参考となる．

　撮影範囲に関しては，胸部に症状が限局していても解離範囲が広範に及ぶことも稀ではなく，解離を疑う場合は必ず頸部から鼠径部までの範囲の撮影を行う．頸部分枝に解離が及ぶ例があり，頸部は鎖骨上での分枝血管（左右鎖骨下・総頸動脈）を十分含める．総腸骨動脈・大腿動脈での解離の評価は，血管造影や手術時の送血管穿刺ルート決定時に必要となるため，鼠径部まで十分含めた撮影を行う．

　近年では，大動脈解離疾患に対して心電図同期CTの臨床応用が盛んに取り入れられている[3]．心電図同期を行うことで特に上行大動脈において大動脈拍動によるアーチファクトのない画像が得られ，小さなentryの同定に有用である．また，収縮期，拡張期における解離flapの状態を観察することが可能であり，後述する機能性灌流低下の評価に有用である．64列以上のMDCTにおいては，心電図同期を用いた全胸部大動脈撮影が可能である．動脈相において心電図同期下の撮影を行う．大動脈心電図同期CTでは至適な心時相が症例/部位ごとに異なるため，全心時相の評価が可能なretrospective gatingを用いた撮影を行う．大動脈心電図同期CTによる撮影の実施については，各施設の状況を配慮したうえで救急対応を施設ごとに検討する余地がある．特に，手術適応評価に迷うStanford A型偽腔閉鎖型解離の急性期・亜急性期の評価では，心電図同期CTは有用である．

　手術やインターベンション治療前の評価に際しては，通常の水平断だけでなく，multi-planner reconstruction（MPR）による冠状断・矢状断や3次元画像での評価が有用である．しかし，その一方で救急疾患の切迫した状況下では，診断から治療までの一連のタイム

表1　CT撮影プロトコール

非造影CT	3mm
造影CTA	0.7〜1mm
動脈相	
非同期CTA（鎖骨上〜鼠径部）or 心電図同期CTA（鎖骨上〜胸部）＋非同期CTA（腹部）	
遅延相（造影剤注入後120〜150秒後）	
非同期CTA（鎖骨上〜鼠径部）	

ラインで何よりも迅速さが求められる．近年では，多くのPACS viewerにおいてMPRが即時に実施可能であり，この機能を最大限に活用する．また近年では，Server/Client型ワークステーションの登場によって読影時にinteractiveな評価が可能となり，救急時でもMPRや3D画像での病変評価を可能とし，多大な恩恵をもたらした[3]．

大動脈解離の治療ストラテジー

治療法の選択に際しては，Stanford分類による偽腔の進展範囲の評価が重要である[1)5]．

1. Stanford A型偽腔開存型解離

Stanford A型大動脈解離は，きわめて予後が不良な病態であり，大動脈破裂・心タンポナーデ・全身の循環不全・脳梗塞・腸管虚血がその主な死因とされる[1]．内科治療の予後はきわめて不良で，1週間で40％の死亡率と報告されている[8]．一方，外科治療の成績は1週間で13％の死亡率と報告されており，外科治療が第一選択される根拠となっている[1]．

Stanford A型偽腔開存型解離に対する手術治療は，上行大動脈人工血管置換術が基本である．遠隔成績が明らかになりentry/re-entry切除の重要性が再認識されている．上行大動脈置換で弓部以降の解離腔を残し，術後に弓部にentry/re-entryが残存すると，遠隔期に大動脈の瘤状拡張（解離性大動脈瘤）を来し，広範な大動脈置換術が必要となることが多く，これらを避けるために初回手術において弓部にentry/re-entryが存在する症例では，部分弓部置換・全弓部置換が選択される[1]．

解離が大動脈弁の交連部に及んでいる症例，マルファン症候群の患者など著明な大動脈基部および大動脈弁輪拡大を有する患者では，大動脈弁閉鎖不全が見られ，左心不全を呈し循環不全の要因となる．このような症例では，大動脈弁を人工弁に置換し，大動脈基部から上行大動脈を人工血管に置換する大動脈基部置換術［ベントール（Bentall）型手術］や自己弁温存大動脈基部再建術［ディビット（David）手術］が行われる[1)5]．

2. Stanford B型偽腔開存型解離

Stanford B型急性大動脈解離はA型に比べて予後が良好であり，30日間の死亡率は内科治療と外科治療で同等とされているため，降圧を中心とした保存的内科治療が選択される[1)5]．ショックや血圧低下を伴う破裂例，治療抵抗性の疼痛を示す例，分枝血管灌流障害を示す予後不良例では，外科治療が選択される[1]．近年では，thoracic endovascular aortic repair（TEVAR）が登場し，代替治療として注目が集められている．長期成績については不明な部分も多く，いまだコンセンサスが得られていないが，合併症を有する手術ハイリスク症例においては考慮される機会が多い．

治療戦略決定に重要な画像評価項目（表2）

1. 解離範囲（Stanford 分類，DeBakey 分類）

本邦ではDeBakey分類が普及しているが，世界的にはエビデンス蓄積が進むStanford分類が主流である．教科書で両者は併記されることが多いが，厳密には1対1対応とはならないことに留意する必要がある．

1）Stanford 分類

偽腔の広がりにより分類．entryの位置によらない（図3）．

A型：上行に解離腔が及ぶ（弓部・下行大動脈にentryを有する逆行性解離を含む）
B型：上行に解離腔が及ばない（腕頭動脈分岐部より遠位側）

2）DeBakey 分類

entryの位置と偽腔の範囲により分類（図4）．

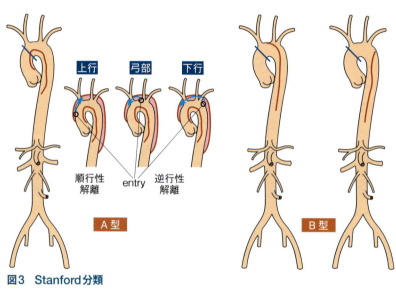

図3　Stanford 分類

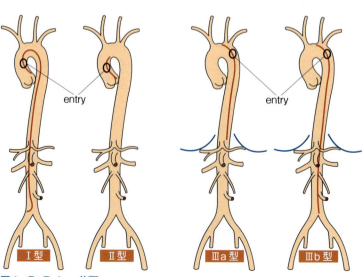

図4　DeBakey 分類

逆行性解離の規定はない．遠位弓部にentryを有する逆行性解離は，定義上Ⅲ型に分類されるはずであるが，臨床上はⅠ型に分類されることが多い．entryを特定できない偽腔閉鎖型解離は本来分類できないが，解離腔の範囲で便宜上分類している．

　Ⅰ型：　上行大動脈にentryがあり，腹部大動脈まで偽腔が及ぶ状態
　Ⅱ型：　上行大動脈にentryがあり，上行大動脈に限局
　Ⅲa型：下行大動脈（遠位弓部含む）にentryを有し，胸部に留まる
　Ⅲb型：下行大動脈（遠位弓部含む）にentryを有し，腹部大動脈まで進展

2. 解離の形態（偽腔開存型・偽腔閉鎖型・ULP型）

本邦では，偽腔開存型・偽腔閉鎖型・ULP型の病型により，Stanford A型動脈解離に対する治療方針の決定は欧米と差が見られる（後述）．ULPの有無による偽腔閉鎖型/ULP型の区別が，治療方針の決定に特に重要である．

3. 偽腔/真腔解剖学的関係（図5）

偽腔と真腔のサイズは，症例によりさまざまであり，冠状断・矢状断による真腔/偽腔の優位関係，進展の方向性など，真腔/偽腔の相対的関係の立体的な評価が重要である．分枝血管と真腔/偽腔との関連も重要である．

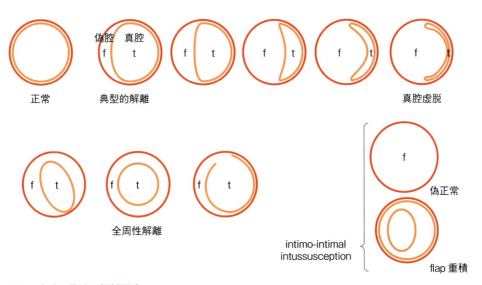

図5　真腔・偽腔の相対関連

4. 大動脈基部への進展

大動脈基部への進展の有無は，患者の予後に関わり，また手術方式に大きな影響を与える項目であるため評価が重要である．

1) 心タンポナーデ

急性期における死因として頻度が高い．解離した大動脈の心囊内破裂もしくは切迫破裂に伴う血性滲出液貯留によって生じる．非造影CTによる血性心囊液の存在が重要である．

2) 狭心症，心筋梗塞

解離が冠動脈起始部に及んだ際に生じる．解離全体の約3％に生じ，右冠動脈側が多いとされる[1]．心電図同期CTでは冠動脈の造影欠損がとらえられる．非心電図同期CTでも，心筋壁内膜下を主体とした区域性の造影欠損としてとらえられることも少なくなく，留意する．

3) 分枝血管灌流障害 (図6)

解離が大動脈弓部に及ぶと，腕頭動脈（右総頸・椎骨動脈）・左総頸動脈・左鎖骨窩動脈に灌流障害が生じることがある[6]．灌流障害には，解離flapや偽腔の拡大により内腔が閉塞する機械的閉塞 (static obstruction) と，収縮期の真腔虚脱によって灌流が低下する機能的灌流低下 (dynamic malperfusion) がある[6]．後者は造影CT上では真腔の造影効果は保たれていることが多く，基部や弓部での真腔虚脱に際してはその可能性を臨床医に示唆することが重要である．

肋間動脈への血流低下はアダムキュービッツ動脈への灌流不全を生じ，脊髄麻痺の原因となる[7]．緊急検査においてアダムキュービッツ動脈自体を描出することは困難であるが，下部胸椎〜上部腰椎レベルの肋間動脈・腰動脈が真腔/偽腔いずれから分岐しているか，またそ

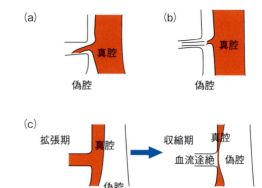

1. 機械的閉塞による灌流障害
解離flapの進展による分岐入口部閉塞
分岐内解離による内腔狭小化
血管分岐部での内膜断裂
(a) 解離の分枝進展による真腔狭窄
(b) 分枝全周性解離の断裂

2. 機能的灌流障害 (c)
収縮期偽腔拡大による真腔虚脱

図6 分枝血管灌流障害

> **NOTE ●遠位弓部**
> 解剖学的定義では，腕頭動脈起始部から左鎖骨下動脈までが大動脈弓部と定義されているが，本邦では，左鎖骨下動脈分岐後の大動脈の弯曲部は広く「遠位弓部」と呼称されている．遠位弓部と下行大動脈の境界はガイドライン上，厳密には規定されていないが，一般に左肺動脈の高さまでの弯曲部が遠位弓部と呼ばれることが多い．

の造影効果の程度を確認し，臨床医に伝えておく必要がある．下行大動脈から腹部までに及ぶ広範なStanford A型偽腔開存型解離では，多くの場合，偽腔から肋間動脈・腰動脈が分岐している．上行大動脈置換により偽腔の血流が遮断されると，脊髄動脈への灌流障害が生じることがあるため，肋間動脈・腰動脈の分岐状態は術前評価として重要である．

腹部領域においては，腎動脈や腸間膜動脈の灌流不全が問題となる．下肢虚血は10％程度の症例に見られ，下肢筋壊死の要因となる．

4）大動脈弁閉鎖不全

大動脈弁閉鎖不全は，解離が大動脈基部に及んだ際に生じた大動脈弁輪の拡大・弁尖の基部からの逸脱によって生じ，心不全は全身の灌流を増悪させ予後を悪化させる．心電図同期CTでは逸脱した弁自体が観察できることもあるが，通常閉鎖不全自体の評価はCTでは困難である．大動脈基部の瘤状拡大があればこれを報告する．

> **NOTE ●解離性大動脈瘤**
> 大動脈解離では，血管壁の正常な3層構造が失われることにより壁は脆弱となり，慢性期において著明な拡大を示す．この状態を，本邦では広く「解離性大動脈瘤」と呼ぶ．これに対して，（動脈硬化性）大動脈瘤は壁全体の弾性の低下がその本態であり，同じ「大動脈瘤」という名前でも，両者はまったく異なる成因による．「解離性大動脈瘤」という用語は疾患概念の区分をあいまいにし，混乱を来す原因となっており，筆者は「大動脈解離の瘤状拡張」という語を使用するよう推奨している．

表2 大動脈解離の画像評価項目チェックリスト

- ✓ 解離の診断・急性胸痛を来す他の疾患との鑑別
- ✓ 解離病型（偽腔開存型・偽腔閉鎖型・ULP型）診断
- ✓ 解離進展範囲の評価（Stanford分類）
- ✓ entry/re-entryの同定
- ✓ 大動脈基部/大動脈弁への解離波及の有無
- ✓ 基部拡大の有無・破裂，心タンポナーデの有無
- ✓ 分枝血管灌流障害（頸部分枝・腸管・腎動脈・下肢動脈など）評価
- ✓ アダムキュービッツ動脈の評価（直接見えない場合は分岐腔推定）

参考文献

1) 循環器病の診断と治療に関するガイドライン(2010年度合同研究班報告)：大動脈瘤・大動脈解離診療ガイドライン(2011年改訂版)．
2) Ueda T, Chin A, Petrovitch I, Fleischmann D: A pictorial review of acute aortic syndrome: discriminating and overlapping features as revealed by ECG-gated multidetector-row CT angiography. Insights Imaging 3: 561-571, 2012.
3) 植田琢也：大動脈解離と類縁大動脈疾患―治療ストラテジーに直結する画像診断．画像診断 35: 439-445, 2015.
4) 植田琢也：大動脈 急性大動脈疾患に対する胸部心電同期CTAの臨床応用．臨床画像 26: 1108-1119, 2010.
5) Hiratzka LF, Bakris GL, Beckman JA, et al: 2010 ACCF/AHA/AATS/ACR/ASA/SCA/SCAI/SIR/STS/SVM guidelines for the diagnosis and management of patients with thoracic aortic disease. Circulation 121: e266-369, 2010.
6) Trimarchi S, Segreti S, Grassi V, et al: Open fenestration for complicated acute aortic B dissection. Ann Cardiothorac Surg 3: 418-422, 2014.
7) Sandridge L, Kern, JA: Acute descending aortic dissections: management of visceral, spinal cord, and extremity malperfusion. Semin Thorac Cardiovasc Surg 17: 256-261, 2005.
8) 植田琢也：大動脈疾患の疾患概念再考．臨床画像 30: 409-418, 2014.

大動脈・大血管 偽腔開存型解離
aortic dissection; classical dissection

（植田琢也）

症例 40代，男性．一過性意識消失にて発症．来院時，胸痛を示し，軽度の意識障害と右上肢の冷感・感覚鈍麻を示す．

図1-A 造影CT（動脈相）

図1-B 造影CT（動脈相）
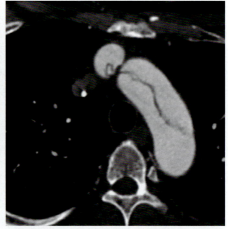

図1-C 造影CT（動脈相）
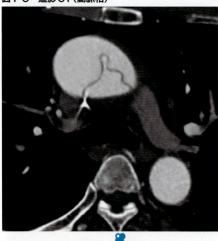

図1-D 造影CT斜位矢状断像（動脈相）
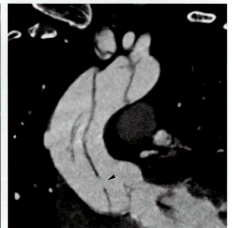

図1-E 3D-CT内腔像
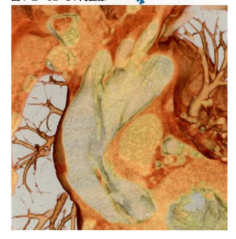

画像の読影

心電図同期造影CT動脈相(図1-A～D)において,大動脈基部から大動脈弓部に及ぶStanford A型大動脈解離が認められる.3D-CTの内腔像(図1-E)では,解離全域にわたって内膜が全周性に剥離した全周性解離が描出されている.entryは大動脈基部(図1-D;►),re-entryは大動脈弓部(図1-A;→)に認められる.

解離flapは,腕頭動脈・左総頸動脈・左鎖骨下動脈に及んでいる.全周性解離による真腔の虚脱があり,潜在的に真腔血流が低下した状態と推察され,意識障害は機能的灌流低下による一過性の脳虚血の機序と考えられた.上行大動脈～全弓部置換が実施され,術後経過は良好である.

偽腔開存型解離の一般的知識と画像所見

古典的大動脈解離である偽腔開存型解離では,造影動脈相において真腔・偽腔の二腔構造が見られ,診断に苦慮することは少ない.救急における画像診断においては,迅速な治療法の選択が患者の予後に大きな影響を与えるため,治療ストラテジーに即した正確で有用な画像評価が求められる[1)2)].

治療法決定に際してまず重要なのは,Stanford分類に基づいた偽腔進展範囲の評価である[1)].Stanford A型では手術治療が,B型では内科療法が選択される[1)2)].単にStanford分類を述べるだけでなく,偽腔の進展範囲を詳細に記載する.entry/re-entryの評価は,上行置換と弓部置換の選択の際に重要である[1)2)].

頸部分枝への解離の進展の有無は,脳虚血・上枝虚血に関連する.特に収縮期に真腔の虚脱が見られる全周性の解離では,閉塞がなくても機能的灌流障害が生じる可能性について留意する[3)].アダムキュービッツ動脈自体が描出されることは少ないが,肋間動脈・腰動脈の分岐状態の評価は,脊髄麻痺との関連に重要である[4)].腹部では,腎動脈への解離波及に伴う腎灌流障害,上下腸間膜動脈の灌流障害に伴う腸管虚血の評価を行う.大腿動脈,下肢動脈の解離状態を評価することは下肢の虚血評価に重要であるが,加えて手術時の送血管留置ルートを決定する際に重要となる.

大動脈基部に病変が及んだ場合,冠動脈への解離の波及によって冠動脈血流の低下を生じ,二次性の心筋梗塞が生じることがある.心電図同期CT実施時には冠動脈の評価も行うようにしたい.非心電図同期でも心筋虚血による心筋の造影不良が認められることがあり注意する.大動脈弁逆流の有無は,大動脈基部置換の適応に関わるため,大動脈基部および弁輪の拡大が見られれば必ずコメントする.

参考文献

1) 循環器病の診断と治療に関するガイドライン(2010年度合同研究班報告):大動脈瘤・大動脈解離診療ガイドライン(2011年改訂版).
2) 植田琢也:Refresher Course 大動脈解離と類縁大動脈疾患―治療ストラテジーに直結する画像診断.画像診断 35: 439-445, 2015.
3) Trimarchi S, Segreti S, Grassi V, et al: Open fenestration for complicated acute aortic B dissection. Ann Cardiothorac Surg 3: 418-422, 2014.
4) Sandridge L, Kern, JA: Acute descending aortic dissections: management of visceral, spinal cord, and extremity malperfusion. Semin Thorac Cardiovasc Surg 17: 256-261, 2005.

大動脈・大血管 偽腔閉鎖型大動脈解離・ULP型
aortic dissection; non-communicating type/ULP type

（植田琢也）

症例 50代，女性．左肩から始まる違和感に始まり，3時間後に突如胸背部の激痛が出現したため，造影CTを撮影．

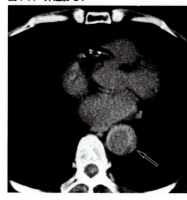
図1-A　非造影CT

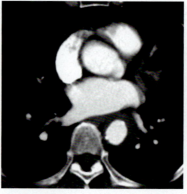
図1-B　造影CT（動脈相）

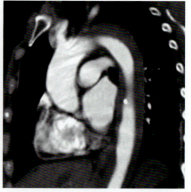
図1-C　造影CT斜位矢状断像（動脈相）

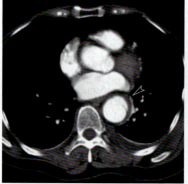
図1-D　造影CT（動脈相，発症1週間後）

図1-E　造影CT斜位矢状断像（動脈相，発症1週間後）

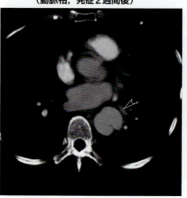
図1-F　造影CT（動脈相，発症2週間後）

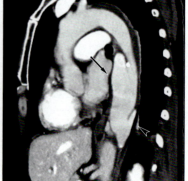
図1-G　造影CT斜位矢状断像（動脈相，発症2週間後）

画像の読影

非造影CT(図1-A)において,下行大動脈壁に三日月状の高吸収域が認められる(→).偽腔閉鎖型解離と診断される.造影CT動脈相(図1-B, C)では偽腔内の造影効果は認められず,ulcer-like projection(ULP)は認められない.1週間後の造影CT(図1-D, E)では,下行大動脈に内腔から血栓化偽腔内に侵入する15mm大のULPが出現し(▸),ULP型への移行が見られた.2週間後の造影CT(図1-F, G)ではULPはさらに拡大し(▸),上方に進展する逆行性解離が出現しており(図1-G;→),偽腔開存型への移行が見られた.下行大動脈グラフト置換術が実施された.

偽腔閉鎖型解離の一般的知識と画像所見

偽腔閉鎖型解離は,entryが小さいか,あるいは形成後に血栓化により閉鎖し,偽腔が血腫の閉鎖腔として取り残された状態を指す[1].欧米では,この病態はintramural hematoma(IMH)と呼ばれ,古くは血管の栄養血管であるvasa vasorumの破裂が原因と報告されていたが,次第に大動脈解離との重複や移行が認識されるようになり,現在では本邦と同様大動脈解離の一亜系と考えられるようになってきた[2].

また『大動脈瘤・大動脈解離診療ガイドライン2011』では,従来の偽腔開存型・閉鎖型の分類に加えて,ulcer-like projectionを伴った偽腔閉鎖型解離を別途ULP型と規定しており,偽腔閉鎖型から偽腔開存型解離の移行型としてとらえている[1].

1) Stanford A型偽腔閉鎖型/ULP型解離の治療戦略(図2)

Stanford A型偽腔閉鎖型解離に対する治療指針は,本邦と欧米において相違が見られ,また国内でも外科医と内科医にて意見が異なることが多い[1)2].欧米では,偽腔開存型と同様手術療法が選択されるが[2],本邦では,偽腔閉鎖型解離は偽腔開存型と比較し予後が良好であると認識されており,内科的治療が優先される傾向がある[1].偽腔閉鎖型解離に対して内科

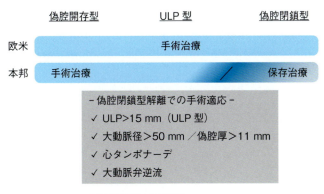

図2 Stanfrod A型大動脈解離の治療戦略

的治療を優先し，血栓化した偽腔が拡大する場合や偽腔開存型へ移行した例に対してのみ手術を行うとした場合の成績は，院内死亡率10％以下で長期の5年生存率も90％と良好であると報告されている[1)3)]．

現在のStanford A型偽腔閉鎖型解離に対する一般的なコンセンサスは，以下の通りである．安定した偽腔閉鎖型解離に対しては内科的治療を優先し，厳重な降圧治療下に画像診断による密な経過観察を行う．発症時に大動脈弁閉鎖不全症や心タンポナーデ合併例では，緊急手術の適応となる．また明らかなULPを有する例（すなわちULP型）では，偽腔開存型へ移行する可能性が高く手術を考慮する．大動脈径が50mm以上，あるいは血腫の厚みが11mm以上ある例では，破裂のリスクが高いとされており手術を考慮する[1)]．最終的な手術適応については，病変進行のスピード・症状などの臨床所見などを加味して臨床医により総合的に判断される．

偽腔閉鎖型大動脈解離の画像評価

偽腔閉鎖型解離は，血栓化された偽腔が非造影CTにおいて高吸収を示す[4)5)]．早期動脈相において偽腔が造影されない場合は偽腔閉鎖型解離を疑うが，逆行性解離やentryが小さく不十分な偽腔の血栓化が生じた一部の偽腔開存型解離では，早期動脈相で造影効果がなくても，遅延相にかけてゆっくりと造影効果を示すことがあるため，必ず90〜120秒後の遅延相を撮影し，偽腔の造影効果の有無を確認する．

偽腔閉鎖型解離以外の大動脈疾患でも，大動脈壁に血腫形成を伴って似た所見を示す疾患があり，鑑別に留意する[4)5)]．penetrating atherosclerotic ulcer（PAU）は内膜増生と血管内膜面の不整像を周囲に伴った深掘れ潰瘍（crater-like ulcer）がその本態であるが，このcrater-like ulcer周囲に血腫を伴うことが多い．crater-like ulcer周囲に血腫を伴ったPAUは，ULP

を伴った偽腔閉鎖型解離と非常に似た画像所見を呈する.一般にPAUの患者は65歳以上の高齢で,病変部以外の大動脈全域に強い動脈硬化性変化が見られ,他の動脈硬化性疾患を背景として持つことが多いが,日本人では大動脈解離は欧米人よりも高齢発症であることが多く,動脈硬化の強い高齢患者に偽腔閉鎖型解離を生じた場合,両者の鑑別は時に困難である.

比較的安定で保存的治療が選択される偽腔閉鎖型解離と,不安定で手術治療を考慮するULP型の区別は,臨床上重要である.内膜の損傷(primary intimal tear)付近に血流腔を認める場合,ULP型と診断される.ULPのサイズについて厳密な規定はないが,一般的に15mm程度の血流腔をULPと呼ぶことが多い.またULPの検出能は,CT機器の性能・撮影方法(心電図同期・非同期)によって左右される.上行大動脈におけるULPの存在は,小さくても偽腔開存型への移行や瘤状拡張に伴う破裂のリスクが高く,小さい場合でも手術の適応を考慮される場合があり,ULP検出に高感度な心電図同期CT撮影による撮影が有用である.

Stanford A型偽腔閉鎖型解離では,心タンポナーデの存在・大動脈基部の拡張の有無が重要である.またULPの存在とサイズ・解離部の最大径(50mm以上),血栓化偽腔の厚さ(11mm以上)は治療方針決定に重要である[5].その他の評価項目については,偽腔開存型解離に準じて評価を行う(p.252 総論「大動脈解離」参照).

参考文献

1) 循環器病の診断と治療に関するガイドライン(2010年度合同研究班報告):大動脈瘤・大動脈解離診療ガイドライン(2011年改訂版).
2) Hiratzka LF, Bakris GL, Beckman JA, et al: 2010 ACCF/AHA/AATS/ACR/ASA/SCA/SCAI/SIR/STS/SVM guidelines for the diagnosis and management of patients with thoracic aortic disease. Circulation 121: e266-369, 2010.
3) Kaji S, Nishigami K, Akasaka T, et al: Prediction of progression or regression of type A aortic intramural hematoma by computed tomography. Circulation 100: II281-286, 1999.
4) Ueda T, Chin A, Petrovitch I, Fleischmann D: A pictorial review of acute aortic syndrome: discriminating and overlapping features as revealed by ECG-gated multidetector-row CT angiography. Insights Imaging 3: 561-571, 2012.
5) 植田琢也: Refresher Course 大動脈解離と類縁大動脈疾患―治療ストラテジーに直結する画像診断.画像診断 35: 439-445, 2015.

大動脈・大血管 Intramural blood pools：IBPs

（植田琢也）

症例 40代，男性．急性の胸痛にて発症．

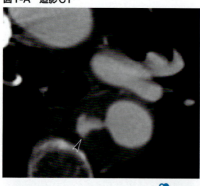

図1-A 造影CT

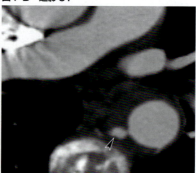

図1-B 造影CT

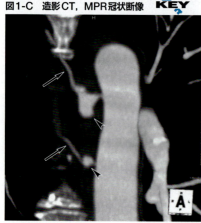

図1-C 造影CT，MPR冠状断像

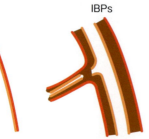

正常　　　IBPs　　　ULP

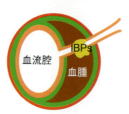
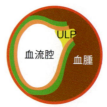

図2 IBPsとULP

画像の読影

　造影CT（図1）では，下行大動脈に血栓化した三日月状の偽腔（非造影CTにて高吸収を示す）が認められる．Stanford B型偽腔閉鎖型解離と診断される．血栓化した偽腔内には島状の造影域が認められる（図1；▶）．細い管腔状の構造で内膜との交通は見られるものの，広基性のulcer-like projection（ULP）とは様相が異なる．また，この造影域から連続して肋間動脈が描出され（図1-C；→），肋間動脈の偽腔内での伸展/断裂によるintramural blood pools（IBPs）と診断される．肋間動脈分岐の間隔に相当する間隔を空けて，2つの病変が存在している（図1-C；▶）．

Intramural blood pools（IBPs）の一般的知識と画像所見

　Intramural blood pools（IBPs）は，偽腔閉鎖型解離において血栓化した偽腔内に造影剤の貯留が見られるもので，近年いくつかの報告がある[1]．IBPsは，偽腔閉鎖型解離において血腫により中膜腔が拡大し，分枝血管（肋間動脈・気管支動脈・腰動脈など）の架橋部分が引き延ばされ内膜の分断が生じ，その結果としてminor leakが生じたものである[2]．

　IBPsはULPとよく似た画像所見を示し，しばしば混同されているが（図2），ULPは偽腔開存型解離への移行の予兆となる予後不良の所見であり手術が考慮されるが，IBPsの15mmを超えない病変では大部分の病変が自然に退縮し予後良好とされるため[1]，両者の鑑別は臨床上，非常に重要である．

　IBPsは，偽腔閉鎖型解離の血栓化偽腔内に島状の造影効果として描出される．IBPsはULPと似た画像所見を示すが，ULPは内膜の断裂（≒entry/primary intimal tear）がその本態であり，広基性で楔状あるいは潰瘍状の形態を示す．一方，IBPsは血栓内での分枝細血管の断裂であるため，血腫内の外側に孤立性に形成されることが多い[1,2]．時に分枝細動脈（肋間動脈・気管支動脈）の分岐部が，内膜から連続した導管状の構造として認められることがある[1,2]．大動脈外に分岐する分枝血管とIBPsの連続性が確認できれば，診断は容易である[1,2]．血栓化した偽腔内に多発性に規則的な間隔で出現することも多い．

参考文献

1) Wu MT, Wang YC, Huang YL et al: Intramural blood pools accompanying aortic intramural hematoma: CT appearance and natural course. Radiology 258: 705-713, 2011.
2) 植田琢也: Refresher Course 大動脈解離と類縁大動脈疾患—治療ストラテジーに直結する画像診断．画像診断 35: 439-445, 2015.

大動脈・大血管 限局性内膜損傷
limited intimal tear: LIT

（植田琢也）

症例 50代，男性．急性に生じた背部痛にて来院．その他，所見なし．

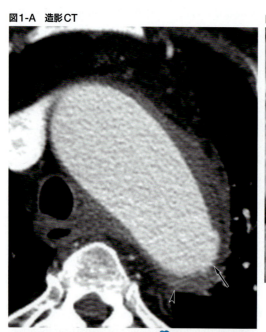

図1-A 造影CT

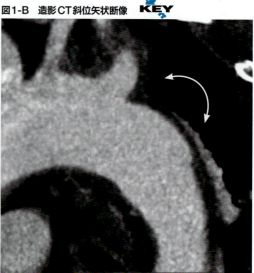

図1-B 造影CT斜位矢状断像

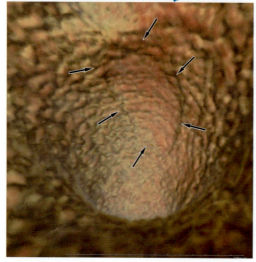

図1-C 造影CT仮想血管内視鏡

参考文献
1) Svensson LG, Labib SB, Eisenhauer AC, Butterly JR: Intimal tear without hematoma: an important variant of aortic dissection that can elude current imaging techniques. Circulation 99: 1331-1336, 1999.
2) Ueda T, Chin A, Petrovitch I, Fleischmann D: A pictorial review of acute aortic syndrome: discriminating and overlapping features as revealed by ECG-gated multidetector-row CT angiography. Insights Imaging 3: 561-571, 2012.
3) 植田琢也: Refresher Course 大動脈解離と類縁大動脈疾患─治療ストラテジーに直結する画像診断．画像診断 35: 439-445, 2015.

画像の読影

造影CT水平断像（図1-A）において，大動脈弓部には壁のわずかな外方突出が認められる（→）．病変の周囲には限局した壁在血腫を伴っている（▶）．斜位矢状断像（図1-B）では，大動脈の外周に限局した瘤状拡張が認められる（↔）．仮想血管内視鏡像（図1-C）を作成すると，病変/非病変部は涙型の明瞭な境界を形成しており（→），限局的な内膜欠損に相当するlimited intimal tear（LIT）と診断された．Stanford B型大動脈解離に準じて，降圧治療にて経過観察とされた．

限局性内膜損傷の一般的知識と画像所見

近年認識されるようになってきた大動脈解離の類縁疾患に，limited intimal tear（LIT）あるいはdiscrete/subtle tearがある．LITは古典的な大動脈解離と同様に中膜面の脆弱性に起因した病態で，大動脈解離の一亜型に属する病態を指す．内膜面のみが断裂し，拡大や部分的な剥離が生じることにより，解離腔の形成を伴わず，剥離部において部分的な瘤状拡張が生じる[1)2)]．局所的に瘤状の拡張を示すため，通常の（動脈硬化性）大動脈瘤としばしば誤認されているが，まったく異なる病態を背景として発生し，通常の大動脈瘤よりも急性に拡大するため，異なる病態として認識する必要がある[2)3)]．

心電図同期CTAを急性大動脈疾患に適応して以降，次第に我々の目に留まるようになった[2)]．これまでまとまった画像の報告はないが，主に上行大動脈のlessor curvature側，大動脈遠位弓部のgreater curvature側という，大動脈解離のentry好発部位に発生することが多い[2)3)]．自験例では，これらの部位に一致して，ラグビーボールあるいは涙型の限局した境界明瞭な壁外への瘤状突出として認められることが多い．全周性で病変/非病変部の境界が不明瞭な大動脈瘤と，限局性で境界明瞭なLITの瘤状拡張とは，形態上の違いがある（図2）．

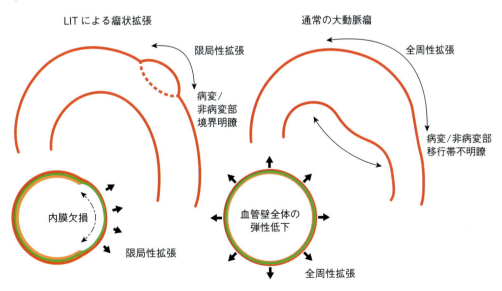

図2　LITによる瘤状拡張と通常の大動脈瘤

大動脈・大血管
マルファン症候群（大動脈弁輪拡張症，解離について）
Marfan syndrome—annulo-aortic ectasia: AAE, aortic dissection

（林田英里）

症例 20代，男性．職場健診の胸部単純X線写真にて異常を指摘され受診．受診の20日程前，洗車時に胸背部痛の自覚あり，安静にて症状は改善していたとのこと．

図1-A　胸部単純X線像

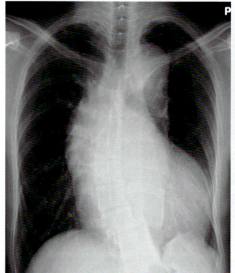

図1-B　造影CT（動脈相）

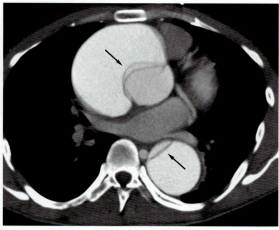

図1-C　造影CT冠状断像（動脈相）

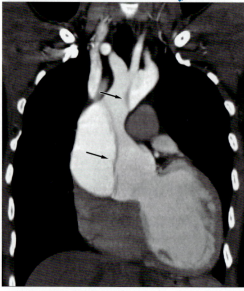

図1-D　造影CT矢状断像（動脈相）

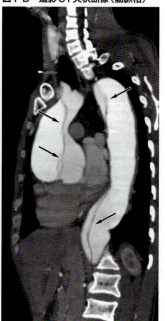

図1-E　造影CTボリューム・レンダリング画像

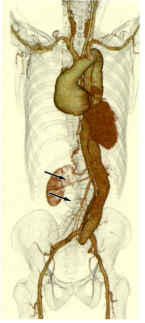

画像の読影

胸部単純X線写真にて縦隔陰影の著明な拡大が見られる（図1-A）．造影CTを施行し，上行大動脈基部の径100mmに及ぶ高度拡大（図1-B〜E）と，バルサルバ洞から胸部下行大動脈に至るフラップ構造（図1-B〜D；→）が見られ，偽腔開存型の慢性解離（Stanford A型）と診断された．副所見として脊柱の側弯が見られる（図1-E；▶）．DIC傾向を伴っており，緊急にてベントール術および胸部大動脈全弓部置換術が施行された．

【略語】
DIC：disseminated intravascular coagulation（播種性血管内凝固症候群）

マルファン症候群（大動脈弁輪拡張症，解離について）の一般的知識

マルファン症候群は，1896年Marfanによって報告され，結合織の脆弱性に起因する徴候を心血管系，眼，骨格など全身に呈する変異性常染色体優性遺伝の結合織病である．人種差や地域差はなく，5千人〜1万人に1人の発生である．遺伝性発症のほか，患者の20〜30%は新規の突然変異に起因する[1]．長身，痩身，長い手足，くも状指，胸郭変形，脊柱側弯などの身体的徴候が見られ，診断はGhentの診断用疾患分類による[2]（p.272次項の表参照）．

大動脈の弾性線維の異常に起因する進行性の大動脈基部の拡張は，大動脈弁輪拡張症（annulo-aortic ectasia：AAE）と呼ばれ，マルファン症候群診断の主要基準のひとつである．大動脈閉鎖不全や大動脈解離・破裂の発症に関連し，患者の主な死因となる．日本人での発現が多い症状であると報告されている[3]．

大動脈径拡大の予防や抑制のため，β遮断薬の若年時からの内服が効果的とされる．近年，炎症性サイトカインのひとつである形質転換増殖因子β（transforming growth factor β：TGFβ）が病態発現に関与することが明らかとなり，これを抑制するアンジオテンシンⅡ受容体拮抗薬（ロサルタン：Losartan）による治療が有効であることが示唆されている[4,5]．

鑑別診断のポイント

バルサルバ洞で最大径となる大動脈弁輪拡張症は，罹患率，死亡率ともに高く，画像診断上きわめて重要である．大動脈解離の危険因子として大動脈径50mm以上，バルサルバ洞以遠部への拡大の進行，年5%あるいは1.5mm以上の急速な拡大，解離の家族歴が挙げられる[2]．

大動脈基部径が45mm（妊娠検討の女性例では径40mm）を超える場合，解離の既往や家族歴のある場合には，外科的な基部置換術が推奨されている[6]．

ロイス・ディーツ症候群，Shprintzen-Goldberg症候群，血管型エーラス・ダンロス症候群，ホモシスチン尿症，ビールズ症候群，Marshall-Stickler症候群，家族性胸部大動脈瘤など，臨床像がマルファン症候群と類似する特徴を有する症候群が多数あり，鑑別には詳細な臨床所見の検討および生化学的分析，遺伝子診断が必要となる．

参考文献

1) Pyeritz RE: The Marfan syndrome. Annu Rev Med 51: 481-510, 2000.
2) Dean JC: Marfan syndrome: clinical diagnosis and management. Eur J Hum Genet 15: 724-733, 2007.
3) Akutsu K, Morisaki H, Takeshita S, et al: Characteristics in phenotypic manifestations of genetically proved Marfan syndrome in a Japanese population. Am J Cardiol 103: 1146-1148, 2009.
4) Brooke BS, Habashi JP, Judge DP, et al: Angiotensin II blockade and aortic-root dilation in Marfan's syndrome. N Engl J Med 358: 2787-2795, 2008.
5) Lacro RV, Dietz HC, Sleeper LA, et al: Atenolol versus losartan in children and young adults with Marfan's syndrome. N Engl J Med 371: 2061-2071, 2014.
6) 循環器病の診断と治療に関するガイドライン（2010年度合同研究班報告）：大動脈瘤・大動脈解離診療ガイドライン（2011年改訂版）

大動脈・大血管
マルファン症候群(腰仙部硬膜嚢拡張症について)
Marfan syndrome—lumbosacral dural ectasia

(林田英里)

症例 40代,女性.マルファン症候群の家族歴あり,母は40代前半に死亡,妹は急性大動脈解離を発症している.

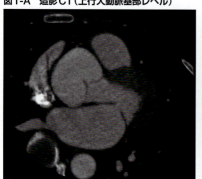

図1-A 造影CT(上行大動脈基部レベル)

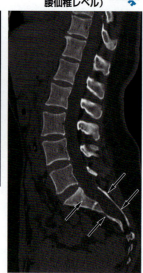

図1-B 非造影CT矢状断像(骨条件,腰仙椎レベル)

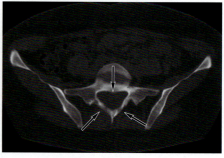

図1-C 非造影CT(骨条件,仙椎レベル)

表 Ghentの診断用疾患分類[文献1)より一部抜粋して改変転載]

器官	主要基準	併発症状
骨格	以下の症状のうち4項目以上 ・鳩胸・手術を要する漏斗胸 ・上節/下節比が0.86未満,または両手先まで広げた長さと身長の比率が1.05以上 ・手首および親指徴候 ・20°を超す脊柱側弯症または脊椎すべり症 ・肘関節の伸展制限(170°未満) ・扁平足 ・寛骨臼突出	主要基準の症状1〜2項目に加えて,以下のうち2項目 ・漏斗胸 ・関節の過度の可動域 ・高口蓋・叢生歯 ・特徴的な顔貌
眼	水晶体亜脱臼,脱臼	扁平角膜 眼軸長の増加(近視) 虹彩または毛様体筋の形成不全
心血管系	大動脈弁輪拡張症 上行大動脈解離	僧帽弁逸脱症 40歳未満での肺動脈拡張 40歳未満での僧帽弁輪石灰化 その他の大動脈解離または解離
肺	なし	自然気胸 肺尖部ブラ
皮膚,皮下組織	なし	線状皮膚萎縮症 再発性または瘢痕ヘルニア
硬膜嚢	腰仙部硬膜嚢拡張症	なし
遺伝学的所見	親,子,兄弟姉妹が個別に診断基準を満たす 原因遺伝子のひとつであるフィブリリン1の変異 家族内にマルファン症候群に関連するDNAマーカーハロタイプの遺伝	なし

#臨床徴候を主要基準と併発症状とに分け,7つの器官で評価する.診断のためには,2つの器官における主要基準と,3つめの器官での併発症状が必要である.

画像の読影

大動脈基部は径45mmの拡大が見られる（図1-A）．腰仙椎レベルでは硬膜嚢の拡張があり，椎体後面と椎弓のerosionが見られる（図1-B，C；→）．経過観察中，大動脈基部の拡大傾向が見られ，ディビット術＋胸部大動脈グラフト術が施行された．

マルファン症候群（腰仙部硬膜嚢拡張症について）の一般的知識

マルファン症候群患者の生命予後は，前項の大動脈弁輪拡張症（annulo-aortic ectasia：AAE）に起因する心血管イベントの発症に依存している．このため，早期の診断と治療介入が重要である．腰仙部硬膜嚢拡張症は，Ghentの診断用疾患分類の主要な診断基準のひとつである[1]（表）．発現率が高く，18歳以下の若年者であっても90％以上の高率に認められる重要な所見であり，画像診断上，注目すべきポイントとなる[2]．

脳脊髄液が持続的に脆弱な結合織に圧力をかけることにより，腰仙椎レベルの硬膜嚢の拡大と周囲の椎体・椎弓の骨融解が起こると考えられている[3]．

鑑別診断のポイント

単純X線写真上，腰仙椎レベルにおいて椎体の輪郭の変化，椎弓の菲薄化が見られる．CTおよびMRIでは腰仙椎レベルにおいて硬膜嚢の拡大が見られ，圧迫性のerosionにより椎体後縁の陥凹と椎弓の菲薄化が見られる．

拡大の定量評価には，Oosterhofらの発表した硬膜嚢比（硬膜嚢前後径/椎体前後径）をはじめ，さまざまな方法が検討されている（図2）[4]．Oosterhofらが発表したカットオフ値は日本人のマルファン症候群患者の20％程度にしか該当しないと報告されており，筆者らの検討でも日本人の患者群を対象に算出したカットオフ値はOosterhofらの数値より小さい結果となった[5][6]．硬膜嚢拡大の評価には人種的背景を考慮に入れることの必要性が示唆される．

定量的な診断基準は確立されてはいないものの，腰仙椎レベルの硬膜嚢拡張症はマルファン症候群の重要な画像所見であり，大動脈弁輪拡張症や若年性の大動脈解離などマルファン症候群が疑われる画像診断に際しては，その評価が必須である．

図2 硬膜嚢比の算出法［文献4）より転載］

矢状断像にて第1腰椎〜第1仙椎の各レベルの椎体の中央部にて椎体前後径，硬膜嚢前後径を測定し，硬膜嚢比（硬膜嚢前後径/椎体前後径）を算出する．Oosterhofらの算出したカットオフ値は，L1：0.64，L2：0.55，L3：0.47，L4：0.48，L5：0.48，S1：0.57である．我々の日本人患者対象の同様の検討ではL1：0.59，L2：0.46，L3：0.42，L4：0.45，L5：0.47，S1：0.47となった[6]．

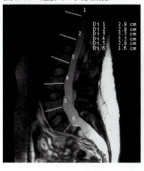

図2-A　造影CT矢状断像

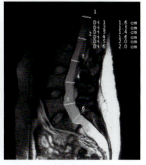

図2-B　造影CT矢状断像

参考文献

1) Dean JC: Marfan syndrome: clinical diagnosis and management. Eur J Hum Genet 15: 724-733, 2007.
2) Fattori R, Nienaber CA, Descivich B, et al: Importance of dural ectasia in phenotypic assessment of Marfan's syndrome. Lancet 354: 910-913, 1999.
3) Jones KB, Myers L, Judge DP, et al: Toward an understanding of dural ectasia: a light microscopy study in a murine model of Marfan syndrome. Spine 30: 291-293, 2005.
4) Oosterhof T, Groenink M, Hulsmans FJ, et al: Quantitative assessment of dural ectasia as a marker for Marfan syndrome. Radiology 220: 514-518, 2001.
5) Akutsu K, Morisaki H, Takeshita S, et al: Characteristics in phenotypic manifestations of genetically proved Marfan syndrome in a Japanese population. Am J Cardiol 103: 1146-1148, 2009.
6) Hayashida E, Utsunomiya D, Sasao A, et al: Spinal imaging features in Japanese patients with Marfan syndrome: a case-control study. Jpn J Radiol 32: 205-210, 2014.

大動脈・大血管 右側大動脈弓（1）Kommerell 憩室
right aortic arch with Kommerell diverticulum

（宇都宮大輔）

症例1 50代，男性．不整脈の精査のため入院し，胸部単純X線写真にて縦隔陰影の異常を指摘された．

図1-A　造影CT

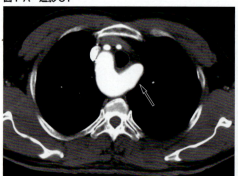

図1-B　造影CT

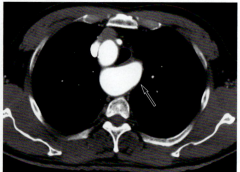

図1-C　造影CTボリューム・レンダリング画像（正面より観察）

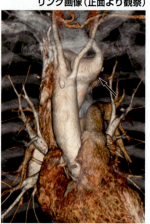

図1-D　造影CTボリューム・レンダリング画像（背面より観察）

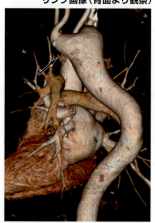

症例2 50代，男性．検診の胸部単純X線写真にて縦隔陰影の異常を指摘された．

図2　造影CTボリューム・レンダリング画像（正面より観察）

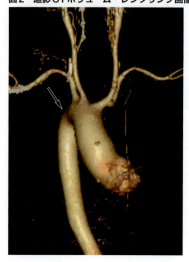

画像の読影

【症例1】 造影CTにて右側大動脈弓が見られ，左鎖骨下動脈の起始異常が見られる（図1-A；→）．左鎖骨下動脈起始部には限局性の拡張（Kommerell憩室）が見られる（図1-B～D；→）．

【症例2】 右側大動脈弓が見られるが（図2；→），左鎖骨下動脈起始異常は伴わず，Kommerell憩室も見られない．正常の左側大動脈弓の鏡面像となっている．

右側大動脈弓（Kommerell憩室）の一般的知識と画像所見

大動脈弓とその分枝の形成は胎生3～4週に始まる．通常，右側大動脈弓は退縮し，左側大動脈が形成される．しかし，0.1％程度に右側大動脈弓が形成されることがある．右側大動脈弓では左鎖骨下動脈起始異常を伴うことが多く，その左鎖骨下動脈の基部に背側大動脈の不完全な退縮による囊状の限局性拡張が見られる．Burckhard F. Kommerellがこの限局性の拡張（憩室）を報告し，それにちなんで"Kommerell憩室"と呼ばれ，動脈瘤とは区別する．

NOTE ●大動脈弓の形成

胎生期の大動脈弓の形成過程において消失するセグメントにより，大動脈弓の形態は変化する．右側大動脈弓，左側大動脈弓の形成されるパターンのシェーマを図3に示す．症例1はパターン③，症例2はパターン④に相当する．

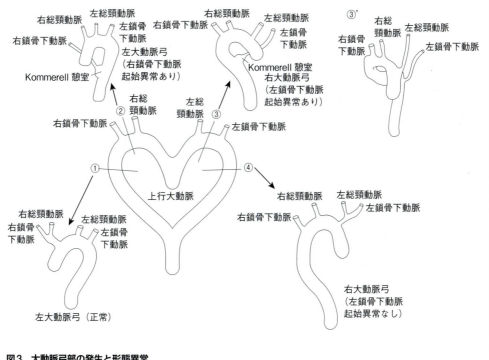

図3　大動脈弓部の発生と形態異常

参考文献

1) Knight L, Edwards JE: Right aortic arch: types and associated cardiac anomalies. Circulation 50: 1047-1051, 1974.
2) Franquet T, Erasmus JJ, Giménez A, et al: The retrotracheal space: normal anatomic and pathologic appearances. RadioGraphics 22: S231-246, 2002.

大動脈・大血管 右側大動脈弓（2）
right aortic arch

(宇都宮大輔)

症例 50代，男性．めまいの精査中に，胸部単純X線写真にて縦隔陰影の拡大を指摘された．

図1-A 造影CTボリューム・レンダリング画像
（正面より観察）

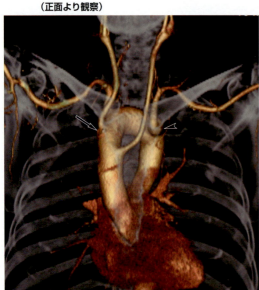

図1-B 造影CTボリューム・レンダリング画像
（左側方より観察）

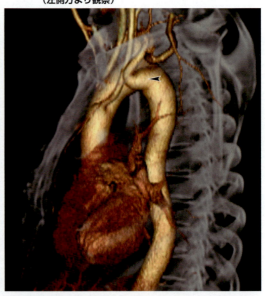

図1-C 造影CT

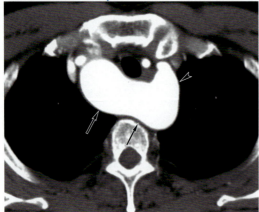

図1-D 造影CT

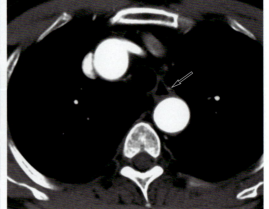

画像の読影

　　造影CTにて高位右側大動脈弓が見られる（図1-A, C；→）．左鎖骨下動脈は下行大動脈近位部から分岐しており，起始異常が見られる（図1-A, B；▶）．左鎖骨下動脈起始部には拡張が見られ，Kommerell憩室である（図1-B；▶）．食道の背側を走行する血管は大動脈である（図1-C；→）．食道の左側に接して，小さな動脈管の開存が見られる（図1-D；→）．

右側大動脈弓の一般的知識と画像所見

　　右側大動脈弓では，①食道の背側を走行する血管セグメントの見られないタイプ（左側大動脈の鏡面像）と，②食道背側を走行する血管セグメントの見られるタイプがある[1]．後者には，食道の背側を異所性左鎖骨下動脈が走行する場合（p.274「右側大動脈弓（1）Kommerell憩室」症例1参照）と，大動脈自体が走行する場合がある．

　　本症例では，右側大動脈弓は高位にて急峻に方向を変え，食道の背側を走行して近位下行大動脈に合流する（p.275 図3-③'参照）．このパターンの右側大動脈弓では左動脈管の開存が見られ，血管輪を形成する（気管および食道の右側に右側大動脈弓，背側に大動脈，左側に動脈管，前方に左右肺動脈分岐部があり，気管および食道を取り囲む）．

鑑別診断のポイント

　　本症例のように高位で右側大動脈が急峻に角度を変える場合には，下行大動脈は椎体より左側に見られるため単純X線写真では右側大動脈弓の診断が難しく，上縦隔腫瘍が鑑別に挙げられる．CTないしMRIにて上行大動脈からの連続性が確認することで，右側大動脈弓と診断できる．

参考文献

1) Knight L, Edwards JE: Right aortic arch: types and associated cardiac anomalies. Circulation 50: 1047-1051, 1974.

大動脈・大血管　重複大動脈弓
double aortic arch

（上谷浩之）

症例 80代，男性．認知症の精査のため前医に入院し，胸部単純X線写真にて縦隔陰影の異常を指摘された．

図1-A　CTAボリューム・レンダリング画像（左前斜位）

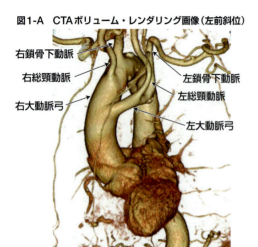

図1-B　CTAボリューム・レンダリング画像（左後斜位）

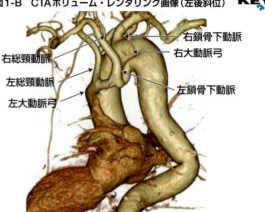

図1-C　CTA元画像

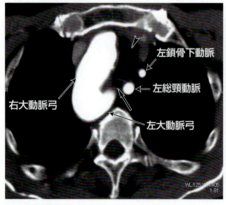

図1-D　CTA元画像

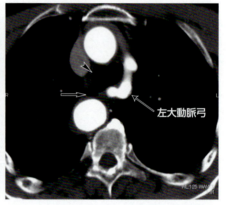

画像の読影

造影CTにて，右側優位の重複大動脈弓が見られる（図1-A，B）．右大動脈弓から右総頸動脈と右鎖骨下動脈が分岐し，左大動脈弓から左総頸動脈と左鎖骨下動脈が分岐している．食道（図1-C，D；→）と気管（図1-C，D；▶）は血管輪に囲まれている．

重複大動脈弓の一般的知識と画像所見

大動脈弓とその分枝の形成は胎生3〜4週に始まり，胎生初期に6対の原始大動脈弓が時差をもって出現し，これらの消失・残存により形成される．この過程は複雑であるが，Edwardsは重複大動脈の理論的シェーマを導入し（図2），これを基にした分類が広く用いられている．仮想重複大動脈弓において，左右それぞれ4か所のどこに退縮が生じるかによって大動脈奇形を説明することが可能であるが，このシェーマですべてを説明できるわけではない．重複大動脈弓はEdwardsの重複大動脈の理論的シェーマのどの部位にも退縮が起こらなかったもので，気管と食道がこの血管輪に囲まれる．そのため，幼少期に喘鳴や咳嗽，呼吸困難などの気管圧迫症状で発見されることが多い．成長すると気管内腔増大により気管圧迫

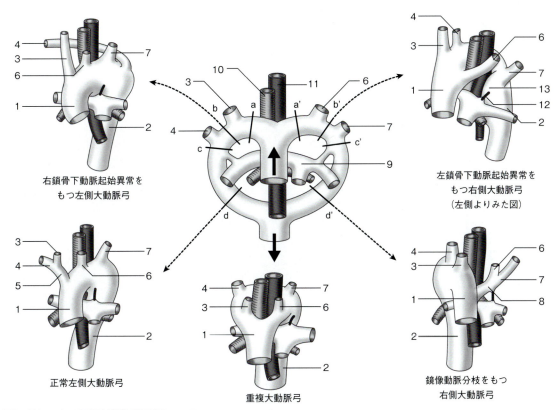

図2 Edwardsの重複大動脈弓理論的シェーマ［文献2）3）より転載］
図中の黒い太線（－）部分の断裂によって，種々の大動脈弓部の異常を説明することが可能である．

1：上行大動脈（ascending aorta）
2：下行大動脈（descending aorta）
3：右総頸動脈（right common carotid artery）
4：右鎖骨下動脈（right subclavian artery）
5：右腕頭動脈（right brachiocephalic artery）
6：左総頸動脈（left common carotid artery）
7：左鎖骨下動脈（left subclavian artery）
8：左腕頭動脈（left brachiocephalic artery）
9：肺動脈（pulmonary artery）
10：気管（trachea）
11：食道（esophagus）
12：動脈管（ductus arteriosus）
13：Kommerell憩室（Kommerell's diverticulum）

　症状は軽度となり，食道の通過障害が起こることが多い．ただし，本症例のように無症状で経過し，胸部単純X線写真が診断のきっかけとなることもある．

　画像所見では両側の大動脈弓が開存し，両側の大動脈弓からまず総頸動脈が分岐し，その後鎖骨下動脈が分岐する．腕頭動脈の形成はない．両側大動脈弓は左右非対称なことが多く，通常は右側が大きく，高位に位置することが多い．どちらかの大動脈弓（特に右側）が一部閉塞して索状構造で連続することもある．CTやMRIでは血管の走行を捉えやすく，診断に有用である．胸部単純X線写真による診断は一般に困難で，特に胸腺が発達している乳幼児では不可能なことが多いが，気管の偏位や気管両側の陰影などで異常に気づくことはある．食道造影では大動脈弓の高さで両側から圧排を認める．血管輪による狭窄症状が重篤な場合は，より細い方の大動脈弓を切断し，血管輪の解除を行うことがある．

参考文献

1) Edwards JE: Anomalies of the derivatives of the aortic arch system. Med Clin North Am 32: 925-949, 1948.
2) 似鳥俊明，蜂屋順一：大動脈弓の先天異常．画像診断 13: 924-934, 1993.
3) 横山健一，依光美佐子，増田 裕・他：心疾患を除く循環器先天性疾患．画像診断 30: 37-50, 2010.
4) 末吉英純，芦澤和人，宮崎敦史・他：大動脈および主要分枝．画像診断 31: 454-466, 2011.
5) Kellenberger CJ: Aortic arch malformations. Pediatr Radiol 40: 876-884, 2010.

大動脈・大血管 大動脈縮窄症
coarctation of the aorta

（木藤雅文）

症例1 1か月，女児．1か月検診で心雑音を指摘された．心エコーで心室中隔欠損と大動脈縮窄を認めた．

図1-A　造影CTスラブMIP画像

図1-B　造影CTボリューム・レンダリング画像

図1-C　造影CTボリューム・レンダリング画像（背面像）

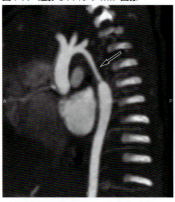
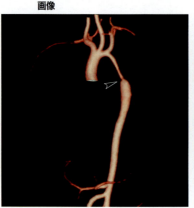
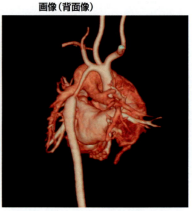

症例2 日齢10日，男児．出生後より陥没多呼吸を認め，下肢のSpO₂は測定不能であった．心エコーにて大動脈縮窄が疑われた．

症例3 30代，男性．上肢の高血圧と上肢と下肢の血圧較差があり，精査のためCTが施行された．

図2-A　造影CTスラブMIP画像

図2-B　造影CTボリューム・レンダリング画像（背面像）

図3　造影CTボリューム・レンダリング画像

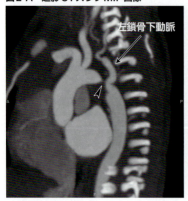
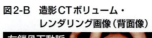
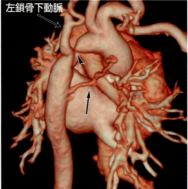
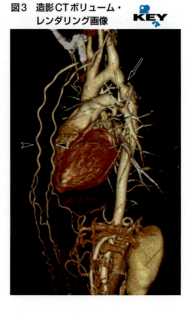

参考文献
1) Shepherd B, Abbas A, McParland P, et al: MRI in adult patients with aortic coarctation: diagnosis and follow-up. Clinical radiology 70: 433-45, 2015.
2) Karaosmanoglu AD, Khawaja RD, Onur MR, Kalra MK: CT and MRI of aortic coarctation: pre- and postsurgical findings. AJR American journal of roentgenology 204: W224-33, 2015.

画像の読影

【症例1】 大動脈弓部遠位部の動脈管付着部近傍に限局性の突出（ridge）による狭窄を認める（図1-B；▶）．峡部（左鎖骨下動脈起始部〜ridge）は狭小化している（図1-A；→）．動脈管は閉塞しており，側副血行路の発達はない（図1-C）．心室中隔欠損を合併し，大動脈縮窄複合（CoA complex）と考えられた．

【症例2】 左鎖骨下動脈起始部近位側の大動脈弓部に高度狭窄を認める（図2；▶）．動脈管は閉塞している．右鎖骨下動脈から連続する側副血行路を認めた（図2-B；→）．管前型，単純型大動脈縮窄（simple CoA）と考えられた．

【症例3】 大動脈遠位弓部の動脈管レベルに限局性狭窄があり（→），左右内胸動脈からの側副路発達が認められる（▶）．

大動脈縮窄症の一般的知識と画像所見

　大動脈縮窄症は大動脈弓部遠位部に狭窄を来す疾患である．先天性心疾患の6〜8％を占め，10,000人の出生に約4人発生する疾患であり，男性に多い（1.5：1）．ターナー（Turner）症候群（染色体45X）の約10％に合併する．単心室疾患，大血管転位，心室中隔欠損などを合併する大動脈縮窄複合（CoA complex）と単純型大動脈縮窄（simple CoA）とがある．大動脈縮窄症の40％に大動脈二尖弁を合併し，10％にWillis輪の動脈瘤が認められる．動脈管の収縮組織が大動脈内に迷入して存在することが病因と考えられている．

　大動脈弓部遠位部の動脈管接続部近傍に限局性突出（ridge）による狭窄を生じ，左室の圧負荷を来す．狭窄部位は動脈管の位置を基準とした管前型・管後型・管部型の3型があり，成人では管後型が多い．管前型で狭窄が高度な場合は，動脈管を介した下行大動脈への灌流が重要となるが，生後1〜2週で動脈管が閉鎖すると下半身は灌流障害・チアノーゼを来す．管部型では動脈管が閉鎖する際に狭窄を来すとされている．狭窄が高度な場合は新生児，乳児期早期からうっ血性心不全を来す．内胸動脈・肋間動脈などの側副血行路が発達し，下行大動脈の血流を補う．成人期まで無症状のこともあるが上半身は高血圧となり，脳出血，冠動脈硬化，心筋梗塞などで寿命は通常より短く，無治療では46歳までに75％が亡くなると報告されている．大動脈壁の脆弱性による大動脈瘤や解離を生じることもある．

　治療は大動脈縮窄部を切除して端々吻合する手術を行う．また，バルーンによる拡大術やステント留置を併用した縮窄部の拡大術も報告されている．

　確定診断には画像診断を用いる．心エコーでは左室壁肥厚の程度，大動脈狭窄の有無と程度を評価し，ドプラ法により縮窄部での流速を測定する．胸部単純X線写真では，正面像で左第1弓に縮窄部のくびれ（3の字徴候）が見られ，成人期には拡大した肋間動脈による肋骨下部の侵食像（rib notching）が見られることがある．CT，MRIでは詳細な大動脈形態（狭窄の長さ・重症度・側副路の有無）および機能を評価することができ，心血管造影検査を回避できることもある．MRIではX線被ばくの問題はなく，血流量，狭窄部での圧較差を測定することができ，心臓カテーテル検査結果と良い相関を示すと報告されている．圧較差20mmHg以上を有意な縮窄とする．合併心疾患の診断と重症度を評価し，治療方針を決定する．

鑑別診断のポイント

　鑑別疾患としては大動脈が屈曲した形態の偽性大動脈縮窄症が挙がるが，通常rib notching・側副血行路発達，上肢と下肢の血圧較差は認められない．その他，上行大動脈に対して血管径が半分を下回る大動脈弓部低形成，大動脈弓離断症，高安動脈炎などが鑑別となる．

大動脈・大血管 動脈管開存
patent ductus arteriosus

（大田英揮）

症例1 50代，女性．健診で心雑音を指摘された．

図1-A 心電図同期造影CT水平断像

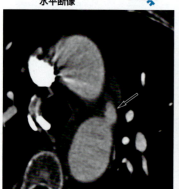

図1-B 心電同期造影CT傍矢状断像

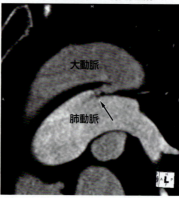

図1-C 心電同期造影CTボリューム・レンダリング画像

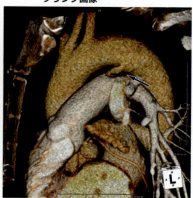

症例2 30代，女性．肺疾患の精査目的でCTを施行された．

図2-A 非造影CT水平断像

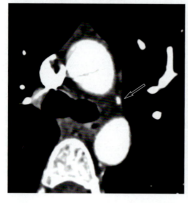

図2-B 造影CT水平断像

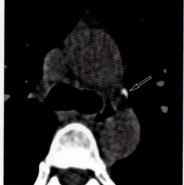

図2-C 造影CT傍矢状断像

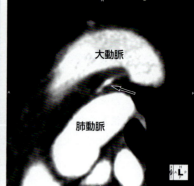

画像の読影

【症例1】 大動脈峡部と左主肺動脈近位部の間に動脈管開存を認める（図1；→）．傍矢状断では，大動脈内濃度と同等のわずかなジェットを左主肺動脈側に認める．

経カテーテル的コイル塞栓術が施行された．

【症例2】 大動脈峡部と左主肺動脈近位部の間に高吸収構造を認めるが，非造影CT所見から石灰化と考えられる（図2；→）．明らかな動脈管開存は認めない．

動脈管索の石灰化であり，治療は要しない．

動脈管開存の一般的知識と画像所見

動脈管は胎生期循環では必須の血管構造であり，通常は出生後48時間以内に自然閉鎖する．動脈管開存は乳幼児期に発見されることが多いが，成人期に偶発的に発見されることや，成人期に初めて症状が顕在化することもある[1]．高圧系の大動脈から低圧系の肺動脈への左―右シャントを認め肺血流量が増加するが，シャント量の多い状態が遷延化すると肺血管抵抗上昇が進行しEisenmenger syndrome（右―左シャント）に至ることもある．動脈管開存によるEisenmenger syndromeでは，静脈血が左鎖骨下動脈以遠より大動脈に流入するため，下肢に優位なチアノーゼを認める（differential cyanosis）．

動脈管開存の形態は，KrichenkoらによりtypeA～Eに分類されている（A：conical，B：window，C：tubular，D：complex，E：elongated）[2]．胸部単純X線写真では，左房，左室拡大，肺動脈拡大を認めるが，シャント量の少ない症例では異常を同定できないことがある．CT，MRIでは，thin slice画像や傍矢状断像で，大動脈と左肺動脈の連続性を確認できれば診断は容易である．

症候性の症例や，無症候性でもシャント量の多い症例，左室拡大などの所見を認める症例は動脈管閉鎖術の適応になる．閉鎖術には血管内治療と手術があり，動脈管開存の形態や径に基づいて治療法が選択される．血管内治療で用いる塞栓デバイスは，コイルのほか，近年ではAmplatzer duct occluder deviceが用いられている．一般に治療後の予後は良好である．

動脈管索は，動脈管が自然閉鎖した後の索状構造であるが，生理的石灰化の頻度が高く，大動脈に動脈硬化性石灰化を有する症例の65％，有しない症例の21％程度に動脈管索石灰化が認められる[3]．造影CTのみ撮影されている場合は，動脈管開存と紛らわしい所見を呈するので注意が必要である．

鑑別診断のポイント

外傷性大動脈瘤は大動脈峡部が好発部位であり，外傷性仮性動脈瘤と動脈管開存が紛らわしいことが稀にある．ほぼ水平に走行する短い構造であるため，水平断の断層画像のみでは見逃しやすいことに注意する．

参考文献

1) Schneider DJ, Moore JW: Patent ductus arteriosus. Circulation 114: 1873-1882, 2006.
2) Krichenko A, Benson LN, Burrows P, et al: Angiographic classification of the isolated, persistently patent ductus arteriosus and implications for percutaneous catheter occlusion. Am J Cardiol 63: 877-880, 1989.
3) Wimpfheimer O, Haramati LB, Haramati N: Calcification of the ligamentum arteriosum in adults: CT features. J Comput Assist Tomogr 20: 34-37, 1996.

大動脈・大血管 大動脈肉腫
aortic sarcoma

(宇都宮大輔)

症例 50代，女性．持続する背部痛．

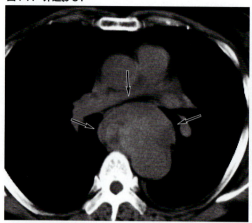

図1-A 非造影CT

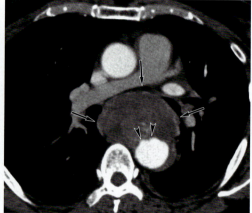

図1-B 非造影CT

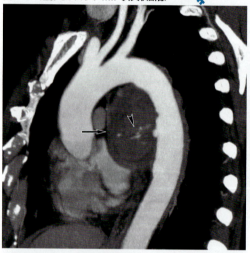

図1-C 造影CTスラブMIP斜矢状断像

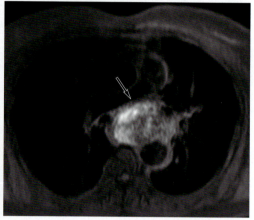

図1-D MRI, 脂肪抑制T1強調像

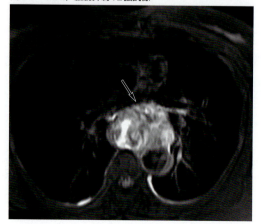

図1-E MRI, 脂肪抑制T2強調像

画像の読影

胸部下行大動脈には外向性に進展する大きな腫瘤が認められる（図1-A, B；→）．造影CTでは腫瘍と大動脈内腔との境界は不整である（図1-B；▶）．スラブMIP斜矢状断像では腹側に向かって突出する大きな腫瘍（図1-C；→）とその中心部の淡く不均一な増強効果が認められる（図1-C；▶）．MRIでは，腫瘍はT1強調像（図1-D；→），T2強調像（図1-E；→）とも不均一な高信号を呈している．

大動脈肉腫の一般的知識と画像所見

原発性大動脈腫瘍は稀な病態であるが，そのほとんどを悪性の間葉系腫瘍（肉腫）が占める．特徴的な症状はないが，腫瘍塞栓による虚血症状や大動脈の破裂，解離による重篤な症状を呈することがある．大動脈肉腫は内膜由来のintimal typeと中外膜由来のmural typeがある[1)2)]．intimal typeは平滑筋肉腫や血管肉腫が多く，mural typeは未分化肉腫が多い．intimal typeはmural typeに比べて転移しやすく，予後不良である．Rusthovenらのsystematic review/pooled analysisでは165例の大動脈肉腫の検討がなされており，年齢の中央値は60歳で，男女比は3：2で男性にやや多いとされる[2)]．

治療は手術および化学療法であるが，症状の出現時にはすでに遠隔転移や周囲組織への直接浸潤を来していることが多く，根治的切除術は不可能なことが多い[2)]．生存期間の中央値は11か月で，5年生存率は9％と報告されている．

鑑別診断のポイント

大動脈肉腫は不整形で内部不均一な充実性腫瘍であるが，乏血性腫瘍のことも多く，CT，MRIにおいて腫瘍の増強効果が判定しにくいため，注意が必要である．intimal typeは大動脈内腔に向かって突出するように発育し，動脈硬化性の粥腫や壁在血栓との鑑別が必要，mural typeは外向性に発育し，動脈瘤や偽腔閉鎖型大動脈解離との鑑別が必要である．腫瘍のサイズが大きくなるにつれて腫瘍の増強効果は明瞭になってくる．また，FDG-PETにおいて大動脈肉腫は高い集積を示すため鑑別に有用である．

参考文献

1) Restrepo CS, Betancourt SL, Martinez-Jimenez S, et al: Aortic tumors. Semin Ultrasound CT MRI 33: 265-272, 2012.
2) Rusthoven CG, Liu AK, Bui MM, et al: Sarcomas of the aorta: a systematic review and pooled analysis of published reports. Ann Vasc Surg 28: 515-525, 2014.

大動脈・大血管　三尖弁閉鎖，完全大血管転位

tricuspid atresia: TA, complete transposition of great arteries: complete TGA

（神崎 歩）

症例1　生後13日，女児．胎児心臓超音波検査で三尖弁閉鎖と診断された．出生後に内科的治療を開始し，日齢2に両側肺動脈絞扼手術を行った．日齢13に造影CTを施行．

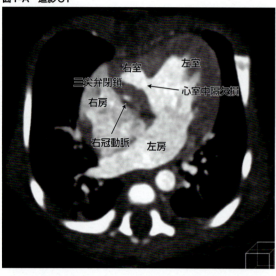

図1-A　造影CT

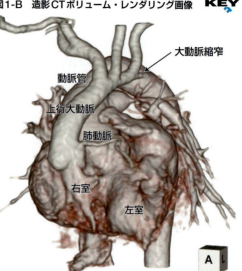

図1-B　造影CTボリューム・レンダリング画像

症例2　生後0日，男児．生後12時間でチアノーゼを指摘され搬送された．心臓超音波検査で完全大血管転位（complete TGA）と診断，直ちに心房中隔裂開術と同時に心臓カテーテル検査が施行された．

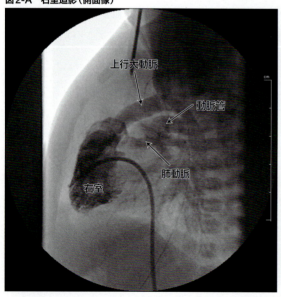

図2-A　右室造影（側面像）

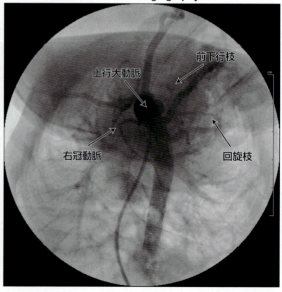

図2-B　大動脈造影（laid back angiography）

画像の読影

【症例1】 造影CT（図1-A）では，三尖弁閉鎖，心室中隔欠損を認める．ボリューム・レンダリング画像（図1-B）では，前方の小さい心室から大動脈が起始し，後方から肺動脈が起始している．三尖弁閉鎖（Ⅱc）の診断であり，肺動脈は拡張が見られる．大動脈縮窄を合併し，薬剤投与により動脈管は開存している．ノーウッド（Norwood）手術前に大血管の位置関係を3次元的に把握することにより，術前の詳細な検討が可能であり，本症例はSwing-back法により再建された．

【症例2】 右室造影（図2-A）では上行大動脈が描出される．本症例では，開存した動脈管を介して肺動脈も造影されている．上行大動脈での造影（図2-B）では，右冠動脈洞から右冠動脈が，左冠動脈洞から前下行枝と回旋枝が起始し，Shaher分類1型である．

【症例3】 造影CTボリューム・レンダリング画像では右肺動脈に狭窄を認める（図3-A；→）．MIP画像では単一起始の冠動脈が移植されており，吻合部に狭窄は認めなかった（図3-B；→）．

症例3 10代，女性．生後のチアノーゼよりcomplete TGAの診断に至り，日齢5に動脈スイッチ手術が行われた．10代半ばに心電図異常を指摘された．

図3-A 造影CTボリューム・レンダリング画像

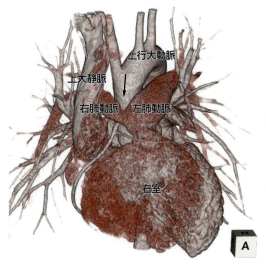

図3-B 造影CT，MIP画像

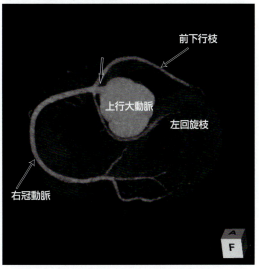

三尖弁閉鎖，完全大血管転位の一般的知識と画像所見

1）三尖弁閉鎖（tricuspid atresia：TA）

　三尖弁口が閉鎖し，右房―右室間交通がないチアノーゼ性先天性心疾患である．心房心室不一致では左房―右室間交通がない．心房心室一致の場合，血流は右房→左房→左室（→右室）→大血管とつながり，必ず卵円孔開存か心房中隔欠損を伴う．弁口の形態は，筋性閉鎖と膜性閉鎖があり，筋性閉鎖が多い．多くの例では心室中隔欠損，右室低形成，肺動脈狭窄または閉鎖を伴う．病型分類として，Keith-Edwards分類が用いられることが多い（表1）．正常心室大血管関係であるⅠ型が70～80％，完全大血管転位関係であるⅡ型は12～25％を占め，Ⅲ型は3～6％に見られる．大動脈縮窄，左上大静脈遺残，心耳並列，右大動脈弓などを合併することがある．

　治療は，体循環と肺循環を担う2つの心室を分離することができないため，最終的に右心バイパス手術（フォンタン型手術）を目指す．Ⅱ型で心室中隔欠損が小さい場合や右室流出路狭窄による体血流制限がある場合は，Norwood手術あるいはDamus-Kaye-Stansel（DKS）吻合を行うことがある．

a. 診断のポイント

　主要な診断は，心臓超音波検査と心臓カテーテル検査・心血管造影検査で行われ，右心バイパス手術前に必要な血行動態と形態の評価が行われる．MRIとCTは補完的に用いられる．

b. 術後の問題点

　右心バイパス手術後の問題点に準じる．

表1　三尖弁閉鎖のKeith-Edwards分類

Ⅰ：正常心室大血管関係
　a）VSDなし（肺動脈閉鎖）
　b）小さいVSD（肺動脈狭窄）
　c）大きいVSD（肺血流増加）
Ⅱ：D型大血管転位
　a）肺動脈閉鎖
　b）肺動脈狭窄
　c）肺動脈狭窄なし（肺血流増加）
Ⅲ：L型大血管転位，その他

2) 完全大血管転位（complete transposition of great arteries：complete TGA）

　心房心室関係が正常で，解剖学的右室から大動脈，解剖学的左室から肺動脈が起始する先天性心疾患で，新生児期にチアノーゼを生じる代表的疾患である．心室中隔欠損（ventricular septal defect：VSD）と左室流出路（肺動脈弁あるいは弁下部）狭窄（left ventricular outflow tract obstructionL：LVOTO）の有無により病型が分けられる（表2）．一般にはⅠ～Ⅲ型に分類され，Ⅰ型は約50～60％，Ⅱ型が20～25％，Ⅲ型が15～25％に見られる．Ⅳ型の表現はテキストにより異なる．

　大動脈と肺動脈の位置関係は，前後からside-by-sideまで変化する．前後の位置関係のものが最も多い．冠動脈の走行にも多彩な異常が見られる．本邦ではShaher分類が用いられることが多いが，他に大動脈（non-facing sinus）から肺動脈を見て右側の冠動脈洞をsinus 1, 左側の冠動脈洞をsinus 2と定義して，それぞれのsinusから起始する冠動脈を記載するLeiden分類などもあり，外科的観点からの有用性が指摘されている．本症では動脈管開存，大動脈縮窄/離断，副三尖弁/僧帽弁，心耳並列などを合併することがある．

　治療は，当初は心房位血流転換手術であるMustard手術，Senning手術などが行われた．1980年代以降は，Ⅰ型とⅡ型に対してJatete手術などの動脈スイッチ手術が標準術式となっている．動脈スイッチ手術は，肺動脈と左室の圧の低下に先んじて新生児期に行われるため，通常は出生直後から専門施設で治療が開始される．Ⅲ型に対してはRastelli手術が行われてきたが，近年はさまざまに工夫した術式も報告されている．

a. 診断のポイント

　初期の主要な診断は心臓超音波検査で行われる．冠動脈異常の診断には血管造影が有用であるが，近年は造影CTにも期待が寄せられている[3]．

b. 術後の問題点

　動脈スイッチ手術後は，①肺動脈狭窄，肺動脈弁逆流，②冠動脈移植後の狭窄，③大動脈弁閉鎖不全などの問題点が見られ，注意深い経過観察が求められる[1,2]．心房位血流転換手術後では，心房内バッフル漏れや狭窄，不整脈，右室が体循環を担い続けることによる右室不全，三尖弁閉鎖不全などが問題となる．

表2　TGAの分類

Ⅰ：VSDなし（あるいはごく小さい），LVOTOなし
Ⅱ：大きいVSDあり，LVOTOなし
Ⅲ：VSDあり，LVOTOあり（肺血流減少）
Ⅳ：肺血管閉塞性病変の合併

参考文献
1) 高尾篤良 門間和夫，中澤 誠，中西敏雄(編); 臨床発達心臓病学(改訂3版). 中外医学社, p.404-413, p.502-509, 2001.
2) 総崎直樹：大血管転位―診察の最新テクニック，完全大血管転位―診断と内科管理. 日小児循環器会誌 21: 628-639, 2005.
3) Goo HW: Coronary artery imaging in children. Korean J Radiol 16: 239-250, 2015.

大動脈・大血管 修正大血管転位
congenitally corrected transposition of the great arteries

（大田英揮）

症例 10代，男性．上記疾患にて外来フォロー中．自覚症状はない．

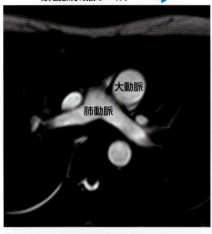

図1-A　シネMRI水平断像（肺動脈分岐部レベル）

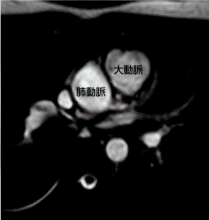

図1-B　シネMRI水平断像（大動脈弁レベル）

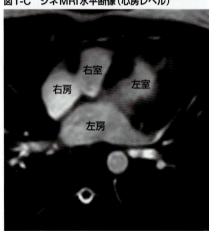

図1-C　シネMRI水平断像（心房レベル）

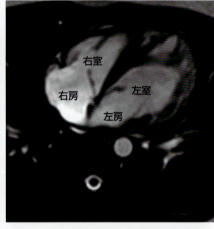

図1-D　シネMRI水平断像（房室弁レベル）

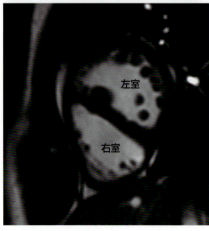

図1-E　シネMRI短軸断像（乳頭筋レベル拡張期）

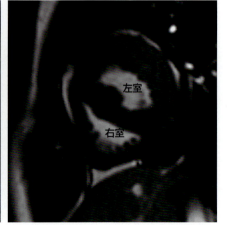

図1-F　シネMRI短軸断像（乳頭筋レベル収縮期）

画像の読影

　水平断像（図1-A〜D）を頭側から尾側に観察すると，大動脈は左室，肺動脈は右室と連結している．大動脈は肺動脈よりも腹側に位置し，起始部は大動脈の方が肺動脈より頭側に位置している．左室心筋は肉柱発達が認められ，解剖学的右室の形態と考えられる．また，左室は拡大している．右室心筋は比較的平滑な形態であり，解剖学的左室と考えられる．左房，右房は通常の形態で，それぞれ左室（解剖学的右室），右室（解剖学的左室）と連結している．心室大血管結合不一致，心房心室結合不一致の所見である．以上から修正大血管転位（congenitally corrected transposition of the great arteries）と考えられる

　短軸断面では，左室（解剖学的右室）の肉柱発達が明瞭である（図1-E, F）．収縮期では，中隔が右室側に凸の形状であり，体循環につながる左室圧の方が右室圧より高圧であると考えられる．

　本例は無症候性であり，引き続き外来で経過観察中である．

修正大血管転位の一般的知識と画像所見

　先天性心疾患の頻度（大動脈二尖弁を除く）は，全出生の約1％に認められる[1]．修正大血管転位は先天性疾患の約0.5％に見られる稀な疾患である[2,3]．修正大血管転位では，心房心室結合不一致，心室大血管結合不一致が認められる．右房は僧帽弁を介して解剖学的左室と連結し，解剖学的左室からは肺動脈に血流が供給される．左房は三尖弁を介して解剖学的右室に連結し，解剖学的右室からは大動脈に血流が供給される．したがって，血行動態的には修正されている．

　本症例では合併心奇形を認めていないが，修正大血管転位ではさまざまな心奇形を合併する場合がある．合併心奇形のなかでは心室中隔欠損，解剖学的左室の流出路狭窄（肺動脈閉鎖を含む），三尖弁奇形の頻度が高い[2]．

　近年は，出生前エコーにて本疾患が発見されるようになってきているが，合併心奇形を伴わない場合は，幼少期には無症候性のことが多いため，本疾患に気づかれない場合もある[2]．しかし，解剖学的右室が体心室であるため，成人例では解剖学的右室の機能低下に伴う症状を来しうる．また，刺激伝導系も正常に連結していないため，房室ブロックや頻拍などの不整脈も発症しうる．

鑑別診断のポイント

　本疾患のみでなく，先天性心疾患の診断には心房，心室，大血管の形態およびそれぞれの位置関係を的確に把握することが必須である．記載法を含め，循環器病の診断と治療に関するガイドライン[4]を一読することを勧める．

参考文献

1) Hoffman JI, Kaplan S: The incidence of congenital heart disease. J Am Coll Cardiol 39: 1890-1900, 2002.
2) Hornung TS, Calder L: Congenitally corrected transposition of the great arteries. Heart 96: 1154-1161, 2010.
3) Kilner PJ: Imaging congenital heart disease in adults. Br J Radiol 84: S258-S268, 2011.
4) 成人先天性心疾患診療ガイドライン Guidelines for Management of Congenital Heart Diseases in Adults (JCS 2011). Circulation Journal 73 (Suppl. III), 2009.

血管炎

大型血管炎

(坂本一郎)

血管炎の分類

　血管炎とは血管壁に慢性炎症を来す病態の総称であり，この中には血管炎そのものを主病変とする独立した疾患群（原発性血管炎）と，他の疾患に血管炎を伴う病態（続発性血管炎）が含まれる．原発性血管炎の分類は，疾患概念や病理像，侵される血管の分布などによりさまざまなものが提唱されており，これまでは1994年のChapel Hill Consensus Conference[1]で提唱された分類（CHCC1994, 表1）が標準的な基準として用いられることが多かった．

　CHCC1994分類では10疾患の原発性血管炎が侵される血管径によって，大型血管炎，中型血管炎，小型血管炎の3つに分類されており，この分類における大型血管炎，すなわち原発性の大動脈炎には巨細胞動脈炎（側頭動脈炎）と高安動脈炎が含まれていた．しかしながら，報告されてから約20年が経過し，CHCC1994に含まれていない血管炎の病因や病態の解明が進むにつれて，新たな分類の必要性が指摘されるようになった．このような背景を踏まえ，

表1　血管炎の分類（1994年 CHCC）

大型血管炎
巨細胞性（側頭）動脈炎
高安動脈炎
中型血管炎
結節性多発動脈炎（古典的結節性多発動脈炎）
川崎病
小型血管炎
Wegener肉芽腫症
Churg-Strauss症候群
顕微鏡的多発血管炎（顕微鏡的多発動脈炎）
Henoch-Schönlein紫斑病
本態性クリオグロブリン血症性血管炎
皮膚白血球破砕性血管炎

［文献1）より一部抜粋して作成］

表2　血管炎の分類（2012年 CHCC）

大型血管炎
高安動脈炎
巨細胞性動脈炎
中型血管炎
結節性多発動脈炎
川崎病
小型血管炎
ANCA関連血管炎
顕微鏡的多発血管炎
多発血管炎性肉芽腫症（旧名Wegener肉芽腫症）
好酸球性多発血管炎性肉芽腫症（旧名Churg-Strauss症候群）
免疫複合体性血管炎
抗GBM病
クリオグロブリン血症性血管炎
IgA血管炎（旧名Henoch-Schönlein紫斑病）
低補体血症性蕁麻疹様血管炎（抗C1q血管炎）
多彩な血管を侵す血管炎
Behçet病，Cogan症候群
単一臓器の血管炎
皮膚白血球破砕性血管炎，皮膚動脈炎
原発性中枢神経系血管炎，孤発性大動脈炎，その他
全身疾患に関連した血管炎
ループス血管炎，リウマトイド血管炎
サルコイド血管炎，その他
病因が判明している血管炎
C型肝炎ウイルス関連クリオグロブリン性血管炎
B型肝炎ウイルス関連血管炎，梅毒性大動脈炎
薬剤関連免疫複合体性血管炎，薬剤関連ANCA関連血管炎
腫瘍関連血管炎，その他

［文献2）より改変して転載］

2012年にCHCC1994の改訂が行われCHCC2012[2)]として報告された.

CHCC2012分類について(表2)
1. 血管サイズの定義

CHCC2012では，大型血管は大動脈とその主要分枝および，それらに対応する静脈，中型血管は主要な内臓動脈とその分枝動脈，小型血管は実質内の小動脈〜細動脈〜毛細血管〜細静脈と定義されている(図1).これらの定義に基づき，大型，中型および小型血管炎はそれぞれ大型，中型，および小型血管が優位に侵される疾患群と定義された(図2).

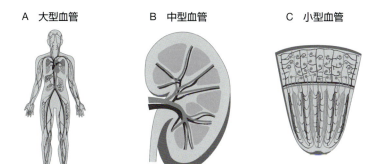

図1　血管サイズの定義(CHCC2012) ［文献2)より一部改変して転載］
CHCC2012では，大型血管は大動脈とその主要分枝および，それらに対応する静脈，中型血管は主要な内臓動脈とその分枝動脈，小型血管は実質内の小動脈〜細動脈〜毛細血管〜細静脈と定義されている.

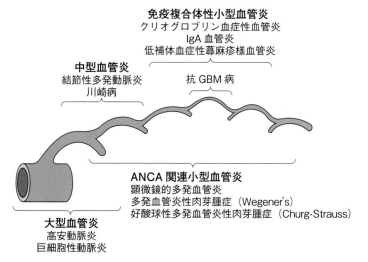

図2　罹患血管のサイズによる血管炎の分類 ［文献2)より一部改変して転載］

このように，血管炎は罹患血管のサイズにより3グループに分類されたが，大型血管炎に属する疾患であっても，大動脈とその主要分枝のみならず，小型および中型血管も同時に侵す可能性があると注釈されている.

2. CHCC1994からCHCC2012への変更点

先に述べたようにCHCC1994では10疾患の原発性血管炎が3つのカテゴリーに分類されていたが，CHCC2012では多くの疾患が新たに採用され，26疾患が7つのカテゴリーに分類されている．大型および中型血管炎のカテゴリーに変更はないが，小型血管炎のカテゴリーには，ANCA関連血管炎と免疫複合体性血管炎がサブカテゴリーとして設けられた．

さらに罹患血管のサイズによる3つのカテゴリーに加えて，①多彩な血管を侵す血管炎 (variable vessel vasculitis)，②単一臓器に限局した血管炎 (single organ vasculitis)，③全身疾患に関連した血管炎 (vasculitis associated with systemic disease)，④病因が判明している血管炎 (vasculitis associated with probable etiology) の4つのカテゴリーが新たに追加された．

3. CHCC2012の臨床的意義

CHCC2012は，罹患血管のサイズによる分類に加えて，病因，病態，病理に基づいた分類も行われている．したがって，掲載疾患には原発性のみならず続発性血管炎も包括されており，血管炎疾患を理解するにはきわめて有用な分類法である．しかしながら，本分類は疾患名称とその定義の確立を目的としており，臨床で用いる「診断基準」とは異なることを理解しておくべきである．

4. CHCC2012に記載されている大型血管を侵す疾患

CHCC2012に掲載されている大型血管炎は，巨細胞性動脈炎と高安動脈炎のみであるが，臨床の現場で大動脈やその一次分枝を侵す疾患に遭遇した場合には，多くの鑑別疾患を考慮すべきである．CHCC2012では，これらの2疾患に加えて，variable vessel vasculitis groupのベーチェット病，single organ vasculitis groupの孤発型大動脈炎（高安動脈炎・巨細胞性動脈炎の一部の症例や感染性大動脈炎，IgG4関連大動脈炎などを含む），vasculitis associated with probable etiology groupの梅毒性大動脈炎が新たに追加され，日常臨床で遭遇する大型血管炎疾患の大部分が包括されるようになった．

以下に大型血管炎の代表的疾患である高安動脈炎と巨細胞性動脈炎の臨床的特徴について述べる．

1）高安動脈炎

高安動脈炎は大動脈とその主要分枝，肺動脈などの弾性血管を侵す原因不明の非特異的な血管炎である．本症の血管病変は，狭窄・閉塞性病変が多いが，拡張性病変や動脈瘤を生じることも少なくない．日本をはじめとするアジア諸国に多く，若年〜中年の女性に好発する．原因は不明であるが，ウイルスなどの感染が誘因となり，引き続き起こる自己免疫的な炎症機序にてT細胞を中心とした血管組織の破壊が進展し，血管病変が出現すると考えられている．また，人種差があり，HLA抗原（HLA-B52やHLA-B39）との相関が明らかであることより，遺伝的要因も推察されている．病理組織学的には，動脈の炎症は外膜，特にvasa vasorum周囲より始まり，最終的には三層全体へと波及していくと考えられている．

わが国の診断基準では，確定診断は画像診断（DSA，CT，MRA）によって行うことが明記されている[2]．すなわち，若年者で本症に特徴的な画像所見（大動脈およびその一次分枝の多

発性の閉塞性あるいは拡張性病変）を認めた場合には，炎症反応が陰性でも本症を第1に疑い，陽性であれば確定診断としてよい．

ただし，確定診断に際しては，①動脈硬化症，②炎症性腹部大動脈瘤，③血管型ベーチェット病，④梅毒性中膜炎，⑤巨細胞性動脈炎，⑥先天性血管異常，⑦細菌性（感染性）動脈瘤を否定する必要がある．

2）巨細胞性動脈炎

本症は，大動脈とその分枝の中型〜大型動脈に起こる肉芽腫性血管炎である．頭蓋外の頸動脈，特に側頭動脈が好発部位であり，以前は側頭動脈炎と呼ばれることが多かった．CHCC2012では「巨細胞性動脈炎は側頭動脈にも病変を認めるが，本症のすべてが側頭動脈を侵すわけではなく，また，他の血管炎でも側頭動脈を侵すことがある」と報告されており，名称として巨細胞性動脈炎を用いることが推奨されている．

50歳以上の高齢者に発症することが多く，女性に多い傾向にある．また，北欧由来の白人に多く，日本人には比較的少ない．本症を示唆する自覚症状は間欠性下顎痛，複視であり，他覚所見としては側頭動脈の圧痛・拍動が重要である．約30％の症例において，大動脈や大動脈弓部分枝に病変を認める．遠隔期に大動脈瘤を合併することがあり，画像診断による長期的な経過観察が必要である．

病理学的には多核巨細胞が出現する巨細胞性動脈炎であるが，高安動脈炎とは病理学的な鑑別はできないとされている．個々の患者の診断は，米国リウマチ学会の巨細胞性動脈炎の分類基準を参考にして臨床医によって行われる．

参考文献

1) Jennette JC, Falk RJ, Andrassy K, et al: Nomenclature of systemic vasculitides: proposal of an international consensus conference. Arthritis Rheum 37: 187-192, 1994.
2) Jennette JC, Falk RJ, Bacon PA, et al: 2012 revised international chapel hill consensus conference nomenclature of vasculitides. Arthritis Rheum 65: 1-11, 2013.

血管炎 高安動脈炎：急性期
Takayasu's arteritis

(坂本一郎)

症例1 40代，女性．不明熱で受診．　　**症例2** 20代，女性．不明熱で受診．

図1　非造影CT

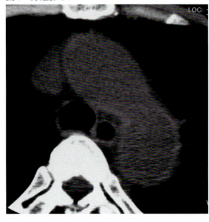

図2-A　造影CT（早期相）

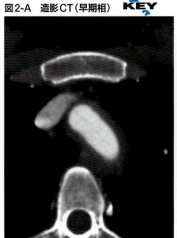

図2-B　造影CT（後期相）

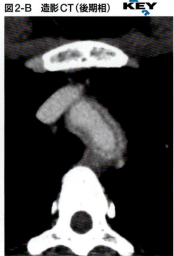

症例3 20代，女性．不明熱で受診．（ステロイド治療による大動脈壁肥厚の改善）．

図3-A　造影MRI（初診時，治療前）

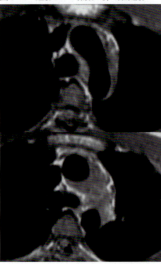

図3-B　造影MRI（治療後）

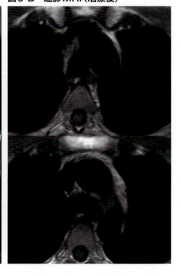

参考症例 巨細胞性動脈炎

図4　造影CT

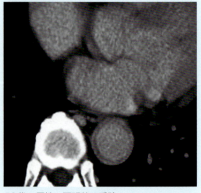

50代，男性．不明熱で受診．
初診時のCT（図4）で胸部下行大動脈にdouble ring enhancementが認められ，高安動脈炎が疑われた．数か月後に間欠性下顎痛や側頭動脈の圧痛が出現し，巨細胞性動脈炎と診断された．（p.304「巨細胞性動脈炎」参照）

参考文献
1) Matsunaga N, Hayashi K, Sakamoto I, et al: Takayasu arteritis: protean radiologic manifestations and diagnosis. RadioGraphics 17: 579-594, 1997.
2) Park JH, Chung JW, Im JG, et al: Takayasu arteritis: evaluation of mural changes in the aorta and pulmonary artery with CT angiography. Radiology, 196: 89-93, 1995.
3) Danve A, O'Dell J: The role of ^{18}F fluorodeoxyglucose positron emission tomography scanning in the diagnosis and management of systemic vasculitis. Int J Rheum Dis 18: 714-724, 2015.

画像の読影

【症例1：急性期高安動脈炎】 非造影CT（図1）で大動脈壁は淡い高吸収域を呈し，壁周囲の脂肪濃度は不整に混濁している．

【症例2：急性期高安動脈炎】 大動脈弓部の壁肥厚が見られる．造影後期相（図2-B）では大動脈壁に二重の染まり（double ring enhancement）が明瞭に認められるが，早期相（図2-A）では不明瞭である．

【症例3：急性期高安動脈炎】 初診時のMRI（図3-A）では胸部大動脈壁は著明に肥厚しているが，ステロイド治療後のMRI（図3-B）では壁肥厚は改善している．

高安動脈炎：急性期の一般的知識と画像所見

本症は不明熱の患者群の中に含まれていることが多く，若年女性が発熱や倦怠感を訴えて来院した場合に，鑑別疾患のひとつとして本症を念頭に置くことが大切である．

急性期では全周性の大動脈壁肥厚が特徴的であり，非造影CTでは肥厚した大動脈壁が高吸収域として認められることが多い（図1）．造影CTの後期相では肥厚した壁にほぼ均一な造影効果が認められるが，注意深く観察すると二重のリング状の染まり（double ring enhancement）が見られることがあり（図2），造影効果のある外側の層は中膜と外膜の血管新生を伴う炎症性変化を，造影効果の乏しい内側の層は内膜のムチン様・ゼラチン様浮腫に相当すると考えられている[1]．

Double ring enhancementは，造影後期相で明瞭に認められることが多く，臨床的に高安動脈炎が疑われる場合には，後期相まで撮影すべきである．急性期の壁の造影効果は造影MRIでも同様に認められ，被ばくを伴わないMRIは治療効果判定や長期の経過観察に有用である（図3）．この時期に診断され，ステロイド治療が開始されると動脈壁肥厚の改善が期待できるが[2]，臨床的には不明熱などの非特異的な炎症所見しか認めない場合が多く，適切な診断がなされていない例も少なくない．したがって，急性期における画像診断の役割は重要であり，不明熱を有する若年女性のCT・MRI診断に際しては，常に本疾患の可能性を念頭に置いて，大動脈やその分枝，さらに肺動脈にも注意を払うべきである．

近年，高安動脈炎などの大動脈炎において，炎症の活動性や病変の広がりの評価にFDG-PETが有用であるとの報告が散見されるが[3]，本邦では保険適応外である．

鑑別診断のポイント

CT，MRIでの大動脈壁の肥厚は，高安動脈炎のほかに，動脈硬化，炎症性腹部大動脈瘤，感染性大動脈瘤，梅毒性大動脈炎，巨細胞性動脈炎などで見られる．また，造影CTにおけるdouble ring enhancementは，巨細胞性動脈炎（図4）や梅毒性大動脈炎でも見られることが報告されている．本症とこれらの疾患との鑑別は，年齢，性別，臨床所見，および多発性の血管病変（大動脈およびその一次分枝や肺動脈病変）の有無を参考にして行われるが，初診時においては，他の疾患，特に巨細胞性動脈炎との鑑別が困難な例も少なからずある．

血管炎 高安動脈炎：慢性期
Takayasu's arteritis

（坂本一郎）

症例1 50代，女性．本症で経過観察中．

図1 造影CTボリューム・レンダリング画像

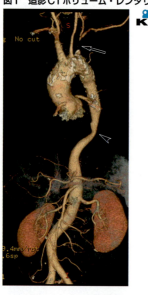

症例2 20代，女性．本症で経過観察中．

図2 造影CT，MPR矢状断像

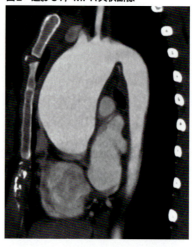

症例3 50代，女性．本症で経過観察中．

図3 造影CT，MPR矢状断像

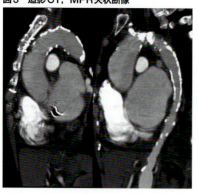

症例4 40代，女性．経過観察中に胸痛があり，CTが行われた．

図4 造影CT，MPR矢状断像

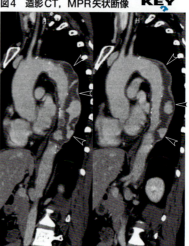

NOTE ●高安動脈炎の合併症
　高安動脈炎の予後を規定する病変としては，①大動脈弁閉鎖不全によるうっ血性心不全，②腎動脈や異型大動脈縮窄による高血圧，③冠動脈病変による虚血性心疾患，④頸動脈病変による脳虚血，⑤動脈瘤破裂などが挙げられるが，なかでも本症の1/3に合併する大動脈弁閉鎖不全は，予後に影響を与える重要な合併症である．

参考文献
1) 坂本一郎，小川洋二，岩永壯二・他：高安動脈炎に合併した大動脈解離の3例．臨床放射線 43: 147-152, 1998.
2) Moriwaki R, Noda M, Yajima M, et al: Clinical manifestations of Takayasu arteritis in India and Japan: new classification of angiographic findings. Angiology 48: 369-379, 1997.
3) Danve A, O'Dell J: The role of ^{18}F fluorodeoxyglucose positron emission tomography scanning in the diagnosis and management of systemic vasculitis. Int J Rheum Dis 18: 714-724, 2015.

画像の読影

【症例1：慢性期高安動脈炎】 左鎖骨下動脈は近位部で閉塞しており（図1；→），胸部下行大動脈遠位部にも高度狭窄を認める（▻）．

【症例2：慢性期高安動脈炎】 上行大動脈の著明な拡張を認める（図2）．

【症例3：慢性期高安動脈炎】 大動脈弓部から胸部下行大動脈にかけて著明な壁の石灰化を認める（図3）．大動脈弓部の3分枝は閉塞している．また，遠位弓部から胸部下行大動脈にかけて内腔の狭小化が見られる．

【症例4：大動脈解離を合併した慢性期高安動脈炎】 遠位弓部から胸部下行大動脈にかけて比較的限局した範囲に偽腔が認められる（図4）．通常の大動脈解離と比べると偽腔壁は不整な形態を呈しており，壁の造影効果も強い（▻）．

高安動脈炎：慢性期の一般的知識と画像所見

急性期に適切な治療が行われないと，寛解，再燃を繰り返し，慢性期に移行することが多い．慢性期の血管病変としては，中膜の炎症細胞浸潤に引き続いて起こる反応性内膜肥厚による狭窄・閉塞性病変が多く，両側鎖骨下動脈，左総頸動脈，胸部下行大動脈，腹部大動脈およびその分枝に好発する（図1）．一方，中膜平滑筋細胞の壊死や弾性線維層の破壊が高度で瘢痕化が軽度の場合には拡張性病変や動脈瘤を生じる．

大動脈の拡張性病変は上行大動脈や大動脈弓部に多く認められるが（図2），動脈瘤は下行大動脈や腹部大動脈に好発する．また，慢性期では壁肥厚とともに壁の石灰化が見られ，全層性に生じるのが特徴である（図3）．稀に大動脈解離を合併するが，Stanford B型が大部分であり，進展範囲は比較的，限局していることが多い（図4）[1]．仮性瘤はきわめて稀であるが，バイパス術後や人工血管置換術後では，炎症再燃時に吻合部瘤を来すことがあり，注意が必要である．

慢性期における病型分類は，多数報告されているが，いずれも病変の存在部位によって分類されており，特にNumanoらの分類がよく用いられている[2]．これは血管造影所見により，本症をI～V型に分類し，さらに冠動脈病変および肺動脈病変の有無を加味したものである．

> **NOTE**
>
> ● 慢性期における再燃の評価
>
> 活動性の評価は赤沈やCRP（C-reactive protein）で行われることが多い．赤沈は急性期に上昇が見られるが，寛解期でも軽度の上昇が見られることが多く，必ずしも病勢を正確に反映しない．赤沈と比べてCRPは急性期診断の感度・特異度ともに優れているが，赤沈と同様にステロイド投与中の再発例では上昇が抑制され，軽度の上昇に留まる．また，寛解期であっても軽度の上昇が見られる場合が多い．したがって，赤沈・CRPによる血液学的診断を行っても寛解期における再発の評価は難しい場合が少なからずある．
>
> 慢性期では活動性がなくてもCT・MRIで壁肥厚が見られることがあり，画像診断による再発の評価も必ずしも容易ではない．そのような症例では，炎症再燃の評価にFDG-PETが有用である（図5）[3]．

参考症例　慢性期高安動脈炎の再燃

図5-A　胸部造影CT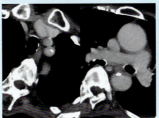

図5-B　FDG-PET/CT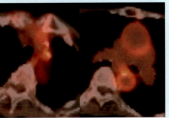

高安動脈炎で経過観察中に発熱と軽度のCRP上昇が認められた．造影CT（図5-A）では大動脈および弓部分枝の壁肥厚と石灰化が見られるが，炎症再燃の評価は困難である．FDG-PET/CT（図5-B）では大動脈および弓部分枝に高集積が見られ，炎症再燃が明らかである．

血管炎 高安動脈炎：肺動脈病変
Takayasu's arteritis

(坂本一郎)

症例1 30代, 女性. 経過観察中に発熱と胸痛が認められた.

図1 造影CT

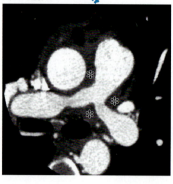

症例2 30代, 女性. 本症で経過観察中.

図2 MRA

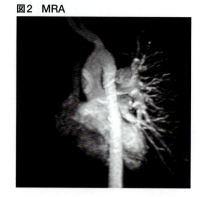

症例3 50代, 女性. 本症で経過観察中.

図3-A CTA, MIP画像

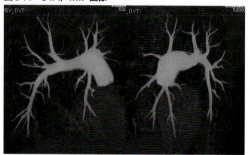

図3-B 左：肺血流シンチグラフィ, 右：ヨード分布画像

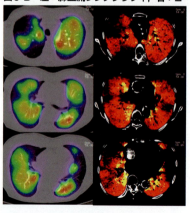

症例4 40代, 女性. 発熱, 胸痛で受診.

図4-A 胸部CT

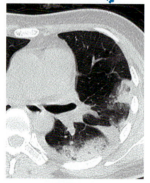

図4-B 肺動脈造影

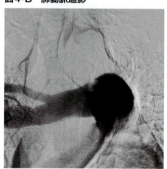

> **NOTE** ● Dual energy CT
>
> ある物質に異なるエネルギーを有するX線を照射すると, 同じ物質でもCT値は変化するが, このCT値の変化量は各物質に固有である. この現象を利用して, 2つの異なる管電圧のX線を同時に照射した時のCT値の変化量に着目し, 物質を同定あるいは分離し, 画像化するのがdual energy imagingである. この理論を用いて肺血管床のヨード分布を抽出し画像化することにより, 肺灌流を評価することが可能である.

画像の読影

【症例1：急性期高安動脈炎】 造影CT（図1）では，上行大動脈や肺動脈中枢部周囲に軟部組織濃度の構造物が見られ（*），肺動脈主幹部から左右肺動脈近位部にかけて狭窄が認められる．

【症例2：慢性期高安動脈炎】 左総頸動脈および左鎖骨下動脈は起始部で閉塞している（図2）．左肺動脈は良好に描出されているが，右肺動脈はまったく描出されておらず，右肺動脈起始部での閉塞が疑われる．

【症例3：慢性期高安動脈炎】 CTA（CT angiography，図3-A）では肺動脈中枢部には明らかな狭窄・閉塞は認めないが，両肺動脈の区域動脈や亜区域動脈に多発性の閉塞が見られる．肺血流シンチグラフィ（図3-B左）では両肺に区域性の欠損域が多発している．dual energy CTを用いたヨード分布画像（図3-B右）でも同様の欠損域が認められ，肺血流の評価が可能である．

【症例4：肺病変で発症した高安動脈炎】 胸部CT（図4-A）で左下葉に浸潤影が認められ，肺炎が疑われた．内科的治療が行われ症状は改善したが，浸潤影の改善は乏しかった．5年後に発熱，胸痛が再発した．造影CTでは大動脈や弓部分枝の壁肥厚が認められ，この時点で初めて高安動脈炎が疑われた．肺動脈造影（図4-B）では左肺動脈は起始部で閉塞しており，初診時の肺病変は肺動脈閉塞に伴う肺梗塞と考えられた．

高安動脈炎：肺動脈病変の一般的知識と画像所見

高安動脈炎に合併する肺動脈病変の頻度は30〜80％と報告されている．肺動脈病変を来しても，通常は無症状のことが多いが，呼吸困難，胸痛，血痰・喀血が見られることもある．また，肺高血圧を来した場合には，右心不全による諸症状を呈することもある．

本症では，通常，肺動脈の中枢部に壁肥厚や内腔の狭小化が見られるが（図1，2），区域動脈より末梢の肺動脈が侵されることもある．病変は，左肺よりも右肺，また下葉よりも上葉に多い傾向がある．肺動脈病変の評価にはCTAやMRA（MR angiography）が有用であるが，末梢肺動脈の評価には肺動脈造影や肺血流シンチグラフィが必要な場合もある．最近では，dual energy CTを用いた肺灌流画像が臨床応用され，本症における末梢肺動脈病変の評価に用いられている（図3）．

稀に，肺梗塞などの肺動脈病変が先行することがあり，その場合には高安動脈炎の確定診断に遅れを来すことがあるので注意が必要である[1]（図4）．

鑑別診断のポイント

本症以外の大型血管炎で肺動脈病変を来すことは稀であり，肺動脈病変の有無は本症と他疾患との鑑別に役立つ重要な所見である．したがって，本症が疑われる場合には，画像診断において大動脈やその分枝のみならず，肺動脈病変の有無にも注意を払うべきである．肺動脈閉塞に伴い側副血行路として気管支動脈が発達するので，造影CTで縦隔や肺門部に気管支動脈の拡張を認めた場合には肺動脈病変を疑う必要がある．

ベーチェット病でも肺動脈に閉塞性病変が見られることがあるが，臨床的に問題となるのは瘤形成であり，瘤破裂は致死的な喀血の原因となる．

参考文献

1) Matsunaga N, Hayashi K, Sakamoto I, et al: Takayasu arteritis: protean radiologic manifestations and diagnosis. RadioGraphics 17: 579-597, 1997.

血管炎 高安動脈炎：冠動脈病変
Takayasu's arteritis

(坂本一郎)

症例1 30代，女性．胸痛で受診．

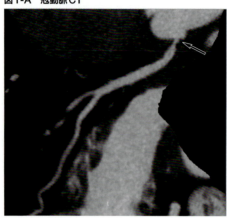

図1-A 冠動脈CT　　　図1-B 冠動脈CT短軸像

症例2 40代，女性．胸痛で受診．

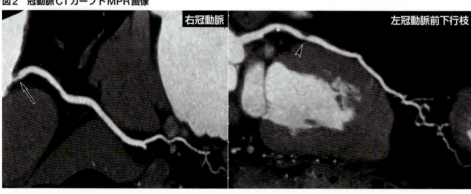

図2 冠動脈CTカーブドMPR画像

症例3 60代，女性．胸痛で受診．

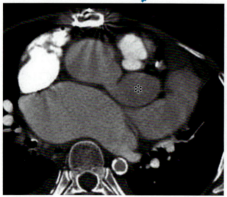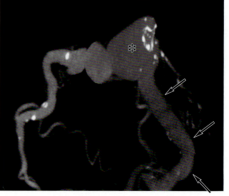

図3-A 冠動脈CT短軸像　　　図3-B 冠動脈CTアンギオグラフィック・ビュー

画像の読影

【症例1：急性期高安動脈炎】 冠動脈CTでは左冠動脈起始部に高度狭窄が見られる（図1-A；→）．冠動脈CT短軸像では上行大動脈起始部から左冠動脈起始部に連続して軟部組織濃度の構造物が見られ，上行大動脈の炎症が冠動脈に直接，波及し狭窄を生じていると考えられる（図1-B；＊）．

【症例2：慢性期高安動脈炎】 冠動脈CT（図2）では，右冠動脈起始部に高度狭窄が見られる（→）．また，左冠動脈前下行枝の近位部にもプラークがあり，軽度の狭窄を伴っている（▸）．

【症例3：冠動脈瘤を合併した高安動脈炎】 冠動脈CT短軸像では，左冠動脈起始部に瘤形成を認める（図3-A；＊）．MIP画像では左冠動脈起始部に瘤が認められ（図3-B；＊），回旋枝はびまん性に拡張している（→）．

高安動脈炎：冠動脈病変の一般的知識と画像所見

冠動脈造影での検討では高安動脈炎患者の10〜30％に冠動脈病変が見られると報告されている．本症では冠動脈入口部の狭窄（ostial stenosis）が多く，上行大動脈の炎症が冠動脈入口部に直接，波及して起こると考えられている（図1）．冠動脈入口部以外にも狭窄（non-ostial stenosis）が見られることがあるが，その場合もほとんどは近位部の狭窄である（図2）．

Non-ostial stenosisは，長期間の冠動脈炎に引き続いて起こる二次的な動脈硬化が原因とされており，罹病期間の長い患者や適切な治療が行われていない患者に見られることが多い．稀ではあるが，冠動脈に瘤形成が見られることがあり，形態としては，入口部〜近位部の限局性拡張や冠動脈全体のびまん性拡張が多い（図3）．冠動脈瘤では血栓性閉塞や末梢塞栓による心筋梗塞や，瘤破裂が問題となる．

先に述べたように，本症の冠動脈病変は入口部〜近位部病変が多く，大部分の症例では冠動脈CTで評価が可能である．最近の報告では[1]，高安動脈炎111例の中で，冠動脈病変が59症例（53％）に認められており，内訳はostial stenosisが28％，non-ostial stenosisが37％，瘤形成が8％である．

鑑別診断のポイント

冠動脈病変のほとんどは動脈硬化性であるが，非動脈硬化性の病変により内腔狭窄を来す場合があり，致死性急性心筋梗塞患者の5％は非動脈硬化性病変によると考えられている．非動脈硬化性冠動脈病変には，血管炎（川崎病，高安動脈炎，全身性エリテマトーデスなど），大動脈解離，特発性冠動脈解離，代謝異常，先天性冠動脈異常，冠動脈血栓症などがある．冠動脈危険因子を有さない症例，特に若年者や閉経前女性における狭心症や心筋梗塞に遭遇した場合には，高安動脈炎を含めたこれらの非動脈硬化性冠動脈病変の可能性を考慮すべきである．

> **NOTE**
>
> ●**川崎病における冠動脈病変**
>
> 臨床的に冠動脈病変が問題となる血管炎は，川崎病と高安動脈炎である．川崎病は幼児から若年小児の急性発熱性疾患でリンパ節腫大と皮膚粘膜病変を特徴とするが，病態は全身の小〜中型の血管を侵す血管炎である．川崎病では，心筋炎，心膜炎，心弁膜症，冠動脈炎などの心臓全体の炎症を来すが，多くは一過性であり，後遺症として問題となるのは冠動脈炎からの冠動脈瘤である．急性期に冠動脈瘤を合併する頻度は10〜20％であるが，1〜2年で消退する症例も多く，最終的に冠動脈瘤に伴う虚血性心疾患は3％弱，心筋梗塞を引き起こすのは2％である．

参考文献

1) Kang EJ, Kim SM, Choe YH, et al: Takayasu arteritis: assessment of coronary arterial abnormalities with 128-section dual-source CT angiography of the coronary arteries and aorta. Radiology 270: 74-81, 2014.

血管炎 巨細胞性動脈炎
giant cell arteritis: GCA

（立神史稔，寺田大晃）

症例1 80代，男性．左視野欠損を主訴に来院．1か月前より両側頭部痛を自覚している．血液検査所見にて，CRPの軽度上昇（2.7mg/dl）と赤沈の亢進（94mm/h）あり．両側の浅側頭動脈が硬く数珠状に触知される．

図1-A 造影CT（動脈相）　　図1-B 造影CT（動脈相）

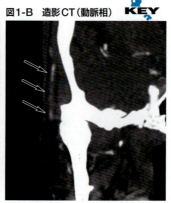

症例2 70代，女性．両側のこめかみに痛みを自覚し，来院．発熱と体重減少を伴う．血液検査所見にて，CRPの上昇（3.1mg/dl）と赤沈の亢進（106mm/h）を認める．

図2-A 造影CT（平衡相）　　図2-B 脂肪抑制T2強調像

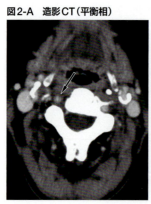
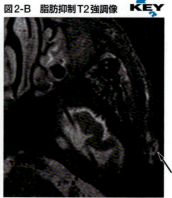

表　米国リウマチ学会による巨細胞性動脈炎の分類基準（1990年）[2]

項目	定義
1）発症年齢が50歳以上	臨床症状や検査所見の発現が50歳以上
2）新たに生じた頭痛	新たに出現した，または新たなタイプの限局性頭痛
3）側頭動脈の異常	頸動脈の動脈硬化と関係のない側頭動脈の拍動性圧痛あるいは脈拍減弱
4）赤沈の亢進	50mm/h以上（Westergren法）
5）動脈生検組織の異常	単核球細胞の浸潤または肉芽腫を伴う炎症があり，多核巨細胞を伴う

上記5項目中3項目以上を満たすとき側頭動脈炎と分類する．

参考文献

1) Jannette JC, Falk RJ, Bacon PA, et al: 2012 revised International Chapel Hill Consensus Conference Nomenclature of Vaculitides. Arthritis Rheum 65: 1-11, 2013.
2) Hunder GG, Bloch DA, Michel BA, et al: The American College of Rheumatology 1990 criteria for the classification of giant cell arteritis. Arthritis Rheum 33: 1122-1128, 1990.
3) Klink T, Geiger J, Both M, et al: Giant cell arteritis: diagnostic accuracy of MR imaging of superficial cranial arteries in initial diagnosis-results from a multicenter trial. Radiology 273: 844-852, 2014.

画像の読影

【症例1】 造影CT動脈相（図1-A, B）にて，右浅側頭動脈の壁肥厚と内腔の狭小化を認める（→）．皮膚生検が施行され，肥厚した動脈壁にて線維組織・肉芽組織の増生と，多数の多核巨細胞を伴うリンパ球・組織球浸潤が確認された．ステロイド治療の後，経過観察されている．

【症例2】 造影CT平衡相（図2-A）にて，右椎骨動脈壁の肥厚と遅延性の濃染を認める（→）．脂肪抑制T2強調像（図2-B）では，肥厚した左浅側頭動脈の動脈壁が高信号を呈している（→）．症例1と同様，皮膚生検の後，ステロイド治療が施行された．

巨細胞性動脈炎の一般的知識と画像所見

巨細胞性動脈炎は，大型・中型の動脈に多核巨細胞を伴う肉芽腫を形成する血管炎である．いずれの動脈も傷害されうるが，特に頸動脈の頭蓋外分枝（浅側頭動脈，後頭動脈，顎動脈，眼動脈）と椎骨動脈が高頻度で傷害される．以前は側頭動脈炎と呼ばれていたが，側頭動脈以外の動脈にも炎症が存在することから，現在は巨細胞性動脈炎（giant cell arteritis：GCA）に統一されている（Chapel Hill分類）[1]．原因は不明であるが，遺伝要因としてHLA-DR4遺伝子との相関が報告されている．50歳以上の高齢者に好発し，女性にやや多い（男女比1：1.7）．欧米系白人に多く，日本を含むアジア人には少ない．

各血管の炎症または虚血に起因するため，多彩な症状を示す．頭痛が最も多く，約2/3の症例に認められる．拍動性の側頭部痛が特徴であり，肥厚した浅側頭動脈を結節状に触知する．咀嚼筋虚血による下顎跛行（jaw claudication），虚血性視神経症・視力低下を来し，約30%にリウマチ性多発筋痛症（polymyalgia rheumatica：PMR）の合併を認める．大血管においては胸部，腹部大動脈に瘤や解離を生じることがある．その他，全身症状として炎症に伴う発熱，倦怠感，食欲低下，体重減少などが認められる．血液検査ではCRP（C-reactive protein）の上昇や赤沈亢進を認める．約10%は失明に至るため，早期診断と早期治療が重要である．診断には米国リウマチ学会による分類基準（1990年）が参考にされる（表）[2]．

診断には側頭動脈の超音波評価が有用とされており，側頭動脈壁の内膜浮腫や細胞浸潤を反映したhalo signが検出される．感度・特異度とも高く，治療効果判定にも有用である．カラードプラ超音波検査では乱流と動脈の内腔狭窄を認める．CTやMRI・MRAでは動脈の内腔狭窄や肥厚した動脈壁の造影増強効果を認め，脂肪抑制T2強調像では肥厚した動脈壁が高信号を呈する[3]．PET-CTは臨床症状に乏しい症例などでも血管壁に集積を認め，早期発見が可能であるが，日本では保険適用となっていない．

鑑別診断のポイント

罹患部位が巨細胞性動脈炎と類似している疾患として，高安動脈炎が挙げられる．画像のみでの鑑別はしばしば困難であるが，高安動脈炎はより若年者に発症し，女性の比率が高い．また，高安動脈炎では肺動脈，腎動脈，大動脈の狭窄を高頻度に認め，側頭動脈の炎症を認めることは稀である．動脈硬化症も各動脈の狭窄・閉塞を来しうるが，頭痛，下顎跛行などの臨床的特徴が異なる．

肺循環 肺血栓塞栓症と深部静脈血栓症
pulmonary (thrombo)embolism and deep vein thrombosis

（山田祥岳，山田 稔，杉浦弘明，陣崎雅弘）

症例 60代，男性．増悪する呼吸困難があり，まず非造影CTが施行された．その後，肺動脈CT angiographyと腹部〜下肢CT venographyが施行された．

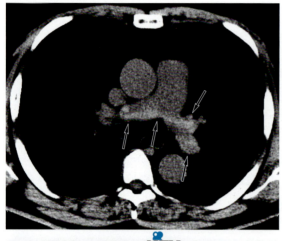

図1-A 胸部非造影CT（WW 100，WL 40）

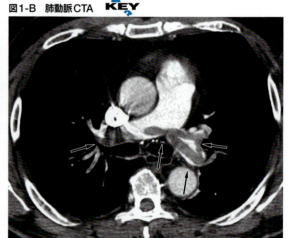

図1-B 肺動脈CTA

図1-C 下肢CT venography

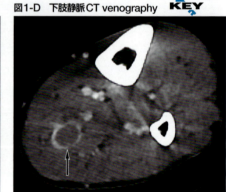

図1-D 下肢静脈CT venography

参考文献

1) Quiroz R, Kucher N, Zou KH, et al: Clinical validity of a negative computed tomography scan in patients with suspected pulmonary embolism: a systematic review. JAMA 293: 2012-2017, 2005.
2) Stein PD, Fowler SE, Goodman LR, et al: Multidetector computed tomography for acute pulmonary embolism. N Engl J Med 354: 2317-2327, 2006.
3) Hartmann IJ, Lo RT, Bakker J, et al: Optimal scan delay in spiral CT for the diagnosis of acute pulmonary embolism. J Comput Assist Tomogr 26: 21-25, 2002.

画像の読影

コントラストを強調した胸部非造影CT（ウィンドウ幅100HU，ウィンドウレベル40HU）にて，肺動脈幹遠位部から左右肺動脈にかけて，脈管内に高吸収構造を認め（図1-A；→），新鮮な血栓と考えられる．肺血栓塞栓症が疑われ，直後に肺動脈CTA（CT angiography）が行われた．肺動脈幹遠位部から左右肺動脈にかけて，肺動脈内に造影効果が欠損する部位（相対的な低吸収域）を認め（図1-B；→），肺血栓塞栓症と診断された．下肢CT venographyでは，拡張した左膝窩静脈内と，拡張した左ヒラメ筋静脈内に造影欠損部位（相対的な低吸収域）を認め（図1-C, D；→），深部静脈血栓と診断された．

肺血栓塞栓症と深部静脈血栓症の一般的知識と画像所見

　肺血栓塞栓症は，急性と慢性に分類される．急性肺血栓塞栓症は，心臓内や静脈で形成された血栓が遊離して，急激に肺血管を閉塞することによって生じる疾患である．原因となる塞栓子の多くは，下肢や骨盤内の深部静脈血栓であり，そのため，肺血栓塞栓症と深部静脈血栓症を一連の病態と捉え，静脈血栓塞栓症という疾患名でも扱われる．急性肺血栓塞栓症の多くは，胸痛，呼吸困難を主訴として発症することが多く，重症例では急性右心不全により突然死を来すこともある．

　肺血栓塞栓症の診断において，MDCTによる肺動脈CTA（図1-B）は，肺動脈撮影に匹敵する高い感度と特異度を有するだけでなく，陰性的中率も99.1％と高い[1]．そのため，肺動脈CTAにて，肺動脈血栓塞栓の存在診断だけではなく，陰性所見の場合に肺血栓塞栓症をほぼ確実に否定することができる．さらに続けて，下肢CT venography（図1-C, D）を施行することによって，原因追究や塞栓源の検索が1回の検査で完結できるため[2]，現在における肺血栓塞栓症の画像診断の第一選択はMDCTと考えてよいと思われる．

　肺血栓塞栓症の正確なCT診断において重要なのは，良好な造影効果を得ること，薄いスライス厚の画像で診断することである．良好な造影効果を得るためには，各施設のCT機器に適した，肺血栓塞栓症評価のための専用撮像プロトコールを設定する必要がある．造影剤は，右上肢（主に肘静脈）から，投与速度3～4ml/秒程度で投与する．撮影タイミングに関しては，患者の体格や肺循環時間などに大きく左右されるため，右心系あるいは肺動脈幹に関心領域を設定したbolus-tracking法を利用すれば，タイミングを外すことが少なくなる．ただし，撮像遅延時間を20秒に固定した場合と有意差はないとの報告もある[3]．

　下肢CT venographyの撮影タイミングは通常4～5分以降で行うことが多いが，静脈の造影が不十分な場合があり，その場合にはさらに時間をおいて遅延相を再度撮影することが必要である．下肢静脈血栓の好発部位としては，末梢のヒラメ筋内の静脈，膝窩静脈，大腿静脈～腸骨静脈が挙げられる．腸骨静脈血栓は左側に多く，総腸骨動脈による圧排や仙骨岬角による圧迫が原因と考えられている．また，医原性深部静脈血栓症の原因である大腿静脈カテーテル周囲も注意して読影する必要がある．

鑑別診断のポイント

　肺血栓塞栓症の正確なCT診断のためには，肺動脈1本1本を丁寧に観察する必要がある．肺門部のリンパ節，造影されていない肺静脈，気管支内粘液栓，streak artifact, motion artifactによる低吸収域などを肺動脈血栓塞栓と見間違えないよう注意を要する．鑑別する疾患としては，稀であるが肺動脈肉腫や肺動脈腫瘍塞栓がある．下肢CT venographyにおいては，下肢静脈造影が不十分な場合に血栓の範囲や量を過大評価することがあるので注意を要する．

肺循環 Massive/submassive pulmonary embolism

（山田祥岳, 山田 稔, 杉浦弘明, 陣崎雅弘）

症例 30代, 男性. 呼吸困難, 胸痛, 血圧低下傾向（収縮期血圧 100 mmHg 程度）, 頻脈（130 bpm）があり, 肺動脈 CTA が施行された.

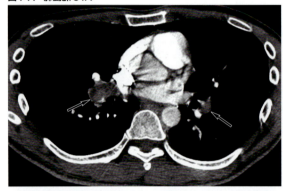

図1-A　肺動脈CTA

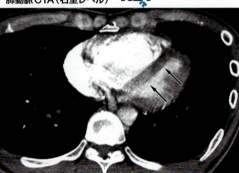

図1-C　肺動脈CTA（右室レベル）

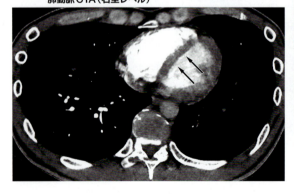

図1-E　急性肺血栓塞栓症治療後（tPA＋ヘパリン治療後）, 肺動脈CTA（右室レベル）

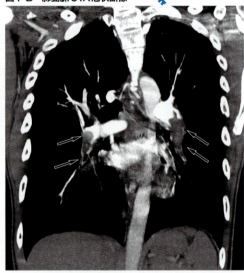

図1-B　肺動脈CTA冠状断像

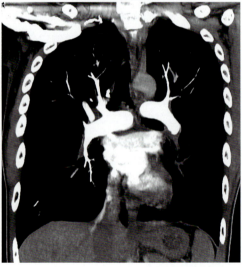

図1-D　急性肺血栓塞栓症治療後（tPA＋ヘパリン治療後）, 肺動脈CTA冠状断像

画像の読影

肺動脈CTA（CT angiography）横断像（図1-A），冠状断像（図1-B）にて，両側肺動脈内に粗大な造影欠損（相対的な低吸収域）を認め（→），粗大な肺血栓塞栓症の所見である．右室のレベルの横断像（図1-C）にて，右室は著明に拡大し，左室を圧排している（心室中隔は左室側に偏位している，→）．心エコー検査でも，右心負荷所見があり，submassive型の急性肺血栓塞栓症と診断され，組織プラスミノーゲン活性化因子（tissue plasminogen activator：tPA）と，ヘパリンによる治療が行われた．治療後の冠状断像にて（図1-D），粗大な肺血栓塞栓の大部分は消失し，また，治療後の横断像（図1-E）では，治療前の図1-Cで認められた右室の拡大は改善し，心室中隔の位置は正常に戻っている（→）．

Massive/submassive pulmonary embolismの一般的知識と画像所見

国外の学会によるガイドラインや研究者の定義によって，急性肺血栓塞栓症の重症度分類は少しずつ異なっている．そのうちの1つの分類法として，心エコー上の右心負荷所見の有無により本疾患の予後や再発率が有意に異なることを受けて，急性肺血栓塞栓症は，①collapse型，②massive型，③submassive型，④non-massive型の4つに分類される[1)2)]．

①collapse型：心停止あるいはそれに近い状態を呈する症例

②massive型：血行動態不安定症例（新たに出現した不整脈，脱水，敗血症などが原因ではなく，ショックあるいは収縮期血圧90mmHg未満あるいは40mmHg以上の血圧低下が15分以上継続する症例）

③submassive型：血行動態安定（上記以外）かつ心エコー上，右心負荷がある症例

④non-massive型：血行動態安定（上記以外）かつ心エコー上，右心負荷のない症例

また，肺血管床の50%以上の閉塞，あるいは2つ以上の葉動脈の閉塞をmassive pulmonary embolismと定義することもあり[3)4)]，画像所見のみで診断する場合に臨床上，実践的な定義である．massive pulmonary embolismは，肺動脈圧上昇，右心不全，左室の前負荷減少などを来し，画像所見として，右室拡大（心室中隔の左室側への偏位），左房縮小の所見が認められる．これらの所見が認められた場合，認められなかった場合に比べて予後不良であり，肺血栓塞栓症におけるリスクの層別化に有用であるとされている[3)]．

鑑別診断のポイント

Massive/submassive型を含む急性肺血栓塞栓症の主要な自覚症状は，呼吸困難と胸痛である．臨床的には，呼吸困難と胸痛を示す疾患として，気胸，肺炎，胸膜炎，慢性閉塞性肺疾患，慢性閉塞性肺疾患の悪化，肺癌などの肺疾患，心不全などを鑑別する必要があるが[1)]，基礎疾患，危険因子や発症状況，D-ダイマー含む血液所見を踏まえて本疾患の可能性を考え，適切な肺動脈CTAを施行すれば診断は比較的容易である．その際に，血栓塞栓の範囲（量）と，リスク層別化に有用である右室拡大などの所見にも注意する．

参考文献

1) JCS Joint Working Group: Guidelines for the diagnosis, treatment and prevention of pulmonary thromboembolism and deep vein thrombosis（JCS 2009）. Circ J 75: 1258-1281, 2011.
2) Guidelines on diagnosis and management of acute pulmonary embolism. Task force on pulmonary embolism, European Society of Cardiology. Eur Heart J 21: 1301-1336, 2000.
3) Ocak I, Fuhrman C: CT angiography findings of the left atrium and right ventricle in patients with massive pulmonary embolism. AJR 191: 1072-1076, 2008.
4) Wood KE: Major pulmonary embolism: review of a pathophysiologic approach to the golden hour of hemodynamically significant pulmonary embolism. Chest 121: 877-905, 2002.

2. 大血管

肺循環 肺動静脈奇形
pulmonary arteriovenous malformation: PAVM

（吉田守克）

症例 50代，女性．腰痛にて入院時のスクリーニング胸部単純X線写真にて，異常陰影を指摘された．

図1-A 非造影CT（肺野条件）
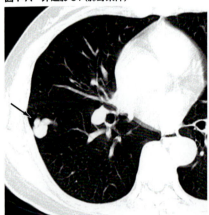

図1-B 非造影CTスラブMIP画像（肺野条件）
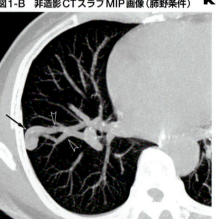

図1-C 造影CT
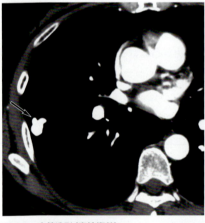

図1-D 造影CTボリューム・レンダリング画像
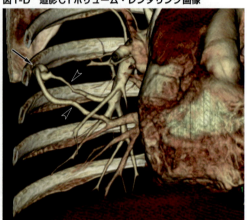

図1-E 血管造影（塞栓術前）
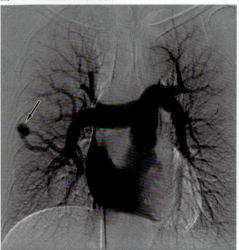

図1-F 血管造影（塞栓術後）
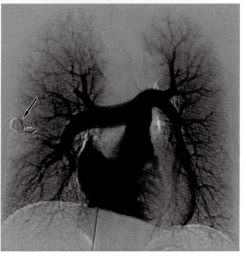

画像の読影

右肺下葉の末梢に境界明瞭，不整形の結節影が認められ（図1-A；→），スラブMIP画像（図1-B）では結節（→）に連続する血管構造（►）が認められる．造影CTでは肺血管と同等の強い増強効果が認められ（図1-C；→），肺動静脈奇形と診断された．3次元CT（図1-D）では，ナイダス（→）と流入動脈，流出静脈（►）の関係が明瞭に描出されている．金属コイルを用いた塞栓術が施行され，経過良好である（図1-E, F；→）．

肺動静脈奇形の一般的知識と画像所見

肺動静脈奇形（pulmonary arteriovenous malformation：PAVM）は，肺動脈と肺静脈が正常の毛細血管床を介さずに，異常な交通を来した疾患である．発生頻度は，2～3/100,000と稀な疾患であるが，潜在性脳梗塞患者では頻度が高いことが知られている[1]．肺動静脈奇形は通常先天的な疾患であり，47～80%の症例は遺伝性出血性毛細血管拡張症（hereditary hemorrhagic telangiectasia：HHT，別名 Osler-Weber-Render病）に関連しているとされる[1]．

臨床症状としては，低酸素血症，喀血，稀に血胸などが認められる．一過性脳虚血発作，脳梗塞，脳膿瘍を生じることがあり，本疾患の重篤な合併症となる．通常，40～60代で発症するが，HHTが背景にある場合には，より若年で発症する．無症状で，本症例のごとくスクリーニングの胸部単純X線写真で偶然発見されることも多い．

治療は金属コイルによる塞栓術（血管内治療）が第一選択となるが[2]，肺動静脈の大きさや流入動脈・流出静脈などの数から，切除が行われる場合もある．流入動脈，流出静脈が1本のsimple型が80%，流入動脈が複数でナイダスが複雑なcomplex型が20%程度とされ，約30%では多発病変が見られる[3]．

鑑別診断のポイント

症状からは，心房中隔欠損症や肝腎症候群が鑑別疾患名に挙がる．胸部単純X線写真，胸部CTでは境界明瞭な結節影として見られるため，肺癌が鑑別すべき疾患となるが，流入動脈および流出静脈を同定することで診断可能である．

造影CTでは，血管と同等の強い増強効果を呈する．CT画像では，動静脈奇形の大きさ，流入動脈・流出静脈の数，吻合の位置などが判定でき，治療方針決定に重要である．また，HHTとの関連もあり，全身の血管異常の評価も考慮する必要がある．シャント流量の評価には，造影心エコーのほか^{99m}Tc-MAAによる肺血流シンチグラフィを応用したシャント率測定が用いられ，シャント率の正常値は10%未満とされている．

> **NOTE** ●遺伝性出血性毛細血管拡張症（HHT）
> 常染色体優性遺伝疾患で，本邦では1/5,000～8,000人の頻度と言われている．繰り返す鼻出血，皮膚や粘膜の毛細血管拡張，肺・脳・肝・脊髄・消化管などに動静脈奇形が認められる．

参考文献

1) Patti G, D' Antonio L, Sedati P, et al: Percutaneous closure of a pulmonary arteriovenous malformation in young patient with cryptogenic stroke. JACC Cardiovasc Interv 6: e26-27, 2013.
2) Trerotola SO, Pyeritz RE: PAVM embolization: an update. AJR 195: 837-845, 2010.
3) White RI Jr, Mitchell SE, Barth KH et al: Angioarchitecture of pulmonary arteriovenous malformations: an important consideration before embolotherapy. AJR 140: 681-686, 1983.

肺循環 肺高血圧症
pulmonary hypertension

(尾田済太郎)

症例1 60代，女性．全身性強皮症にて加療中．間質性肺炎と肺高血圧を指摘されている．

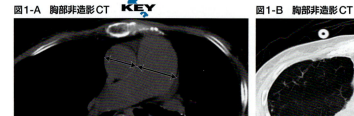

図1-A　胸部非造影CT　　図1-B　胸部非造影CT

症例2 70代，女性．労作時息切れの精査目的にCTを施行．

図2-A　胸部非造影CT　　図2-B　胸部非造影CT

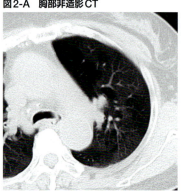
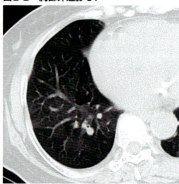

症例3 40代，女性．労作時呼吸困難，易疲労感，動悸を主訴に受診．

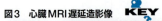

図3　心臓MRI遅延造影像

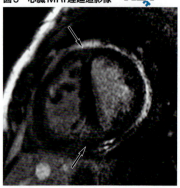

表　肺高血圧症の臨床分類（ダナポイント分類）

第1群	肺動脈性肺高血圧症
第2群	左心性心疾患に伴う肺高血圧症
第3群	肺疾患および/または低酸素血症に伴う肺高血圧症
第4群	慢性血栓塞栓性肺高血圧症
第5群	詳細不明な多因子のメカニズムに伴う肺高血圧症

参考文献
1) 循環器病の診断と診療に関するガイドライン（2011年度合同研究班報告）．肺高血圧症治療ガイドライン（2012年改訂版）．
2) Freed BH, Gomberg-Maitland M, Chandra S, et al: Late gadolinium enhancement cardiovascular magnetic resonance predicts clinical worsening in patients with pulmonary hypertension. J Cardiovasc Magn Reson 14: 11, 2012.
3) Bradlow WM, Gibbs JS, Mohiaddin RH: Cardiovascular magnetic resonance in pulmonary hypertension. J Cardiovasc Magn Reson 14: 6, 2012.

画像の読影

【症例1：強皮症の肺病変に伴う肺高血圧症】　胸部CTにて中枢側肺動脈径は著明に拡張している．肺動脈主幹部の径は上行大動脈の径よりも大きい（図1-A；←）．肺野には全身性強皮症による間質性肺炎を認める（図1-B）．強皮症の肺病変に伴う肺高血圧症と考えられる．

【症例2：慢性血栓塞栓性肺高血圧症】　胸部CT（図2）にて両側肺にモザイク状の透過性亢進域を認める．この透過性亢進域内部の肺血管影は狭小化しており，肺血流低下による変化が示唆される．いわゆるモザイク灌流の所見である．その後の精査にて，慢性血栓塞栓性肺高血圧症と診断された．

【症例3：特発性肺動脈性肺高血圧症】　心臓MRIの遅延造影にて，右室接合部の心室中隔に斑状の遅延造影を認める（図3；→）．右心負荷を示唆する所見であり，肺高血圧症で認められやすい遅延造影パターンである．その後の精査にて，特発性肺動脈性肺高血圧症と診断された．

肺高血圧症の一般的知識と画像所見

肺動脈圧の上昇を来す疾患の総称であり，安静臥床の平均肺動脈圧が25mmHg以上と定義される．そのうち，肺動脈楔入圧が15mmHg以下の場合を肺動脈性肺高血圧と定められている．肺高血圧症は，表のごとく5群に分類されている．

肺高血圧症の症状としては，労作時呼吸困難，易疲労感，動悸，胸痛，失神などが見られ，高度肺高血圧症では労作時の突然死の危険性がある．肺高血圧症の診断は病歴や身体所見，胸部単純X線写真，呼吸機能検査，心エコーなどを行い，臨床分類1〜5群の鑑別を行いつつ，右心カテーテルを用いて肺血行動態を直接計測し確定診断を行う．診断補助としてCTやMRIも行われる．診断技術の進歩に伴って，近年，診断のつく患者数が増加傾向にある．治療方針は臨床分類によって異なるため，各種モダリティを用いて鑑別診断を行うことは重要である．治療については『肺高血圧症治療ガイドライン（2012年改訂版）』[1)]を参照いただきたい．

肺高血圧症の画像所見は臨床分類によりさまざまであるが，右室肥大や肺動脈拡張などの右心負荷所見は共通して認められる．胸部単純X線写真やCTでは中枢部肺動脈の拡張と末梢側肺動脈の狭細化が見られやすい．CTで肺動脈主幹部径が28mm以上で，上行大動脈径より大きいことが目安とされている．肺動脈主幹部径は肺動脈圧とよく相関するとされている．肺動脈性肺高血圧症や慢性血栓塞栓性肺高血圧症では，モザイク灌流（肺動脈の慢性的な血流低下によるモザイク状の肺野濃度低下域と内部の肺血管狭小化）を認めることがある．肺静脈閉塞性肺高血圧症（第1群の亜型）では，中枢部肺動脈拡張に加えて，小葉間隔壁肥厚やすりガラス影を伴いやすい．

最近では，心臓MRIの有用性も多く報告されている．肺高血圧症の心臓MRI所見としては，右心肥大，右心系の拡張，三尖弁閉鎖不全，心室中隔の異常運動，右室接合部の心室中隔に見られる遅延造影が報告されている．特に遅延造影は重症例に多く認められ，予後不良の重要な因子とされる．

鑑別診断のポイント

肺高血圧の存在そのものよりは，その原因の鑑別および臨床分類の診断が重要である．『肺高血圧症治療ガイドライン（2012年改訂版）』に診断アルゴリズムが提唱され，確定診断は右心カテーテルにて行われる．心臓MRIの遅延造影は予後の評価に有用である．

314 2. 大血管

肺循環 Pulmonary veno occlusive disease: PVOD ― 肺静脈閉塞症

（坂田友紀，小山 貴）

症例 50代，男性．約1年半前に急性骨髄性白血病に対して臍帯血移植．低酸素血症を認めた．心エコーでは著明な肺高血圧あり．

図1-A 非造影CT

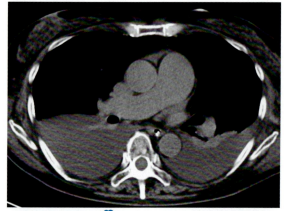

図1-B 非造影CT KEY

図1-C 非造影CT KEY

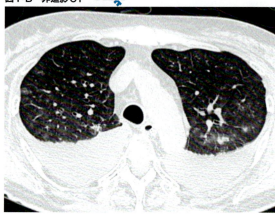
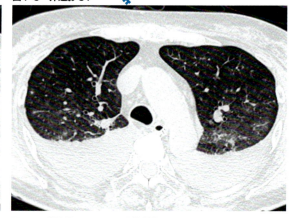

図1-D 非造影CT，MPR冠状断像

図1-E 非造影CT，MPR冠状断像

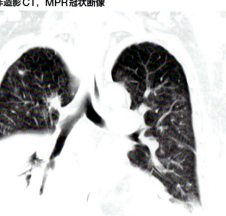
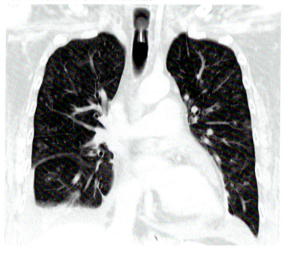

画像の読影

　非造影CTにおいて肺動脈の拡張と両側胸水貯留を認める（図1-A）．両側肺内に小葉間隔壁の肥厚と，小葉中心性の斑状すりガラス影が散見する（図1-B〜E）．心臓および腎臓には肺水腫を説明できる所見は認められず，上記画像所見と併せて臍帯血移植後であることより，PVODの可能性が疑われた．

Pulmonary veno occlusive disease(PVOD) の一般的知識と画像所見

　PVODは肺静脈・細静脈における内膜の肥厚と閉塞，およびそれに伴う二次的な肺高血圧症を特徴とする病態である．従来，肺毛細血管腫症（pulmonary capillary hemangiomatosis）との異同が問題であったが，最近では類似の病態と考えられ，2008年に発表された肺動脈高血圧症のダナポイント（Dana point）分類でも同一のサブグループとしてまとめられている．

　PVODはさらに原発性（原因不明のもの）と強皮症などの膠原病，HIV感染，骨髄移植，抗癌剤などに続発するものに分類される．特発性肺動脈性肺高血圧症（idiopathic pulmonary arterial hypertension：IPAH）の5〜10%，人口100万人当たり0.1〜0.2人で見られる稀な疾患である．初期では浮腫状の疎性結合織による静脈閉塞が見られるが，進行に伴い密な結合組織に置換され，肺動脈にも中膜および内膜の肥厚が認められる．

　症状は肺高血圧症が主体であり，組織学的には原発性肺高血圧症と異なる病態であるものの，臨床症状や血行動態などは通常の肺高血圧と同様であり，労作時呼吸困難，チアノーゼ，血痰など非特異的である．古典的な診断の三徴としては，①肺動脈圧の上昇，②肺動脈楔入圧正常，③肺水腫に類似する画像所見が挙げられる（が，実際にこれらの所見が早期に揃うことは少ない）．

　通常の肺高血圧症と比較してPVODに特徴的な点としては，男性優位である点，喫煙者に多い点，安静時であっても動脈血酸素分圧が低い点，肺拡散能の低下が見られる点，6分間歩行試験で歩行中に著明なSpO_2の低下が見られる点などが挙げられる．

　画像診断においては肺動脈拡張や両側胸水貯留は肺高血圧症として非特異的な所見であるが，肺動脈性高血圧症と異なり，小葉中心性の粒状・斑状すりガラス影，胸膜直下の小葉間隔壁の肥厚，リンパ節腫大が見られる．

　予後は非常に不良で，肺動脈性高血圧症で用いられる治療の効果は低く，最終的には強い肺うっ血を来す．現在のところ，根治的治療は肺移植のみである．

　肺動脈性肺高血圧症と診断して血管拡張薬を投与すると症状が増悪することがあり，正確な診断が非常に重要である（厳密な診断にはVATS下での生検による組織学的精査が必要となるが，患者の状態が悪く，生検が困難なことが多い．また，生検に伴う侵襲により状態が悪化することもある．右心カテーテル検査，HRCT，動脈血液ガス，肺機能検査など侵襲性の低い検査を組み合わせることにより，リスクの高い肺生検を避けることができる）．

【略語】
　VATS：video-assisted thoracic surgery（ビデオ胸腔鏡下手術）

参考文献
1) Montani D, Price LC, Dorfmuller P, et al: Pulmonary veno-occlusive disease. Eur Respir J 33: 189-200, 2009.
2) Resten A, Maitre S, Humbert M, et al: Pulmonary hypertension: CT of the chest in pulmonary venoocclusive disease. AJR 183: 65-70, 2004.

肺循環 部分肺静脈還流異常症
partial anomalous pulmonary venous return: PAPVR

（木藤雅文）

症例 50代，女性．呼吸苦を主訴に来院し，心臓超音波検査にて右心系と肺動脈の拡大，肺動脈圧の上昇を認めた．心臓CTにて精査が行われた．10代の時に心房中隔欠損症にて閉鎖術の既往がある．

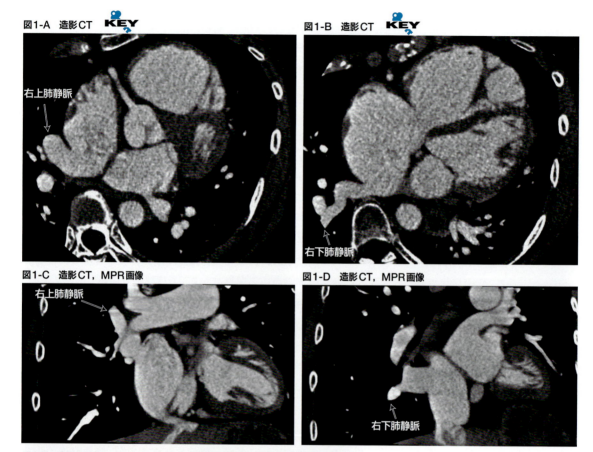

図1-A 造影CT
図1-B 造影CT
図1-C 造影CT，MPR画像
図1-D 造影CT，MPR画像

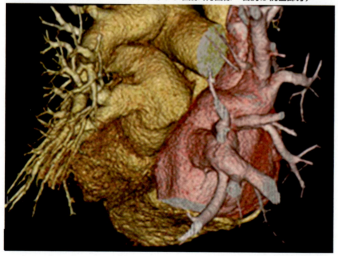

図1-E 造影CTボリューム・レンダリング画像（背面像：右房は桃色部分）

画像の読影

右房に異常還流する右肺静脈を認める（図1）．左肺静脈は通常通りに左房へ還流している．心房中隔には欠損などの明らかな異常所見は指摘できない．心拡大があり，特に右心系，肺動脈の拡大を認める．部分肺静脈還流異常症と考えられる．

部分肺静脈還流異常症の一般的知識と画像所見

通常は胎齢25〜30日にかけて，肺原基内に形成されている肺静脈叢が左房後壁に出芽した共通肺静脈と結合し，共通肺静脈が最終的に左房後壁に吸収されることにより，肺静脈—左房交通が完成する．肺静脈還流異常は肺静脈系が左房ではなく，体静脈系につながる先天性心疾患である．全肺静脈還流異常と部分肺静脈還流異常に分類される．部分肺静脈還流異常は4本の肺静脈のうち，1〜3本が体静脈系に還流する．頻度は一般剖検例の0.6％に認められるとの報告がある．肺静脈の一部が右房，腕頭静脈，大静脈や冠静脈洞に還流するものなど種々の還流異常パターンがある．

合併する心奇形としては心房中隔欠損症が最も多い（85〜90％）．その他，大血管転位症，心内膜床欠損症，総動脈管症，先天性僧帽弁閉鎖症などを合併することがある．心房中隔欠損症の約6〜9％に部分肺静脈還流異常を合併し，左右シャントを介して肺血流量が増加する（右心系の容量負荷）．

異常還流する肺静脈の本数や心房中隔欠損症の合併の有無により異なるが，動悸，呼吸困難，多呼吸，チアノーゼなどの症状を来す．心房中隔欠損がなく異常還流する肺静脈が少ない場合は症状を呈さず，成人期に偶然発見されることもある．

有意な左右短絡（肺体血流比：Qp/Qs≧2.0）が手術適応とされるが，シャント量が少なく臨床的に問題にならないこともある．

単純X線写真で異常肺静脈が疑われることがあるが，詳しい奇形の把握には造影CTが必要である．異常肺静脈の合流部位や合流血管の評価には3次元画像や多断面再構成法が有用である．また，Qp/Qsや血流の評価にはMRIが用いられることもある．

鑑別診断のポイント

鑑別としては左上大静脈，肺静脈瘤，左上肋間静脈がある．

参考文献

1) Ho ML, Bhalla S, Bierhals A, Gutierrez F: MDCT of partial anomalous pulmonary venous return (PAPVR) in adults. J Thorac Imaging 24: 89-95, 2009.
2) Gotsman MS, Astley R, Parsons CG: Patial anomalous pulmonary venous drainage in association with atrial septal defect. Br Heart 27: 566-571, 1965.

肺循環 シミター症候群：部分肺静脈還流異常症
Scimitar syndrome - partial anomalous pulmonary venous return: PAPVR　　（坂田友紀，小山 貴）

症例 70代，男性．検診の胸部単純X線写真で右側に心陰影を認め，エコーで部分肺静脈還流異常症が疑われた．

図1-A　胸部単純X線像

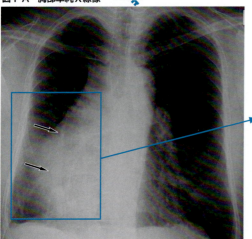
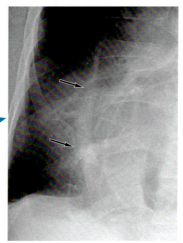
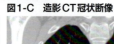

図1-B　造影CT冠状断像　　図1-C　造影CT冠状断像　　図1-D　造影CT冠状断像

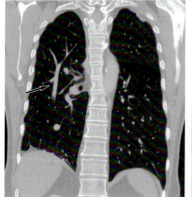
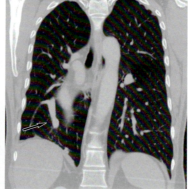
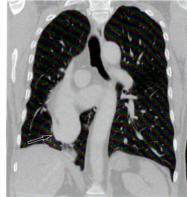

図1-E　造影CT

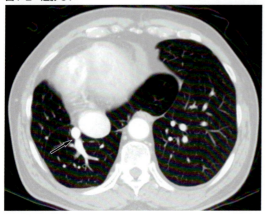

画像の読影

右中肺野から頭尾方向へ走る線状影を認める（図1-A；→）．各肺葉静脈が合流して異常血管を形成し，下大静脈へ合流している（図1-B～E；→）．また，右下葉の低形成により心臓の右胸腔内への偏位が見られる（図1-A, E）．

シミター症候群の一般的知識と画像所見

部分的肺静脈還流異常（PAPVR）の一種である．右肺静脈が心右縁を縦走し，体循環（ほぼ下大静脈）に還流するものをいう．異常肺静脈により，右下肺野に三日月刀のような弧状の異常肺静脈（シミターサイン）が見られるのが特徴である．シミターとはオスマントルコ帝国をはじめとしてかつての中東で用いられた三日月刀の一種である．10万人に1～3人程度の稀な奇形であり，わずかに女性に多い．右肺の低形成を伴い，肺低形成による心臓の右方偏位が見られるのも，この症候群に特徴的な所見である．

成人では無症状のことが多く，検診で発見される例が多い．左右シャントを呈するため，シャント率によっては右心不全症状を来す．気管支の形成異常を伴うことがあり，時として慢性反復性の呼吸器感染の原因となる．呼吸器感染を繰り返す症例，肺体血流比1.3以上の症例，左右シャント率が35％以上の症例では手術を検討すべきであるとされる．また，心房中隔欠損症やその他の心奇形，肺分画症，横隔膜欠損などの合併も知られており，これらの合併奇形の有無によっても症状および予後は大きく左右される．

胸部単純X線写真における上記の特徴的な所見からこの病態を疑うことは容易であるが異常血管の走行および還流先の確認，蛇行した正常の右肺静脈が一見シミターサイン様に見えるもの（pseudo-scimitar syndrome）やその他の肺静脈還流異常との鑑別のため，CTが有効である．

参考文献

1) Neill CA, Ferencz C, Sabiston DC, Sheldon H: The familial occurrence of hypoplastic right lung with systemic arterial supply and venous drainage "scimitar syndrome". Bull Johns Hopkins Hosp 107: 1-21, 1960.
2) Dupuis C, Charaf LA, Brevière GM, et al: The "adult" form of the scimitar syndrome. Am J Cardiol 70: 502-507, 1992.
3) Engelke C, Brown K, Sabharwal T, Reidy JF: Anomalous unilateral single pulmonary vein masquerading as a pulmonary arteriovenous malformation. AJR 176: 1333, 2001.
4) Legras A, Guinet C, Alifano M, et al: A case of variant scimitar syndrome. Chest 142: 1039-1041, 2012.
5) 平井 隆，松浪英寿，多羅尾 信・他：下大静脈のvaricosityを伴ったScimitar症候群の1例．呼吸と循環 33: 1507-1511, 1985.

肺循環 気管支動脈蔓状血管腫
racemose hemangioma of the bronchial artery

（田村吉高）

症例1 50代，女性．血痰にて受診．

図1-A　右気管支動脈造影

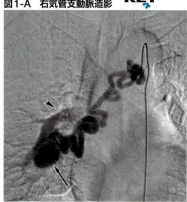

図1-B　コーンビームCTボリューム・レンダリング画像

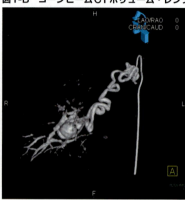

図1-C　造影CT（動脈相）

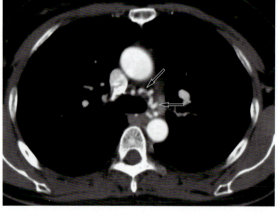

症例2 20代，男性．喀血を主訴に受診．

図2-A　右気管支動脈造影（DSA）

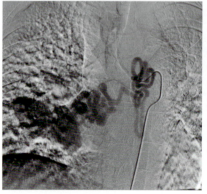

図2-B　右内胸動脈造影（DSA）

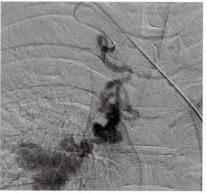

図2-C　右下横隔動脈造影（DSA）

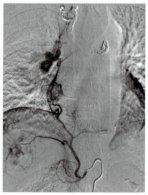

画像の読影

【症例1】 選択的血管造影（図1-A）およびコーンビームCTによるボリューム・レンダリング画像（図1-B）では，右気管支動脈の拡張・蛇行が見られる．右肺門において囊状瘤を形成（図1-A；→），同部付近において吻合を有する右肺動脈の描出（図1-A；▶）を認める．造影CT（図1-C；→）では縦隔に拡張した気管支動脈の増生が顕著となっている．

【症例2】 右気管支動脈造影（図2-A）では，気管支動脈の拡張・蛇行が見られる．右内胸動脈の関与もあり（図2-B），右気管支動脈のコイル塞栓後には新たに右下横隔動脈と右気管支動脈の吻合が確認された（図2-C）．

気管支動脈蔓状血管腫の一般的知識と画像所見

1976年にBaboらによって初めて報告された気管支動脈が著明に屈曲・蛇行・拡張する疾患であり，時にそれらが肺動静脈との異常吻合や動脈瘤の形成を伴う[1]．本邦からは気管支動脈蔓状血管腫として多数の症例報告があるものの，海外からの文献ではarterio-venous malformation（AVM）やfistula, racemose hemangiomaなどさまざまな呼び方がなされており，国際的には診断名の用い方が統一されていない．これまでの報告によると主訴は喀血や血痰がほとんどを占め，幅広い年齢層の成人において見られる[2]．疾患概念が明確化されてはいないが，先天性気管支動脈形成異常による原発性と気管支拡張症や結核などの炎症性既存病変に起因する続発性に大別される．

診断は本症に特徴的な気管支動脈の屈曲，蛇行，拡張を確認することで診断される．血管造影によって確定診断が可能であるが，近年では3D-CTで診断されることもある．現在，本疾患に対する標準的治療は確立されていない．治療としては，気管支動脈塞栓術（bronchial artery embolization：BAE）や肺葉切除・肺区域切除などが行われており，気管支動脈結紮術に関しても施行されている例がある．BAEは侵襲が少なく第一選択としてもよい治療法と思われるが，再開通や側副路形成により外科的切除を要することも少なくない[3]．また，提示した症例2のように，しばしば肺動脈との異常吻合を来すことが知られており，BAEを施行するにあたっては前脊髄動脈分岐の有無と併せた慎重な読影が求められる．

鑑別診断のポイント

血管造影所見が特徴的であるが，最近は造影CTでも十分診断は可能と思われる．腫瘍や炎症性疾患による二次性変化に起因する病態を疑う場合などには，気管支鏡検査，病理学的検査が行われることもあるが，生検により観血的緊急治療を要する出血を来した症例も報告されており，慎重に考慮すべきと思われる．

参考文献

1) v Babo H, Huzly A, Deininger HK, Barth V: Angiomas and angioma-like changes of the bronchial arteries. Rofo 124: 103-110, 1976.
2) Narato R, Enomoto T, Ono H, et al: A case of successful bronchialartery embolization for primary racemose hemangioma with massive hemoptysis. Nihon Kokyuki Gakkai Zasshi 44: 641-646, 2006.
3) Kuraishi H, Yano R, Hasumoto R, et al: Successful surgical ligation and transection of racemose hemangioma of bronchial artery. Nihon Kokyuki Gakkai Zasshi 44: 415-419, 2006.

肺循環 肺動脈肉腫
pulmonary artery sarcoma

(尾田済太郎)

症例 40代，男性．意識消失発作と労作時呼吸困難を主訴に受診．白血球数 7,000/μl，CRP 1.84mg/dl と炎症反応の軽度上昇を認めた．D-ダイマーは 0.7μg/ml と異常は軽度．

図1-A 非造影CT（初診時）

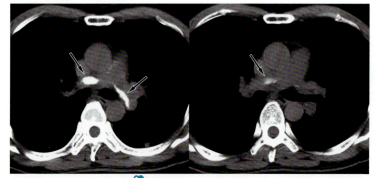

図1-D 非造影CT（初診から4か月後）

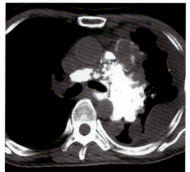

図1-B 造影CT（初診時）

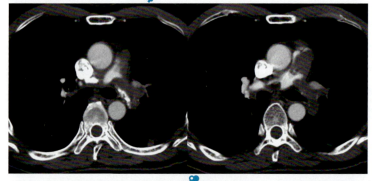

図1-C FDG-PET（初診から3か月後）

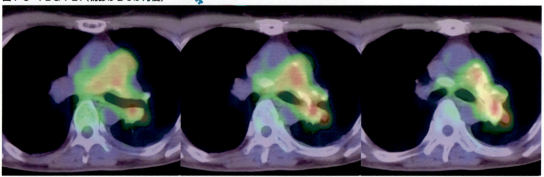

参考文献
1) Blackmon SH, Rice DC, Correa AM, et al: Management of primary pulmonary artery sarcomas. Ann Thorac Surg 87: 977-984, 2009.
2) Singla Long S, Johnson PT, Hruban RH, Fishman EK: CT features of pulmonary artery sarcoma: critical aid to a challenging diagnosis. Emerg Radiol 17: 153-155, 2010.
3) Kacl GM, Bruder E, Pfammatter T, et al: Primary angiosarcoma of the pulmonary arteries: dynamic contrast-enhanced MRI. J Comput Assist Tomogr 22: 687-691, 1998.
4) Ito K, Kubota K, Morooka M, et al: Diagnostic usefulness of ^{18}F-FDG PET/CT in the differentiation of pulmonary artery sarcoma and pulmonary embolism. Ann Nucl Med 23: 671-676, 2009.

画像の読影

非造影CTでは両側主肺動脈の内腔に石灰化を認める（図1-A；→）．造影CT（図1-B）では，肺動脈本幹から左右肺動脈中枢側にかけて広範囲に造影欠損像を認める．CT所見から肺血栓塞栓症が疑われたため，血栓溶解療法，抗凝固療法が施行されるも，病変は拡大するため，FDG-PETが行われた．FDG-PET（図1-C）では，造影欠損部に一致してSUVmax 5.5程度の異常集積を認めた．CTガイド下生検にて肺動脈原発骨肉腫と診断され，化学療法が施行されるも効果はなく，原発巣の増大，多発転移，胸膜播種を来し（図1-D），死亡の転帰をとった．

肺動脈肉腫の一般的知識と画像所見

肺動脈原発肉腫はきわめて稀な疾患であり，頻度は肺腫瘍のうちの0.03〜0.4%と報告されている．悪性度はきわめて高く，予後不良の疾患である．50歳前後に多く見られ，女性の罹患率は男性の2倍とされる．

肺動脈肉腫細胞の起源は，骨・筋肉・軟骨・血管などさまざまな間葉系成分への分化を示す間葉系細胞であり，骨肉腫や横紋筋肉腫，軟骨肉腫，血管肉腫などさまざまな組織型が発生する．分化傾向を示さない場合は，未分化肉腫あるいは紡錘細胞肉腫として分類される．肺動脈本幹〜主肺動脈に発生することが多い．症状は非特異的であるが，咳嗽，血痰，呼吸困難，胸痛，体重減少，発熱が主症状となりうる．臨床像や病態は慢性肺血栓塞栓症に類似するため，肺塞栓症の診断で初期治療を受けることが多い．

肺動脈肉腫の治療としては，放射線療法や化学療法の感受性は一般的に低いとされ，外科的切除が最も期待できる治療法である．しかし，外科的切除においても予後は不良であり，完全切除で平均生存期間は36.5か月，5年生存率は49.2%，不完全切除ではそれぞれ11か月，0%と報告されている．

画像所見は，肺血栓塞栓症と非常に類似するので注意が必要である．造影CT所見としては，肺動脈中枢側の内腔を広く占拠する特徴があり，鋳型状に肺動脈内を進展する．腫瘍内部は不均一のことが多く，壊死や出血，骨化を反映していると考えられる．腫瘍内に石灰化を認めるともあるが（特に骨肉腫や軟骨肉腫の場合），慢性肺血栓塞栓症でもしばしば石灰化を伴うため，鑑別は難しい．造影MRIで腫瘍内に造影効果を認めることが，肺血栓塞栓症との鑑別に有用とする報告もある．進行例では，肺動脈外への腫瘍浸潤や肺転移，リンパ節転移，胸膜播種などの所見を認める．

近年では，FDG-PETが肺血栓塞栓との鑑別に有用と報告されており，肺血栓塞栓では集積が乏しいのに対し，肺動脈肉腫では異常な集積を呈するとされる．報告では，肺血栓塞栓のSUVmaxが2.3±0.4であるのに対し，肺動脈肉腫では7.6±2.2であったとしている．術前病理診断のために，血管カテーテル下生検やCTガイド下生検が行われることもある．

鑑別診断のポイント

前述のように，肺血栓塞栓症との鑑別が最も重要である．50歳前後で肺血栓塞栓症の危険因子がない時や，抗凝固療法が無効の場合，体重減少や発熱，赤沈亢進が見られる場合は，肺動脈肉腫の可能性を考慮する必要がある．腫瘍内のわずかな造影効果やFDG-PETが，肺血栓塞栓症との鑑別に有用である．また，他部位の悪性腫瘍に由来した肺動脈腫瘍塞栓の除外も必要である．その他には，肺動脈に浸潤する肺癌が鑑別疾患として挙げられる．

3章

末梢動脈・内臓動脈

末梢動脈
Peripheral artery disease: PAD

(宇都宮大輔)

Peripheral artery disease (PAD) は末梢の動脈疾患の総称である．PADのうち最も頻度の高い疾患が閉塞性動脈硬化症 (arteriosclerosis obliterans：ASO) であり，慢性的な動脈硬化性変化により下肢主幹動脈に狭窄や閉塞を来し発症する疾患である．実際的にはPADの95％以上はASOが占めており，ほぼ同義として用いられることも多いが，PADはバージャー病をはじめとする動脈硬化以外の末梢動脈の病態も含んでいる (図1)．

PADは下肢虚血として症状が発現するが，下肢だけの病気ではなく，虚血性心疾患や脳血管障害を伴うことが多い．そのためPADの予後は不良であり，早期発見と適切な治療が重要である．

PADの下肢虚血症状は，一般にFontaine分類やRutherford分類により表現される (表1)[1]．なかでも間歇性跛行はPAD患者の訴えとして最も多い症状 (70〜80％) で，動脈閉塞部に応じて腓腹部，大腿部，臀部の痛みや張りが一定の距離を歩行した際に出現し，休息により症状が消失することが特徴である．ただし，間歇性跛行はPADに特異的な症状というわけではなく，腰部脊柱管狭窄症の主症状のひとつでもあることは知っておくべきである．虚血が進行すると歩行時のみならず安静時にも皮膚末梢循環系を十分に栄養できなくなり，安静時疼痛と潰瘍・壊死を特徴とする重症下肢虚血 (critical limb ischemia：CLI) の状態となる．

PADの画像診断には，血管造影，超音波，CT，MRIがある．特にCT，MRIは簡便かつ非侵襲的に行える検査で客観性，再現性も高いモダリティである．治療方針の決定に有用であり，広く施行される．

下肢血管の解剖 (図2〜4)

PADの画像診断において下肢血管の解剖を知っておくことは重要である．この領域の動脈は3次元的にも屈曲していることに留意して診断しなければならない．

大動脈は第4腰椎レベルで左右総腸骨動脈に分岐する．総腸骨動脈は大腰筋の内側縁に沿って走行し，内および外腸骨動脈に分岐する．外腸骨動脈は鼠径靱帯尾側の血管裂孔を通って総大腿動脈となる．鼠径靱帯直上レベルでは外上方に向かう深腸骨回旋動脈と，内上

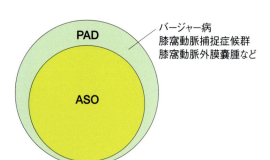

図1　末梢動脈疾患 (PAD)

表1　末梢動脈疾患の下肢虚血症状

Fontaine分類		Rutherford分類		
ステージ	症状	ステージ	カテゴリ	症状
I	無症状	0	0	無症状
IIa	軽度跛行	I	1	軽度跛行
IIb	中等度〜高度の跛行		2	中等度の跛行
			3	高度の跛行
III	安静時疼痛	II	4	安静時疼痛
IV	虚血性潰瘍・壊疽	III	5	組織小欠損
		IV	6	組織大欠損

方に向かう下腹壁動脈が分枝する．
　総大腿動脈は，大腿部の骨格筋に分布する深大腿動脈と下腿に向かう浅大腿動脈に分岐する．浅大腿動脈の遠位部は大腿深部から背面に出て膝窩動脈となる．膝窩動脈は前後の脛骨動脈と腓骨動脈の三分岐血管となる．前脛骨動脈は末梢側で足背動脈となり，後脛骨動脈は足底動脈となる．

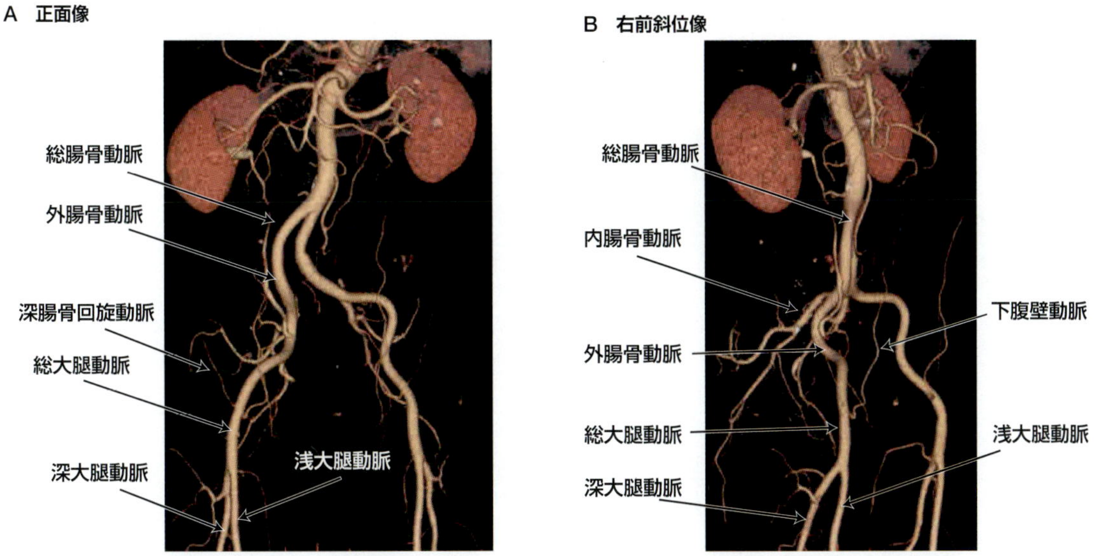

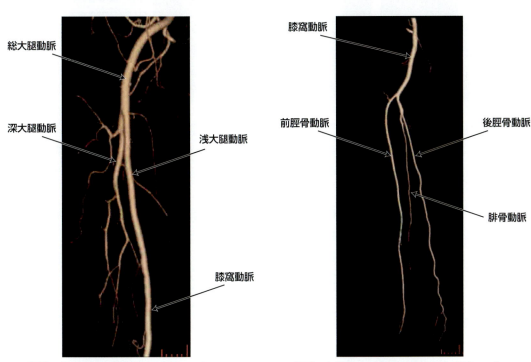

図2　腹部～骨盤部の造影CTAボリューム・レンダリング画像

図3　右大腿部の造影CTAボリューム・レンダリング画像（正面像）

図4　右膝窩～下腿部の造影CTAボリューム・レンダリング画像（正面像）

PADにおける側副血行路

PADにおいては末梢血流を供給するさまざまな側副血行路の発達が見られる.

腎動脈下部腹部大動脈や総腸骨動脈病変では腰動脈—深腸骨回旋動脈から外腸骨動脈への側副路,外腸骨動脈閉塞において内腸骨動脈から総大腿動脈への側副路,浅大腿動脈閉塞において深大腿動脈から膝窩動脈への側副路が代表的である.その他,Winslow's pathwayと呼ばれる内胸動脈—上腹壁動脈—下腹壁動脈から外腸骨動脈への長い側副路がある(図5-A；→).PADの範囲によってこれらの側副路は複合的に見られることもある(図5-B；▸).

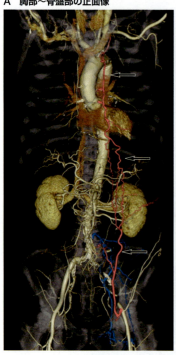
A 胸部〜骨盤部の正面像

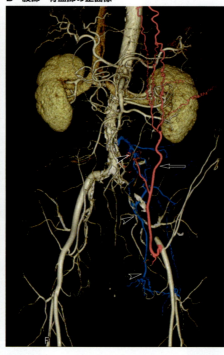
B 腹部〜骨盤部の正面像

図5 造影CTAボリューム・レンダリング画像

A,B：左内胸動脈から外腸骨動脈につながる長い側副路(→：赤色で表示)が認められる(Winslow's pathway).左腰動脈〜内腸骨動脈を介して大腿動脈につながる側副路(▸：青色で表示)も認められる.

Trans-Atlantic Inter-Society Consensus(TASC) Ⅱと画像診断

2007年にPADの診断治療のガイドラインTASCⅡが発表された[2].画像診断はPADの分類に有用であり,治療を標準化するうえでもTASC分類に準じた画像診断を行うことが重要である(表2).

TASC分類は大動脈腸骨動脈病変と大腿膝窩動脈病変に対してそれぞれTASC A型〜D型病変に分類され,血管内治療あるいは外科的な血行再建術のいずれに適しているか判定される.ただし,B型およびC型病変の治療法選択に対しては患者の併存症,十分な情報に基づく患者選択,担当術者の長期成功率などが十分考慮されなくてはならない.

表2 TASC分類と治療方針

TASC分類	治療指針
A	血管内治療
B	血管内治療＞外科的バイパス術
C	外科的バイパス術＞血管内治療
D	外科的バイパス術

PADの画像診断

　動脈狭窄度の血行動態的有意性は動脈圧測定などにより機能的に評価すべきであるが，CTやMRIによる画像診断では50％以上の狭窄を有意病変と考えるのが一般的である．PADの画像診断においては，1) 狭窄率，2) 石灰化の分布・程度，3) プラーク性状評価，潰瘍病変や解離の有無，4) 動脈瘤合併の有無，5) 動脈閉塞部の血管走行と側副血管の存在などをレポートする必要がある．

NOTE ● One straight line flowと下腿コンパートメント

　膝窩動脈は下腿において前脛骨動脈，後脛骨動脈，腓骨動脈の三分岐血管となる．one straight line flowとは三分岐血管のうちいずれか1本の血流が保たれれば，下腿の重症虚血は回避できるとする考え方である．しかし，下腿には前部と後部の筋膜コンパートメントがあり，前脛骨動脈と後脛骨動脈の間には直接的な血流ネットワークが発達しないことが多い．ただし，腓骨動脈は前脛骨動脈，後脛骨動脈の両者と血流ネットワークを形成することができる（図6）．したがって腓骨動脈が開存していれば，前脛骨動脈，後脛骨動脈の1本のみの血流を再灌流することで重症虚血を回避できる可能性はある．

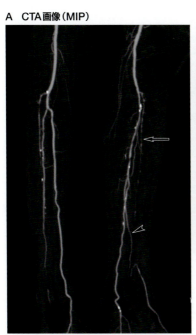
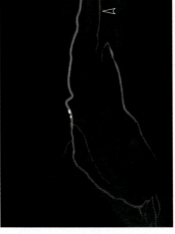

A　CTA画像（MIP）　　　B　CTA画像（MIP）

図6　下腿の造影CTA（MIP画像）
A, B：左前脛骨動脈の高度狭窄（A；→）に対して腓骨動脈遠位部からの前脛骨動脈遠位部へのネットワークが確認できる（▶）．

参考文献

1) Dormandy JA, Rutherford RB: Management of peripheral arterial disease(PAD). TASC Working Group. TransAtlantic Inter-Society Concensus(TASC). J Vasc Surg 31: S1-296, 2000.
2) Norgren L, Hiatt WR, Dormandy JA, et al: Inter-Society Consensus for the Management of Peripheral Arterial Disease (TASC II). J Vasc Surg 45: S5-67, 2007.

閉塞性動脈硬化症 — 腸骨領域
arteriosclerosis obliterans: ASO

（上谷浩之）

腸骨領域　TASC ⅡA～C型病変

症例1 80代，男性．右下肢の間歇性跛行あり．ABI（0.73，0.99）．腎機能低下（eGFR＝30m*l*/min）あり．

図1　非造影MRA（QISS法），MIP画像

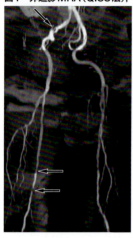

症例2 60代，男性．3か月前から200mで左間歇性跛行を認めた．ABI（1.08，測定不能）．

図2-A　CTAボリューム・レンダリング画像　　図2-B　CTAボリューム・レンダリング画像（閉塞部を仮想表示）　　図2-C　DSA

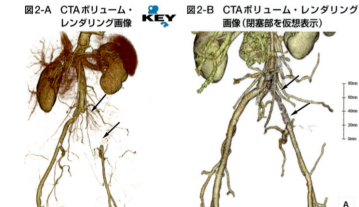

図2-D　2D/3D fusion　　図2-E　2D/3D fusion（右前斜位）　　図2-F　DSA

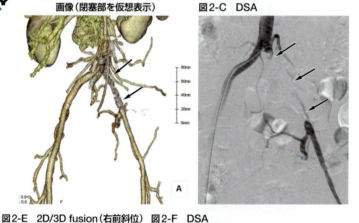

画像の読影

【症例1】 QISS (quiescent-interval single-shot) 法を用いた非造影MRAのMIP (maximum intensity projection) 像は，腎動脈下腹部大動脈—下腿動脈まで15分程度で撮像し（膝窩以下は非掲載），右外腸骨動脈と浅大腿動脈に限局性狭窄を認め（図1；→），大動脈腸骨動脈，大腿膝窩動脈領域ともにTASC ⅡA病変と判断した．

【症例2】 CTAのボリューム・レンダリング画像で左総腸骨動脈閉塞を認め（図2-A；→），TASC ⅡBと判断した．図2-Bは閉塞部（→）を仮想表示したボリューム・レンダリング画像である．左総腸骨動脈起始部と遠位部からのDSA (digital subtraction angiography) でも，左総腸骨動脈閉塞を認めた（図2-C；→）．CTAのボリューム・レンダリング画像を透視画像にfusionし，血管内治療の際のロードマップとして使用できる（2D/3D fusion；図2-D, NOTE参照）．ボリューム・レンダリング画像と透視が連動するため，適切な透視角度を見つけやすい（図2-E）．閉塞部を通過後にステントを留置し，再開通が得られた（図2-F）．

【症例3】 CTAで左外腸骨動脈—総大腿動脈に狭窄を認め（図3；→），TASC ⅡC病変と判断した．

症例3 60代，男性．1か月前から50mで左間歇性跛行が出現した．ABI（0.93, 0.50）．

図3 CTA，MIP画像

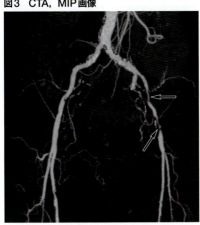

NOTE

● **2D/3D fusion**

シーメンス社製の血管造影装置であるArtis pureでは，CTAのボリューム・レンダリング画像を透視画像に投影し，血管内治療の際のロードマップとして使用できる．CT撮影時と血管内治療の際で体位が異なるため，完全には一致しないが，大まかな血管分岐の位置や狭窄・閉塞部がわかるため，透視時間短縮や造影剤量減少をさせることができる．寝台やフラットパネルを動かしたり，フラットパネルの角度を変えたりしても，CTAマップが追従し，適切な透視角度を設定することが可能である．閉塞病変の血管内治療の際は，よほど石灰化が強くない限り，進めたガイドワイヤーが透視画像で血管内にあるか確信が持てない．通常は透視用のモニターにCTA画像を並べ，閉塞血管を頭の中でイメージしながらワイヤー操作を行うが，閉塞部を仮想表示させたボリューム・レンダリング画像をfusionすることで，真腔を捉えやすくなる．

● **血管内治療**

PAD/ASOでは，しばしば腸骨動脈領域，大腿動脈領域，下腿動脈領域に狭窄・閉塞病変が多発するが，治療の基本は上流の血流増加である．腸骨領域は良好なステント開存が証明されており，primary stentingの考えが現在の主流である．間歇性跛行であれば，腸骨動脈領域の治療のみで症状が改善されることが多いため，まずは腸骨動脈領域の治療を行うべきである．

腸骨領域　TASC ⅡD型病変

症例4　70代，男性．半年前から右間歇性跛行が出現した．ABI（0.39，0.79）．

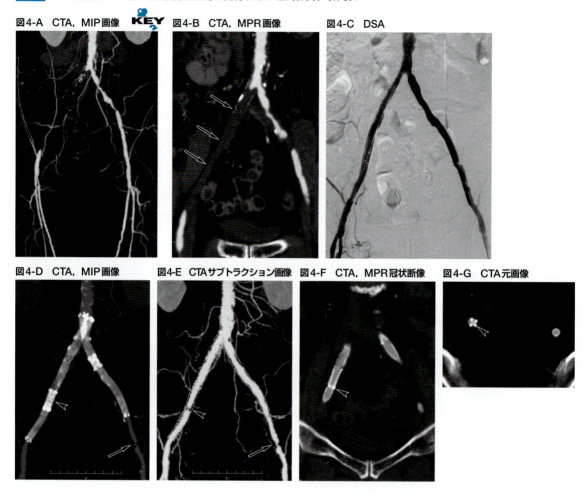

図4-A　CTA, MIP画像
図4-B　CTA, MPR画像
図4-C　DSA
図4-D　CTA, MIP画像
図4-E　CTAサブトラクション画像
図4-F　CTA, MPR冠状断像
図4-G　CTA元画像

症例5　50代，男性．半年前から20mで間歇性跛行あり．ABI（0，0）．

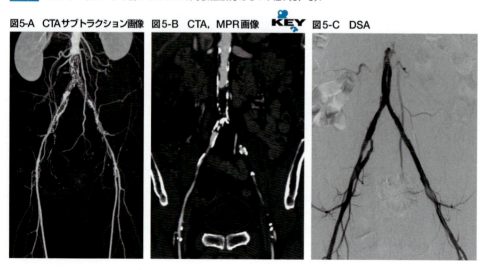

図5-A　CTAサブトラクション画像
図5-B　CTA, MPR画像
図5-C　DSA

画像の読影

【症例4】 CTAのMIP画像で，右総―外腸骨動脈閉塞，左総―外腸骨動脈狭窄でTASC ⅡDと判断した（図4-A）．MPRでは閉塞血管に萎縮や石灰化を伴わない（図4-B；→）．血管内治療を行い再開通に成功し，kissing techniqueで両側総外腸骨動脈に2本ずつステント留置した（図4-C）．術後，間歇性跛行は消失し，ABI（1.03, 1.06）と改善した．ステント留置の4年後に左間歇性跛行出現し，ABI（0.94, 0.68）と低下した．CTAで左外腸骨動脈に短い狭窄を認め（図4-D, E；→），TASC ⅡAと判断した．CTAサブトラクション画像では，ステントが重なっている部位やステントエッジに狭窄が疑われるが（図4-D, E；►），MPRや元画像では有意狭窄は認めない（図4-F, G；►）．

【症例5】 CTAサブトラクション画像やMPRで，腎動脈下腹部大動脈―両側総腸骨動脈は閉塞しており（図5-A, B），TASC ⅡDと判断した．患者の希望で血管内治療を行った．再開通に成功し，kissing techniqueで腹部大動脈―両側総腸骨動脈にステント留置した（図5-C）．術後，間歇性跛行は消失，ABI（1.03, 1.06）と改善．

【症例6】 CTAで左総腸骨動脈―外腸骨動脈閉塞しており（図6-A；→），TASC ⅡDと判断した．元画像を見ると，閉塞した左総腸骨動脈は高度萎縮しており（図6-B；→），血管内治療困難であり，手術の方針となった．

症例6 60代，男性．2年前から左間歇性跛行あり．ABI（0.95, 0）．

図6-A　CTA，MIP画像　　　図6-B　CTA，MIP画像

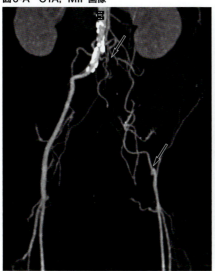
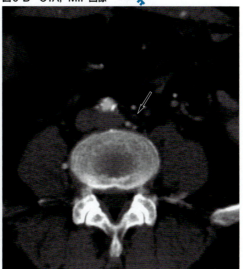

閉塞性動脈硬化症の一般的知識と画像所見

閉塞性動脈硬化症（ASO）は，動脈硬化を原因とする下肢主幹動脈の慢性閉塞症である．末梢の動脈疾患の総称であるperipheral artery disease（PAD）のうち，95%以上はASOが占めており，ほぼ同義として用いられることも多い．50歳以上の高齢男性に好発し，喫煙，糖尿病，高血圧，脂質異常などの動脈硬化の危険因子を有しているものが多い．症状は間歇性跛行が最も一般的であるが，進行すると安静時疼痛や虚血性皮膚潰瘍・壊死を特徴とする重症下肢虚血（critical limb ischemia：CLI）の状態となる．臨床症状の重症度分類として，

Fontaine分類やRutherford分類が用いられる．PADにおける最も簡便かつ有用な検査法は足関節上腕血圧比（ankle-brachial index：ABI）測定であるが，下腿動脈に高度石灰化を伴う場合はABIが上昇する場合があり，CLIの大半を占める糖尿病や血液透析患者では正確な評価が困難である．そのような症例では，経皮酸素分圧（transcutanceous oxygen：tcpO$_2$）や皮膚灌流圧（skin perfusion pressure：SPP）などの測定が有用とされる．

PADによる狭窄/閉塞の画像診断では，病変部位，病変数，病変長，狭窄率，石灰化の分布・程度，プラーク性状，潰瘍病変・動脈瘤/解離の合併，末梢run off，側副血行などの評価が重要である．血管造影がゴールドスタンダードであるが，他の画像検査と比べ侵襲的なため，通常は超音波やCT，MRIによる診断が行われることが多い．しかし，高度石灰化病変や整形外科手術などによるインプラント挿入患者でCTやMRIでは評価が難しい時は，血管造影を行うこともある．

超音波は簡便に空間分解能が高い血管評価が可能で，CTやMRIでは評価困難な血流速度や血流方向などが造影剤を使用せずに評価可能である．ただし，CTやMRIと比べ客観性が乏しく，また腸骨領域の評価は困難である．

CTA（CT angiograohy）は血管造影より空間分解能が低いが，動脈狭窄の評価は十分可能で，石灰化の程度や壁在血栓の有無，血管外病変の評価が可能な点は血管造影より優れている．代表的な再構成法として，MPR（multi-planer reconstruction），CPR（curved planer reconstruction），MIP（maximum intensity projection），ボリューム・レンダリング（volume rendering：VR）法などがある．MIPで狭窄の評価を行うことが多いが，石灰化が強い場合は石灰化サブトラクションにより内腔評価を行う．ただし，石灰化病変やステント内腔はblooming artifactにより狭窄率を過大評価しやすく，元画像やCPRも有用である．ボリューム・レンダリング法は骨を含めた血管全体の評価に有用で，手術や血管内治療を行う際に必要となることが多い．腸骨動脈領域では血管の屈曲や蛇行が強く，血管内治療では閉塞部のガイドワイヤー通過が困難なことがある．閉塞部位を仮想表示したボリューム・レンダリング法は適切な透視角度を決定し，ガイドワイヤーの真腔通過の参考となる．

MRA（MR angiography）は，造影MRAと非造影MRAがある．一般的にMRAがCTAより優れている点は，被ばくがなく，非造影MRAでは造影剤アレルギーや腎機能低下した患者でも施行することができ，また高度石灰化した血管の内腔評価が可能な点である．欠点は，撮像時間が長く，モーション・アーチファクトの影響を受けやすい点，ペースメーカー装着などのMRI禁忌例では撮像できないこと，狭窄・閉塞の評価は可能であるが石灰化の情報が得られない点である．非造影MRAには，TOF（time of flight）法やPC（phase contrast）法，FSE（fast spin echo）法，steady state法などがある．FSE法としては東芝社製のfresh blood imaging（FBI）法やシーメンス社製のNATIVEなどがあり，心電図同期下で拡張期（血流が遅く，FSE法では動脈は高信号）と収縮期（血流が速く，FSE法では動脈は低信号）の画像データを収集し，差分することで動脈を描出することができる．撮像面内を流れる血流信号の低下がTOF法より目立たないが，心電図同期が必須なため不整脈などの同期不良や，差分処理を行うためモーション・アーチファクトの影響を受けやすいことが欠点である．シーメンス社製のQISS（quiescent-interval single-shot）法はsteady state系シークエンスであるtrue FISPを用いているためデータ収集時間が短く，1スライス/心拍での撮像が可能である．また，血管信号を高くするため面内をsaturation pulseを用いて抑制してい

るため，TOF法やFSE法より短時間で血管描出も優れている撮像法である．

ASOの治療は血管内治療と外科的治療があるが，TASC II分類（表）を用いた評価が治療方針の選択に重要である．本分類によるA型病変では血管内治療，D型病変では外科的血行再建が第一選択となり，B型病変では血管内治療，C型病変では外科的血行再建が推奨されるが，患者の併存症や担当術者の長期成功率などを考慮して選択されるべきである．近年，デバイスの改良により，TASC II C/D症例であっても血管内治療が第一選択となる場合がある．ただし，閉塞血管が萎縮して血管内治療が困難な場合や，総大腿動脈や膝窩動脈などの関節可動域はステント留置が困難な部位では外科的手術を選択すべきである．

鑑別診断のポイント

臨床的に間歇性跛行症例では，腰部脊柱管狭窄症との鑑別が重要で，両者の合併もありうる．

表 大動脈腸骨動脈病変のTASC分類（TASC IIより） ［文献3）より転載］

A型病変	・片側もしくは両側総腸骨動脈（CIA）狭窄 ・片側もしくは両側の短い（≦3cm）外腸骨動脈（EIA）単独狭窄
B型病変	・短い（≦3cm）腎動脈下部大動脈狭窄 ・片側総腸骨動脈閉塞 ・3〜10cmの単独あるいは複数の片側外腸骨動脈狭窄［総大腿動脈（CFA）には及ばない］ ・片側外腸骨動脈閉塞［内腸骨動脈（IIA）または総大腿動脈起始部を含まない］
C型病変	・両側総腸骨動脈閉塞 ・3〜10cmの両側外腸骨動脈狭窄（総大腿動脈には及ばない） ・片側外腸骨動脈狭窄（総大腿動脈に及ぶ） ・片側外腸骨動脈閉塞（内腸骨動脈および/または総大腿動脈起始部に及ぶ）
D型病変	・腎動脈下部大動脈腸骨動脈閉塞 ・片側総腸骨動脈，外腸骨動脈，総大腿動脈を含むびまん性多発狭窄 ・片側総腸骨動脈および外腸骨動脈閉塞 ・両側外腸骨動脈閉塞

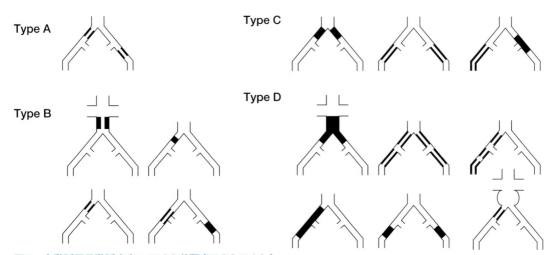

図7 大動脈腸骨動脈病変のTASC分類（TASC IIより） ［文献3）より一部改変して転載］

参考文献
1) Norgren L, Hiatt WR, Dormandy JA, et al: TASC II working group: inter-society consensus for the management of peripheral arterial disease (TASC II). J Vasc Surg 45: S5-67, 2007.
2) Ichihashi S, Higashiura W, Itoh H, et al: Iliac artery stent placement relieves claudication in patients with iliac and superficial femoral artery lesions. Cardiovasc Intervent Radiol 36: 623-628, 2013.
3) TASC II WorkingGroup: 日本脈管学会（編訳）: 下肢閉塞性動脈硬化症の 診断・治療指針II. 第1版，メディカルトリビューン，2007.
4) 三田祥寛: 閉塞性動脈硬化症. 画像診断 35: 1126-1128, 2015.

閉塞性動脈硬化症
末梢動脈
arteriosclerosis obliterans: ASO

（町田治彦，石川拓也）

大腿膝窩動脈病変　TASC ⅡA型病変

表　大腿膝窩動脈病変のTASC分類（TASC Ⅱより）

A型病変	1. 単独狭窄（≦10cm長）　【症例1】 2. 単独閉塞（≦5cm長）　【症例2】

［文献6）より転載］

症例1　70代，男性．右間歇性跛行．糖尿病，脂質異常症で通院中．

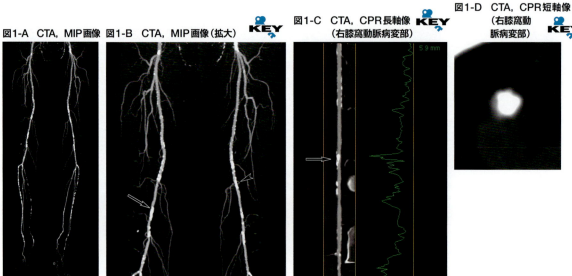

図1-A　CTA, MIP画像
図1-B　CTA, MIP画像（拡大）
図1-C　CTA, CPR長軸像（右膝窩動脈病変部）
図1-D　CTA, CPR短軸像（右膝窩動脈病変部）
図1-E　CTAボリューム・レンダリング画像
図1-F　非造影MRA, MIP像（2D TOF法）
図1-G　血管造影（DSA, 右膝窩動脈病変部）
図1-H　血管造影（DSA, 左浅大腿動脈遠位部病変部）

画像の読影

【症例1】 CTAのMIP画像（図1-A, B）で，両側大腿膝窩動脈に軽度〜重度の石灰化が散見される．特に，高度石灰化部位（図1-B；→，►）では正確な狭窄率の診断が難しい．右膝窩動脈のカーブドMPR（CPR）画像（図1-C, D）では高度石灰化（→）の辺縁に血管内腔の造影剤をわずかに同定でき，ボリューム・レンダリング画像（図1-E）でも側副血行路の発達は認めない．よって，完全閉塞ではなく，約1cm長の高度狭窄が疑われる．この他に大腿膝窩動脈に広狭不整を認めるものの，有意狭窄は指摘できない．A型病変と考えられる．末梢run offは後脛骨動脈以外で良好である．非造影MRAでは本病変部に信号欠損が生じている（図1-F；→）．本検査は狭窄率を過大評価しやすいことを考慮すると，狭窄と閉塞の鑑別は難しい．血管造影では右膝窩動脈に約1cm長の単独狭窄を認め（図1-G；→），A型病変と診断できる．

左浅大腿動脈遠位部にも，CTAのMIP画像で高度石灰化（図1-B；►），非造影MRAで信号欠損（図1-F；►）が認められる．血管造影では約1.5cm長の単独狭窄を認め（図1-H；►），A型病変と診断できる．末梢run offは左前脛骨動脈以外で良好である．

【症例2】 CTAのMIP画像（図2-A, B）で両側大腿膝窩動脈に石灰化が散見される．ボリューム・レンダリング画像（図2-C）でも，左浅大腿動脈中間部に5cm弱長の単独閉塞が認められる（図2-B；→）．深大腿動脈を介した側副血行路の発達が見られ，末梢run offは良好である．A型病変と考えられる．

右浅大腿動脈にも最長でも約1cmの狭窄および閉塞が多発している（図2-B；►）．深大腿動脈を介した側副血行路の発達が見られ，末梢run offは良好である．B（B1）型病変と考えられる．

症例2 70代，男性．両側間歇性跛行．高血圧で通院中．喫煙歴あり．

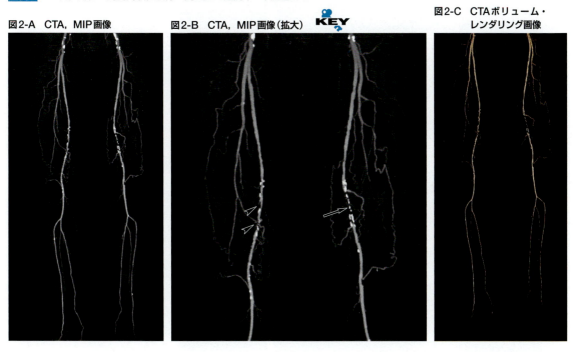

図2-A CTA，MIP画像
図2-B CTA，MIP画像（拡大）
図2-C CTAボリューム・レンダリング画像

大腿膝窩動脈病変　TASC ⅡB型病変

表　大腿膝窩動脈病変のTASC分類（TASC Ⅱより）［文献6）より転載］

B型病変	1. 多発性狭窄または閉塞（各≦5cm長）【症例1，症例3】 2. 膝下膝窩動脈を含まない単独狭窄または閉塞（≦15cm長）【症例2】 3. 末梢バイパスの流入を改善するための脛骨動脈に連続性を持たない単独または多発性の狭窄または閉塞【症例3】 4. 重度の石灰化閉塞（≦5cm長） 5. 単独膝窩動脈狭窄　【症例4】

症例1　60代，男性．両側間歇性跛行．糖尿病で通院中．喫煙歴あり．

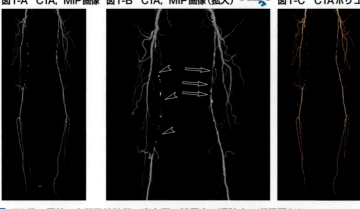

図1-A　CTA，MIP画像　　図1-B　CTA，MIP画像（拡大）　　図1-C　CTAボリューム・レンダリング画像

症例2　70代，男性．右間歇性跛行．高血圧，糖尿病で通院中．喫煙歴あり．

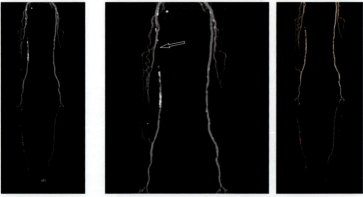

図2-A　CTA，MIP画像　　図2-B　CTA，MIP画像（拡大）　　図2-C　CTAボリューム・レンダリング画像

症例3　50代，男性．両側重症下肢虚血．高血圧，糖尿病で通院中．喫煙歴あり．

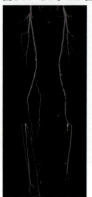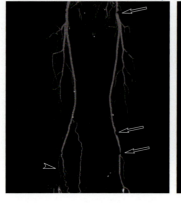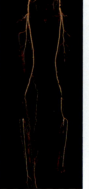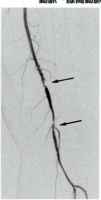

図3-A　CTA，MIP画像　　図3-B　CTA，MIP画像（拡大）　　図3-C　CTA，VR画像　　図3-D　血管造影（DSA，左浅大腿動脈〜膝窩動脈病変部）

画像の読影

【症例1】 CTAのMIP画像（図1-A, B）で右大腿および左大腿膝窩動脈に石灰化が散見されるが，いずれも軽度である．ボリューム・レンダリング画像（図1-C）でも，左浅大腿動脈には最長でも約3cmの狭窄および閉塞が多発し（図1-B；→），深大腿動脈を介した側副血行路の発達も認められる．病変の全長は約8cmであり，B型病変と考えられる．末梢run offは左前脛骨動脈を除き良好に認められる．右浅大腿動脈には狭窄および閉塞が多発し（図1-B；▶），病変は全長15cmを超え，深大腿動脈を介した側副血行路の発達も認められる．C（C1）型病変と考えられる．末梢run offは右後脛骨動脈を除き良好に認められる．

【症例2】 CTAのMIP画像（図2-A, B）で両側大腿動脈に石灰化が散見される．ボリューム・レンダリング画像（図2-C）でも，右浅大腿動脈に起始部から約14cm長の単独閉塞を認めるが（図2-B；→），膝窩動脈を含まない．深大腿動脈を介した側副血行路の発達が認められるが，末梢run offは不良である．B型病変と考えられる．左大腿膝窩動脈には広狭不整を認めるが，有意狭窄は認めない．

【症例3】 CTAのMIP画像（図3-A, B）で両側大腿動脈に石灰化がわずかに認められる．ボリューム・レンダリング画像（図3-C）でも，左総大腿動脈～膝窩動脈にかけて約1cm長までの多発性狭窄（図3-B；→）が認められる．脛骨動脈に連続性は認められない．B3型病変と考えられるが，B1型病変にも該当する．末梢run offは不良である．血管造影でも左浅大腿動脈遠位部および膝窩動脈に狭窄が認められる（図3-D；→）．右膝窩動脈には約8cm長の閉塞が認められる（図3-B；▶）．右浅大腿動脈や近位の膝窩動脈からの側副血行路が発達している．この病変は前脛骨動脈近位部および脛骨腓骨動脈幹にも及んでいるが，後脛骨動脈や腓骨動脈には及んでいない．本病変はいずれの分類にも該当しない．

【症例4】 CTAのMIP画像（図4-A, B）で両側大腿膝窩動脈に石灰化がわずかに認められる．ボリューム・レンダリング画像（図4-C）でも，左膝窩動脈に約5cm長の単独狭窄が認められる（図4-B；→）．B型病変と考えられる．なお，前脛骨動脈は遠位部に閉塞を認める．脛骨腓骨動脈幹にも閉塞が認められるが，膝窩動脈を介した側副血行路が発達し，その末梢run offは良好である．右浅大腿動脈遠位部に約1cm長の狭窄，右膝窩動脈に約4cm長の閉塞が認められる（図4-B；▶）．B（B1）型病変と考えられる．末梢run offは不良である．

症例4 70代，男性．両側間歇性跛行．高血圧，糖尿病，脂質異常症で通院中．喫煙歴あり．

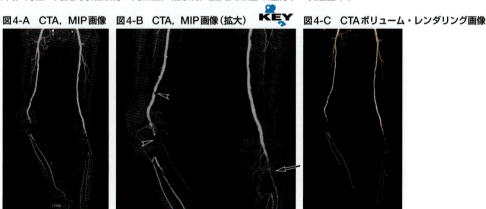

図4-A　CTA，MIP画像　　図4-B　CTA，MIP画像（拡大）　　図4-C　CTAボリューム・レンダリング画像

大腿膝窩動脈病変　TASC ⅡC型病変

表　大腿膝窩動脈病変のTASC分類（TASC Ⅱより）［文献6）より転載］

C型病変	1. 多発性狭窄または閉塞（全長＞15cm）　重度石灰化の有無は問わず　【症例1】 2. 2回の血管内治療後の治療を要する再発狭窄または閉塞　【症例2】

症例1　60代，男性．右重症下肢虚血．高血圧，脂質異常症で通院中．喫煙歴あり．

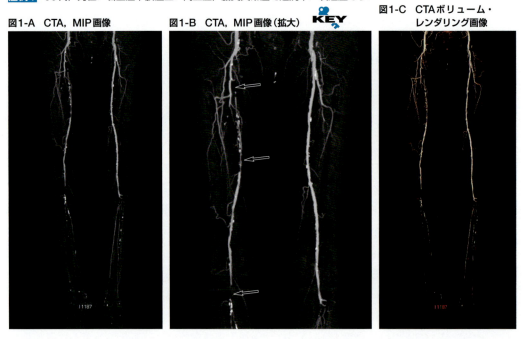

図1-A　CTA, MIP画像
図1-B　CTA, MIP画像（拡大）
図1-C　CTAボリューム・レンダリング画像

症例2　80代，男性．両側間歇性跛行．高血圧，脂質異常症で通院中．喫煙歴あり．右浅大腿動脈病変に対する2回の血管内治療歴あり．

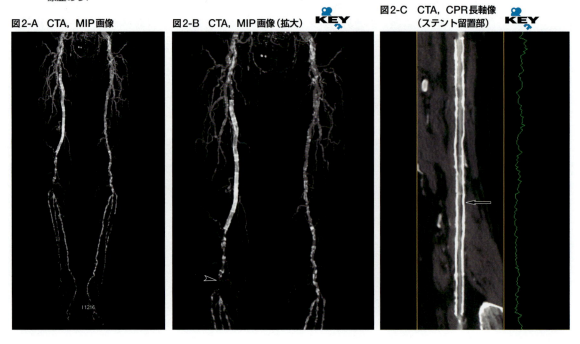

図2-A　CTA, MIP画像
図2-B　CTA, MIP画像（拡大）
図2-C　CTA, CPR長軸像（ステント留置部）

画像の読影

【症例1】 CTAのMIP画像（図1-A, B）で両側大腿膝窩動脈に石灰化が散見される．ボリューム・レンダリング画像（図1-C）でも，右浅大腿動脈から膝窩動脈にかけて狭窄および閉塞（図1-B；→）が多発している．病変の全長は15 cmを超え，C型病変と考えられる．深大腿動脈や膝窩動脈を介した側副血行路が認められるが，末梢run offは不良である．

左大腿動脈および膝窩動脈に広狭不整を認めるが，有意狭窄はない．しかし，末梢run offは不良である．

【症例2】 CTAのMIP画像（図2-A, B）で両側大腿膝窩動脈に石灰化が散見され，一部高度石灰化も認められる．右浅大腿動脈中間部から遠位部にかけてステントが留置されている．CPR画像（図2-C, D）を参照すると，ステント内再狭窄が認められる（図2-C；→）．ボリューム・レンダリング画像（図2-E）でも，右膝窩動脈にも約2 cm長にわたり狭窄および閉塞が認められる（図2-B；▶）．浅大腿動脈および膝窩動脈を介した側副血行路の発達が認められるものの，末梢run offは不良である．2回の血管内治療後であり，C型病変と考えられる．

左浅大腿動脈から膝窩動脈に狭窄が多発している．各病変は最長でも約1 cmであり，B（B1）型病変と考えられる．末梢run offは不良である．

なお，MIP画像やボリューム・レンダリング画像では両側下腿三分枝の造影効果が保たれているように見えるが，びまん性石灰化であることに注意を要する．

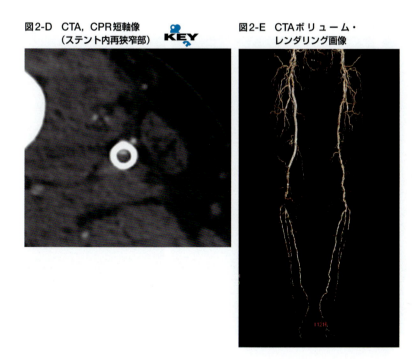

図2-D　CTA，CPR短軸像（ステント内再狭窄部）

図2-E　CTAボリューム・レンダリング画像

大腿膝窩動脈病変　TASC ⅡD型病変

表　大腿膝窩動脈病変のTASC分類（TASC Ⅱより）［文献6）より転載］

D型病変	1. 総大腿動脈または浅大腿動脈（＞20cm長，膝窩動脈を含む）の慢性完全閉塞　【症例1】 2. 膝窩動脈および近位三分枝血管の慢性完全閉塞　【症例2】

症例1　70代，女性．右重症下肢虚血．高血圧，喫煙歴あり．

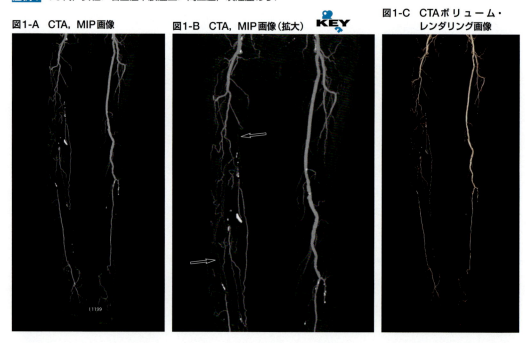

図1-A　CTA, MIP画像
図1-B　CTA, MIP画像（拡大）
図1-C　CTAボリューム・レンダリング画像

症例2　60代，男性．左重症下肢虚血．高血圧，糖尿病で通院中．喫煙歴あり．

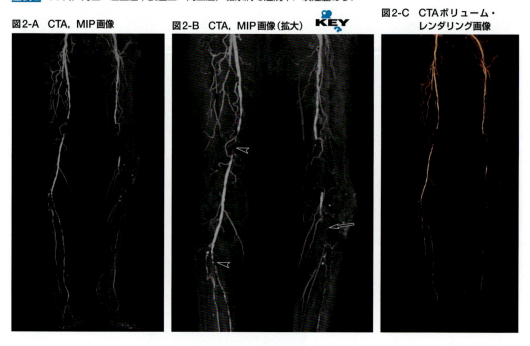

図2-A　CTA, MIP画像
図2-B　CTA, MIP画像（拡大）
図2-C　CTAボリューム・レンダリング画像

画像の読影

【症例1】 CTAのMIP画像（図1-A，B）で右大腿膝窩動脈および左大腿動脈に軽度の石灰化が散見される．ボリューム・レンダリング画像（図1-C）でも，右浅大腿動脈起始部から膝窩動脈にかけて約40cm長の慢性完全閉塞が認められる（図1-B；→）．深大腿動脈を介した側副血行路が発達しているが，末梢run offは不良である．D型病変と考えられる．この側副血行路を介して右腓骨動脈，さらに足背動脈が描出されている．

左大腿動脈および膝窩動脈に広狭不整を認めるが，有意狭窄は指摘できない．ただし，末梢run offは左腓骨動脈を除き不良である．

【症例2】 CTAのMIP画像（図2-A，B）およびボリューム・レンダリング画像（図2-C）で，左浅大腿動脈遠位部に約8cm長の閉塞が認められる．その近位の浅大腿動脈からの側副血行路の発達が認められ，膝窩動脈が描出されている．また，膝窩動脈遠位部から近位三分枝血管にかけて慢性完全閉塞（図2-B；→）が認められる．D型病変と考えられる．末梢run offは不良である．

右浅大腿動脈から膝窩動脈にかけて最長でも5cm弱の狭窄および閉塞が多発し（図2-B；▶），B（B1）型病変と考えられる．末梢run offは不良である．非造影MRA（図2-D，E）でもこれらの病変（→，▶）を同定できるが，長さや狭窄率を過大評価しやすい．

図2-D　非造影MRA，MIP画像（2D TOF法）

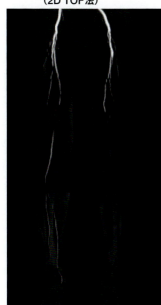

図2-E　非造影MRA，MIP画像（拡大，2D TOF法）

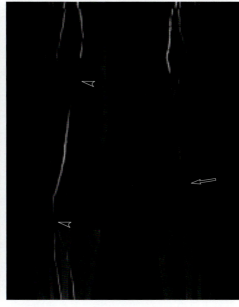

閉塞性動脈硬化症(大腿膝窩動脈病変)の一般的知識と画像所見

ASOは,動脈硬化を原因とする下肢主幹動脈の慢性閉塞症である.50歳以上の高齢男性に好発し,動脈硬化の危険因子を有しているものが多い.特に,腸骨動脈,大腿動脈が侵されやすいが,糖尿病や透析症例では下腿病変をしばしば合併する.通常,臨床症状,身体所見,足関節上腕血圧比(ankle-brachial index:ABI)測定などにより診断される.臨床症状の重症度分類として,Fontaine分類やRutherford分類が用いられる.間歇性跛行や重症下肢虚血に対して血行再建術が考慮される症例では,画像によるASOの形態診断が重要となる[1].

ASOの形態診断では血管造影がゴールドスタンダードであるが,より低侵襲のCTAやMRAによる診断が行われることも多い.CTAやMRAによる狭窄/閉塞の診断では,病変の部位,数(単独または多発性/びまん性),長さ,形状,狭窄率,石灰化の分布・程度,プラーク性状,潰瘍病変・動脈瘤/解離の合併,末梢run off,側副血行路などの評価が重要である[2].

狭窄率は病変近傍の正常血管の内腔径と病変血管の最小内腔径を用いて,(正常血管径－病変血管径)÷正常血管径×100(%)として算出され,定性的または定量的に評価される.狭窄率が100%の場合に(完全)閉塞とされ,しばしば側副血行路の発達を伴う.一般的に,狭窄率が50%以上の場合に有意病変と考えられるが,50〜75%の狭窄病変に対する血行動態的有意性は不明であり,血管内治療などを考慮する際は,圧較差測定により機能的に評価されるべきである[1].末梢run offについては普遍的な定義はないが,Ahnら[2]によると,治療(対象となる病変)部位より遠位で狭窄率が50%未満の主幹動脈を指す.

CTAはMRAに比し空間分解能が高く,石灰化の分布・程度も評価できる.しかし,石灰化血管やステントの内腔は,blooming artifactにより狭窄率を過大評価しやすく,特にMIP画像ではしばしば評価不能となる[3].重症下肢虚血症例の多くは糖尿病や透析症例であり,重度石灰化をしばしば伴い,CTAによる評価が不十分となりやすい.このような症例では,石灰化サブトラクションCTAによる診断能の改善が期待される.dual-energy CTは,低エネルギーレベルの仮想単色X線画像などにより,CTAにおける造影効果の向上や合理的な造影剤量低減が可能である.また,さまざまな物質弁別技術による石灰化サブトラクションCTAの有用性も注目されている(p.346 NOTE).

MRAでは,一般的に造影MRAの方が側副血行路や下腿末梢の描出に優れるが,非造影MRAも可能である.造影および非造影MRAとも,狭窄率を過大評価しやすい点は注意を要するが,石灰化血管の内腔評価も可能である.ステントの内腔評価は,金属アーチファクトによりMRAでしばしば困難(特に,ステンレス製の場合)となり,CTAの方が望ましい[3].

大動脈腸骨動脈病変と同様に,大腿膝窩動脈病変でもTASC Ⅱ分類(表,図1)を用いた評価が治療方針の選択に重要である[4].A型病変では血管内治療,D型病変では外科的血行再建が第一選択となる.B型病変では血管内治療,C型病変では外科的血行再建が推奨されるが,患者のリスクや手術成績などを考慮して選択されるべきである.

本分類の適用における問題点として,血管造影でも読影者間の一致度が不良であることが報告されている[5].その原因として,用語の定義が明記されていない,曖昧で混乱を招きやすい表現がある,分類に該当しない病変が存在することなどが挙げられる.特に,記載事項の意味を理解することが重要である.そのポイントとして,原則的に,長い区域の完全閉塞では外科的血行再建の方が血管内治療よりも成績が良いこと,血管内治療が不成功に終わると

表　大腿膝窩動脈病変のTASC分類（TASC Ⅱより）［文献6）より転載］

A型病変	1. 単独狭窄（≦10cm長） 2. 単独閉塞（≦5cm長）
B型病変	1. 多発性狭窄または閉塞（各≦5cm長） 2. 膝下膝窩動脈を含まない単独狭窄または閉塞（≦15cm長） 3. 末梢バイパスの流入を改善するための脛骨動脈に連続性を持たない単独または多発性の狭窄または閉塞 4. 重度の石灰化閉塞（≦5cm長） 5. 単独膝窩動脈狭窄
C型病変	1. 多発性狭窄または閉塞（全長＞15cm）　重度石灰化の有無は問わず 2. 2回の血管内治療後の治療を要する再発狭窄または閉塞
D型病変	1. 総大腿動脈または浅大腿動脈（＞20cm長，膝窩動脈を含む）の慢性完全閉塞 2. 膝窩動脈および近位三分枝血管の慢性完全閉塞

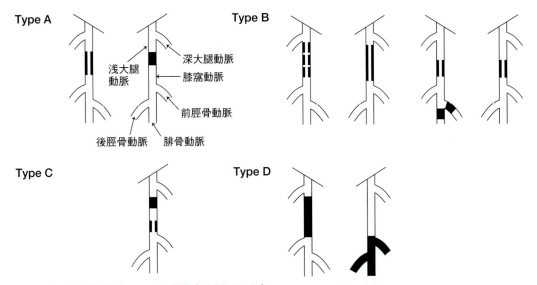

図1　大腿膝窩動脈病変のTASC分類（TASC Ⅱより）［文献6）より一部改変して転載］

二次的な外科的治療にも悪影響を及ぼしうること，関節可動域の総大腿動脈や膝窩動脈はnon-stenting zoneとされ，これらの閉塞に対しては外科的治療が第一選択であることなどを知っておくとよい．そうすれば，本分類に関する以下の事項も納得でき，全体的に理解しやすくなるであろう．

①A型およびB型病変に比べ，C型およびD型病変は長区域病変である．
②B2型病変では"膝下膝窩動脈を含まない"ことがポイントであり，さもなければD1型病変とあまり大差がなくなる．
③B3型病変では膝窩動脈から"脛骨動脈に連続性を持たない"ことがポイントであり，さもなければD2型病変とあまり大差がなくなる．また，膝窩動脈病変に対して血管内治療が不成功に終わると，膝窩動脈を遠位吻合部とするバイパス術は困難となるが，B3型病変であれば脛骨動脈近位部を遠位吻合部とする"末梢バイパス"により血流の改善が期待できる．
④D1型病変は"総大腿動脈の慢性完全閉塞"または"浅大腿動脈の慢性完全閉塞"であるが，後者の場合に20cm超の長区域に及ぶこと，かつ膝窩動脈を含むことが必須となる．

鑑別診断のポイント

特に，バージャー病［閉塞性血栓血管炎（thromboangiitis obliterans：TAO）］との鑑別に苦慮する場合がある．バージャー病は，喫煙歴を有する男性に50歳未満の若年発症することが多い．膝関節より末梢に途絶（abrupt occlusion）型や先細り（tapering）型の動脈閉塞を来すことが多く，"cork screw"状などの特徴的な側副血行を伴う．その中枢側の動脈壁に不整はなく平滑である点は，ASOと対照的である．その他，大腿膝窩動脈の閉塞性疾患として，塞栓性動脈閉塞症，外傷性／医原性動脈血栓症，膝窩動脈瘤，膝窩動脈捕捉症候群，膝窩動脈外膜囊腫などが鑑別に挙がる．間歇性跛行症例では，腰部脊柱管狭窄症との鑑別も重要である．

NOTE ● dual-energy CTによる石灰化サブトラクション

ASO症例ではしばしば動脈石灰化を伴い，MIP画像をはじめ正確な狭窄率の評価が困難となりやすい．石灰化を除去して動脈内腔を評価するにはサブトラクションCTAが有効であり，これには①造影前後のCTAから行う手法と，②dual-energy CTを用いる手法がある．

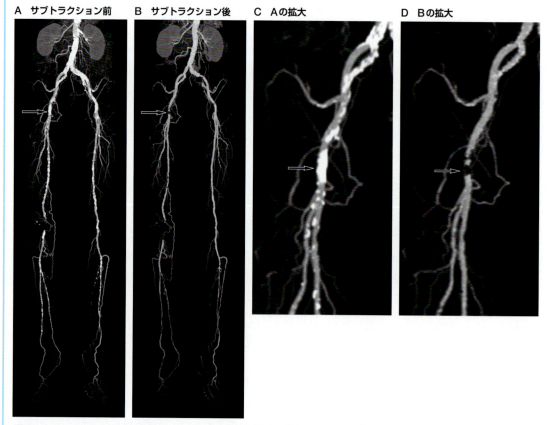

図2　dual-energy CT（投影データベース）によるサブトラクションCTA（ASO症例）
右大腿動脈の高度石灰化病変部の内腔閉塞がdual-energy CTによる石灰化サブトラクションにより明瞭に描出されている（→）．また，下腿動脈でも良好な石灰化サブトラクションができている．
（work in progress）

参考文献

1) Hirsh AT, Haskal ZJ, Hertzer NR, et al: ACC/AHA 2005 Practice Guidelines for the management of patients with peripheral arterial disease. Circulation 113: e463-654, 2006.
2) Ahn SS, Rutherford RB, Becker GJ, et al: Reporting standards for lower extremity arterial endovascular procedures. J Vasc Surg 17: 1103-1107, 1993.
3) Pollak AW, Norton PT, Kramer CM: Multimodality imaging of lower extremity peripheral arterial disease: current role and future directions. Circ Cardiovasc Imaging 5: 797-807, 2012.
4) Norgren L, Hiatt WR, Dormandy JA, et al: Inter-society consensus for the management of peripheral arterial disease (TASC Ⅱ). J Vasc Surg 45: S5-S67, 2007.
5) Kukkonen T, Korhonen M, Halmesmäki K, et al. Poor inter-observer agreement on the TASC Ⅱ classification of femoropopliteal lesions. Eur J Vasc Endovasc Surg 39: 220-224, 2010.
6) TASC II WorkingGroup: 日本脈管学会(編訳): 下肢閉塞性動脈硬化症の 診断・治療指針Ⅱ. 第1版, メディカルトリビューン, 2007.

　まず，①の手法では患者をしっかり固定した状態で造影前後の軌道同期撮影を行い，造影後から造影前の画像をサブトラクションすれば，石灰化サブトラクションCTAを作成できる．本法ではCT機種への依存度が少なく，下肢の固定が十分であれば，比較的シンプルな手法で良好なサブトラクションCTAが得られる利点がある．その一方で，同一の範囲を2回撮影するため，放射線被ばくの増加は必至であり，位置ずれの発生を必ず抑制できるとも限らないという欠点もある．

　②dual-energy CTは，主に2種類の管電圧のX線によりデータを取得する．画像または投影データを用いて後述するような物質弁別技術を応用すれば，造影後の1回撮影によるデータのみで石灰化サブトラクションCTAを作成できる．本法の方が低被ばくであり，軌道同期撮影は必要なく，位置ずれが原因で石灰化サブトラクションが不成功になることはない．

　画像データに基づく石灰化サブトラクションCTAでは，低管電圧と高管電圧のCT値を座標軸とした二次元直交座標上で分離線を引いて，ヨードと骨の二物質弁別が行われることが多い．一方，精確にbeam-hardening補正された投影データを用いれば，高精度の物質密度(弁別)画像や単色X線等価画像の取得などが可能である．そのため，ヨードと動脈石灰化の主成分(ハイドロキシアパタイトなど)を基準物質対とした物質密度画像による二物質弁別や，2種類のエネルギーレベルの単色X線等価画像のCT値を座標軸とした二次元直交座標上での多物質弁別などが可能であり，石灰化サブトラクションCTAの作成に応用される(図2)．このような投影データを用いた方法では，石灰化のblooming artifactやbeam-hardening artifactを低減できるため，さらなるASOの診断能向上にも大きな期待が寄せられている．

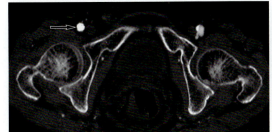

E　サブトラクション前

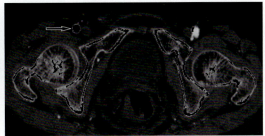

F　サブトラクション後

大動脈腸骨動脈病変に対するバイパス術後
postoperative state for aortoiliac artery lesions

（平田健一郎）

症例1 60代，男性．半年ほど前からの間歇性跛行を主訴に来院．足関節上腕血圧比は右1.10，左0.59であった．大腿—大腿動脈バイパス術が施行された．

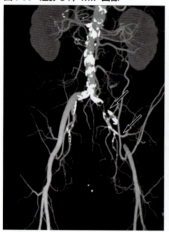

図1-A 造影CT，MIP画像

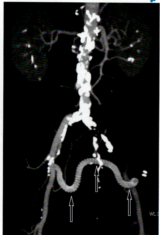

図1-B 造影CT，MIP画像

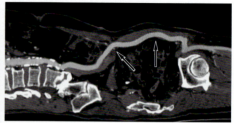

図1-C 造影CTカーブドMPR画像

症例2 60代，男性．両側総腸骨動脈閉塞に対して大動脈—大腿動脈バイパス術が施行された．

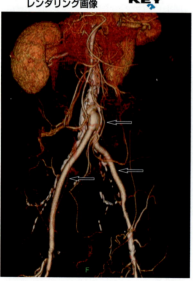

図2 造影CTボリューム・レンダリング画像

症例3 60代，男性．腎動脈下部腹部大動脈〜両側腸骨動脈閉塞に対して腋窩—両側大腿動脈バイパス術が施行された．

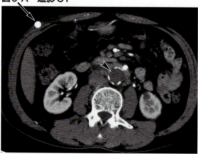

図3-A 造影CT

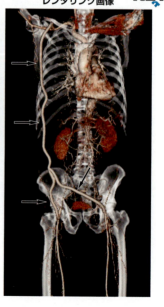

図3-B 造影CTボリューム・レンダリング画像

画像の読影

【症例1】 腹部大動脈から両総腸骨動脈に高度の石灰化を認める．左総腸骨動脈〜外腸骨動脈にかけてほぼ全長にわたる閉塞を認め，側副血行路が発達している（図1-A；→）．大腿—大腿動脈バイパス術後の造影CTでは人工血管の開存が確認できる（図1-B, C；→）．

【症例2】 両側総腸骨動脈閉塞に対して腹部大動脈から右大腿動脈および左外腸骨動脈遠位部に吻合された人工血管が確認できる（図2；→）．

【症例3】 腎動脈下部腹部大動脈〜両側腸骨動脈は閉塞しており（図3-A；▶），右胸壁から腹壁の皮下には腋窩動脈から両側大腿動脈に吻合された人工血管が確認できる（図3；→）．

大動脈腸骨動脈病変に対するバイパス術後の一般的知識と画像所見

大動脈腸骨動脈病変に対する治療は，手術と血管内治療が中心となる．手術では閉塞の範囲や患者の状態に応じて大動脈—大腿動脈（A-F）バイパス術，大腿—大腿動脈（F-F）バイパス術，腋窩—大腿動脈（Ax-F）バイパス術が選択される．術後グラフトの開存率はA-Fバイパスが最も優れており，5年間で85〜90％である．一方，F-Fバイパス，Ax-Fバイパスはそれぞれ5年間で70％，50〜80％である[1]．

F-Fバイパス術は一側の腸骨動脈が閉塞している場合に，健側の大腿動脈より患側大腿動脈へと人工血管を用いてバイパスを行い，下肢の血流を維持させようとする非解剖学的バイパス術である．体表に近い部分の手術であり局所麻酔下でも行えるため，低侵襲であり高齢者やハイリスク症例に対しても安全に行える血行再建術である．大腿動脈以下に閉塞病変がある場合は開存率が不良となるため，大腿動脈—膝窩動脈バイパス術の追加が検討される．

血管内治療も侵襲が少なく，短期間で治療できることからしばしば施行される．TASC-IIでは，腸骨動脈領域では病変長10cm以下の狭窄病変や，片側性の総腸骨動脈閉塞に対して血管内治療が推奨され，広範囲病変はバイパス術の適応としている[2]．最近ではデバイスの進歩もあり，長区間の腸骨動脈閉塞に対しても血管内治療を施行することがある．また，両側腸骨動脈病変では手術と血管内治療法の組み合わせによる成果も報告されてきている．人工血管やステントの開存についてはMPRやカーブドMPRにより多方向から評価することが望ましい．

手術合併症として人工血管感染やリンパ瘻がある．感染は一定期間の保存的治療で治癒しない場合には，グラフトを除去し必要に応じて血行再建術を考慮する．CTやMRIによる画像診断はグラフトの開存状態，吻合部動脈瘤の有無とともに合併症についても評価が可能である．

参考文献

1) Hirsch AT, Haskal ZJ, Hertzer NR, et al: ACC/AHA 2005 Practice Guidelines for the management of patients with peripheral arterial disease (lower extremity, renal, mesenteric, and abdominal aortic). Circulation 113: e463-654, 2006.
2) Norgren L, Hiatt WR, Dormandy JA, et al: InterSociety Consensus for the Management of Peripheral Arterial Disease (TASC II). J Vasc Surg (Suppl) S5-67, 2007.

末梢動脈
大腿動脈病変に対するバイパス術後
：グラフト閉塞と感染
postoperative state for femoral artery lesions: occlusion and infection in the graft

（平田健一郎）

症例1 70代，男性．間歇性跛行を主訴に来院した．両側の浅大腿動脈閉塞に対して大腿動脈-膝窩動脈（F-P）バイパス術施行された．2年後に右下肢の足関節上腕血圧比が低下しバイパス血管評価のため造影CTを施行．

図1-A　造影CT，MIP画像（術後早期）　図1-B　造影CT，MIP画像（術後早期）　図1-D　造影CT，MIP画像（術後2年）

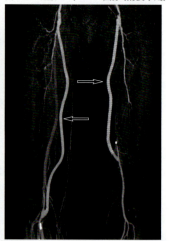

図1-C　造影CT（術後早期）

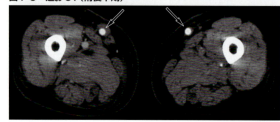

図1-E　造影CT（術後2年）

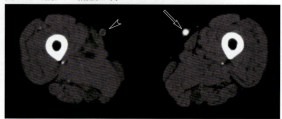

症例2 70代，男性．左下肢にF-Pバイパス術が施行された．手術から半年後に発熱．

図2-A　造影CT

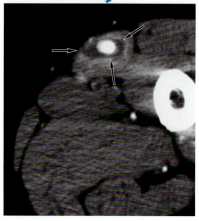

図2-B　SPECT-CTフュージョン画像
　　　（ガリウムシンチグラフィ）

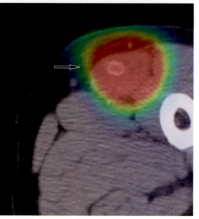

画像の読影

【症例1】 右浅大腿動脈〜膝窩動脈，左浅大腿動脈に閉塞を認め，深大腿動脈からの側副血行路が見られる（図1-A）．両側F-Pバイパス術後早期の造影CTでは右のバイパス血管は膝下膝窩動脈，左は膝上膝窩動脈に吻合されている（図1-B；→）．両側ともバイパス開存は良好である（図1-B, C；→）．バイパス術から2年後には左F-Pバイパスは開存しているが（図1-D, E；→），右側のF-Pバイパスグラフトは全長にわたり閉塞している（図1-D, E；▸）．

【症例2】 左F-Pバイパスグラフトの周囲に液体貯留，軟部影を認め，周囲に淡く境界不明瞭な増強効果が見られる（図2-A；→）．ガリウムシンチグラフィのSPECT-CTフュージョン画像では病変部に一致して高集積を認め（図2-B；→），グラフト感染と診断された．

大腿動脈—膝窩動脈(F-P)バイパス術後の一般的知識と画像所見

F-Pバイパス術は大腿動脈の閉塞に対して鼠径部の大腿動脈から膝関節周囲の膝窩動脈にバイパスする方法である．大腿動脈〜膝窩動脈にかけての慢性的に進行する閉塞性動脈硬化症は間歇性跛行の症状を来すことが多いが，急速な閉塞や多発性の動脈閉塞では安静時痛や組織欠損を伴う重症阻血を呈することもある．末梢吻合部が膝上か膝下かでバイパスに用いる血管が異なり，大腿—膝下膝窩動脈バイパス術では，自家静脈グラフトを用いることが多い．大腿—膝窩動脈バイパス術では手術に伴う合併症は少なく，かつ術後5年で約90％と高い開存成績が示されている[1]．

最近では材料や手技の発展により，鼠径靱帯以下の閉塞病変に対しても血管内治療が行われるようになった．しかし，手術と血管内治療の成績を比べたBASIL trialでは短期成績は両者に差はないが，手術を受けた群の方が術後2年以降では良好な経過であると報告されている[2]．

造影CTやMRIはグラフトの開存状態を非侵襲的かつ正確に評価できるため，術前診断および術後の経過観察として用いられる．末梢動脈疾患に対するバイパス術の重要な合併症のひとつにグラフト感染がある．グラフト感染の発症率は1〜6％程度である．CTでグラフト周囲の液体貯留や軟部濃度，ガス像は感染を示唆する所見である．特に術後3か月以降のグラフト周囲の液体の残存や増加する液体は感染を疑う[3]．ガリウムシンチグラフィやFDG-PETは感染，炎症の診断に有用である．ただし，術後早期のグラフト周囲のガス像や液体貯留は術後変化との鑑別が難しいことがある．

参考文献

1) Donaldson MC, Mannick JA: Femoropopliteal bypass grafting for intermittent claudication: is pessimism warranted? Arch Surg 225: 724-727, 1980.
2) BASIL trial participants: Bypass versus angioplasty in severe ischaemia of the leg (BASIL): multicentre, randomised controlled trial. Lancet 366: 1925-1934, 2005.
3) Orton DF, LeVeen RF, Saigh JA, et al: Aortic prosthetic graft infections: radiologic manifestations and implications for management. Radiographics 20: 977-993, 2000.

末梢動脈 孤発性腸骨動脈瘤
solitary iliac aneurysms

（米永和真）

症例1 80代，男性．腹部エコーで偶然指摘．精査目的に造影CT施行．

図1-A 造影CT

図1-B 造影CTスラブMIP斜位冠状断像

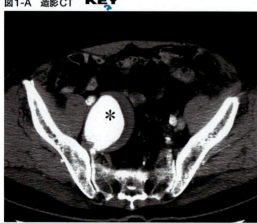
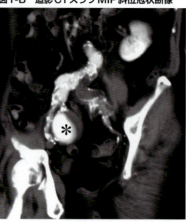

症例2 80代，男性．下血，体動困難にて救急搬送．来院後も新鮮血の下血あり，造影CT施行．

図2-A 非造影CT

図2-B 造影CT（動脈相）

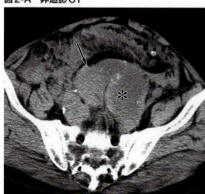
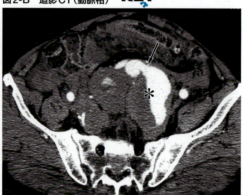

図2-C 造影CTスラブMIP斜位冠状断像

図2-D 造影CT（門脈相）

図2-E 造影CTボリューム・レンダリング画像

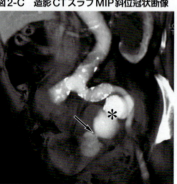
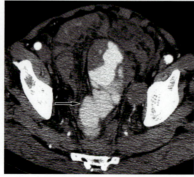
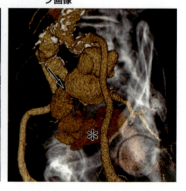

画像の読影

【症例1】 右内腸骨動脈に最大短径52mmの壁在血栓を伴う紡錘状動脈瘤を認める（図1；＊）．大動脈瘤は認めない（非掲載）．

【症例2】 左内腸骨動脈瘤を認める（図2-A；＊）．非造影CTで，周囲に連続するように出血成分を疑う淡い高吸収の軟部陰影があり（図2-A；→），周囲脂肪組織濃度上昇も認める．造影CTでは左内腸骨動脈瘤を認め（図2-B, C；＊），動脈相から瘤周囲（直腸）への穿通部を認める（図2-B, C；→）．造影後期相（門脈相）で直腸内にも造影剤貯留を認める（図2-D；→）．図2-Eの矢印（→）は破裂部，＊は直腸内造影剤．

左内腸骨動脈瘤破裂，直腸穿通と診断された．緊急手術となり動脈瘤切除＋Yグラフト置換術が施行された．

孤発性腸骨動脈瘤の一般的知識と画像所見

孤発性腸骨動脈瘤は，腹部大動脈瘤を合併せずに腸骨動脈のみに動脈瘤を形成するもので，比較的稀な疾患である．病因のほとんどは粥状動脈硬化によるものであるが，感染や血管炎（ベーチェット病や線維筋性異型成，高安病など），先天性疾患（マルファン症候群やエーラス・ダンロス症候群など）によるものも報告されている．腹部大動脈瘤と同様，破裂するまで症状に乏しいことが多いが，瘤径が増大すると周囲への圧迫症状を呈することや，動脈瘤内の血栓に由来した遠位側の塞栓を来すこともある．5年破裂率は14〜70％と報告に幅がある．破裂の症状は激しい腹痛，腰痛，出血性ショックなどであるが，周辺臓器への穿通により下血や血尿が見られることもある．破裂すれば死亡率は20〜57％と，腹部大動脈瘤と同様に高率である．

腸骨動脈瘤の診断は，他の血管と同様に母血管と比べ50％以上の限局性の拡張をもってされ，概ね1.5〜2cm以上で動脈瘤と診断される．腸骨動脈瘤の増大速度は平均で，3cm以下では1.1mm/年，3cm以上では2.6mm/年という報告がある．

腸骨動脈瘤の治療についてのガイドラインは見られないが，一般的な治療適応は症候性例のほか，無症候で瘤径3cm（〜3.5cm）以上とされており，症状や増大スピード，リスクなどと併せて総合的に判断される．治療は，外科的手術（瘤切除＋血行再建）や血管内治療（ステントグラフト内挿術やコイル塞栓術）が行われる．治療の合併症として，腸管虚血や臀筋跛行，インポテンスなどがある．

鑑別診断のポイント

骨盤深部に存在するためエコーのみでは見落とす可能性がある．鑑別疾患には卵巣腫瘍，後腹膜腫瘍やリンパ嚢胞が挙がるが，造影CTにて大動脈から病変部への連続性を確認すれば，診断は容易である．大動脈瘤と同様に，impending ruptureやcontained ruptureの所見に注意して読影する必要がある．

参考文献

1) Sakamoto I, Sueyoshi E, Hazama S, et al: Endovascular treatment of iliac artery aneurysms. RadioGraphics 25: S213-S227, 2005.
2) Jesinger RA, Thoreson AA, Lamba R: Abdominal and pelvic aneurysms and pseudoaneurysms: imaging review with clinical radiologic, and treatment correlation. RadioGraphics 33: E71-E96, 2013.
3) Hu H, Takano T, Guntani A, et al: Treatment of solitary iliac aneurysms: clinical review of 28 cases. Surg Today 38: 232-236, 2008.

末梢動脈 異物による動脈損傷について
penetrating arterial injury by a foreign body

（林田英里）

症例 50代，男性．精神発達遅滞がある．通所リハビリテーション施設にて大量下血と意識障害が見られ，救急搬送された．

図1-A 下部消化管内視鏡　　図1-B 非造影CT　　図1-C 造影CT（動脈相）

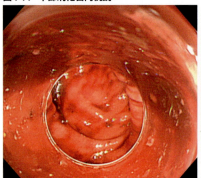
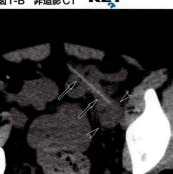
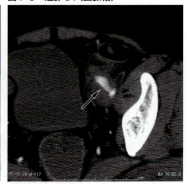

図1-D 造影CTボリューム・レンダリング画像　　図1-E 手術所見

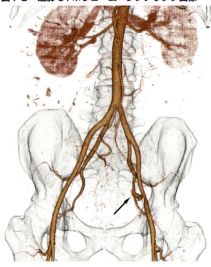
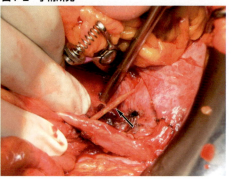

図1-F 摘出された爪楊枝

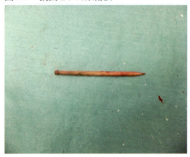

表　消化管由来の爪楊枝による動脈損傷の報告例

	穿通部（消化管－動脈）		文献番号
①	S状結腸	左外腸骨動脈	提示症例
②	S状結腸	腹部大動脈術後 Y字グラフト右脚	文献1)
③	S状結腸	左内腸骨動脈	文献4)
④	胃	右冠動脈	文献5)
⑤	小腸	右内腸骨動脈	文献6)
⑥	盲腸	右総腸骨動	文献7)
⑦	小腸	総腸骨動脈	文献8)
⑧	十二指腸	腹部大動脈	文献9)

画像の読影

下部消化管内視鏡検査（図1-A）にて，S状結腸近位部まで新鮮血の貯留が見られる．出血源は同定できなかった．非造影CTにて，S状結腸近位部から左骨盤壁にかけて高吸収を呈する線状構造物が見られ（図1-B；→），腸管外の部分では周囲に軟部陰影を伴っている（図1-B；▻）．造影CTにて，線状構造物に沿って外腸骨動脈からS状結腸方向への造影剤の血管外漏出所見が見られる（図1-C, D；→）．

緊急にて開腹手術を施行し，S状結腸から左骨盤壁の外腸骨動脈へ穿通する爪楊枝が認められた（図1-E；→，図1-F）．爪楊枝の周囲には強固な線維性組織の増生があり，腹腔内への出血はごく少量であった．S状結腸穿孔を生じた爪楊枝が癒着を伴いながら緩徐な経過で左骨盤壁方向へ進行し，外腸骨動脈穿通を生じたものと考えられた．

異物による動脈損傷ついての一般的知識

異物による動脈損傷は，刺創（鋭的異物による穿通創），杙創（比較的鈍的異物による穿通創）といった体表からの穿通性損傷によるものが一般的である．この場合，受傷部が体表面より明らかであることが多く，受傷部に応じた造影CT検査や血管造影検査により，迅速な動脈損傷の診断と治療が可能である．この他に稀ではあるが，誤飲した消化管由来の異物による動脈損傷が挙げられる．誤飲した異物の多くは自然排泄され，消化管穿孔合併例は1％以下とされるが，爪楊枝のように細長く尖った形状のものでは15〜35％に上ると報告されている[1]．また，その死亡率も18％程度と報告されている[2]．穿孔に動脈損傷を伴う例は，提示症例の他，数例報告されている（表）[1][2]．

消化管由来の異物による動脈損傷では，非特異的な症状を呈する，病歴にて誤飲の経緯が明らかでない（提示症例は背景に精神発達遅滞あり），外出血を伴わないなど，臨床的に診断に苦慮する場合が多い．スクリーニング目的に施行する非造影CT検査などの画像診断で初めて血腫や異物の存在が明らかになる場合が多く，慎重な読影が必要となる．

鑑別診断のポイント

異物が金属片あるいは骨片（誤飲した魚骨や鶏骨）である場合，高いCT値により異物の存在，および形態の診断が可能である場合が多い．爪楊枝などの木片の場合，体内に入った直後は空気の含有量が多いため低吸収を呈し，同定できない場合が多い．木片中に水分や血液を吸収するに従ってCT値の上昇が見られ，48〜72時間程度の経過で高吸収を呈し，異物として同定が可能となる[3]．このため，初期には診断は非常に困難である．臨床的に，あるいは非造影CT検査において出血が疑われる場合には，速やかに造影CT検査や血管造影検査を施行し，活動性出血の有無を評価し，治療を行う必要がある．

参考文献

1) Lazaris AM, Tsapralis D, Patapis P, et al: Aortoiliac endograft-enteric fistula due to an ingested toothpick. J Vasc Surg 50: 640-643, 2009.
2) Li SF, Ender K: Toothpick injury mimicking renal colic: case report and systematic review. J Emerg Med 23: 35-38, 2002.
3) 奥 隆臣，久保康則，嶋岡修平・他：大腸穿通を引き起こした爪楊枝を内視鏡的に摘出し治癒しえた1例—体内における爪楊枝のCT値の変化についての検討．Gastroenterol Endosc 52: 1556-1562, 2010.
4) Maras-Simunić M, Grandić L, Brnić D, et al: Massive gastrointestinal bleeding and obstruction of the ureter caused by the migration of a swallowed toothpick from the sigmoid colon: a case report. Coll Antropol 32: 311-313, 2008.
5) Gelsomino S, Romagnoli S, Stefàno P: Right coronary perforation due to a toothpick ingested at a barbecue. N Engl J Med 352: 2249-2250, 2005.
6) Bee DM, Citron M, Vannix RS, et al: Delayed death from ingestion of a toothpick. N Engl J Med 320: 673, 1989.
7) Mark G, Creux G, Leutenegger A: Primary iliac-cecal fistula by toothpick penetration. Vasa 14: 177-179, 1985.
8) Dicicco BS, Heit HA, Peterson JE, et al: Massive bleeding due to arterial-enteric fistula from an ingested toothpick. J Clin Gastroenterol 7: 292-295, 1985.
9) Fry D, Flint LM, Richardson JD: Aorticoduodenal fistula secondary to a toothpick. J Ky Med Assoc. 76: 441, 1978.

末梢動脈 バージャー病
Buerger's disease

（尾田済太郎）

症例1 40代，男性．右下肢の冷感と間歇性跛行を発症したため来院．

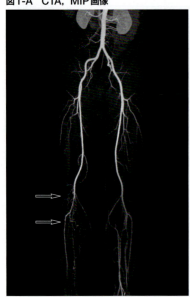

図1-A　CTA，MIP画像

図1-B　CTA，MIP画像（右膝窩部の拡大）

症例2 30代，男性．左手指の先端に潰瘍の形成を認める．

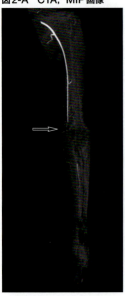
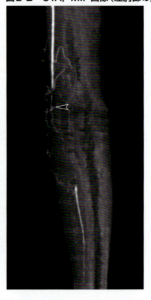

図2-A　CTA，MIP画像

図2-B　CTA，MIP画像（左肘部の拡大）

表　バージャー病の診断基準（Shionoya criteria）

① 50歳未満の発症
② 喫煙歴を有する
③ 膝窩動脈以下に閉塞がある
④ 上肢動脈病変，または遊走性静脈炎がある
⑤ 喫煙以外の動脈硬化危険因子（高血圧，高脂血症，糖尿病）がない

上記5項目を満たし，膠原病の検査所見が陰性の場合にバージャー病と診断．

参考文献
1) JCS Joint Working Group: Guideline for management of vasculitis syndrome (JCS 2008). Japanese Circulation Society. Circ J 75: 474-503, 2011.
2) Japanese Circulation Society Joint Working Group: Guidelines for management of peripheral arterial occlusive diseases (JCS 2009). Circ J 73(Suppl): S1507-1569, 2009.
3) Shionoya S: Diagnostic criteria of Buerger's disease. Int J Cardiol 66: S243-245, 1998.

画像の読影

【症例1】 CTAで右膝窩動脈に閉塞を認め，周囲に側副血行路の発達を認める（図1-A；→）．右膝窩部の拡大画像では，蛇腹様（accordion-like appearance）の動脈（図1-B；→）やコルク栓抜き状（cork screw）の側副血行路（▸）が確認できる．腹部大動脈〜大腿動脈にかけて，動脈硬化性変化などの異常は認めない．

【症例2】 CTAで左肘部の上腕動脈に途絶像を認め（図2-A；→），左前腕の動脈は全体に描出不良となっている．左肘部の拡大画像では，cork screw状の側副血行路を認める（図2-B；▸）．

バージャー病の一般的知識と画像所見

バージャー病は閉塞性血栓血管炎とも呼ばれ，四肢の主幹動脈に血管全層炎を生じ，血栓性閉塞を来す疾患である．特に下肢動脈に好発して，症状として四肢冷感，間歇性跛行，安静時疼痛，皮膚潰瘍，壊疽を来す．また，しばしば表在静脈にも炎症を来し，遊走性静脈炎とも呼ばれる．稀に大動脈や内臓動静脈にも病変を来す．日本では，人口10万人に4〜5人の発生が見られるとされていたが，近年は減少傾向にある．男女比は9：1と圧倒的に男性が多い．発症年齢は男女とも30〜40代が最も多いが，近年では高齢化傾向が見られる．アジア，中近東，地中海地域に多く，人種差が示唆されている．特定のHLA（human leukocyte antigen）との関連性があり，遺伝性素因の関与が示唆されるが原因はいまだ不明である．

発症には喫煙が強く関与しており，喫煙による血管攣縮が誘因になると考えられている．患者の93％に喫煙歴を認め，間接喫煙を含めるとほぼ全例が喫煙と関係があるとされる．また，歯周病との関連性も示唆されている．診断は臨床症状に加えて，血圧やサーモグラムなどの機能的検査とCT，MRI，血管造影などの形態的検査を参考にし，診断基準（Shionoya criteria）に準じて行われる（表）．しかし，診断基準をすべて満たすものは約30％程度とされる．

治療は間接喫煙を含め，禁煙の厳守が最も重要である．患肢の保温，保護と歩行訓練，運動療法も併せて行う．薬物療法としては，経口抗血小板薬，抗凝固薬，プロスタグランジンE1製剤の投与が行われる．重症例では血行再建術や交感神経切除術が検討される．近年では，遺伝子治療，細胞移植療法の有用性も報告されている．本疾患の生命予後は良好であるが，四肢切断を必要とすることもあり，成年男性のQOLを著しく脅かすことも少なくない．

画像診断としては，血管造影がスタンダードとされており，下肢では膝関節より末梢，上肢では肘関節より末梢に閉塞性病変を認めることが多い．動脈閉塞様式は途絶型（abrupt occlusion），先細り型（tapering）が多く，蛇腹様所見（accordion-like appearance）は本症に特有な所見とされる．途絶部周囲には側副血行路の発達が見られ，コルク栓抜き状（cork screw），樹根状（tree root），橋状（bridge）を呈する．特にコルク栓抜き状の側副血行路が有名であるが，全身性エリテマトーデスや強皮症，混合性結合組織病，CREST症候群など他疾患でも見られるので，注意が必要である．病変部より中枢側の動脈に動脈硬化性変化を認めないことも，重要な所見である．近年ではCTA，MRAも血管造影の代替検査として行われるようになっているが，血管造影に比べ，空間分解能に劣るため，四肢末梢側の病変や細かい側副血行路をとらえにくい場合がある．CTAは中枢側を含めて広範囲の動脈を評価可能であり，他疾患を除外する役割も担う．

鑑別診断のポイント

閉塞性動脈硬化症，その他の血管炎症候群，膝窩動脈捕捉症候群，膝窩動脈外膜嚢腫などが鑑別対象となる．画像所見だけでなく，臨床像や基礎疾患，その他の検査所見と総合して鑑別していく必要がある．特に，年齢や喫煙歴，動脈硬化リスクの有無の確認が重要である．

末梢動脈 膝窩動脈捕捉症候群
popliteal artery entrapment syndrome

（尾田済太郎）

症例 20代，男性．右下肢の冷感と間歇性跛行を発症したため来院．

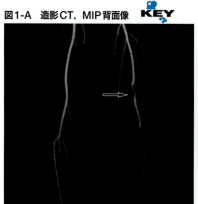

図1-A　造影CT，MIP背面像

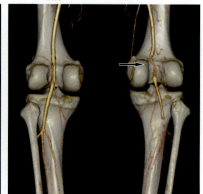

図1-B　造影CTボリューム・レンダリング背面像

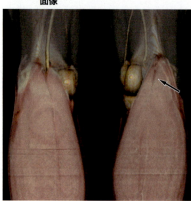

図1-C　造影CTボリューム・レンダリング背面像

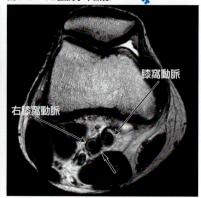

図1-D　T2強調水平断像

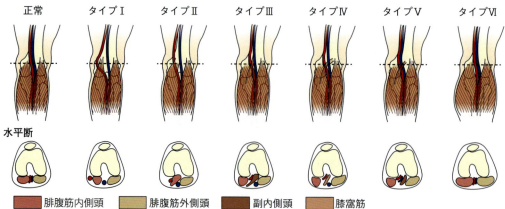

図2　膝窩動脈捕捉症候群の分類［文献5）より一部改変して転載］

画像の読影

　造影CTにおいて右膝窩動脈に狭窄を認め（図1-A, B；→），右下腿動脈の描出が不良となっている．膝窩動脈の走行異常は認めない．ボリューム・レンダリング画像において，右側の腓腹筋内側頭が膝窩動脈の外側へ偏位している（図1-C；→）．左側の腓腹筋に解剖学的な異常は認めない．MRIにて，右膝窩動脈と膝窩静脈の間に腓腹筋内側頭が走行している（図1-D；→）．膝窩動脈捕捉症候群と診断され，膝窩動脈血行再建術が施行された．

膝窩動脈捕捉症候群の一般的知識と画像所見

　膝窩動脈捕捉症候群は，先天的な膝窩動脈の走行異常や膝窩部の異常筋束により膝窩動脈が捕捉され，圧排，狭窄，閉塞を来す疾患である．このような先天的な解剖学的異常は0.6〜3.5％に認められると報告され，そのうちのごく一部で機能的な異常を来すとされる．機能的な膝窩動脈捕捉症候群の発生頻度はわかっていない．約80％は男性に発生し，平均年齢は約30歳で若年に生じやすく，特にスポーツ選手に多いと報告されている．発生頻度に左右差はないが，約40％は両側性に認められる．膝窩動脈捕捉症候群は，その解剖学的異常より当初，タイプⅠ〜Ⅳの4種類に分類されたが，その後，タイプⅤ，タイプⅥが追加され6種類となっている（表，図2）．多くはタイプⅠとⅡである．

表　膝窩動脈捕捉症候群の分類

タイプⅠ	腓腹筋内側頭は正常，膝窩動脈が腓腹筋内側頭の内側へ異常走行する．
タイプⅡ	膝窩動脈の走行は正常．腓腹筋内側頭が膝窩動脈の外側（膝窩静脈との間）へ偏位する．
タイプⅢ	腓腹筋に副内側頭が存在し，膝窩動脈の外側（膝窩静脈との間）へ偏位する．
タイプⅣ	腓腹筋ではなく，通常より高い位置に発育した膝窩筋による膝窩動脈の圧迫．
タイプⅤ	タイプⅠ〜Ⅳの膝窩動脈捕捉に加えて，膝窩静脈も捕捉される．
タイプⅥ	筋や膝窩動静脈に解剖学的異常はないが，筋肥大により膝窩動静脈に機能的圧排を来す．

　症状としては，間歇性跛行，下腿疼痛，下腿腫脹などの虚血症状を示す．理学所見では，患肢伸展，足関節背屈により足背動脈の拍動減弱が見られることが有名であるが，健常者にも認められることがあるので注意を要する．本疾患の治療はタイプによって異なるが，外科的治療が中心となる．腓腹筋内側頭切離術，異常筋束切除術，バイパス術などの血行再建術が行われる．外科的治療の長期成績は良好とされる．

　画像診断は血管造影がスタンダードとされてきたが，近年ではCTやMRIで診断が可能である．3D-CTA画像により，膝窩動脈の狭窄・閉塞に加えて，走行異常を評価することができる．狭窄部には血栓を生じやすい．また，CTのボリューム・レンダリング画像を用いることで，筋束の異常を認識しやすくなる．ほとんどの症例（タイプⅠ〜Ⅳ）で，膝窩動脈と静脈の間を筋束（腓腹筋内側頭もしくは膝窩筋）が走行する．膝窩動脈と静脈の間を走行する筋束の描出には，コントラスト分解能に優れるMRIが有用である．

鑑別診断のポイント

　閉塞性動脈硬化症，膝窩動脈捕捉症候群，バージャー病，膝窩動脈外膜嚢腫などが鑑別疾患として挙がる．膝窩動脈と腓腹筋，膝窩筋の解剖学的位置を確認することで，鑑別は可能である．

参考文献

1) Hislop M, Kennedy D, Cramp B, Dhupelia S: Functional popliteal artery entrapment syndrome: poorly understood and frequently missed? a review of clinical features, appropriate investigations, and treatment options. J Sports Med 2014: 105953, 2014.
2) Chernoff DM, Walker AT, Khorasani R, et al: Asymptomatic functional popliteal artery entrapment: demonstration at MR imaging. Radiology 195: 176-180, 1995.
3) Hai Z, Guangrui S, Yuan Z, et al: CT angiography and MRI in patients with popliteal artery entrapment syndrome. AJR 191: 1760-1766, 2008.
4) Zhong H, Gan J, Zhao Y, et al: Role of CT angiography in the diagnosis and treatment of popliteal vascular entrapment syndrome. AJR 197: W1147-1154, 2011.
5) Gemayel G, Murith N, Mugnai D, et al: Popliteal artery entrapment syndrome: report of two cases. Vascular 20: 314-317, 2012.

末梢動脈　膝窩動脈外膜嚢腫
cystic adventitial degeneration of popliteal artery

（尾田済太郎）

症例 30代，男性．間歇性跛行を発症したため来院．

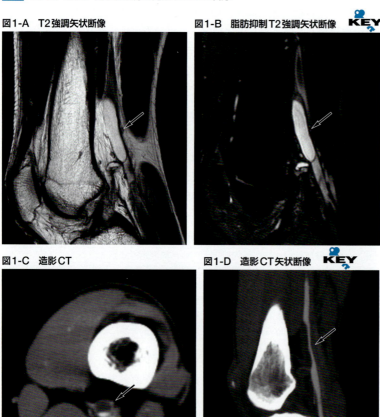

図1-A　T2強調矢状断像
図1-B　脂肪抑制T2強調矢状断像
図1-C　造影CT
図1-D　造影CT矢状断像

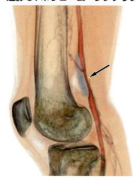

図1-E　造影CTボリューム・レンダリング画像

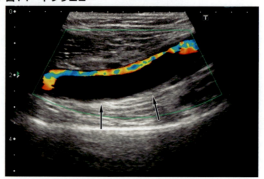

図1-F　ドプラエコー

参考文献
1) Desy NM, Spinner RJ: The etiology and management of cystic adventitial disease. J Vasc Surg 60: 235-245, 2014.
2) Elias DA, White LM, Rubenstein JD, et al: Clinical evaluation and MR imaging features of popliteal artery entrapment and cystic adventitial disease. AJR 180: 627-632, 2003.
3) Wright LB, Matchett WJ, Cruz CP, et al: Popliteal artery disease: diagnosis and treatment. Radiographics 24: 467-479, 2004.

画像の読影

MRIのT2強調矢状断像で，膝窩動脈に沿った細長い嚢腫状の高信号域を認める（図1-A；→）．脂肪抑制法にて病変の描出は顕著となる（図1-B；→）．この病変により膝窩動脈内腔は圧排されている．造影CTでは嚢腫は低吸収を呈しており，圧排された膝窩動脈内腔は三日月状の形態を示している（図1-C；→）．偏心性の滑らかな動脈狭窄を来している（図1-D, E；→）．ドプラエコーでは，低エコーの嚢腫とそれによる動脈狭窄を認める（図1-F；→）．エコー，CT，MRI所見から膝窩動脈外膜嚢腫と診断され，膝窩動脈再建術が施行された．

膝窩動脈外膜嚢腫の一般的知識と画像所見

外膜嚢腫は，動脈外膜の粘液変性により外膜や中膜間にゼラチン様物質が貯留して，動脈内腔の限局性狭窄もしくは閉塞を来す，稀な疾患である．膝窩動脈（全体の80～85％）に好発するが，外腸骨動脈や大腿動脈，橈骨動脈などにも生じる．稀ではあるが，静脈にも生じることがある．

本症の成因としては，全身性結合織異常説，反復する微小外傷により外膜が障害され囊胞変性するという説，関節にできるガングリオンの迷入説，胎生期形成異常説の4つが考えられているが，いまだに定説はない．膝窩動脈外膜嚢腫は，30～50代の比較的若年の男性に多い（男女比は4～15：1と報告）．しかし，小児や高齢者での報告もある．

症状は間歇性跛行であり，突然発症することが多い．また，嚢腫の破裂や内容物の消失により，症状の消長を認めることがある．動脈内腔狭窄例ではABI（ankle brachial index）の低下を示す．治療法には侵襲度の低いものから，エコーガイド下穿刺吸引，バルーンによる拡張，嚢腫切除術，膝窩動脈再建術（大伏在静脈や人工血管による置換）がある．穿刺吸引では再発することが多いとされる．病理組織学的には外膜の変性疾患とされているが，病変の主座が中膜にあるとする報告もある．嚢腫の内容はガングリオンと酷似している．

診断は，かつては血管造影がスタンダードとされていたが，現在はエコーやCT，MRIで確定診断が十分可能となっている．血管造影の所見としては，滑らかな偏心性もしくは全周性の狭窄を示し，全周性の場合は砂時計像，偏側性では半月状圧排像を呈する．背景の動脈硬化性変化が乏しいことも重要な情報である．ドプラエコーでは，血管の狭窄とそれを取り巻くように存在する血流のない嚢腫が描出され，嚢腫は血管壁内に存在する低エコーまたは無エコー域として描出される．CTでは，動脈壁内に低吸収の嚢腫構造が同定でき，同部で滑らかな狭窄を呈する．嚢腫は外側へもやや膨隆する．偏心性狭窄の場合，動脈内腔は，水平断で三日月状の形態を呈する．MRIで血管壁に沿った嚢腫はT2強調像で高信号を示し，脂肪抑制法にて描出は向上する．T1強調像では嚢腫内の性状によりさまざまな信号を呈する．

鑑別診断のポイント

鑑別すべき疾患は，閉塞性動脈硬化症と膝窩動脈捕捉症候群，バージャー病である．狭窄部の性状や，背景の動脈硬化性変化に乏しいことから，閉塞性動脈硬化症との鑑別は比較的容易と思われる．外膜嚢腫と動脈硬化性プラークとの鑑別には，MRIが有用である．膝窩動脈と腓腹筋内側頭の解剖学的な位置を把握することで，膝窩動脈捕捉症候群との鑑別は可能である．バージャー病とは動脈閉塞様式や側副路発達に違いがある．

末梢動脈 血管型エーラス・ダンロス症候群
Ehlers-Danlos syndrome: EDS, vascular type

(幸 秀明)

症例 20代，男性．左腎梗塞と左外腸骨動脈解離の既往がある．関節の可動性亢進，手指・手背の白斑を認め，家族歴に出血死や心疾患などがある．特に誘因なく腹痛があり，造影CTが施行された．

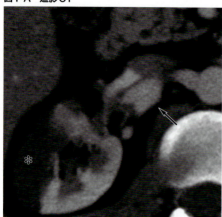

図1-A 造影CT

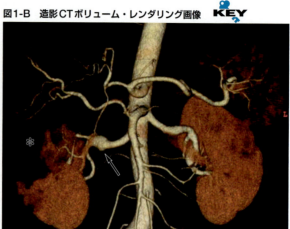

図1-B 造影CTボリューム・レンダリング画像

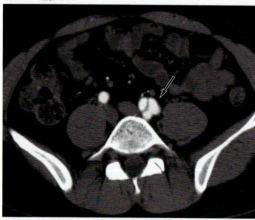

図1-C 造影CT

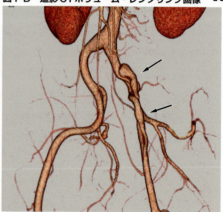

図1-D 造影CTボリューム・レンダリング画像

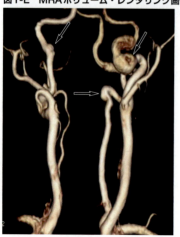

図1-E MRAボリューム・レンダリング画像

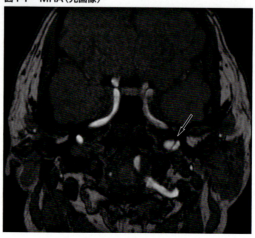

図1-F MRA（元画像）

画像の読影

造影CTの水平断像において右腎動脈に解離性動脈瘤が認められる（図1-A, B；→）．腎実質には造影欠損域（梗塞巣）が認められる（図1-A, B；＊）．左総腸骨動脈〜外腸骨動脈にも解離性動脈瘤が認められる（図1-C, D；→）．頭部MRAでは，両側内頸動脈瘤と左椎骨動脈に解離性動脈瘤が認められる（図1-E, F；→）．

血管型エーラス・ダンロス症候群（EDS）の一般的知識と画像所見

EDSは皮膚，関節，血管など全身の結合組織の脆弱性に基づく遺伝疾患で，その原因と症状から6つの型に分類される．血管型EDSは常染色体優性遺伝疾患で，Ⅲ型コラーゲン遺伝子（COL3A1）との関連が明らかになっている．Ⅲ型プロコラーゲンの合成過程や構造に異常を来し，血管の破裂や解離，消化管穿孔や臓器破裂などが主症状となる．頻度は約50,000〜100,000人に1人で，遺伝性が約50%，孤立性が50%と推定されている．40歳までに80%の患者で臨床症状が認められ，平均死亡時年齢は50歳と言われている．

血管型EDSの特徴的な臨床所見の大項目として，1）動脈瘤，動脈解離，動脈破裂，2）消化管破裂，3）妊娠中の子宮破裂，4）EDS血管型の家族歴，小項目として，透明な皮膚，特徴的顔貌，末端早老症，頸動脈海綿状動静脈瘻，小関節の可動性過剰，腱や筋肉の断裂，気胸，血気胸，易出血性，慢性的な関節亜脱臼または脱臼，先天性股関節脱臼，内反足，歯肉後退が挙げられている．蛋白レベルの生化学的検査，および分子遺伝学的検査によって確定診断される．

血管型EDSの治療は，動脈破裂や消化管穿孔に対しては外科治療が行われる．血管型EDSの妊娠女性は高リスク妊娠として管理する必要がある．また，外傷による血管損傷のリスクを最小限にするために，過度のスポーツや力仕事を避けるべきとされる．動脈造影は血管損傷の危険があるので薦められない．したがって，その診断にはより非侵襲的な超音波検査，CTやMRIによる血管病変の評価が重要である．若年者の多発する動脈瘤や解離の場合に血管型EDSも鑑別疾患のひとつとして考慮する必要がある．

鑑別診断のポイント

鑑別を有する疾患としては，他のタイプのEDSやマルファン症候群，ロイス・ディーツ症候群，常染色体優性遺伝性多発性嚢胞腎が挙げられる．特にマルファン症候群，ロイス・ディーツ症候群が重要な鑑別疾患であり，血管型EDSは腸骨動脈，脾動脈，腎動脈に病変が多く見られるとされ，病変の分布が鑑別の一助となる．ただし，血管型EDSにおいても大動脈病変が見られることはあり，鑑別が困難なこともある．

参考文献

1) Abel MD, Carrasco LR: Ehlers-Danlos syndrome: classifications, oral manifestations, and dental considerations. Oral Surg Oral Med Oral Pathol Oral Radiol Endod 102: 582-590, 2006.
2) Pepin MG, Murray ML, Byers PH, et al: Vascular Ehlers-Danlos syndrome. [Internet]. Seattle (WA): University of Washington, Seattle; 1993-2015.

末梢動脈 遺残坐骨動脈
persistent sciatic artery

(宇都宮大輔)

症例1 60代,男性.間歇性跛行.

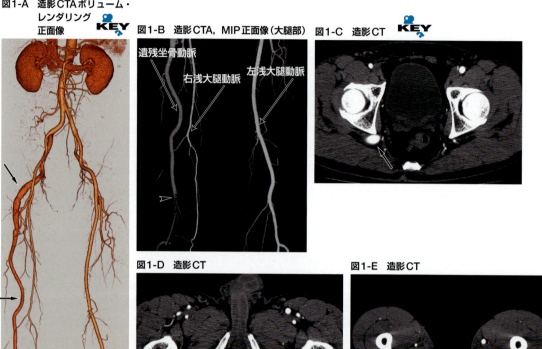

図1-A 造影CTAボリューム・レンダリング正面像

図1-B 造影CTA,MIP正面像(大腿部)

図1-C 造影CT

図1-D 造影CT

図1-E 造影CT

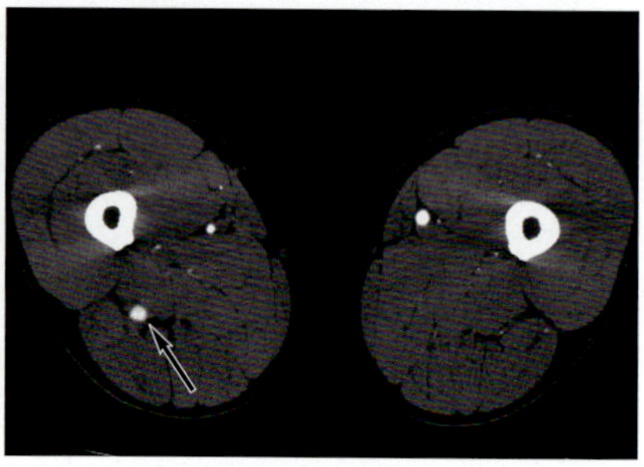

症例2 70代,男性.間歇性跛行.

図2 造影CTA,MIP左前斜位像

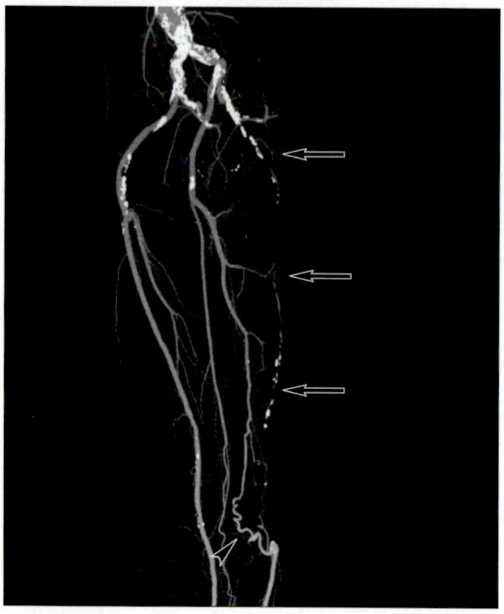

画像の読影

【症例1】 右浅大腿動脈（superficial femoral artery：SFA）は，全体に細く低形成である（図1-A, B）．拡張した右内腸骨動脈～遺残坐骨動脈（persistent sciatic artery：PSA）が認められ（図1-A；→），大腿遠位部で閉塞している（図1-A, B；▶）．造影CT水平軸位断像では，右遺残坐骨動脈が坐骨～大腿骨の後方を走行していることがわかる（図1-C～E；→）．

【症例2】 左浅大腿動脈は低形成である．左遺残坐骨動脈はほぼ全長にわたり閉塞しており，閉塞した動脈壁の石灰化が散見される（図2；→）．左膝窩動脈以下の血流は，深大腿動脈からの側副血管（図2；▶）により供給されている．

遺残坐骨動脈の一般的知識と画像所見

遺残坐骨動脈は，下肢動脈の発生，発達段階で消褪する坐骨動脈が遺残したものである．正常の発生では下肢動脈血流は外腸骨動脈―大腿動脈系が優位となるが，遺残坐骨動脈では内腸骨動脈―遺残坐骨動脈系により下肢の血流が維持される．遺残坐骨動脈が膝窩動脈に連続している完全型と，連続しない不完全型に分けられる．遺残坐骨動脈では，動脈瘤の形成や粥状硬化，閉塞を来しやすい．これは，遺残坐骨動脈の壁弾性線維が低形成であることや，位置的に外力を受けやすいことが原因と考えられている．

遺残坐骨動脈の画像診断においては，その特異な走行位置を捉えることが重要であり，広範囲を一度に捉えやすい造影CTA（CT angiography）はその評価に適している．ただし，遺残坐骨動脈が全長にわたって閉塞している場合には，遺残坐骨動脈の存在を見つけることが難しくなる．閉塞した遺残坐骨動脈の石灰化や浅大腿動脈の低形成などを，注意深く読影する必要がある．治療は症状に応じて，抗血小板剤による内科的治療もしくは手術が選択される．

鑑別診断のポイント

鑑別疾患には，浅大腿動脈のびまん性狭窄が挙がる．CTの水平軸位断像を注意深く読影し，内腸骨動脈から下肢に向かう血管構造を見つけることで診断が可能となる．遺残坐骨動脈が閉塞している場合には動脈の石灰化が，遺残坐骨動脈の存在を確認するポイントとなることがある．

参考文献

1) Jung AY, Lee W, Chung JW, et al: Role of computed tomographic angiography in the detection and comprehensive evaluation of persistent sciatic artery. J Vasc Surg 42: 678-683, 2005.
2) Sasaki T, Mitsunaga Y, Yoshioka K: Regression of a thrombosed persistent sciatic artery aneurysm. Heart Vessels 24: 66-69, 2009.

内臓動脈・その他
神経線維腫症1型血管症 — 動脈破裂
neurofibromatosis (NF) type 1 vasculopathy — arterial rupture

（宇都宮大輔）

症例 30代，女性．神経線維腫症1型と診断されていた．突然の意識障害とショック状態で救急搬送となる．

図1-A 非造影CT　　　　　　　　　　図1-B 非造影CT

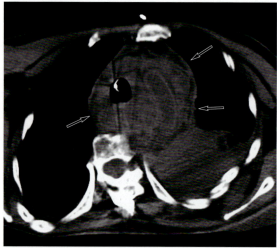 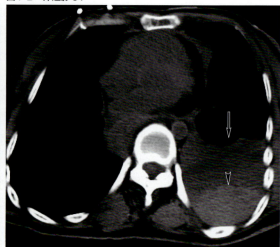

図1-C 造影CTボリューム・レンダリング画像　　図1-D 造影CTスラブMIP画像

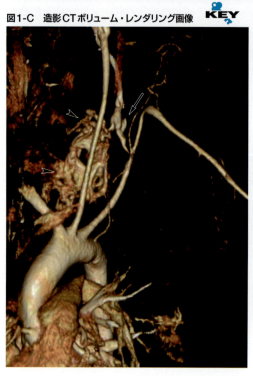 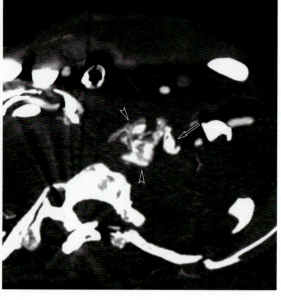

画像の読影

非造影CTにて，縦隔に大きな血腫があり（図1-A；→），多量の左胸水も認められる（図1-B；→）．胸水の濃度は高く，特に背側に高吸収の沈殿が見られることから，血胸と考えられる（図1-B；▶）．造影CTにて，不整な形状の左椎骨動脈瘤（図1-C, D；→）とその破裂があり，造影剤の血管外漏出が認められる（図1-C, D；▶）．

神経線維腫症1型(NF1)の一般的知識と画像所見

神経線維腫症1型（neurofibromatosis type 1：NF1）とはvon Recklinghausen病とも呼ばれ，出生3,000人に1人ほどの割合で生じる．カフェオレ斑，皮膚および神経の神経線維腫の多発を特徴とする．その他にも，骨病変，眼病変（虹彩の過誤腫結節），中枢神経病変（視神経膠腫，髄膜腫）など多彩な症候が見られる．17番染色体上にあるNF1遺伝子の異常による疾患であり，細胞の増殖シグナルが活性化されてさまざまな病変を引き起こすと考えられている．

NF1では重い症状を合併する割合は高くないが，稀に血管病変の合併が見られる（0.4〜6.4％）．血管病変としては，動脈狭窄，閉塞を呈する場合と，動脈瘤や動脈断裂が主体となる場合がある．血管病変は，椎骨動脈，内胸動脈，鎖骨下動脈，肋間動脈，腎動脈などで観察されることが多い．動脈瘤の破裂では大量の出血によりショック状態となることが多く，致死的である．治療は，経カテーテル動脈塞栓術や手術による破綻血管の結紮である．

鑑別診断のポイント

鑑別疾患として，動脈解離，大動脈炎症候群，その他血管炎を来す疾患が挙がる．NF1の診断がすでについていれば診断は容易と思われるが，まだ診断がなされていない場合には多発神経線維腫の存在が診断のきっかけとなることがある．患者の身体所見も重要で，カフェオレ斑の有無には注意が必要である．

参考文献

1) Farmakis SG, Han M, White F, Khanna G: Neurofibromatosis 1 vasculopathy manifesting as a peripheral aneurysm in an adolescent. Pediatr Radiol 44: 1328-1331, 2014.
2) Gutarra F, Asensio JR, Miceli M, Mareso E: Ruptured femoropopliteal artery aneurysms in von Recklinghausen neurofibromatosis. J Vasc Surg 46: 808-811, 2007.

内臓動脈・その他
腎動脈狭窄と腎血管性高血圧症，線維筋性異形成
renal artery stenosis and renovascular hypertension, fibromuscular dysplasia　（吉田守克，幸 秀明）

症例　10代，女性．若年発症の難治性高血圧症の精査目的で来院した．

図1-A　造影CTボリューム・レンダリング画像

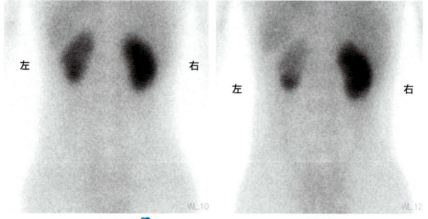

図1-B　99mTc-DTPA腎シンチグラフィ（5分後，カプトプリル負荷なし）　　図1-C　99mTc-DTPA腎シンチグラフィ（5分後，カプトプリル負荷）

図1-D　血管造影（左腎動脈）

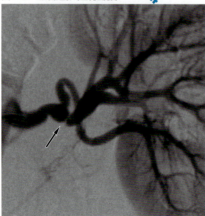

図1-E　血管造影（経皮的腎動脈形成術後）

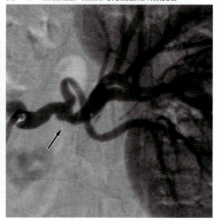

画像の読影

造影CTボリューム・レンダリング画像にて，左腎動脈に限局性の狭窄と拡張を認める（図1-A；→）．^{99m}Tc-DTPAによる腎シンチグラフィ（図1-B, C）では左腎への集積低下を認め，カプトプリル負荷にて左右差が増強しており，左腎動脈狭窄の高血圧への関与が疑われる．腎動脈からの血管造影では，左腎動脈に数珠状の狭窄を認める（図1-D；→）．線維筋性異形成（fibromuscular dysplasia：FMD）の診断にて経皮的腎動脈形成術が行われ，狭窄の改善を認める（図1-E；→）．

腎血管性高血圧症，線維筋性異形成の一般的知識と画像所見

高血圧症の大部分は本態性高血圧症であり，原因が特定できる二次性高血圧症は10％未満とされている．二次性高血圧症のひとつとして，腎動脈狭窄に伴う腎血管性高血圧症がある．全高血圧症の1％とされ，冠動脈疾患や脳血管疾患を有する患者では，10％ほどに存在するとされる．腎血管性高血圧の原因としては，動脈硬化，FMD，大動脈炎症候群などがある．若年者ではFMD，大動脈炎症候群であることが多いのに対し，高齢者では動脈硬化性が多い．高血圧発症の機序は，腎血流不均等分布によるレニンの過剰分泌，それに伴うアンジオテンシン，アルドステロンの活性亢進である．

FMDは，全身の中小動脈に単発性ないし多発性の動脈狭窄を来す疾患である．若年〜中年の女性に多い．原因不明であるが，結合組織の障害による動脈の栄養血管障害に起因した中膜障害が，血管平滑筋をFMDへ変性させると考えられている．病変部位は，腎動脈が60〜75％，頸動脈および頭蓋内動脈が25〜30％，内臓動脈が9％，四肢動脈5％とされる．稀ではあるが，脳動脈瘤や頸動脈の解離を合併することがある．腎動脈病変は遠位2/3に多く，通常は片側性だが，両側腎動脈に病変を来すこともある．

腎血管性高血圧の治療に，経皮的腎動脈形成術が一般に行われている．特に若年者ではFMDに起因する例が多く，動脈硬化の多い成人例と比較して成功率が高いことから，降圧薬でコントロールができない場合は良い適応となる．

腎血管性高血圧の診断における画像診断の役割は，腎動脈狭窄の有無の評価と腎動脈狭窄がレニン・アンジオテンシン系の亢進にどの程度寄与しているか評価することである．前者には，超音波，MRA，CTA，血管造影などが用いられ，動脈の狭窄と動脈瘤状拡張とが連続するstring of beads sign（数珠状変化）はFMDに特徴的所見とされている．後者には，^{99m}Tc-DTPA，^{99m}Tc-MAG3による腎シンチグラフィが用いられる．腎血管性高血圧によりレニン・アンジオテンシン系の亢進が起こっている場合，カプトプリル（アンジオテンシン変換酵素阻害薬）投与により輸出細動脈拡張および糸球体内圧が低下し，糸球体濾過量の低下を来す．したがって，カプトプリルを負荷することでレノグラムは悪化する．DTPAの方が糸球体濾過量をより反映するが，実際の診断能については，DTPA・MAG3ともに差はないとされている．

鑑別診断のポイント

腎血管性高血圧は，急性発症や重症・治療抵抗性の高血圧の10〜45％を占める．若年者の腎動脈狭窄ではFMDや大動脈炎症候群を，50歳以上では動脈硬化性をまずは疑う．背景の動脈硬化性変化の程度や腎動脈狭窄の性状，臨床像などと総合して鑑別を進める必要がある．

参考文献

1) Michelis KC, Olin JW, Kadian-Dodov D, et al: Coronary artery manifestations of fibromuscular dysplasia. J Am Coll Cardiol 64: 1033-1046, 2014.
2) Robert D, Safian MD, Stephen C, et al: Renal-artery stenosis. N Engl J Med 344: 431-442, 2001.

内臓動脈・その他 脾動脈瘤
splenic artery aneurysm

（井上聖二郎）

症例1 60代，男性．C型慢性肝炎および肝硬変症の既往がある．肝細胞癌疑いで造影CT施行したところ，脾門部に多発脾動脈瘤を指摘された．

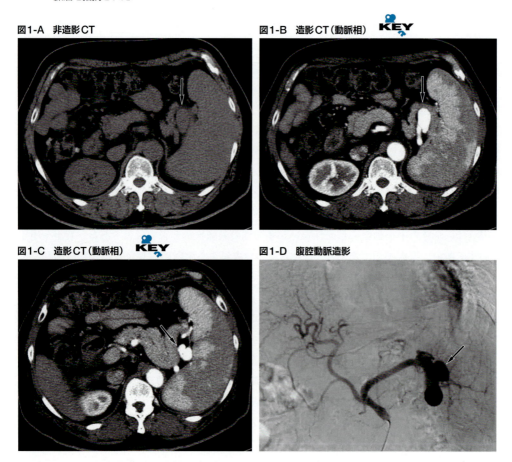

図1-A 非造影CT
図1-B 造影CT（動脈相）
図1-C 造影CT（動脈相）
図1-D 腹腔動脈造影

症例2 80代，男性．胸部不快感精査でCT施行したところ，脾動脈近位に動脈瘤を指摘された．

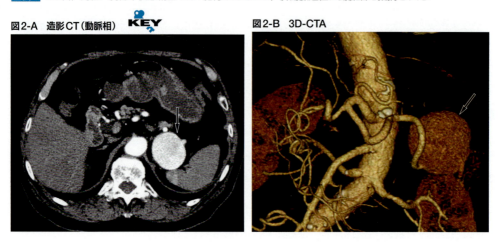

図2-A 造影CT（動脈相）
図2-B 3D-CTA

画像の読影

【症例1】 脾門部に多発する脾動脈瘤を認める（図1-A～D；→）．肝硬変に伴う脾腫を合併している．石灰化や壁在血栓は認めない．金属コイルによるisolationおよびpacking法による塞栓術を施行した．

【症例2】 膵尾部背側に52mmの巨大な脾動脈瘤を認める（図2；→）．石灰化や壁在血栓は認めない．瘤径が大きく，末梢の脾動脈へアプローチ困難であったため，packingおよび中枢側のコイル塞栓術を施行した．治療後4年目の時点でコイルコンパクションは認めていない．

脾動脈瘤（真性瘤）の一般的知識と画像所見

脾動脈瘤は腹部内臓動脈瘤のなかで60％を占め最も多く，女性に多い（男女比1：4）．基本的に無症状で経過するが，2cm以上で破裂リスクが高まり破裂時は致死的となるため，治療適応となる．腹痛や左肩の痛みなどの有症状時も治療適応である．動脈瘤の局在は遠位1/3に好発する．脾動脈破裂の頻度は3～10％，破裂による死亡率は全体で10～25％，妊娠中は70％，胎児は90％と報告されている．

妊娠時の破裂は有名であり，第3期（妊娠28週以降）に生じやすい．血液量および心拍出量の増加および相対的門脈うっ血，脾動静脈短絡，妊娠子宮による大動脈—腸骨動脈の圧排による腹部内臓血流の増大などが要因と考えられている．エストロゲンおよびプロゲステロンなどホルモンの変化も，動脈の内弾性板破綻に寄与するとされている．

その他には，高血圧，関節リウマチ，ステロイド使用，血管炎，脾機能亢進，門脈圧亢進症，感染，外傷，薬物乱用，線維筋性異形成，マルファン症候群，エーラス・ダンロス症候群Ⅳ型（血管型）などが，リスク因子として知られている．

治療は，近年では経皮的血管塞栓術が第一選択であるが，側副路（特に短胃動脈）が低形成の症例や胃切除後の症例では，塞栓術により高度～全脾梗塞が生じる場合があり，ステント併用コイル塞栓術あるいはステントグラフト留置や脾摘が選択される場合がある．その選択にはバルーン閉塞試験が有用である．

鑑別診断のポイント

動脈瘤壁に石灰化を伴っている場合も多く，非造影CTでも認識は可能である．造影CTを施行した場合，鑑別で悩むことはほぼないと思われる．稀に膵の多血性腫瘍が脾動脈と隣接していて注意すべき時がある．

> **NOTE**
> ●**金属コイルによる動脈瘤塞栓術**
> 金属コイルによる塞栓術を施行した後，血流によりコイルが圧縮され動脈瘤内へ血流が再疎通する場合があり，その現象をコイルコンパクションと言う．動脈瘤の近位および遠位の親動脈を塞栓する方法をisolation法，動脈瘤内を塞栓する方法をpacking法と呼ぶ．

参考文献

1) Hogendoorn W, Lavida A, Hunink MG, et al: Open repair, endovascular repair, and conservative management of true splenic artery aneurysms. J Vasc Surg 60: 1667-1676, 2014.
2) Sadat U, Dar O, Walsh S, Varty K: Splenic artery aneurysms in pregnancy: a systematic review. Int J Surg 6: 261-265, 2008.

内臓動脈・その他 正中弓状靱帯と内臓動脈瘤
median arcuate ligament and visceral artery aneurysms

(井上聖二郎)

症例 40代,男性.慢性膵炎で造影CT施行したところ,前上膵十二指腸動脈瘤を指摘された.

図1-A 非造影CT
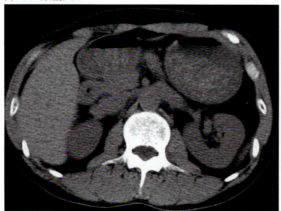

図1-B 造影CT(動脈相)
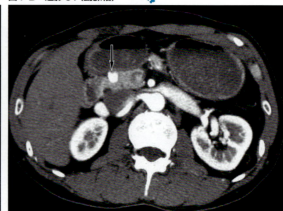

図1-C 3D-CTA
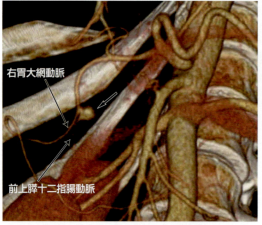
右胃大網動脈
前上膵十二指腸動脈

図1-D 腹腔動脈造影(正面像)
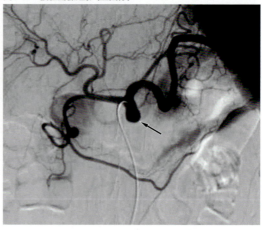

図1-E 腹腔動脈造影(側面像,吸気位)
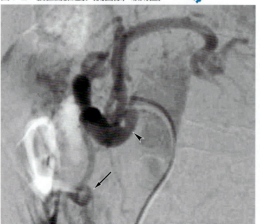

図1-F 腹腔動脈造影(側面像,呼気位)
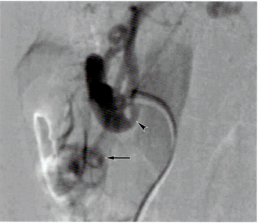

画像の読影

　造影CT（図1-B）では，膵頭部腹側に径10mmの動脈瘤を認める（→）．動脈瘤壁の石灰化，瘤内の壁在血栓は認めない．3D-CTA（図1-C）では，膵十二指腸動脈および右胃大網動脈，前上膵十二指腸動脈の分岐部に動脈瘤が形成されていることが明瞭である（→）．血管造影（図1-D～F）では，腹腔動脈造影の側面像で腹腔動脈根部の狭窄が呼気位で増強しており，正中弓状靱帯による圧迫と考えられる（図1-E，F；▶）．動脈瘤（→）および前上膵十二指腸動脈，右胃大網動脈近位，胃十二指腸動脈遠位を，isolationおよびpacking法でコイル塞栓を施行した．治療後4年目の時点で，コイルコンパクションや新規動脈瘤は認めていない．

正中弓状靱帯と内臓動脈瘤の一般的知識と画像所見

　正中弓状靱帯は通常腹腔動脈の頭側で交叉しているが，10～25％の人で腹腔動脈の腹側で交叉し，腹腔動脈根部の狭窄あるいは閉塞を生じる．多くは無症状であるが，虚血による心窩部痛や体重減少を生じたり，腹腔動脈や上腸間膜動脈，膵十二指腸動脈の動脈瘤との関連性も示唆されている．

　このような正中弓状靱帯症候群（腹腔動脈圧迫症候群）では呼気時に腹腔動脈根部が靱帯により圧排され，吸気時に腹部臓器が肺に押されて下方に移動することで圧排が緩和される．高度な症例では，吸気呼気を問わず圧排された状態となり，症例によっては閉塞を認める．腹腔動脈の狭窄あるいは閉塞により減少した血流を代償するため，上腸間膜動脈側より下膵十二指腸動脈や背側膵動脈を介して肝脾へ血流が送られる．元来，細径の枝であるこれらの動脈への血流量が増大することが，動脈瘤形成に寄与していると考えられている．

　他の腹部内臓動脈瘤は2cmが治療の閾値となっているが，膵十二指腸動脈瘤に関しては1cm以下でも破裂することが報告されているため，サイズにかかわらず診断後は可及的速やかに介入を行うべきとされている．治療は経皮的血管塞栓術が第一選択である．腹腔動脈の外科的および経皮的再建や正中弓状靱帯切除が，動脈瘤縮小や虚血症状の消失に有用であるとする報告と，不要であるとする報告があり，議論のあるところである．

鑑別診断のポイント

　腹部内臓動脈瘤の成因としては，動脈硬化，膵炎，外傷，線維筋性異形成（fibromuscular dysplasia：FMD），マルファン症候群，エーラス・ダンロス症候群Ⅳ型（血管型），分節性動脈中膜壊死（segmental arterial mediolysis：SAM），正中弓状靱帯症候群などが挙げられる．

　多くの症例では，造影CTの矢状断像で腹腔動脈が頭側から圧迫されて"hook"状になっていることで，正中弓状靱帯症候群と診断可能である．しかし，正中弓状靱帯症候群では吸気時に圧排状態が解除される場合があり，基本的に最大吸気位で撮影される造影CTでは判断できない場合がある．したがって，血管造影あるいは動脈瘤塞栓術時に吸気および呼気での腹腔動脈造影が望ましい．

参考文献

1) Horton KM, Talamini MA, Fishman EK: Median arcuate ligament syndrome: evaluation with CT angiography. Radiographics 25: 1177-1182, 2005.
2) Ikeda O, Nakasone Y, Yokoyama K, et al: Simultaneous coil embolization and angioplasty using a self-expanding nitinol stent to treat pancreaticoduodenal artery aneurysms associated with celiac artery stenosis. Acta Radiol 54: 949-953, 2012.

内臓動脈・その他
Segmental arterial mediolysis: SAM
（大田英揮，津田雅視）

症例 50代，男性．心窩部痛があり，近医受診．超音波検査にて腹部腫瘤を指摘され，精査目的に紹介受診．

図1-A　非造影CT
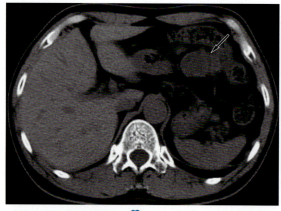

図1-B　造影CT
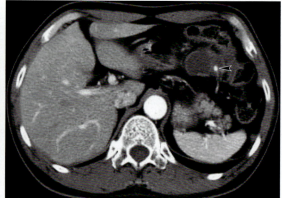

図1-C　造影CT冠状断像
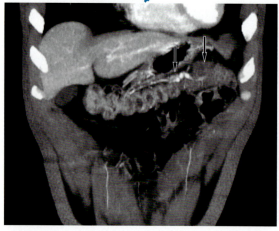

図1-D　中結腸動脈造影
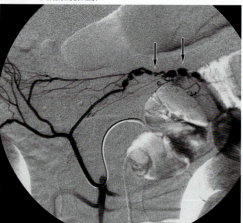

図1-E　造影CT（術後9日目）
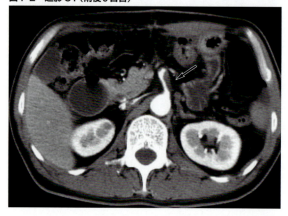

画像の読影

　左上腹部に非造影CTで筋肉とほぼ等吸収の腫瘤を認め（図1-A；→），造影CTにて，内部に仮性動脈瘤と思われる点状の造影効果を認める（図1-B；▶）．仮性動脈瘤および血腫形成と考えられる．造影CT冠状断像では，中結腸動脈の一部に数珠状の広狭不整，横行結腸の浮腫性変化が認められる（図1-C；→）．血管造影では，CT同様に数珠状の広狭不整が中結腸動脈に認められる（図1-D；→）．

　手術が施行され，病理学的にsegmental arterial mediolysis（SAM）が確認された．術後経過は良好であったが，術後約2週間後に心窩部痛が出現し，造影CTにて上腸間膜動脈起始部に偽腔閉鎖型解離を認めた（図1-E；→）．上腸間膜動脈解離は保存的に加療された．以後再発は認めない．

Segmental arterial mediolysisの一般的知識と画像所見

　SAMは近年報告例が増加しており，疾患の認知度が向上している疾患である．非動脈硬化性，非炎症性の動脈病変であり，動脈の中膜が融解し，血管破裂により腹腔内，後腹膜や脳底部に出血を来す．病理学的には，中膜平滑筋細胞の主に外側に水疱化が認められ，滲出やフィブリン沈着を伴った間隙形成が生じる．中膜は不規則に融解し，残存した中膜は島状になる（"medial island"）．形成された間隙から動脈解離や仮性動脈瘤が生じ，動脈破裂や内腔閉塞に至る．原因は不明であるが，血管攣縮が中膜融解の原因のひとつと推測されている[1)2)]．

　中高年患者の腹部内臓動脈に発生することがほとんどであるが，若年例では脳血管や冠動脈にも生じうる．また，複数血管に異所性，異時性に発症することもある．急性腹症を来す疾患であるが，症状は無症候性あるいは腹部不快感程度の軽症から，大量出血によるショックまで多彩である．

　画像所見に関しては，CTA（CT angiography）や血管造影所見に関する報告が多く，単発・多発性動脈瘤，血腫，血管狭窄・閉塞などを認める．特に，動脈瘤と狭窄が数珠状に連なる所見（strings of beads）と動脈解離が特徴的な所見である．画像上は小型・中型血管炎［polyarteritis nodosa, Wegener's granulomatosis（granulomatosis with polyangiitis）など］の所見と鑑別困難であることがあるが，SAMでは動脈解離の頻度が高い．血管破裂による血腫もしばしば伴う．腹部内臓動脈における部位別病変頻度は，腹腔動脈およびその分枝が60％，上腸間膜動脈およびその分枝が17％，腎動脈が14％，下腸間膜動脈が9％と報告されている[3)]．

　急性期には腹腔内出血により死亡率が50％と報告されているが，急性期を乗り越えると軽快することが多い．しかし，長期予後に関するまとまった報告はなく，SAMの自然史については不明である．

鑑別診断のポイント

　急性腹症を来すさまざまな疾患が鑑別に挙がる．画像所見上は血管炎との鑑別を要するため，血管炎の既往，関連症状の有無を把握する必要がある．線維筋性異形成もstrings of beads signを認めるが，通常は発症形態が異なる．

参考文献

1) Slavin RE: Segmental arterial mediolysis: course, sequelae, prognosis, and pathologic-radiologic correlation. Cardiovasc Pathol 18: 352-360, 2009.
2) Chao CP: Segmental arterial mediolysis. Semin Interv Radiol 26: 224-232, 2009.
3) Slavin RE, Saeki K, Bhagavan B, Maas AE: Segmental arterial mediolysis: a precursor to fibromuscular dysplasia? Mod Pathol 8: 287-294, 1995.

INDEX

ページ番号の太字は症例写真の掲載ページおよび詳述ページを示す．

●記号・数字●

% myocardium ischemic ⋯ 85, 89
2D/3D fusion ⋯⋯⋯⋯⋯⋯⋯**331**
3Tと1.5Tどちらがいいの？ ⋯⋯ 29
Ⅲ型コラーゲン遺伝子（COL3A1）
⋯⋯⋯⋯⋯⋯⋯⋯⋯⋯⋯⋯363

●欧文索引●

A

abdominal aortic aneurysm（AAA：腹部大動脈瘤）⋯⋯⋯ **214**, **222**
abrupt occlusion（途絶型）
⋯⋯⋯⋯⋯⋯⋯⋯ 346, 357
accordion-like appearance（蛇腹様）⋯⋯⋯⋯⋯⋯⋯⋯⋯357
acute coronary syndrome（ACS：急性冠症候群）⋯⋯⋯⋯ 50
acute myocardial infarction（AMI-cardiac MRI）⋯⋯⋯⋯⋯ **78**
acute myocarditis ⋯⋯⋯⋯⋯**136**
acute pericarditis ⋯⋯⋯⋯⋯**162**
Adamkiewicz artery ⋯⋯⋯⋯**220**
after endovascular aortic aneurysm repair(EVAR): miscellaneous complications⋯⋯⋯**250**
after endovascular aortic aneurysm repair(EVAR): type I endoleak ⋯⋯⋯⋯⋯⋯**244**
after endovascular aortic aneurysm repair(EVAR): type II endoleak ⋯⋯⋯⋯⋯⋯**246**
after endovascular aortic aneurysm repair(EVAR): type III, IV endoleak ⋯⋯⋯⋯⋯⋯**248**
Agatston スコア ⋯⋯⋯⋯⋯ 48
AHAの分類 ⋯⋯⋯⋯⋯⋯ 40
akinesis⋯⋯⋯⋯⋯⋯⋯⋯ 81
Amplatzer duct occluder device
⋯⋯⋯⋯⋯⋯⋯⋯⋯⋯⋯**283**
ampulla cardiomyopathy ⋯⋯131
Andersonらの分類 ⋯⋯⋯⋯191
angina(myocardial ischemia)-nuclear cardiology ⋯⋯ 88
angina pectoris-cardiac MRI ⋯ **86**
ankle-brachial index（ABI：足関節上腕血圧比）⋯⋯⋯⋯⋯344
annulo-aortic ectasia（AAE：大動脈弁輪拡張症）⋯ 69, **270**, **271**, **273**

anomalous origin of left coronary artery from right coronary sinus
⋯⋯⋯⋯⋯⋯⋯⋯⋯⋯⋯**102**
anomalous origin of right coronary artery from left coronary sinus ⋯⋯⋯⋯⋯⋯⋯**100**
anomalous origin of the left coronary artery from the pulmonary artery（ALCAPA）⋯⋯ **106**, 107
antineutrophil cytoplasmic antibody（ANCA）関連血管炎による心筋障害 ⋯⋯⋯⋯⋯⋯⋯129
aortic aneurysm（大動脈瘤）⋯214
aortic dissection; classical dissection⋯⋯⋯⋯⋯⋯⋯⋯**260**
aortic dissection; non-communicating type/ULP type ⋯⋯⋯**262**
aortic sarcoma ⋯⋯⋯⋯⋯⋯**284**
aortic valve stenosis and TAVI/TAVR ⋯⋯⋯⋯⋯⋯⋯⋯**156**
aortic valve stenosis, bicuspid aortic valve ⋯⋯⋯⋯⋯⋯**154**
aorto-esophageal fistula（AEF：大動脈食道瘻）⋯⋯⋯⋯⋯**239**
apical ballooning syndrome ⋯131
apical hypertrophic cardiomyopathy ⋯⋯⋯⋯⋯⋯⋯⋯⋯**116**
appropriate indication（適切な適応）⋯⋯⋯⋯⋯⋯⋯⋯ 77
area at risk ⋯⋯⋯⋯⋯⋯⋯ 79
arrhythmogenic right ventricular cardiomyopathy（ARVC）⋯⋯**132**
arteriosclerosis obliterans（ASO：閉塞性動脈硬化症）
⋯⋯⋯⋯⋯⋯ 326, **330**, **336**
arterio-venous malformation（AVM）⋯⋯⋯⋯⋯⋯⋯321
asymmetric septal hypertrophy（ASH：非対称性中隔肥厚）
⋯⋯⋯⋯⋯⋯⋯⋯ 113, 115
atrial septal aneurysm⋯⋯⋯⋯**194**
atrio-pulmonary connection（APC：心房肺動脈結合）⋯⋯199
attenuated plaque（IVUS）のCT所見 ⋯⋯⋯⋯⋯⋯⋯⋯ **65**

B

balanced ischemia ⋯⋯⋯ 59, 89
basal ring ⋯⋯⋯⋯⋯⋯⋯⋯157

beam-hardening artifact⋯⋯⋯ 19
binary appearance ⋯⋯⋯⋯125
Bland-White-Garland症候群 ⋯**106**
blooming artifact ⋯⋯⋯⋯⋯344
bolus tracking（ボーラストラッキング）法 ⋯⋯⋯⋯⋯⋯ 18
bridge（橋状）⋯⋯⋯⋯⋯⋯357
bronchial cuffing sign ⋯⋯⋯ 91
Budd-Chiari（バッド・キアリ）症候群 ⋯⋯⋯⋯⋯⋯⋯⋯⋯173
butterfly shadow（蝶形像）⋯ 91

C

cardiac amyloidosis ⋯⋯⋯⋯122
cardiac Fabry disease ⋯⋯⋯124
cardiac lipoma ⋯⋯⋯⋯⋯**182**
cardiac resynchronization therapy（CRT：心臓再同期療法）⋯⋯149
cardiac sarcoidosis（CS）⋯⋯126
cardiac tamponade ⋯⋯⋯⋯**166**
cardiothoracic ratio（CTR：心胸郭比）⋯⋯⋯⋯⋯⋯⋯⋯ 46
Carney complex ⋯⋯⋯⋯⋯**171**
CHCC2012分類 ⋯⋯⋯⋯⋯**293**
chronic contained rupture of the abdominal aortic aneurysm
⋯⋯⋯⋯⋯⋯⋯⋯⋯⋯⋯**236**
chronic progressive external ophthalmoplegia（CPEO）⋯⋯⋯135
chronic total coronary occlusion（CTO）⋯⋯⋯⋯⋯⋯ **60**
――における冠動脈CTの特徴
⋯⋯⋯⋯⋯⋯⋯⋯⋯⋯⋯ 62
――に対するPCIで難渋が予測される因子 ⋯⋯⋯⋯⋯⋯ 62
circulatory stasis（血流うっ滞）
⋯⋯⋯⋯⋯⋯⋯⋯⋯⋯⋯209
CoA complex（大動脈縮窄複合）
⋯⋯⋯⋯⋯⋯⋯⋯⋯⋯⋯**281**
coarctation of the aorta ⋯⋯**280**
coil compaction ⋯⋯⋯⋯⋯373
collagen disease-related myocardial damage ⋯⋯⋯⋯⋯**128**
collapse型 ⋯⋯⋯⋯⋯⋯⋯309
complete transposition of great arteries（complete TGA：完全大血管転位）⋯⋯⋯⋯ **286**, 289
congenitally corrected transposition of the great arteries⋯⋯⋯**290**

constrictive pericarditis ……… **164**
contained rupture … 215, 237, 353
cork screw（コルク栓抜き状）
　……………………… 346, 357
coronary artery aneurysm …… **92**
coronary artery bypass graft
　（CABG）………………… 75, 77
coronary artery plaque - napkin-
　ring sign ………………… **64**
coronary in-stent restenosis … **72**
coronary MRA ………………… 27
coronary ostial stenosis after Ben-
　tall operation ………………… **68**
coronary-to-pulmonary artery
　fistula ……………………**104**
cor triatriatum dextra …………205
cor triatriatum sinistrum（三心房
　心）………………………**204**
crater-like ulcer（深掘れ潰瘍）
　……………………… 253, 264
　――周囲……………………264
crista terminalis………………203
critical limb ischemia（CLI：重症下
　肢虚血）…………… 326, 333
cryptogenic stroke（潜在性脳卒中）
　……………………………195
CT perfusion for the evaluation
　of heavily calcified coronary le-
　sions ……………………… **70**
CTP 冠動脈高度石灰化症例における
　perfusion CTの有用性 ……… **70**
CTによる冠動脈プラーク，冠動脈狭
　窄の評価，レポート ……… **50**
CTによる心膜下脂肪体積測定 … 47
cystic adventitial degeneration of
　popliteal artery …………**360**
cystic medial necrosis（囊胞性中膜
　壊死）……………………252

D
Dana point（ダナポイント）分類
　……………………………315
DeBakey 分類 ………………**256**
deep vein thrombosis …………**306**
differential cyanosis …………283
dilated cardiomyopathy（DCM）
　……………………………**120**
dip and plateau パターン ………165
discrete/subtle tear …… 253, 269
double aortic arch …………**278**
double-chambered right ventricle
　（DCRV）…………………**150**
double ring enhancement ……297

dual energy CT ………………**300**
　――による石灰化サブトラクショ
　ン ………………………**346**
dynamic malperfusion（機能的灌流
　低下）……………………258
dyssynchrony ………………**146**

E
echo-free space（心囊液貯留）…163
Edwardsの重複大動脈弓理論的
　シェーマ …………………279
Ehlers-Danlos syndrome（EDS,
　vascular type）……………**362**
Eisenmenger syndrome
　………………………190, 283
embolic stroke of undetermined
　source（ESUS）……………195
eosinophilic myocarditis………**138**
epicardial fat（心膜下脂肪）…… 47
extracardiac conduit（心外導管法）
　……………………………199

F
fibromuscular dysplasia（FMD：線
　維筋性異形成）……… 368, 373
fistula………………………321
Fontaine 分類 ……… 326, 334, 344
Fontan circulation ……………**198**
fractional flow reserve（FFR：冠血
　流予備量比）……………… 67, 71
fractional flow reserve derived
　from coronary CT（FFR-CT）
　……………………………**66**
　――の冠動脈狭窄評価における有
　用性 ……………………… **66**
frank rupture ………………215
frank rupture of the abdominal
　aortic aneurysm ………**234**
frank rupture of the thoracic aor-
　tic aneurysm ……………**232**

G
Ghentの診断用疾患分類… 271, 272
giant cell arteritis（GCA）………**304**

H
halo sign ……………………305
heart failure ………………… **90**
heart/mediastinum ratio（H/M比：
　心・縦隔比）……………… 38
hereditary hemorrhagic telangiec-
　tasia（HHT，別名 Osler-Weber-
　Render病：遺伝性出血性毛細血管
　拡張症）…………………311
hibernating myocardium（冬眠心
　筋）………………………… 36

high-attenuating crescent sign
　……………………………231
high flow typeのエンドリーク …245
high lateral branch（HL：高位側壁
　枝）………………………… 41
high-riding superior pericardial
　recess ……………………… 45
high take-off of coronary artery
　…………………………… **98**
hypertrophic cardiomyopathy
　（HCM）……………………**112**
hypertrophic obstructive cardio-
　myopathy（HOCM）………**114**

I
idiopathic pulmonary arterial
　hypertension（IPAH：特発性肺動
　脈性肺高血圧症）……………315
IgG4関連疾患における大動脈炎・大
　動脈周囲炎 ………………226
IgG4関連心膜炎 ………………**162**
impending rupture（切迫破裂）
　……………………… 215, 353
impending rupture of the aortic
　aneurysm ………………**230**
infected (mycotic) aortic aneurysm
　……………………………**228**
infective endocarditis …………**140**
inferior type ……………………189
inflammatory aortic aneurysm
　……………………………**226**
intimal type（内膜由来）………285
intramural blood pools（IBPs）
　……………………………**266**
intramural hematoma（IMH）…263
inversion time（TI）（null point）
　……………………………… 25

J
jaw claudication（下顎跛行）……305

K
Kawasaki disease with coronary
　artery aneurysm ………… **94**
Kearns-Sayre syndrome（KSS）
　……………………………135
Keith-Edwards 分類 ……………288
Kerley 線 …………………… 91
kinking ……………………101
Kirklinらの分類 ………………191
kissing technique ……………333
Kommerell 憩室（Kommerell diver-
　ticulum）…………… **274**, 277
Kussmaul（クスマウル）徴候……165

L

Laplace（ラプラス）の法則：大動脈瘤の径と壁張力 ……………**215**
lateral tunnel（心内導管法）……199
left atrial accessory appendage（副左心耳）………………………195
left atrial myxoma……………**170**
left ventricular ejection fraction (LVEF) ……………………… 85
left ventricular end-diastolic volume (LVEDV) ………………… 85
left ventricular end-systolic volume (LVESV) ………………… 85
left ventricular noncompaction (LVNC) ……………………**142**
left ventricular outflow tract obstructionL［LVOTO：左室流出路（肺動脈弁あるいは弁下部）狭窄］……………………… 115, 289
limited intimal tear (LIT) ……………………… 253, **268**
lipomatous hypertrophy of atrial septum (LHAS) ……… **180**, 183
low flow typeのエンドリーク …247

M

major aortopulmonary collateral artery（MAPCA：主要大動脈肺動脈側副動脈）………………197
malalignment ………………197
malignant anomalous right coronary artery ………………101
malignant tumor with invasion of the aorta: aorto-esophageal fistula (AEF) ……………**238**
mantle sign ……………227, 229
Marfan syndrome ……… 270, **272**
massive/submassive pulmonary embolism ………………**308**
massive型 ………………309
medial island ………………375
median arcuate ligament（正中弓状靱帯）………………………**372**
metastatic cardiac tumor ……176
mid-ventricular obstruction （MVO：心中部肥大型心筋症）………………………… 115, 119
midwall fibrosis …………121
milking effect ……………… 97
minor leak ………………267
mitochondrial cardiomyopathy ………………………**134**
mitochondrial encephalomyopathy with lactic acidosis and stroke-like episodes (MELAS) ……135
mitral annular calcification (MAC：僧帽弁輪石灰化) ……………160
mitral valve regurgitation ……160
moderator band………………151
――：調節帯………………**206**
――と右室の関係………………206
MRIによる4次元フロー（4D Flow）………………………**200**
mural type（中外膜由来）……**285**
myocardial bridging…………… **96**
myocardial crypt (cleft) ……**152**
myocardial sleeve …………211
myoclonic epilepsy with ragged-red fibers (MERRF) …………135

N

neurofibromatosis (NF) type 1 vasculopathy - arterial rupture ………………………**366**
non-facing sinus ……………289
non-massive型 ………………309
non-ostial stenosis ………303
non-ST elevation myocardial infarction（NSTEMI：非ST上昇型心筋梗塞）……………… 50
non-stenting zone ……………345

O

old myocardial infarction: OMI-cardiac CT ………………… **82**
old myocardial infarction: OMI-cardiac MRI………………… **80**
old myocardial infarction: OMI-nuclear cardiology ………… **84**
one straight line flowと下腿コンパートメント………………329
Osler-Weber-Render病（遺伝性出血性毛細血管拡張症）…………311
ostial stenosis ………………303
ostium secundum atrial septal defect………………………**186**

P

PADにおける側副血行路 ………328
papillary fibroelastoma（乳頭状弾性線維腫）……………………**178**
partial anomalous pulmonary venous return (PAPVR) ………………**188**, 316, 318
patent ductus arteriosus ………**282**
patent foramen ovale (PFO) …192
peak velocity ………………155
penetrating arterial injury by a foreign body ………………354
penetrating atherosclerotic ulcer (PAU) ……………… **253**, 264
pericardial cyst and pericardial diverticulum ……………**168**
pericardial fat（心臓周囲脂肪）… 44
pericardial hemangioma………**184**
pericardial recess（心膜洞）…… 45
pericardium（心膜）………… 44
peripheral artery disease (PAD) ……………………… **326**, 333
persistent left superior vena cava (PLSVC) ………………108
persistent sciatic artery ………**364**
pinching …………………101
PM/DMに伴う心筋障害…………129
polymyalgia rheumatica（PMR：リウマチ性多発筋痛症）…………305
popliteal artery entrapment syndrome ………………………**358**
postoperative state for aortoiliac artery lesions ………………**348**
postoperative state for femoral artery lesions: occlusion and infection in the graft…………**350**
postoperative state of coronary artery bypass graft (CABG) surgery ……………………… **74**
primary cardiac lymphoma …**174**
primary intimal tear（内膜の損傷）………………………265
prominent crista terminalis …**202**
pseudoaneurysm in the aortic root after aortic valve replacement ………………………**158**
pseudo-scimitar syndrome……319
pulmonary arteriovenous malformation (PAVM) ………**310**
pulmonary artery sarcoma ……**322**
pulmonary atresia and ventricular septal defect（PA-VSD：肺動脈閉鎖兼心室中隔欠損）…………197
pulmonary capillary hemangiomatosis（肺毛細血管腫症）………**315**
pulmonary hypertension………**312**
pulmonary (thrombo)embolism ………………………**306**
pulmonary value stenosis（PS：肺動脈弁狭窄）………………151
pulmonary vein ablation in atrial fibrillation ………………**210**
pulmonary veno occlusive disease

（PVOD：肺静脈閉塞症）………**314**

Q
quantitative coronary angiography（QCA）……………… 73

R
racemose hemangioma ………**321**
racemose hemangioma of the bronchial artery……………**320**
Ramus branch ……………… 41
Rastelli手術………………**197**
Redo-sternatomy（心臓再手術時の胸骨再切開）……………… **76**
renal artery stenosis（腎動脈狭窄）………………………………**368**
renovascular hypertension（腎血管性高血圧症）………………**368**
Revised Task Force Criteria …**132**
rib notching………………**281**
right aortic arch………… **274**, 276
right atrial myxoma ………**172**
Rutherford分類 …… 326, 334, 344

S
scalloping…………………**133**
SCCT分類 ……………… 40
Scimitar syndrome ………**318**
sealed rupture ……… 215, 237
segmental arterial mediolysis（SAM：分節性動脈中膜壊死）………………………… 373, **374**
septomarginal trabecula（中隔縁柱）…………………………**207**
shaggy aorta ………………**225**
simple CoA（単純型大動脈縮窄）……………………………**281**
sinotubular junction（STJ）…………………………… 99, 157
sinus of Valsalva aneurysm …**218**
sinus venosus atrial septal defect ………………………………**188**
skin perfusion pressure（SPP：皮膚灌流圧）………………**334**
SLEに伴う心筋障害 ………**129**
solitary fibrous tumor（在性線維性腫瘍）………………………**185**
solitary iliac aneurysms ……**352**
splenic artery aneurysm ……**370**
SScに伴う心筋障害………**129**
Stanford A型偽腔開存型解離 …**255**
Stanford A型偽腔閉鎖型 ……**263**
Stanford B型偽腔開存型解離 …**255**
Stanford分類 ……………**256**
static obstruction（機械的閉塞）

………………………………**258**
stent-graft induced new entry tear ………………………………**251**
step down–step up phenomenon ……………………………… 97
stress cardiomyopathy ………**131**
string of beads sign（数珠状変化）……………………… 369, 375
stunned myocardium（気絶心筋）……………………………… 36, 89
submassive型 ………………**309**
superior form ………………**189**
superior pericardial recess（上心膜洞）……………………………… 45
supraventricular crest（室上稜）………………………………**151**
systolic anterior movement（SAM：僧帽弁の収縮期前方運動）……………………… 113, 115

T
T1 mapping…………………**125**
T1 mapping for evaluating myocardial disease ……………**144**
Tagging……………………… 26
Takayasu's arteritis
………… 296, 298, **300**, 302
Takotsubo cardiomyopathy …**130**
tapering（先細り型） …… 346, 357
TAVI/TAVR ……………**156**
―前のCTレポートにて記載すべき必須項目 ……………**157**
test injection（テストインジェクション）法…………………… 18
tetralogy of Fallot（TOF：ファロー四徴症）………………… 151, **196**
thin cap fibroatheroma（TCFA）
……………………………… 52, 65
thoracic aortic aneurysm（TAA：胸部大動脈瘤）………… 214, **216**
thoracic endovascular aortic repair（TEVAR）……………**255**
thoracoabdominal aortic aneurysm（TAAA：胸腹部大動脈瘤）………………… 214, **220**
thromboangiitis obliterans（TAO：閉塞性血栓血管炎）…………**346**
thrombus and circulatory stasis in the left atrial appendage……**208**
total cavo-pulmonary connection（TCPC：完全大静脈肺動脈結合）………………………………**199**
trabeculation（肉柱構造）………**143**

transcatheter aortic valve implantation（TAVI：経カテーテル大動脈弁治療）………………………**155**
transcutaneous oxygen（tcpO$_2$：経皮酸素分圧）……………**334**
transmural extent ……………… 81
tree root（樹根状）…………**357**
tricuspid atresia（TA：三尖弁閉鎖）…………………… **286**, 288
triple rule out（TRO：トリプルルールアウト）の造影法 …… 20
truncation artifact（dark rim artifact）…………………………… 29
type IIエンドリークの構造 ……**246**
type IIエンドリークの治療について ………………………………**247**
type Vエンドリークについて …**248**

U
ulcer-like projection（ULP）型
―解離の治療戦略……………**263**
―の大動脈解離……………**239**
univentricular physiology（単心室血行動態）………………**199**
unroofed coronary sinus（冠静脈洞における中隔欠損）…… **108**, 187

V
vasa vasorum ………………**263**
vegetation……………………**141**
vegetation（感染巣）………………**141**
ventricular aneurysm in hypertrophic cardiomyopathy ……**118**
ventricular septal defect（VSD：心室中隔欠損）…………… **190**, 289
visceral artery aneurysms（内臓動脈瘤）………………………**372**
von Recklinghausen病…………**367**

W
wall motion map ……………… 85
wall thickening map…………… 85
washout rate（WR：洗い出し率）
……………………………… 38
Winslow's pathway ……………**328**

●和文索引●

あ
悪性腫瘍の大動脈浸潤：大動脈食道瘻 ……238
アダムキュービッツ動脈（Adamkiewicz artery） ……220
アミロイド沈着（心アミロイドーシス） ……145
洗い出し率（washout rate：WR） ……38
安定狭心症 ……50

い
遺残坐骨動脈（persistent sciatic artery） ……364
いそぎんちゃく様の形態 ……179
遺伝性出血性毛細血管拡張症（hereditary hemorrhagic telangiectasia：HHT，別名 Osler-Weber-Render病） ……311
異物による動脈損傷について ……354

う
ウイルス性心筋炎 ……137
右室二腔症（double-chambered right ventricle：DCRV） ……150
右心横隔膜角 ……169
右心評価の造影法 ……20
右側大動脈弓（right aortic arch） ……274, 276
右房粘液腫（right atrial myxoma） ……172

え
エーラス・ダンロス症候群Ⅳ型（血管型） ……362, 373
遠位弓部 ……258
炎症性大動脈瘤（inflammatory aortic aneurysm） ……226
炎症性腹部大動脈瘤 ……297
エンドリークの分類（type Ⅰ～Ⅳ） ……244

お
大型血管炎 ……292

か
カーブドMPRにおける注意点 ……23
外傷 ……373
外傷性大動脈瘤破裂 ……232
外膜嚢腫 ……361
解離性大動脈瘤 ……259
下顎跛行（jaw claudication） ……305
下行大動脈瘤の破裂もしくは急性解離のリスク ……217
拡張型心筋症（dilated cardiomyopathy：DCM） ……120

下肢血管の解剖 ……326
仮性心室瘤 ……83, 152
家族性の非対称性中隔肥大型 ……117
カフェオレ斑 ……367
粥状動脈硬化 ……353
川崎病（Kawasaki disease） ……95
　——における冠動脈病変 ……303
　——の冠動脈瘤 ……94
間歇性跛行 ……326, 344, 348, 350, 357, 359, 360, 364
冠血流予備量比（fractional flow reserve：FFR） ……67, 71
冠静脈洞における中隔欠損（unroofed coronary sinus） ……187
感染性心内膜炎（infective endocarditis） ……140
感染性大動脈瘤（infected (mycotic) aortic aneurysm） ……228, 297
感染巣（vegetation） ……141
完全大血管転位（complete transposition of great arteries：complete TGA） ……286, 289
完全大静脈肺動脈結合（total cavopulmonary connection：TCPC） ……199
冠動脈CTAの限界 ……54
冠動脈CTAの診断レポート ……51
冠動脈CTAの読影手順 ……54
冠動脈CTの3次元画像再構成 ……21
冠動脈CTの撮影 ……14
冠動脈起始異常症 ……99
冠動脈奇形 ……100, 102, 104, 105, 106
　——における心筋虚血 ……103
冠動脈高位起始（high take-off of coronary artery） ……98
冠動脈ステント内再狭窄（coronary in-stent restenosis） ……72
冠動脈石灰化スコア ……48
冠動脈の解剖 ……40
冠動脈肺動脈瘻（coronary-to-pulmonary artery fistula） ……104
冠動脈バイパス術後 ……74
　——の造影法 ……20
冠動脈評価の造影法 ……19
冠動脈プラーク（coronary artery plaque） ……64
　——のタイプ ……52
冠動脈瘤（coronary artery aneurysm） ……92, 105
冠動脈攣縮 ……103
冠動脈瘻 ……105

冠攣縮性狭心症と核医学検査 ……89

き
機械的閉塞（static obstruction） ……258
気管支拡張症 ……321
気管支原性嚢胞 ……169
気管支動脈蔓状血管腫（racemose hemangioma of the bronchial artery） ……105, 320
偽腔開存型解離（aortic dissection; classical dissection） ……253, 260
偽腔閉鎖型大動脈解離・ULP型（aortic dissection; non-communicating type/ULP type） ……253, 262
奇形腫 ……183
気絶心筋（stunned myocardium） ……36, 89
喫煙による血管攣縮 ……357
機能的灌流低下（dynamic malperfusion） ……258
急性冠症候群（acute coronary syndrome：ACS） ……50
急性心筋炎（acute myocarditis） ……136
急性心筋梗塞（acute myocardial infarction：AMI） ……78
急性心不全 ……91
急性心膜炎（acute pericarditis） ……162
橋状（bridge） ……357
狭心症（angina pectoris） ……65, 86, 88, 258
　——の分類と画像診断 ……50
共通肺静脈 ……317
強皮症の肺病変に伴う肺高血圧症 ……313
胸腹部大動脈瘤（thoracoabdominal aortic aneurysm：TAAA） ……214, 220
胸部大動脈瘤（thoracic aortic aneurysm：TAA） ……214, 216, 240
胸部大動脈瘤破裂：frank rupture ……232
胸部単純X線写真における心陰影 ……46
胸膜直下の小葉間隔壁の肥厚 ……315
虚血性心疾患 ……39
巨細胞性動脈炎（giant cell arteritis：GCA） ……295, 297, 304
巨大冠動脈瘤 ……93
金属コイルによる動脈瘤塞栓術 ……371

く

クスマウル（Kussmaul）徴候 …165

け

経カテーテル大動脈弁治療（transcatheter aortic valve implantation：TAVI） …155
経皮酸素分圧（transcutaneous oxygen：tcpO$_2$） …334
結核 …321
血管炎 …367
　──の分類 …292
血管型エーラス・ダンロス症候群（Ehlers-Danlos syndrome：EDS, vascular type） …**362**
血管筋脂肪腫 …**183**
血管内治療 …**331**
血栓 … 159, 179
血流うっ滞（circulatory stasis） …**209**
限局性突出（ridge） …281
限局性内膜損傷（limited intimal tear：LIT） …**268**
原発性血管炎 …292

こ

コイルコンパクション … 371, 373
高位側壁枝（high lateral branch：HL） … 41
膠原病関連の心筋障害（collagen disease-related myocardial damage） …**128**
膠原病に伴う心筋障害 …129
好酸球性心筋炎（eosinophilic myocarditis） …**138**
好酸球性心筋症の予後 …**139**
高度石灰化 … 49
高肺血流性肺高血圧 …**191**
硬膜嚢比の算出法 …273
孤在性線維性腫瘍（solitary fibrous tumor） …185
弧状の異常肺静脈（シミターサイン） …319
孤発性腸骨動脈瘤（solitary iliac aneurysms） …**352**
コルク栓抜き状（cork screw） …357

さ

再CABG（coronary artery bypass graft surgery） … 77
先細り型（tapering） … 346, 357
左室収縮同期不全（dyssynchrony） …**146**
左室緻密化障害（left ventricular noncompaction：LVNC） …**142**
左室流出路（肺動脈弁あるいは弁下部）狭窄（left ventricular outflow tract obstructionL：LVOTO） …**289**
左心耳内血栓と血流うっ滞 …**208**
左房粘液腫（left atrial myxoma） …**170**
三心房心（Cor triatriatum sinistrum） …**204**
三尖弁奇形 …**291**
三尖弁閉鎖（tricuspid atresia：TA） …**286**, 288

し

時間容量曲線 … 85
刺激伝導系の特殊心筋：ヒス束の走行 …**207**
刺創（鋭的異物による穿通創） …355
膝窩動脈外膜嚢腫（cystic adventitial degeneration of popliteal artery） …359, **360**
膝窩動脈捕捉症候群（popliteal artery entrapment syndrome） …358, 359, **361**
室上稜（supraventricular crest） …151
脂肪肉腫 …**183**
シミター症候群（Scimitar syndrome） …**318**
蛇腹様（accordion-like appearance） …357
収縮性心膜炎（constrictive pericarditis） …**164**
重症下肢虚血（critical limb ischemia：CLI） … 326, 333, 344
修正大血管転位（congenitally corrected transposition of the great arteries） …**290**
重複大動脈弓（double aortic arch） …**278**
樹根状（tree root） …357
数珠状変化（string of beads sign） …**369**
主要大動脈肺動脈側副動脈（major aortopulmonary collateral artery：MAPCA） …**197**
上行大動脈のlessor curvature側 …269
上行大動脈瘤の破裂もしくは急性解離のリスク …**217**
上心膜洞（superior pericardial recess） … 45

索引

常染色体優性遺伝性多発性嚢胞腎 …363
静脈洞型心房中隔欠損（sinus venosus atrial septal defect） …**188**
小葉間隔壁肥厚 …313
小葉中心性の粒状・斑状すりガラス影 …315
心アミロイドーシス（cardiac amyloidosis） … 110, **122**
心外導管法（extracardiac conduit） …199
心胸郭比（cardiothoracic ratio：CTR） … 46
心筋T1 mapping …**145**
心筋架橋（myocardial bridging） … 96
心筋血流SPECT … 30
心筋血流シンチグラフィ … 30
心筋梗塞 … 137, 258
心筋疾患におけるT1 mappingの有用性 …**144**
心筋脂肪酸代謝イメージング … 35
心筋症の分類について …**110**
心筋浮腫 …**145**
神経線維腫症1型血管症-動脈破裂［neurofibromatosis（NF）type 1 vasculopathy - arterial rupture］ …**366**
心血管後遺症 … 95
腎血管性高血圧症（renovascular hypertension） …**368**
心原性脳塞栓 …209
心交感神経機能イメージング … 37
心サルコイドーシス …**110**
心室憩室 …**152**
心室中隔欠損（ventricular septal defect：VSD） …**190**, 289, 291
　──の分類 …190
心室瘤 … 83
心・縦隔比（heart/mediastinum ratio：H/M比） … 38
真性心室瘤 …**152**
真性瘤 …**371**
心尖部肥大型心筋症（apical hypertrophic cardiomyopathy） …**116**
心臓CTにおける造影剤注入法 … **18**
心臓CTの基礎 … **14**
心臓MRIの基礎 … **24**
心臓悪性リンパ腫（primary cardiac lymphoma） …**174**
心臓原発腫瘍 …175

心臓再手術時の胸骨再切開（Redo-sternatomy）……………… **76**
心臓再同期療法（cardiac resynchronization therapy：CRT）…… **149**
心臓サルコイドーシス（cardiac sarcoidosis：CS）…………… **126**
　——診断のためのFDG-PET検査前処置………………………… **127**
心臓脂肪腫（cardiac lipoma）… **182**
心臓周囲脂肪（pericardial fat）………………………………… **44**
心臓周囲の解剖…………………… **44**
心臓周囲の画像解剖……………… **45**
心臓転移………………………… **177**
心臓粘液腫……………… 171, **173**, 179
　——に伴う脳動脈瘤…………… **173**
心臓の解剖……………………… **44**
心膜ノック音…………………… **165**
心タンポナーデ（cardiac tamponade）………………… **166**, 258
心中部肥大型心筋症（mid-ventricular obstruction：MVO）…… **119**
心電図同期SPECT解析………… **85**
腎動脈狭窄（renal artery stenosis）……………………………… **368**
心内導管法（lateral tunnel）…… **199**
心内膜下梗塞…………………… **110**
心内膜転移……………………… **177**
心囊液貯留（echo-free space）… **163**
心ファブリー病（cardiac Fabry disease）………………………… **124**
深部静脈血栓症（deep vein thrombosis）……………………… **306**
心不全（heart failure）………… **90**
心房細動患者における肺静脈カテーテルアブレーション……… **210**
心房中隔欠損症………………… 193, 195, 317, 319
心房中隔の脂肪腫様過形成…… **181**
心房中隔瘤（atrial septal aneurysm）……………………… **194**
心房肺動脈結合（atrio-pulmonary connection：APC）………… **199**
心膜（pericardium）…………… **44**
心膜液ドレナージ……………… **167**
心膜下脂肪（epicardial fat）…… **47**
心膜憩室（pericardial diverticulum）……………………… **168**
心膜血管腫（pericardial hemangioma）…………………… **184**
心膜穿刺………………………… **167**
心膜洞（pericardial recess）…… **45**
心膜囊胞（pericardial cyst）…… **168**
心膜癒着術……………………… **167**

す

膵炎……………………………… **373**
ステントグラフト感染………… **251**
ステントグラフト脚狭窄，閉塞… **251**
ステントグラフト挿入時の動脈損傷……………………………… **251**
ステントグラフト内挿術後：type I エンドリーク…………… **244**
ステントグラフト内挿術後：type II エンドリーク…………… **246**
ステントグラフト内挿術後：type III, IV エンドリーク………… **248**
ステントグラフト内挿術後：その他の合併症………………… **250**
ステントグラフト内挿術後の大動脈瘤の典型的な経過……… **242**
ステントグラフトの位置ずれ（migration）について………… **245**
ストレイン画像………………… **26**
ストレインピーク……………… **147**
砂時計（hourglass）様………… **119**
すりガラス影…………………… **313**

せ

正中弓状靱帯（median arcuate ligament）………………………… **372**
正中弓状靱帯症候群（腹腔動脈圧迫症候群）…………………… **373**
石灰化スコアの意義…………… **48**
切迫破裂（impending rupture）………………………… 215, **231**
線維筋性異形成（fibromuscular dysplasia：FMD）…… **368**, 373
潜在性脳卒中（cryptogenic stroke）……………………… **195**
浅大腿動脈のびまん性狭窄…… **365**
先天性気管支動脈形成異常…… **321**

そ

造影CTにおける右房の偽病変… **175**
僧帽弁の収縮期前方運動（systolic anterior movement：SAM）………………………… **115**
僧帽弁閉鎖不全症（mitral valve regurgitation）………… 107, **160**
僧帽弁輪石灰化（mitral annular calcification：MAC）……… **160**
足関節上腕血圧比（ankle-brachial index：ABI）……………… **344**
続発性血管炎…………………… **292**
鼠径切開部のlymphocele形成… **251**

た

大腿膝窩動脈病変 TASC II A型病変……………………………… **336**
大腿膝窩動脈病変 TASC II B型病変……………………………… **338**
大腿膝窩動脈病変 TASC II C型病変……………………………… **340**
大腿膝窩動脈病変 TASC II D型病変……………………………… **342**
大腿—大腿動脈（F-F）バイパス術……………………………… **349**
大腿動脈—膝窩動脈（F-P）バイパス術………………………… **351**
大腿動脈病変に対するバイパス術後：グラフト閉塞と感染…… **350**
大動脈～アダムキュービッツ動脈～前脊髄動脈までの連続性…… **220**
大動脈炎症候群………………… 367, **369**
大動脈解離（aortic dissection）………… 159, **252**, 260, 262, 270
　——とその亜型………………… **253**
　——の病因……………………… **252**
大動脈縮窄症（coarctation of the aorta）…………………… **280**
大動脈縮窄複合（CoA complex）………………………… **281**
大動脈腫瘍……………………… **159**
大動脈食道瘻（aorto-esophageal fistula：AEF）………… **238**, 239
大動脈腸骨動脈病変に対するバイパス術後…………………… **348**
大動脈肉腫（aortic sarcoma）………………………… 239, **284**
大動脈二尖弁（bicuspid aortic valve）……………………… **154**
大動脈弁置換術後の大動脈基部仮性動脈瘤…………………… **158**
大動脈弁狭窄症（aortic valve stenosis）………… 71, **154**, 156
大動脈弁閉鎖不全………………… **259**
大動脈弁輪拡張症（annulo-aortic ectasia：AAE）… 69, 271, **273**
大動脈弁輪面のperpendicular view……………………………… **157**
大動脈瘤………………………… **214**
　——に対するステントグラフト内挿術前のCT評価と内挿術後の典型的な経過………………… **240**
　——の原因による分類………… **215**
　——の壁性状による分類……… **214**

大動脈瘤切迫破裂（impending rupture of the aortic aneurysm）
　………………………………**230**
ダイレクトファーストスカーレット
　染色　………………………**123**
高安動脈炎（Takayasu's arteritis）
　………………………294, 305
　――：冠動脈病変…………**302**
　――：急性期………………**296**
　――の合併症………………**298**
　――：肺動脈病変…………**300**
　――：慢性期………………**298**
タギングMRIおよびシネMRIを用い
　たストレイン計測　………**149**
タギングイメージ……………**147**
たこつぼ心筋症（Takotsubo cardiomyopathy）　…………**130**
多枝病変………………………　**58**
ダナポイント（Dana point）分類
　………………………………**315**
単冠動脈の走行パターン……**103**
単純型大動脈縮窄（simple CoA）
　………………………………**281**
単心室血行動態（univentricular physiology）………………**199**

ち
チアノーゼ性先天性疾患……**197**
緻密化障害層…………………**143**
緻密化心筋層…………………**143**
中隔縁柱（septomarginal trabecula）………………………**207**
中枢部肺動脈拡張……………**313**
蝶形像（butterfly shadow）……**91**
腸骨領域 TASC ⅡA～C型病変
　………………………………**330**
腸骨領域 TASC ⅡD型病変　**332**
陳旧性心筋梗塞（old myocardial infarction：OMI）
　――-心臓CT………………　**82**
　――-心臓MRI……………　**80**
　――-心臓核医学……………　**84**

て
低管電圧CTの臨床応用　……　**16**
適切な適応（appropriate indication）……………………　**77**
テストインジェクション（test injection）法　……………　**18**
転移性心臓腫瘍（metastatic cardiac tumor）　…………**176**

と
動静脈瘻………………………**235**

動脈遠位弓部のgreater curvature側
　………………………………**269**
動脈解離………………………**367**
動脈管開存（patent ductus arteriosus）……………………**282**
動脈硬化
　…… 93, 297, 326, 344, 369, 373
冬眠心筋（hibernating myocardium）　………………　**36**
途絶（abrupt occlusion）型
　……………………… 346, 357
特発性心筋症…………………**111**
特発性肺動脈性肺高血圧症（idiopathic pulmonary arterial hypertension：IPAH）………… 313, 315
トリプルルールアウト（triple rule out：TRO）の造影法　………　**20**

な
内臓動脈瘤（visceral artery aneurysms）　………………**372**
内膜の損傷（primary intimal tear）
　………………………………**265**
ナプキンリング・サイン…………　**64**

に
肉柱構造（trabeculation）………**143**
二次孔型心房中隔欠損（ostium secundum atrial septal defect）
　………………………………**186**
乳頭状弾性線維腫（papillary fibroelastoma）…………………**178**

の
囊胞性中膜壊死（cystic medial necrosis）……………………**252**

は
バージャー病（Buerger's disease）
　……… 326, 346, **356**, 359, 361
肺血栓塞栓症［pulmonary (thrombo)embolism］……………**306**
肺高血圧症（pulmonary hypertension）…………………**312**
肺静脈閉塞症（pulmonary veno occlusive disease：PVOD）**314**
肺動静脈奇形（pulmonary arteriovenous malformation：PAVM）
　………………………………**310**
肺動脈肉腫（pulmonary artery sarcoma）……………………**322**
肺動脈閉鎖兼心室中隔欠損（pulmonary atresia and ventricular septal defect：PA-VSD）……**197**
肺動脈弁狭窄（pulmonary value stenosis：PS）………………**151**

梅毒性大動脈炎………………**297**
肺毛細血管腫症（pulmonary capillary hemangiomatosis）……**315**
バッド・キアリ（Budd-Chiari）症候群　…………………………**173**
バルサルバ洞動脈瘤（sinus of Valsalva aneurysm）…… 105, 159, **218**
パンヌス（増殖した組織片）……**159**
ハンモック僧帽弁……………**161**

ひ
非ST上昇型心筋梗塞（non-ST elevation myocardial infarction：NSTEMI）……………………　**50**
ピークグラジエント…………**115**
ビームハードニング・アーチファクト　……………………………　**73**
非虚血性胸痛…………………**163**
非虚血性心筋症………………　**81**
肥大型心筋症（hypertrophic cardiomyopathy：HCM）……… 71, **112**
　――に伴う心室瘤…………**118**
非対称性中隔肥厚（asymmetric septal hypertrophy：ASH）
　……………………… **113**, 115
左冠動脈起始異常（anomalous origin of left coronary artery from right coronary sinus）………**102**
左上大静脈遺残（persistent left superior vena cava：PLSVC）…**108**
脾動脈瘤（splenic artery aneurysm）
　………………………………**370**
皮膚灌流圧（skin perfusion pressure：SPP）…………………**334**

ふ
ファロー四徴症（tetralogy of Fallot：TOF）………………… 151, **196**
不安定狭心症…………………　**50**
フォンタン経路………………**200**
フォンタン循環（Fontan circulation）……………………**198**
深掘れ潰瘍（crater-like ulcer）
　……………………… 253, 264
副左心耳（left atrial accessory appendage）…………………**195**
腹部大動脈瘤（abdominal aortic aneurysm：AAA）
　……………………**214**, **222**, 241
　――の分類…………………**224**
腹部大動脈瘤破裂：chronic contained rupture　……………**236**
腹部大動脈瘤破裂：frank rupture
　………………………………**234**

不整脈原性右室心筋症（arrhythmogenic right ventricular cardiomyopathy：ARVC） ……**132**
部分肺静脈還流異常症（partial anomalous pulmonary venous return：PAPVR）
 …………………**188**, **316**, **318**
部分肺静脈還流異常の頻度………**189**
ブルーミング……………………… 73
分界稜………………………………203
分枝血管灌流障害…………………258
分節性動脈中膜壊死（segmental arterial mediolysis：SAM）…373

へ
ヘアピンカーブ様の形態…………221
閉塞性血栓血管炎（thromboangiitis obliterans：TAO） …… 346, 357
閉塞性動脈硬化症（arteriosclerosis obliterans：ASO）
 ……… **326**, **330**, **336**, 359, 361
閉塞性肥大型心筋症（hypertrophic obstructive cardiomyopathy：HOCM）……………………**114**
ベーチェット病……………………301
ベントール手術後の冠動脈基部狭窄
 ……………………………… 68

ほ
ボーラストラッキング（bolus tracking）法 ………………………… 18

ま
膜様部心室中隔瘤…………………219
マルファン症候群（Marfan syndrome） **270**, **272**, 363, 373
慢性完全閉塞病変（chronic total coronary occlusion：CTO）… **60**
慢性期高安動脈炎の再燃…………299
慢性期における再燃の評価………299
慢性血栓塞栓性肺高血圧症………313
慢性心不全 ………………… 38, **91**
慢性肺血栓塞栓症…………………323

み
右冠動脈起始異常（anomalous origin of right coronary artery from left coronary sinus）………………**100**
ミトコンドリア心筋症（mitochondrial cardiomyopathy） ……**134**

も
モザイク灌流………………………313

や
薬剤負荷心筋検査とカフェイン制限
 ……………………………… **87**
薬剤負荷について………………… 27

ゆ
疣腫………………………………159
疣贅………………………………179
遊走性静脈炎……………………357

よ
腰仙部硬膜嚢拡張症……………**272**
杙創（比較的鈍的異物による穿通創）
 ……………………………355

ら
ライソゾーム病…………………125
ラプラス（Laplace）の法則：大動脈瘤の径と壁張力 …………**215**
卵円孔開存（patent foramen ovale：PFO） ……………… **192**, 195

り
リウマチ性多発筋痛症（polymyalgia rheumatica：PMR） …………305
両大血管右室起始症……………200
リンパ節腫大……………………315

れ
レビー小体病……………………… 39

ろ
ロイス・ディーツ症候群…………363

新たなGeneral RadiologistとSubspecialist達が語る！

画像診断を考える 第2版

よりよい診断のために

好評発売中

[編著] **西村一雅**（大阪府済生会茨木病院放射線科・株式会社ラドアシスト/LLPテラーク）
　　　南　学（筑波大学臨床医学域・放射線医学）
　　　下野太郎（大阪市立大学大学院医学研究科放射線医学教室）

●定価：本体 3,200円（税別）　●A5判・376ページ　●ISBN978-4-7809-0895-4

画像診断を目指す若手の先生から画像診断に関わるすべての先生方への道標となるよう，新たな著者を迎えて10年ぶりに第2版刊行！様々な考え方を知って自分なりの方法を見つけ出して下さい．おすすめの本・雑誌・研究会などリストもあり必携の一冊!!

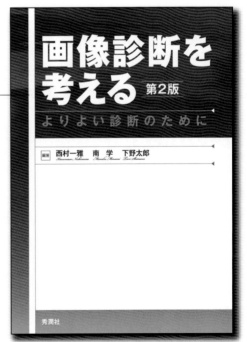

[主な目次]

第1章 General Radiologistへの道
General Radiologistが語る画像診断における考え方や読影の方法があります．自分に合ったものを見つけ出して下さい．
画像診断医を目指して／師匠と弟子 ver.2 師匠編 ver.2／弟子と師匠 ver.2 弟子編 ver.2／市井画像診断医雑感／ My life radiology ／それでも見落としはなくならない／より良い放射線科医になるための工夫 How to become a better radiologist: 13 secret ways

第2章 Subspecialistへの道
Subspecialistが教える勉強法やおすすめの本・雑誌・webがあります．
中枢神経／頭頸部／胸部／心臓・大血管／消化器／泌尿器・男性生殖器／女性生殖器／骨軟部／乳腺／超音波／小児／救急／核医学／ IVR ／病理

第3章
General Radiologistがおすすめする本・雑誌・web・研究会などがリストにまとまっています．おすすめコメントは必見です！
注目本リスト／注目雑誌リスト／おすすめwebリスト

期間限定　「画像診断を考える」（初版，2003年）の電子版をWebで公開中！詳細は本書内の説明をご覧下さい．

学研メディカル秀潤社

〒141-8414 東京都品川区西五反田2-11-8
TEL: 03-6431-1234（営業部）　FAX: 03-6431-1790
URL: http://gakken-mesh.jp/

画像診断 臨時増刊号・2012〜2015

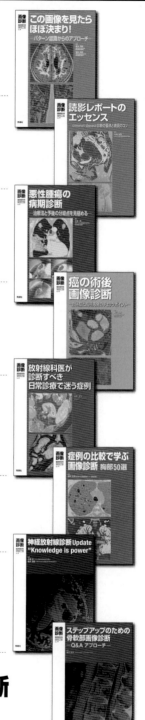

画像診断 臨時増刊号2012（Vol.32 No.4）
この画像を見たらほぼ決まり！
―パターン認識からのアプローチ―
【編著】青木茂樹, 福田国彦
●定価：本体 5,000円（税別） ●B5判 ●216ページ ●ISBN978-4-7809-0851-0

画像診断 臨時増刊号2012（Vol.32 No.11）
読影レポートのエッセンス
―common disease診断の要点と表現のコツ―
【編著】似鳥俊明
●定価：本体 5,000円（税別） ●B5判 ●268ページ ●ISBN978-4-7809-0860-2

画像診断 臨時増刊号2013（Vol.33 No.4）
悪性腫瘍の病期診断
―治療法と予後の分岐点を見極める―
【編著】大友 邦
●定価：本体 5,000円（税別） ●B5判 ●216ページ ●ISBN978-4-7809-0863-3

画像診断 臨時増刊号2013（Vol.33 No.11）
癌の術後画像診断
―合併症と局所再発のチェックポイント―
【編著】福田国彦
●定価：本体 5,000円（税別） ●B5判 ●240ページ ●ISBN978-4-7809-0877-0

画像診断 臨時増刊号2014（Vol.34 No.4）
放射線科医が診断すべき日常診療で迷う症例
【編著】櫛橋民生
●定価：本体 5,000円（税別） ●B5判 ●256ページ ●ISBN978-4-7809-0887-9

画像診断 臨時増刊号2014（Vol.34 No.11）
症例の比較で学ぶ画像診断 胸部50選
【編著】酒井文和
●定価：本体 5,000円（税別） ●B5判 ●236ページ ●ISBN978-4-7809-0898-5

画像診断 臨時増刊号2015（Vol.35 No.4）
神経放射線診断Update "Knowledge is power"
【編著】櫛橋民生
●定価：本体 5,000円（税別） ●B5判 ●256ページ ●ISBN978-4-7809-0887-9

画像診断 臨時増刊号2015（Vol.35 No.11）
ステップアップのための骨軟部画像診断
―Q&Aアプローチ―
【編著】福田国彦
●定価：本体 5,000円（税別） ●B5判 ●252ページ ●ISBN978-4-7809-0919-7

学研メディカル秀潤社
〒141-8414 東京都品川区西五反田2-11-8
TEL: 03-6431-1234（営業部） FAX: 03-6431-1790
URL: http://gakken-mesh.jp/

肝胆膵脾に関する50の所見からのアプローチ!

画像診断2016年増刊号(Vol.36 No.4)

肝胆膵の鑑別診断のポイント

[編著] 山下康行（熊本大学大学院生命科学研究部放射線診断学分野）

● 定価：本体 5,000円（税別） ● B5判・240ページ ● ISBN978-4-7809-0929-6

肝胆膵の画像診断では，全く異なる疾患が類似の所見を呈することがある．そこで本領域のエキスパート達が，部位・所見別50項目から「鑑別診断リスト」を中心に，診断のストラテジー，ポイントをまとめた．今すぐ臨床に役立つ，本格的な鑑別診断書!

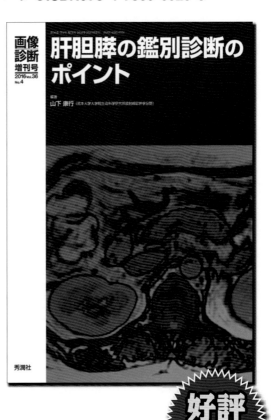

[主な目次]

第1章 肝臓
肝腫大（非腫瘍性）の鑑別／肝実質のCT吸収値びまん性上昇の鑑別／肝実質のCT吸収値びまん性低下の鑑別／肝実質のT2強調像びまん性低下の鑑別／Periportal collar signの鑑別 ほか

第2章 胆道系
胆嚢の隆起性/腫瘤性病変の鑑別／びまん性胆嚢壁肥厚の鑑別／胆道系の拡張の鑑別／多発性の肝内胆管狭窄の鑑別／肝門部腫瘤の鑑別 ほか

第3章 膵臓
膵腫大の鑑別／膵萎縮の鑑別／膵の石灰化の鑑別／主膵管拡張の鑑別／膵の多血性腫瘤の鑑別 ほか

第4章 脾臓
脾腫（非腫瘍性）の鑑別／充実性脾腫瘤の鑑別／嚢胞性脾腫瘤の鑑別／脾の石灰化の鑑別

好評発売中

学研メディカル秀潤社
〒141-8414 東京都品川区西五反田2-11-8
TEL: 03-6431-1234（営業部） FAX: 03-6431-1790
URL: http://gakken-mesh.jp/

『画像診断』別冊 KEY BOOK シリーズ
これだけは知っておきたい
心臓・血管疾患の画像診断

2016 年 4 月 5 日　第 1 版第 1 刷発行

編　著　　宇都宮大輔
　　　　　うつのみやだいすけ

発行人　　影山博之
編集人　　向井直人
（企画編集）原田顕子
発行所　　株式会社 学研メディカル秀潤社
　　　　　〒 141-8414 東京都品川区西五反田 2-11-8
発売元　　株式会社 学研プラス
　　　　　〒 141-8415 東京都品川区西五反田 2-11-8
印刷所　　株式会社 廣済堂
製本所　　加藤製本 株式会社

この本に関する各種お問い合わせ
【電話の場合】●編集内容については Tel. 03-6431-1211（編集部）
　　　　　　　●在庫，不良品（落丁・乱丁）については Tel. 03-6431-1234（営業部）
【文書の場合】〒 141-8418　東京都品川区西五反田 2-11-8
　　　　　　　学研お客様センター『これだけは知っておきたい心臓・血管疾患の画像診断』係

©2016 by Daisuke Utsunomiya　Printed in Japan.
●ショメイ：ガゾウシンダンベッサツキーブックシリーズ　コレダケハシッテオキタイシンゾウ・ケッカンシッカンノガゾウシンダン

本書を代行業者等の第三者に依頼してスキャンやデジタル化することは，たとえ個人や家庭内の利用であっても，著作権法上，認められておりません．
学研メディカル秀潤社の書籍・雑誌についての新刊情報・詳細情報は，下記をご覧ください．
　http://www.gakken-mesh.jp/

本書に記載されている内容は，出版時の最新情報に基づくとともに，臨床例をもとに正確かつ普遍化すべく，著者，編者，監修者，編集委員ならびに出版社それぞれが最善の努力をしております．しかし，本書の記載内容によりトラブルや損害，不測の事故等が生じた場合，著者，編者，監修者，編集委員ならびに出版社は，その責を負いかねます．
また，本書に記載されている医薬品や機器等の使用にあたっては，常に最新の各々の添付文書や取り扱い説明書を参照のうえ，適応や使用方法等をご確認ください．

JCOPY 〈（社）出版者著作権管理機構委託出版物〉
本書の無断複写は著作権法上での例外を除き禁じられています．複写される場合は，そのつど事前に，（社）出版者著作権管理機構（電話 03-3513-6969，FAX 03-3513-6979，e-mail :info@jcopy.or.jp）の許諾を得てください．

表紙・本文デザイン　　GRID
編集協力 /DTP　　　　東百合子，池内美佳子，高下紀子，大木田俊和
DTP/ 図版作成　　　　（有）ブルーインク